中华医学百科全书

军事与特种医学

航空医学

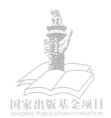

国家出版基金项目
NATIONAL PUBLICATION FOUNDATION

中国协和医科大学出版社

北 京

图书在版编目（CIP）数据

中华医学百科全书·航空医学 / 卢志平主编 . —北京：中国协和医科大学出版社，2021.3
ISBN 978-7-5679-1700-2

Ⅰ.①航… Ⅱ.①卢… Ⅲ.①航空航天医学 Ⅳ.① R85

中国版本图书馆 CIP 数据核字（2021）第 017727 号

中华医学百科全书·航空医学

主　　编：卢志平

编　　审：陈永生

责任编辑：王　霞　左　谦

出版发行：中国协和医科大学出版社
　　　　　（北京市东城区东单三条 9 号　邮编 100730　电话 010-6526 0431）

网　　址：www.pumcp.com

经　　销：新华书店总店北京发行所

印　　刷：北京雅昌艺术印刷有限公司

开　　本：889×1230　1/16

印　　张：18

字　　数：526 千字

版　　次：2021 年 3 月第 1 版

印　　次：2021 年 3 月第 1 次印刷

定　　价：350.00 元

ISBN 978-7-5679-1700-2

《中华医学百科全书》编纂委员会

总顾问　吴阶平　韩启德　桑国卫

总指导　陈　竺

总主编　刘德培　王　辰

副总主编　曹雪涛　李立明　曾益新　吴沛新

编纂委员（以姓氏笔画为序）

丁　洁	丁　樱	丁安伟	于中麟	于布为	于学忠	万经海
马　军	马　进	马　骁	马　静	马　融	马安宁	马建辉
马烈光	马绪臣	王　伟	王　辰	王　政	王　恒	王　铁
王　硕	王　舒	王　键	王一飞	王一镗	王士贞	王卫平
王长振	王文全	王心如	王生田	王立祥	王兰兰	王汉明
王永安	王永炎	王成锋	王延光	王华兰	王旭东	王军志
王声湧	王坚成	王良录	王拥军	王茂斌	王松灵	王明荣
王明贵	王金锐	王宝玺	王诗忠	王建中	王建业	王建军
王建祥	王临虹	王贵强	王美青	王晓民	王晓良	王高华
王鸿利	王维林	王琳芳	王喜军	王晴宇	王道全	王德文
王德群	木塔力甫·艾力阿吉	尤启冬	戈　烽	牛　侨	毛秉智
毛常学	乌　兰	卞兆祥	文卫平	文历阳	文爱东	方　浩
方以群	尹　佳	孔北华	孔令义	孔维佳	邓文龙	邓家刚
书　亭	毋福海	艾措千	艾儒棣	石　岩	石远凯	石学敏
石建功	布仁达来	占　堆	卢志平	卢祖洵	叶　桦	叶冬青
叶常青	叶章群	申昆玲	申春悌	田家玮	田景振	田嘉禾
史录文	舟茂盛	代　涛	代华平	白春学	白慧良	丛　斌
丛亚丽	包怀恩	包金山	冯卫生	冯希平	冯泽永	冯学山
边旭明	边振甲	匡海学	邢小平	达万明	达庆东	成　军
成翼娟	师英强	吐尔洪·艾买尔	吕时铭	吕爱平	朱　珠
朱万孚	朱立国	朱华栋	朱宗涵	朱建平	朱晓东	朱祥成
乔延江	伍瑞昌	任　华	任钧国	华　伟	伊河山·伊明
向　阳	多　杰	邬堂春	庄　辉	庄志雄	刘　平	刘　进
刘　玮	刘　强	刘　蓬	刘大为	刘小林	刘中民	刘玉清
刘尔翔	刘训红	刘永锋	刘吉开	刘芝华	刘伏友	刘华平

刘华生	刘志刚	刘克良	刘更生	刘迎龙	刘建勋	刘胡波
刘树民	刘昭纯	刘俊涛	刘洪涛	刘献祥	刘嘉瀛	刘德培
闫永平	米玛	米光明	安锐	祁建城	许媛	许腊英
那彦群	阮长耿	阮时宝	孙宁	孙光	孙皎	孙锟
孙少宣	孙长颢	孙立忠	孙则禹	孙秀梅	孙建中	孙建方
孙建宁	孙贵范	孙洪强	孙晓波	孙海晨	孙景工	孙颖浩
孙慕义	严世芸	苏川	苏旭	苏荣扎布	杜元灏	杜文东
杜治政	杜惠兰	李飞	李方	李龙	李东	李宁
李刚	李丽	李波	李勇	李桦	李鲁	李磊
李燕	李冀	李大魁	李云庆	李太生	李日庆	李玉珍
李世荣	李立明	李永哲	李志平	李连达	李灿东	李君文
李劲松	李其忠	李若瑜	李泽坚	李宝馨	李建初	李建勇
李映兰	李思进	李莹辉	李晓明	李凌江	李继承	李森恺
李曙光	杨凯	杨恬	杨勇	杨健	杨硕	杨化新
杨文英	杨世民	杨世林	杨伟文	杨克敌	杨甫德	杨国山
杨宝峰	杨炳友	杨晓明	杨跃进	杨腊虎	杨瑞馥	杨慧霞
励建安	连建伟	肖波	肖南	肖永庆	肖培根	肖鲁伟
吴东	吴江	吴明	吴信	吴令英	吴立玲	吴欣娟
吴勉华	吴爱勤	吴群红	吴德沛	邱建华	邱贵兴	邱海波
邱蔚六	何维	何勤	何方方	何绍衡	何春涤	何裕民
余争平	余新忠	狄文	冷希圣	汪海	汪静	汪受传
沈岩	沈岳	沈敏	沈铿	沈卫峰	沈心亮	沈华浩
沈俊良	宋国维	张泓	张学	张亮	张强	张霆
张澍	张大庆	张为远	张世民	张永学	张华敏	张宇鹏
张志愿	张丽霞	张伯礼	张宏誉	张劲松	张奉春	张宝仁
张建中	张建宁	张承芬	张琴明	张富强	张新庆	张潍平
张德芹	张燕生	陆华	陆林	陆小左	陆付耳	陆伟跃
陆静波	阿不都热依木·卡地尔		陈文	陈杰	陈实	陈洪
陈琪	陈楠	陈薇	陈士林	陈大为	陈文祥	陈代杰
陈尧忠	陈红风	陈志南	陈志强	陈规化	陈国良	陈佩仪
陈家旭	陈智轩	陈锦秀	陈誉华	邵蓉	邵荣光	武志昂
其仁旺其格	范明	范炳华	林三仁	林久祥	林子强	林江涛
林曙光	杭太俊	郁琦	欧阳靖宇	尚红	果德安	
明根巴雅尔	易定华	易著文	罗力	罗毅	罗小平	罗长坤
罗颂平	帕尔哈提·克力木		帕塔尔·买合木提·吐尔根			

图门巴雅尔	岳伟华	岳建民	金 玉	金 奇	金少鸿	金伯泉
金季玲	金征宇	金银龙	金惠铭	周 兵	周永学	周光炎
周灿全	周良辅	周纯武	周学东	周宗灿	周定标	周宜开
周建平	周建新	周春燕	周荣斌	周福成	郑一宁	郑志忠
郑金福	郑法雷	郑建全	郑洪新	郑家伟	郎景和	房 敏
孟 群	孟庆跃	孟静岩	赵 平	赵 群	赵子琴	赵中振
赵文海	赵玉沛	赵正言	赵永强	赵志河	赵彤言	赵明杰
赵明辉	赵耐青	赵临襄	赵继宗	赵铱民	赵靖平	郝 模
郝小江	郝传明	郝晓柯	胡 志	胡大一	胡文东	胡向军
胡国华	胡昌勤	胡晓峰	胡盛寿	胡德瑜	柯 杨	查 干
柏树令	柳长华	钟翠平	钟赣生	香多·李先加		段 涛
段金廒	段俊国	侯一平	侯金林	侯春林	俞光岩	俞梦孙
俞景茂	饶克勤	施慎逊	姜小鹰	姜玉新	姜廷良	姜国华
姜柏生	姜德友	洪 两	洪 震	洪秀华	洪建国	祝庆余
祝陈晨	姚永杰	姚克纯	姚祝军	秦 川	袁文俊	袁永贵
都晓伟	晋红中	栗占国	贾 波	贾建平	贾继东	夏照帆
夏慧敏	柴光军	柴家科	钱传云	钱忠直	钱家鸣	钱焕文
倪 健	倪 鑫	徐 军	徐 晨	徐云根	徐永健	徐志云
徐志凯	徐克前	徐金华	徐建国	徐勇勇	徐桂华	凌文华
高 妍	高 晞	高志贤	高志强	高金明	高学敏	高树中
高健生	高思华	高润霖	郭 岩	郭小朝	郭长江	郭巧生
郭宝林	郭海英	唐 强	唐向东	唐朝枢	唐德才	诸欣平
谈 勇	谈献和	陶广正	陶永华	陶芳标	陶·苏和	陶建生
黄 钢	黄 峻	黄 烽	黄人健	黄叶莉	黄宇光	黄国宁
黄国英	黄跃生	黄璐琦	萧树东	梅 亮	梅长林	曹 佳
曹广文	曹务春	曹建平	曹洪欣	曹济民	曹雪涛	曹德英
龚千锋	龚守良	龚非力	袭著革	常耀明	崔 蒙	崔丽英
庾石山	康 健	康廷国	康宏向	章友康	章锦才	章静波
梁 萍	梁显泉	梁铭会	梁繁荣	谌贻璞	屠鹏飞	隆 云
绳 宇	巢永烈	彭 成	彭 勇	彭明婷	彭晓忠	彭瑞云
彭毅志	斯拉甫·艾白		葛 坚	葛立宏	董方田	蒋力生
蒋建东	蒋建利	蒋澄宇	韩晶岩	韩德民	惠延年	粟晓黎
程 伟	程天民	程仕萍	程训佳	童培建	曾 苏	曾小峰
曾正陪	曾学思	曾益新	谢 宁	谢立信	蒲传强	赖西南
赖新生	詹启敏	詹思延	鲍春德	窦科峰	窦德强	赫 捷

蔡　威　　裴国献　　裴晓方　　裴晓华　　廖品正　　谭仁祥　　谭先杰
翟所迪　　熊大经　　熊鸿燕　　樊飞跃　　樊巧玲　　樊代明　　樊立华
樊明文　　樊瑜波　　黎源倩　　颜　虹　　潘国宗　　潘柏申　　潘桂娟
薛社普　　薛博瑜　　魏光辉　　魏丽惠　　藤光生　　B·吉格木德

《中华医学百科全书》学术委员会

主任委员　巴德年

副主任委员（以姓氏笔画为序）

汤钊猷　　吴孟超　　陈可冀　　贺福初

学术委员（以姓氏笔画为序）

丁鸿才	于是凤	于润江	于德泉	马　遂	王　宪	王大章
王之虹	王文吉	王正敏	王邦康	王声湧	王近中	王政国
王晓仪	王海燕	王鸿利	王琳芳	王锋鹏	王满恩	王模堂
王德文	王澍寰	王翰章	毛秉智	乌正赉	尹昭云	巴德年
邓伟吾	石一复	石中瑗	石四箴	石学敏	平其能	卢世璧
卢光琇	史俊南	皮　昕	吕　军	吕传真	朱　预	朱大年
朱元珏	朱晓东	朱家恺	仲剑平	刘　正	刘　耀	刘又宁
刘宝林（口腔）		刘宝林（公共卫生）		刘敏如	刘景昌	刘新光
刘嘉瀛	刘镇宇	刘德培	闫剑群	江世忠	汤　光	汤钊猷
阮金秀	孙　燕	孙汉董	孙曼霁	纪宝华	严隽陶	苏　志
苏荣扎布	杜乐勋	李亚洁	李传胪	李仲智	李连达	李若新
李钟铎	李济仁	李舜伟	李巍然	杨　莘	杨圣辉	杨宠莹
杨瑞馥	肖文彬	肖承悰	肖培根	吴　坚	吴　坤	吴　蓬
吴乐山	吴永佩	吴在德	吴军正	吴观陵	吴希如	吴孟超
吴咸中	邱蔚六	何大澄	余森海	谷华运	邹学贤	汪　华
汪仕良	沈竞康	张乃峥	张习坦	张月琴	张世臣	张丽霞
张伯礼	张金哲	张学文	张学军	张承绪	张洪君	张致平
张博学	张朝武	张蕴惠	陆士新	陆道培	陈子江	陈文亮
陈世谦	陈可冀	陈立典	陈宁庆	陈在嘉	陈尧忠	陈君石
陈育德	陈治清	陈洪铎	陈家伟	陈家伦	陈寅卿	邵铭熙
范乐明	范茂槐	欧阳惠卿	罗才贵	罗成基	罗启芳	罗爱伦
罗慰慈	季成叶	金义成	金水高	金惠铭	周　俊	周仲瑛
周荣汉	赵云凤	胡永华	胡永洲	钟世镇	钟南山	段富津
侯云德	侯惠民	俞永新	俞梦孙	施侣元	姜世忠	姜庆五
恽榴红	姚天爵	姚新生	贺福初	秦伯益	贾继东	贾福星
夏惠明	顾美仪	顾觉奋	顾景范	徐文严	翁心植	栾文明
郭　定	郭子光	郭天文	郭宗儒	唐由之	唐福林	涂永强
黄洁夫	黄璐琦	曹仁发	曹采方	曹谊林	龚幼龙	龚锦涵

盛志勇　康广盛　章魁华　梁文权　梁德荣　彭名炜　董　怡
程天民　程元荣　程书钧　程伯基　傅民魁　曾长青　曾宪英
温　海　裘雪友　甄永苏　褚新奇　蔡年生　廖万清　樊明文
黎介寿　薛　淼　戴行锷　戴宝珍　戴尅戎

马月欣　　原中国人民解放军空军航空医学研究所

马秀利　　民航总医院

马国庆　　原中国人民解放军空军杭州飞行人员航空医学鉴定训练中心

丰廷宗　　中国民用航空局民用航空医学中心

王　颉　　原中国人民解放军空军航空医学研究所

王文岚　　中国人民解放军空军军医大学

王生成　　中国人民解放军陆军军医大学

王立军　　西安咸阳国际机场股份有限公司医疗急救部

王兴伟　　中国人民解放军空军特色医学中心

王志翔　　中国人民解放军空军特色医学中心

王国忠　　民航总医院

王建昌　　中国人民解放军空军特色医学中心

王树明　　原中国民用航空局民用航空医学中心

王海霞　　中国人民解放军空军特色医学中心

尹　音　　原中国人民解放军空军总医院

邓　略　　中国人民解放军空军特色医学中心

邓学谦　　中国人民解放军空军特色医学中心

卢志平　　原中国人民解放军空军航空医学研究所

丛　红　　原中国人民解放军空军航空医学研究所

成海平　　原中国人民解放军空军航空医学研究所

吕晓东　　原中国人民解放军空军航空医学研究所

伊　丽　　原中国人民解放军空军航空医学研究所

刘　正　　原中国人民解放军空军航空医学研究所

刘　平　　海南海航健康管理有限公司航空体检中心

刘　晶　　原中国人民解放军空军总医院

刘兆祺　　首都机场集团公司紧急医学救援中心

刘旭峰　　中国人民解放军空军军医大学

刘庆元	原中国人民解放军空军总医院
刘红巾	中国人民解放军空军特色医学中心
刘保钢	原中国人民解放军空军航空医学研究所
刘晓鹏	中国人民解放军空军特色医学中心
齐建林	中国人民解放军空军航空医学研究所
安瑞卿	原中国人民解放军空军航空医学研究所
祁妍敏	中国民用航空局民用航空医学中心
孙喜庆	中国人民解放军空军军医大学
李 全	原中国人民解放军陆军航空兵研究所
李 哲	瑞丽航空有限公司
李金声	原中国人民解放军空军军医大学
李法林	中国人民解放军空军特色医学中心
李宝辉	中国人民解放军空军特色医学中心
李清艳	中国民用航空局民用航空医学中心
杨 军	中国人民解放军空军特色医学中心
杨 剑	中国民用航空局民用航空医学中心
杨昌林	原中国人民解放军空军航空医学研究所
杨学武	原中国国际航空股份有限公司西南分公司
肖华军	中国人民解放军空军航空医学研究所
吴 坚	原中国民用航空局飞行标准司
吴 铨	中国人民解放军空军特色医学中心
吴明磊	中国人民解放军空军特色医学中心
余文斌	中国人民解放军空军特色医学中心
余志斌	中国人民解放军空军军医大学
宋华淼	中国人民解放军空军特色医学中心
张玉华	西部机场集团医疗卫生工作领导小组办公室
张立辉	中国人民解放军空军特色医学中心

张作明	中国人民解放军空军军医大学
张莉莉	中国人民解放军空军特色医学中心
张建杰	中国人民解放军空军军医大学
张晓丽	中国人民解放军空军特色医学中心
张雁歌	中国人民解放军空军特色医学中心
陈同欣	原中国人民解放军空军总医院
陈良恩	原中国人民解放军空军航空医学研究所
陈勇胜	中国人民解放军空军特色医学中心
国 佳	中国人民解放军空军特色医学中心
罗永昌	原中国人民解放军空军航空医学研究所
罗丽华	原中国人民解放军空军航空医学研究所
金 朝	中国人民解放军空军特色医学中心
周 炼	中国国际航空股份有限公司
周亚军	原中国人民解放军空军航空医学研究所
周毓谨	原中国民用航空局民用航空医学中心
郑 军	中国人民解放军空军特色医学中心
郑晓惠	原中国人民解放军空军航空医学研究所
赵 旭	民航总医院
郝学芹	原中国人民解放军空军航空医学研究所
柳松杨	中国人民解放军空军特色医学中心
费 伊	原中国人民解放军空军航空医学研究所
姚 钦	中国人民解放军空军航空医学研究所
耿喜臣	中国人民解放军空军特色医学中心
贾宏博	中国人民解放军空军特色医学中心
徐 艳	中国人民解放军空军特色医学中心
徐先荣	中国人民解放军空军特色医学中心
徐秀艳	中国民用航空西北地区管理局航空卫生处

前　言

　　《中华医学百科全书》终于和读者朋友们见面了！

　　古往今来，凡政通人和、国泰民安之时代，国之重器皆为科技、文化领域的鸿篇巨制。唐代《艺文类聚》、宋代《太平御览》、明代《永乐大典》、清代《古今图书集成》等，无不彰显盛世之辉煌。新中国成立后，国家先后组织编纂了《中国大百科全书》第一版、第二版，成为我国科学文化事业繁荣发达的重要标志。医学的发展，从大医学、大卫生、大健康角度，集自然科学、人文社会科学和艺术之大成，是人类社会文明与进步的集中体现。随着经济社会快速发展，医药卫生领域科技日新月异，知识大幅更新。广大读者对医药卫生领域的知识文化需求日益增长，因此，编纂一部医药卫生领域的专业性百科全书，进一步规范医学基本概念，整理医学核心体系，传播精准医学知识，促进医学发展和人类健康的任务迫在眉睫。在党中央、国务院的亲切关怀以及国家各有关部门的大力支持下，《中华医学百科全书》应运而生。

　　作为当代中华民族"盛世修典"的重要工程之一，《中华医学百科全书》肩负着全面总结国内外医药卫生领域经典理论、先进知识，回顾展现我国卫生事业取得的辉煌成就，弘扬中华文明传统医药璀璨历史文化的使命。《中华医学百科全书》将成为我国科技文化发展水平的重要标志、医药卫生领域知识技术的最高"检阅"、服务千家万户的国家健康数据库和医药卫生各学科领域走向整合的平台。

　　肩此重任，《中华医学百科全书》的编纂力求做到两个符合。一是符合社会发展趋势：全面贯彻以人为本的科学发展观指导思想，通过普及医学知识，增强人民群众健康意识，提高人民群众健康水平，促进社会主义和谐社会构建。二是符合医学发展趋势：遵循先进的国际医学理念，以"战略前移、重心下移、模式转变、系统整合"的人口与健康科技发展战略为指导。同时，《中华医学百科全书》的编纂力求做到两个体现：一是体现科学思维模式的深刻变革，即学科交叉渗透/知识系统整合；二是体现继承发展与时俱进的精神，准确把握学科现有基础理论、基本知识、基本技能以及经典理论知识与科学思维精髓，深刻领悟学科当前面临的交叉渗透与整合转化，敏锐洞察学科未来的发展趋势与突破方向。

　　作为未来权威著作的"基准点"和"金标准"，《中华医学百科全书》编纂过程中，制定了严格的主编、编者遴选原则，聘请了一批在学界有相当威望、具有较高学术造诣和较强组织协调能力的专家教授（包括多位两院院士）担任大类主编和学科卷主编，确保全书的科学性与权威性。另外，还借鉴了已有百科全书的编写经验。鉴于《中华医学百科全书》的编纂过程本身带有科学研究性质，还聘请了若干科研院所的科研管理专家作为特约编审，站在科研管理的高度为全书的顺利编纂保驾护航。除了编者、编审队伍外，还制订了详尽的质量保证计划。编纂委员会和工作委员会秉持质量源于设计的理念，共同制订了一系列配套的质量控制规范性文件，建立了一套切实可行、行之有效、效率最优的编纂质量管理方案和各种情况下的处理原则及预案。

《中华医学百科全书》的编纂实行主编负责制，在统一思想下进行系统规划，保证良好的全程质量策划、质量控制、质量保证。在编写过程中，统筹协调学科内各编委、卷内条目以及学科间编委、卷间条目，努力做到科学布局、合理分工、层次分明、逻辑严谨、详略有方。在内容编排上，务求做到"全准精新"。形式"全"：学科"全"，册内条目"全"，全面展现学科面貌；内涵"全"：知识结构"全"，多方位进行条目阐释；联系整合"全"：多角度编制知识网。数据"准"：基于权威文献，引用准确数据，表述权威观点；把握"准"：审慎洞察知识内涵，准确把握取舍详略。内容"精"："一语天然万古新，豪华落尽见真淳。"内容丰富而精练，文字简洁而规范；逻辑"精"："片言可以明百意，坐驰可以役万里。"严密说理，科学分析。知识"新"：以最新的知识积累体现时代气息；见解"新"：体现出学术水平，具有科学性、启发性和先进性。

《中华医学百科全书》之"中华"二字，意在中华之文明、中华之血脉、中华之视角，而不仅限于中华之地域。在文明交织的国际化浪潮下，中华医学汲取人类文明成果，正不断开拓视野，敞开胸怀，海纳百川般融入，润物无声状拓展。《中华医学百科全书》秉承了这样的胸襟怀抱，广泛吸收国内外华裔专家加入，力求以中华文明为纽带，牵系起所有华人专家的力量，展现出现今时代下中华医学文明之全貌。《中华医学百科全书》作为由中国政府主导，参与编纂学者多、分卷学科设置全、未来受益人口广的国家重点出版工程，得到了联合国教科文等组织的高度关注，对于中华医学的全球共享和人类的健康保健，都具有深远意义。

《中华医学百科全书》分基础医学、临床医学、中医药学、公共卫生学、军事与特种医学和药学六大类，共计144卷。由中国医学科学院/北京协和医学院牵头，联合军事医学科学院、中国中医科学院和中国疾病预防控制中心，带动全国知名院校、科研单位和医院，有多位院士和海内外数千位优秀专家参加。国内知名的医学和百科编审汇集中国协和医科大学出版社，并培养了一批热爱百科事业的中青年编辑。

回览编纂历程，犹然历历在目。几年来，《中华医学百科全书》编纂团队呕心沥血，孜孜矻矻。组织协调坚定有力，条目撰写字斟句酌，学术审查一丝不苟，手书长卷撼人心魂……在此，谨向全国医学各学科、各领域、各部门的专家、学者的积极参与以及国家各有关部门、医药卫生领域相关单位的大力支持致以崇高的敬意和衷心的感谢！

《中华医学百科全书》的编纂是一项泽被后世的创举，其牵涉医学科学众多学科及学科间交叉，有着一定的复杂性；需要体现在当前医学整合转型的新形式，有着相当的创新性；作为一项国家出版工程，有着毋庸置疑的严肃性。《中华医学百科全书》开创性和挑战性都非常强。由于编纂工作浩繁，难免存在差错与疏漏，敬请广大读者给予批评指正，以便在今后的编纂工作中不断改进和完善。

刘德培

凡　例

一、《中华医学百科全书》（以下简称《全书》）按基础医学类、临床医学类、中医药学类、公共卫生类、军事与特种医学类、药学类的不同学科分卷出版。一学科辑成一卷或数卷。

二、《全书》基本结构单元为条目，主要供读者查检，亦可系统阅读。条目标题有些是一个词，例如"药物"；有些是词组，例如"航空医学训练"。

三、由于学科内容有交叉，会在不同卷设有少量同名条目。例如《航空医学》《军事人机工效学》都设有"机组资源管理"条目。其释文会根据不同学科的视角不同各有侧重。

四、条目标题上方加注汉语拼音，条目标题后附相应的外文。例如：

hángkōng yīxué
航空医学（aviation medicine）

五、本卷条目按学科知识体系顺序排列。为便于读者了解学科概貌，卷首条目分类目录中条目标题按阶梯式排列，例如：

航空医学鉴定 ……………………………………………………………………
　招收飞行学员体格检查 ……………………………………………………
　飞行人员体格检查 ……………………………………………………………
　　飞行人员体格检查标准 ……………………………………………………
　医学停飞 ………………………………………………………………………
　　医学临时停飞 ………………………………………………………………
　　特许飞行 ……………………………………………………………………
　飞行员视觉功能 ………………………………………………………………

六、各学科都有一篇介绍本学科的概观性条目，一般作为本学科卷的首条。介绍学科大类的概观性条目，列在本大类中基础性学科卷的学科概观性条目之前。

七、条目之中设立参见系统，体现相关条目内容的联系。一个条目的内容涉及其他条目，需要其他条目的释文作为补充的，设为"参见"。所参见的本卷条目的标题在本条目释文中出现的，用蓝色楷体字印刷；所参见的本卷条目的标题未在本条目释文中出现的，在括号内用蓝色楷体字印刷该标题，另加"见"字；参见其他卷条目的，注明参见条所属学科卷名，如"参见□□□卷"或"参见□□□卷□□□□"。

八、《全书》医学名词以全国科学技术名词审定委员会审定公布的为标准。同一概念或疾病在不同学科有不同命名的，以主科所定名词为准。字数较多，释文中拟用简称的名词，每个条目中第一次出现时使用全称，并括注简称，例如：中华人民共和国药典（简称中国药典）。个别众所周知的名词直接使用简称、缩写，例如：B超。药物名称参照《中华人民共和国药典》2020年版和《国家基本药物目录》2018年版。

九、《全书》量和单位的使用以国家标准GB 3100—1993《国际单位制及其应用》、GB/T 3101—1993《有关量、单位和符号的一般原则》及GB/T 3102系列国家标准为准。援引古籍或外文时维持原有单位不变。必要时括注与法定计量单位的换算。

十、《全书》数字用法以国家标准GB/T 15835—2011《出版物上数字用法》为准。

十一、正文之后设有内容索引和条目标题索引。内容索引供读者按照汉语拼音字母顺序查检条目和条目之中隐含的知识主题。条目标题索引分为条目标题汉字笔画索引和条目外文标题索引，条目标题汉字笔画索引供读者按照汉字笔画顺序查检条目，条目外文标题索引供读者按照外文字母顺序查检条目。

十二、部分学科卷根据需要设有附录，列载本学科有关的重要文献资料。

目　录

hángkōng yīxué

航空医学 （aviation medicine）

研究航空活动中人体对航空环境和飞行劳动负荷的反应规律，以及为保障飞行人员及乘员在航空中安全、健康和舒适，提高飞行劳动效率所采取的预防和防护措施的学科。航空医学是医学学科中的一个专门学科，属预防医学范畴。其学科目的主要是通过研究和解决航空中出现的各种医学问题，健康与飞行之间的相互关系，人与飞行器协调和统一，以维护和保障飞行人员和乘员身心健康、提高飞行能力，保证飞行安全。

简史 人类从对飞行物体的兴趣而发明了螺旋桨、风筝等升空物体到模仿鸟类羽毛翅膀探索飞行的尝试，产生了飞行的冲动和愿望。气体置换和密度原理使气球升空成为可能。1766 年英国化学家亨利·卡文迪许（Henry Cavendish）宣布了氢气是一种比空气轻的"易燃气体"，导致后来气球飞行的成功。1782 年，法国人蒙戈尔菲耶（Montgolfier）兄弟从事热空气气球试验，气球上升了 21m 左右。1783 年，法国物理学家查尔斯（J. A. C. Charles）的热气球试验，气球升高到 1000m，飞行了 24km；同年，他们在气球下挂了只大柳条筐，筐里装了一只羊、一只公鸡、一只鸭子和一只气压表，法国医生皮拉特尔·德·罗齐耶（Pilatre de Rozier）在降落地点看到 3 只动物平安着陆，这是气球载人飞行前的动物试验，获得成功。1783 年，德罗齐耶和一位法国军官同乘热气球，上升到 85m 高度，25 分钟飞行了 8km。10 天后，查尔斯单独飞行，气球上升至 2750m，他体验到了空中的寒冷和下降时的耳压痛的

生理现象。1788 年，美国医生约翰·杰弗里斯（John Jeffries）在热气球上安装了采集空气样品的真空瓶和科学仪器，测定了空气质量及气流与温度变化。之后，法国人让-皮埃尔·弗朗索瓦·布朗查（Jean-Pierre Francois Blanchard）进行了 45 次热气球飞行，并测定了他自己在空中与地面的脉搏，成为航空医学分支的第一个生理记录；本杰明·拉什（Benjamin Rush）医生总结了 9km 高空寒冷、鼻出血、脉搏加快的生理现象。1862 年，英国科学家格莱舍（Glaisher）和考克斯韦尔（Coxwell）记载了飞行上升到 9450m 的强烈的生理反应。继格莱舍和考克斯韦尔之后，"航空生理学之父"——法国生理学家保罗·伯特（Paul Bert）编著了航空生理学领域经典著作《大气压——实验生理学研究》，提出了"不论大气压力多大，当氧分压降至 45mmHg 以下时，空气就不能维持生命"及气压、空气、呼吸气和组织、血液中氧张力、氮气之间关系的重要论述，首次阐明高空病、氧中毒和屈肢痛的病因。保罗·伯特建造了再现高空气压环境的低压舱，并首次用其作为生理训练舱，在实验中发现了高空呼吸氧气能维持生命的重要价值。1875 年，3 名科学家携带 440L 氧气乘气球升空，由于氧气量不足，两人死于缺氧，提桑迪耶（Tissandier）获救后，写下了一篇关于缺氧生理影响的经典论述，被伯特教科书所引用。

19 世纪，随着航空动力学的产生与发展，滑翔机应运而生，发动机技术推动了动力驱动飞机的问世。1903 年 12 月 17 日，美国俄亥俄州威尔伯·莱特（Wilbur Wright）和奥维尔·莱特

（Orville Wright）兄弟发明的有动力飞机飞行成功。美国陆军中尉托马斯·塞尔弗里奇（Thomas Selfridge）成为第一位飞机致命性飞行事故的牺牲者，死因是致命的头部损伤，事故调查委员会建议研制飞行员头部防护装备。到 1918 年，已有几千架飞机投入到世界大战。

航空医学产生的动因之一是需要应用医学标准来接收有资格驾驶飞机的飞行员。阿姆斯特朗（Armstrong）在 20 世纪初的医学文献综述，共引用了 32 篇第一次世界大战前的有关航空医学问题的医学专述，成为现代航空医学早期的经典专著。1910 年，欧洲的一些国家就在考虑航空的医学分支。德国制订了军事飞行员最低医学标准。1912 年英国成立皇家航空队海军和陆军联队时，委派两名医官随部队保障，成为最早的航空医生。1912 年，美国陆军部和海军发布了第一批飞行候选者体检标准的指令。第一次世界大战，许多国家拥有了空军，在战争爆发的第二年，英国每 100 名死亡飞行员中，2 名死于敌人之手，8 名死于机械故障，90 名死于飞行员身体缺陷，其中包括身体疾病、神经心理问题。进一步分析，60% 的航空死亡是因飞行员的身体缺陷所致。这一分析结果强烈地推动了航空医学的建立，英国组建了保障飞行员的特种机构，其航空医学计划取得了惊人的成果，到大战第三年，飞行员因身体缺陷死亡的百分比已降到 12%。1914 年，美国军事航空医学之父西奥多·莱瑟（Theodore Lysfer）少校创建了体检队，制订了切实可行的体检标准，还进行了医务军官的航空医学培训，之后，在美国较大城市

设立了 67 个体检中心。一战后，美国陆军航空兵已组建了一个完整的卫生队。第一次世界大战，航空医学作为一个新的学科初露头角。1917 年美国在纽约州长岛创建了航空医学研究所。1919 年美国陆军部出版了一本历史性巨著《航空勤务医学》。同年，英国皇家海军格雷恩·安德森（H. Graene Anderson）撰写了第一本航空医学教科书《航空的内、外科问题》，1920 年陆军部又负责在盟国远征军内出版了《航空医学》，1926 年航空医学院首任院长路易斯·鲍尔（Louis H. Bauer）撰写了《航空医学》教科书。美国商业部为民航飞行员制订了第一个体检标准，并为美国建立了体检系统。到 20 世纪 30 年代，美国在国内和海外共任命了 800 多名航空体检医生。1934 年，美国在俄亥俄州达顿的赖特空军基地成立了航空医学研究所，首任所长哈利·阿姆斯特朗（Harry G. Armstrong）提出"飞机的密封舱是解决飞行人员高空防护的最好办法"的观点。1939 年 11 月，美国海军在佛罗里达州的彭萨科拉建立了航空医学研究院。在 20 世纪 40 年代中期，美国在飞行中队配备航空医生的原则在军事航空中已不可动摇。

第二次世界大战期间，航空推进系统、燃料、飞机设计、结构、材料、航空电子、电子学及生物技术飞跃发展，到了战争后期，超音速喷气式飞机问世，对该学科发展产生了较大的推动，航空医学防护技术不断跟进。为了保障高空的飞行，布思比（Boothby）、洛夫莱斯（Lovelace）、布尔巴利安（Bulbalian）等医生研制了能够自动调节氧气、肺内呼出气和大气混合气氧气面罩；针对

高动力飞机产生的高加速度，在加拿大多伦多大学工作的弗兰克斯（W. M. Franks）博士研制出第一件抗荷服；针对高空飞行的影响，美国空军阿姆斯特朗领导的团队，将加压座舱原理应用于旅客机；美国查尔斯·耶格（Charles Yeager）上校成为第一位身着 T-1 部分加压服突破"音障"的飞行员；1954 年 12 月，耶格上校的航空医生约翰·保罗·斯塔普（John Paul Stapp）博士成为乘坐速度为 1027.93km/h 地面火箭滑车的第一人。此时，航空医学已形成具有许多相对独立领域的综合性学科，医学与物理科学及工程技术科学相互渗透的局面已初步形成。到 1947 年，美国和加拿大已有 6000 多名医生完成了毕业后的航空医学训练，有 2000 多名在航空部队服务，1500 名体检医生在民航工作。1984 年美国预防医学委员会严格规定了医学生获得航空航天医学证书的条件，医学院毕业后要进行 4 个学年的研究生训练，包括临床训练、公共卫生硕士课程训练、航空医学训练及实习或附加训练。

中国的航空医学起步较晚，以军事航空医学创建在先，始于 1932 年国民党空军的航空军医培训以及飞行人员体检和保健工作的实施，至 1948 年共举办 26 期培训，培训航空医官 248 名；1947 年再版的《军医提挈》中编入航空医学内容。20 世纪 50 年代起，中国人民解放军陆续建成适合国情的航空卫勤保障体系，军事医学科学院蔡翘教授率先开展了航空生理学研究。1950 年，空军成立各级飞行人员体检委员会和体检队（组），开办航医培训班，并建立空军医院、疗养院，1954 年组建航空医学研究所、空

军总医院，第一军医大学组建航空医学系。1956 年中国民航总局设立卫生处。1958 年成立民航空勤体检队。1957 年《航空军医》创刊。1960 年第四军医大学重新组建航空医学系。1964 年海军医学研究所成立航空医学研究室。1974 年《航空医学》专著编辑出版，1992 年再版。1976 年空军军医专科学校编设了航空医学教研室。1979 年建立空军总医院"航空病中心"。1981 年成立"军事航空医学专业委员会"。1983 年建立"航空生理训练科"。1987 年成立中华医学会航空医学分会，1990 年《中华航空医学杂志》创刊并向国内外发行，1997 年更名为《中华航空航天医学杂志》。1993 年空军航空医学研究所的高空生理实验室和加速度生理实验室被列为全军医学重点实验室，命名为"中国人民解放军航空医学实验室"。2007 年总部将大连、青岛、杭州、临潼、都江堰五所联勤疗养院改建为空军飞行人员航空医学鉴定训练中心，承担军事飞行人员疗养与航空医学训练任务。2017 年第四军医大学转隶空军，更名为空军军医大学，空军航空医学研究所转隶空军军医大学。2019 年 9 月在空军航空医学研究所、空军总医院、空军防疫队的基础上组建空军特色医学中心，转隶空军军医大学。

研究内容　主要研究飞行人员-飞行器-飞行环境相互关系，以保证飞行安全所采取的一系列行之有效的措施。具体内容有如下几方面。

航空活动中各种环境因素对人体的影响及防护　研究航空活动中可能遇到的各种环境因素，如缺氧、气压变化、高低温、辐射、毒物、超重、冲击、气流吹

袭、振动、噪声、光线等环境因素对人体的影响，研究对应的医学防护措施，向工业部门提出飞机座舱环境控制和防护救生系统的生理学要求。

飞行人员医学、心理学选拔和鉴定 研究飞行人员职业选拔、鉴定与职业许可的体格条件，规范体检方法。包括生理、心理、体格、智力、能力等检查标准与预测，目的是将符合航空飞行职业要求身体素质和具有飞行职业"天赋"能力的人员选拔招入飞行人员队伍，并对其整个职业生涯健康和功能状况进行定期鉴定监督，保持并延长其飞行年限。

人机系统工程研究 研究使飞机结构布局、信息显示与处理、操纵控制与功能分配既符合人体生理、心理学要求，又尽可能地提高飞行人员工作效率，确保飞行安全。提出人-机界面功能的合理分配，人机关系的最佳设计。

各项卫生学要求与标准研究 主要研究飞机座舱环境控制、防护救生装备和个体防护救生装备生理卫生学要求与标准。包括氧气、抗荷、弹射救生系统，以及飞行保护头盔、密闭保护头盔、供氧面罩、高空代偿服、抗荷服、抗浸服、弹射救生等的生理卫生学要求与合理的配套方案，并对研制产品进行医学试验鉴定。

生存与营救 研究在不同地理环境，被迫跳伞飞行员或飞机迫降、坠毁后幸存的机上人员的生命维持方法与飞行人员救生物品等，以赢得等待与救援时间；研究失事飞行人员及乘员的全部救援活动与装备，提高营救效率和获救率。

飞行事故的医学原因的调查与研究 参与飞行事故调查，开展有关"人的因素"的综合研究

和航空病理学研究，从飞行员身体健康状况、飞行劳动负荷、心理状态、座舱环境、防护救生装备等方面着手，分析事故原因和致伤原因，提出医学部门事故调查意见，从医学、心理学角度提出保证飞行安全的建议与措施。

临床航空医学 开展航空性病症和飞行员常见病、多发病的早期诊断及防治的研究，制订飞行人员从事航空飞行职业的航空医学标准，评定患病的飞行员能否不危及健康和飞行安全而继续飞行。

航空医学训练 研究用航空环境模拟设备，如载人离心机、低压舱、弹射塔、空间定向障碍模拟器、肌力协调训练器、低氧混合仪等对飞行员进行生理、心理训练的方法和手段，提高其对抗恶劣航空环境的适应能力和继续飞行能力。

民用航空医学 针对民用航空特点，研究飞行人员、乘务人员的医学选拔、鉴定、飞行疲劳、飞行年限；旅客的舒适与健康；空中救治、护理，空运伤病员的适航条件；航空港检疫，卫生防病等。

航空卫生勤务与飞行卫生保障研究 研究组建航空兵和民用航空部门精干、高效的卫勤保障组织机构，研究制订有关航空卫生方面的法律、法规和规章制度，进行平、战时航空卫勤学术研究。研究各种飞行环境条件下，如高空、特技、高原、寒区、海上、跨时区、舰载等不同飞行课目的卫生保障措施；研究飞行员日常保障措施，提出科学、合理的营养标准、作息制度、体育锻炼卫生学要求。

航空医学专用模拟、测试设备和仪器的研制 研制模拟空中环境条件的地面实验、训练、检

测设备，如低压舱、载人离心机、空间定向障碍模拟器、振动台、冲击台、弹射训练器等。研究空中和地面的生理、物理参数和信号采集、记录、处理。

研究方法 按照项目的内涵和特点，航空医学与普通医学相同，可分为基础研究、应用基础研究、应用研究三大类。其目的都是追求理论和实践创新。基础研究指航空医学理论研究，探索认识航空中生命活动的基本规律，形成航空医学理论体系；应用基础研究是将理论与航空卫生保障相结合，探索人员安全与防护的科学原理，指导航空医学科学实践活动；应用研究是将理论成果转化为战斗力和现实保障力的研究活动，推进航空事业发展，包括飞机人机工效，防护救生装备新技术，航空卫生保障的新装备、新产品、新方法、新工艺的研制。三类研究构成航空医学科研体系，相互衔接、相互促进。航空医学学科的综合性、交叉性决定了其研究方法的多样化。常用的研究方法有以下几种。

调查研究 航空医学最基本最常用的研究方法，是对各种航空环境和飞行作业因素对人体影响所致生理、心理变化规律和效应的调查检测。常用的是现状、前瞻、回顾和追踪调查等流行病学、卫生学调查方法，根据多因素大样本调查资料，运用数理统计学基本理论和统计分析方法，进行计量或计数资料分析和标准化，揭示环境因素所致健康效应的规律性和工作负荷所致的生理、心理反应规律与限值。

实验研究 按受试对象分为人体试验和动物实验，是在严格控制的模拟实验条件下，把人或动物置于航空环境，如缺氧、低

压、加速度、高低温、噪声、振动、辐射、脑力与体力负荷等条件下或综合因素条件下，观察其生理、生化、心理、能力等指标变化的实验效应，研究防护救生装备的防护效能，为职业选拔与职业防护提供科学依据。

飞行实验研究　在航空飞行真实环境下，应用生物医学工程检测技术，观察人体生物效应，检测生理、心理指标变化规律，验证职业选拔标准、航空器设计工效和装备防护性能的研究结果。

与邻近学科的关系　航空医学属医学科学中的一个专门学科，以基础医学理论为基础，又有其特殊性。现代航空医学已是涉及基础和临床医学中多数学科分支的综合性学科，边缘性交叉特征明显。总体而论，航空医学属于预防医学范畴，有的作者则进一步将其划归为"职业医学"，有的则作为"特殊环境医学"。按工作范围，又将其分为军事航空医学和民用航空医学。航空医学可有航空生理学、重力生理学、航空病理学、航空卫生学、航空毒理学、航空心理学、航空医学鉴定学、航空心理学、航空功效学（航空人体工程学）及航空临床医学的各个分科。但关于这些分科名称的含义及其用法，并不完全一致。随着本学科的深入发展，还不断有新的分支或分科的产生，如航空药理学、航空卫生勤务学、航空事故学、航空生物医学工程学、航空医学训练学、航空港医学等，逐渐发展成熟而被业内所认可。伴随航空科学技术的发展进步，航空医学已成为航空科学中的一门生命科学支撑的分支学科。随着人类向通往外层空间道路上的迈进，催生了航空航天医学。

应用和有待解决的问题　航空医学的产生与发展是以航空业发展需求为牵引，航空器更新换代的迅猛发展对航空医学支撑作用提出的要求越来越高，随着科学技术的不断进步、工业基础的不断增强，又促进了航空医学科学研究水平、支撑保障能力的明显提升。宏观上讲，航空医学自诞生起，就着力解决人如何适应航空器和航空器如何适应人的两方面问题，追求"人－机－环境－任务"最佳融合。现代航空医学总的方向和目标虽然没有发生明显改变，但研究范围更加广泛，跨领域、跨学科交叉更加突出，研究方法与手段更加先进，应用性要求更高。有待解决的问题仍以航空发展为牵引，主要考虑以下几方面的问题：①随着航空武器装备的跃升与新装备的出现如第四代、第五代高性能战斗机、预警机、舰载机、武装直升机等，航空器的性能设计与性能发挥已受到飞行人员承受能力的限制，对飞行人员的职业选拔、能力评定提出了新的挑战，除生理、心理素质达标，智力选拔、职业个性化选拔评定需求越来越大。②战场环境、作战样式的多样化和民用航空业的飞跃发展，对军事和民用航空医学保障观念、模式、方法和手段提出了新的挑战。③高新技术广泛应用为航空医学带来了前所未有的发展机遇，如飞行态势感知与评估、任务与战术规划、人体生存与行动能力等飞行人员人体增强技术，信息化技术应用等。④随着医学由生物医学模式向生物-心理-社会模式的转变，对飞行人员与乘员健康维护理念与方法提出了新的挑战。

航空医学研究的突出问题是：传统航空医学理论新发展；职业生理、心理品质与选拔新方法与标准；飞行员航空生理、心理训练及与生理、心理有关的职业技能训练；疾病后飞行能力与飞行年限评定；飞行疲劳、工作效率与飞行安全；新作战环境下的航空卫生保障；新航空武器如舰载机、预警机、电子战飞机等的航空医学问题；新型飞行员个体防护装备研制；飞行事故中的航空医学问题及人为失误的心理社会问题；空运医疗救护、航空用药等；高新技术如互联网、大数据、新材料等在航空医学领域的应用；航空医学信息、航空医学政策与规则研究与制定等。

（卢志平　吴　铨）

hángkōng yīxué jiàndìng

航空医学鉴定（aviation medical evaluation）

按照体格检查标准和相应的法规管理程序评定航空人员岗位适合程度的活动。航空医学鉴定航空临床医学工作的重要内容。包括对航空人员病史收集、体格检查、医学文书的审查、医学结论的签发、医学鉴定证书（或健康体检本）的审核与管理等内容。

简史　在飞行器发展的初期，对于从事飞行活动人员的健康情况并没有严格的限制。在1903年人类实现动力飞行后，人们才逐渐认识到不是任何人都适合飞行。1910年德国首先提出了飞行人员选拔的最低标准，成为航空医学鉴定的雏形，之后各国纷纷效仿。由于早期飞机的飞行高度低，机动性能差，飞行人员选拔体格检查制度并没有得到足够的重视。在第一次世界大战期间，飞机用于军事目的，对飞行人员数量需求急剧增加。但是由于缺乏针对性的选拔措施和医学保障，在战争的第一年，交战各国的飞行人员伤亡数量明显增加。对英军飞行人员死亡原因的调查发现，飞行人员死亡多源于"人的因素"，其中60%航空死亡是身体缺陷所致，8%死于机械故障，真正战死的仅占2%。此调查结果引起了英国政府的高度重视，遂即成立了保障飞行员的机构，直接为飞行人员的安全和健康服务，其中医学检查的重点放在心血管功能和高空缺氧耐力方面，以及视觉和平衡觉。上述措施使因身体原因所致的飞行事故率大幅下降。1915年德国空军则实行了更加严格的医学检查标准，规定心、肾、肺功能必须健康等。1916年德国空军成立了航空医学部，开展了航空医学选拔，其目的是选拔合适的人员从事飞行工作，降低飞行训练中飞行学员的淘汰率。美国于1917年由一个眼科与耳鼻喉科医师小组为美国空军制定了医学标准，重点在平衡和视觉功能方面。之后为飞行人员服务的医疗卫生机构逐渐增加，航空医学研究组织相继建立。在航空部队组建的初期，飞行人员的身心健康情况并没有得到应有的重视，美国调查发现，由于飞行人员身心健康导致飞行事故率很高，飞机坠毁率是战斗死亡的3倍。美国随后开始了对航空部队的医生进行航空医学训练，经过航空医学训练的医生被称为航空军医或航空医生，组成了为飞行人员健康服务的卫生机构，负责飞行人员的选拔、医学鉴定和卫生保障工作，在保障飞行安全方面发挥了重要作用。

第一次世界大战后航空医学得到了快速发展，对于人与航空环境之间的关系有了更充分的认识，也加强了航空医学鉴定工作。1919年成立了国际航空委员会（International Commission on Air Navigation，ICAN）。该委员会的一个下属组织制定了首部民航飞行人员医学标准。1944年，在第二次世界大战快结束的时候，联合国下属的国际民航组织（International Civil Aviation Organization，ICAO）接替了原来的ICAN职能，包括制定和颁布民航飞行员医学标准。该标准为民航飞行员的最低体格检查标准，各缔约国可根据该标准制定本国的民航飞行员医学标准。

医学鉴定对象和时限　依据航空医学鉴定对象不同，医学鉴定包括飞行学员选拔医学鉴定，飞行学员医学鉴定，飞行员（飞行驾驶员）医学鉴定，机组人员（如领航员、通信员、射击员、空中安全员、空中乘务员等）医学鉴定，其他对身体条件有明确要求岗位人员如空中交通管制员、飞行安全监察员的医学鉴定等。按照医学鉴定的对象和内容，医学鉴定可以分为选拔飞行学员（或招聘飞行人员）时的医学鉴定、住院或疗养期间的医学鉴定、日常卫生监督中的医学鉴定等。按照医学鉴定的有效时限，又可以分为年度医学鉴定（军事航空医学业内对每年一次的医学鉴定称为"大体检"，通常在疗养期间完成）、季度医学鉴定（即在航空兵部队场站卫生机构每3个月进行的医学鉴定）。民航则因不同类型医学鉴定合格证有效期的不同，年度体检可在6个月或12个月、24个月或36个月。

医学机构和医学鉴定者　航空医学鉴定既是一个医学过程，也是一个法规执行过程。航空医学鉴定机构必须获得民航或军方主管部门的授权，方能代表授权方从事航空医学鉴定工作和医学鉴定的组织管理工作。医学鉴定者必须具有执业医师资格，具备航空医学专业背景，并获得授权的医学人员担任，其代表授权机构依法对航空人员进行体格检查、审阅相关医疗文书，依据医学标准做出医学鉴定结论。在中国军事航空医学领域，医学鉴定机构包括承担飞行人员收治任务的军队医院、军种特色医学中心及疗养机构或航空医学鉴定训练中心、航空兵部队卫生队与航医室，其中前两者具有做飞行不合格医学鉴定的资格，其他机构只能做飞行合格或暂时飞行不合格的资格。此外，空军航空航天医学研究所参与部分医学鉴定工作，特别是因被鉴定者飞行岗位变化，如从当前飞行的机种改装为更高一级的机种时的医学鉴定（飞行改装医学鉴定）。

中国民航医学鉴定体系中，医学鉴定管理机构（局方）包括民航局飞行标准司航空医学卫生处、中国民航地区管理局卫生处；医学鉴定实施机构包括局方委任的民航医院、医学中心等民航航空医学鉴定体检机构；医学鉴定者为中国民航委任的航空医学体检医师。民航航空医学鉴定体检机构同时承担飞行学员选拔工作。此外，有的民航航空医学鉴定体检机构还承担军队退役飞行人员转为民航飞行人员（军转民）、外国籍飞行人员、港澳台飞行人员应聘到中国大陆从事飞行工作人员的鉴定等。

工作方法和医学鉴定结论　医学鉴定结论关系到被鉴定者的工作权利与飞行安全问题。由于各个国家间法律体系和基础的不同，以及军事航空和民用航空之间存在的差异，医学鉴定体系与医学鉴定过程在各国之间，以及军事与民用航空医学之间存在较大的差异。中国航空医学鉴定方式为专科航空体检医师依据体格检查标准和专科检查情况对被鉴定者的身体情况做专科的飞行合格、飞行暂（时）不合格、飞行不合格医学鉴定结论。主检医师综合专科医学鉴定结论和医疗文书做医学鉴定总结论。管理部门对医学鉴定结论进行审核、签发。医学鉴定结论为飞行合格者，可以在合格证有效期内行使飞行权利。若鉴定结论为飞行不合格，则被鉴定者可以依据《中华人民共和国行政复议法》申请行政复议。行政复议时，管理部门可以委托专家医学鉴定委员进行医学鉴定，鉴定结论可能为医学鉴定合格、特许医学鉴定合格、特许医学鉴定不合格等结论。

航空医师在日常卫生监督中和飞行前常规体格检查时，依据被鉴定者的具体情况做飞行合格、暂时飞行不合格结论。多数国家，如美国联邦航空局（FAA）不采用专科体格检查、主检签署医学鉴定结论模式，而是由航空体检医师进行全面体格检查后做医学鉴定结论。对于不符合体格检查标准要求的，有严格的特许医学鉴定体系和航空人员上诉体系，通过该体系保证医学鉴定与飞行安全间的平衡关系。这种模式的特点是充分利用社会资源进行鉴定，航空体检医师主要工作是指导被鉴定者按要求填写各类相关信息（真实性由申请者负责），而体格检查则采用比较简单的全身体检。如果遇到专科问题，被鉴定者则被要求提供专科医学检查报告给航空体检医师。对一些患糖尿病、冠心病的航空人员，则通过特许鉴定体系，由美国联邦航空局委托的资深航空体检医师

进行鉴定，或由专科医学权威机构或人员进行特许医学鉴定。美国军事航空领域则采用医学豁免医学鉴定体系，对于那些不能满足体格检查标准要求，但是其身体的具体情况能够满足飞行安全需要的航空人员进行医学方面的豁免，从而最大限度地保留航空人员资源。

美军对航空人员医学豁免的规定与中国军队以往体格检查标准中的"个别评定"规定不同，前者有严格的标准和医学豁免鉴定程序；后者是对提供检查标准规定的具体情况或者标准中的没有明确说明的医学情况，由鉴定者依据被鉴定者的身体情况进行医学鉴定。

（张作明）

zhāoshōu fēixíng xuéyuán tǐgé jiǎnchá

招收飞行学员体格检查

（medical selection for flying cadets）　对报考飞行专业的青年学生进行医学检查、健康鉴定的活动。简称招飞体检，又称飞行学员医学选拔。招收军事飞行学员的重要工作，军队航空卫生工作的重要组成部分。中国军事飞行（学）员选拔主要包括政治考核、体检、心理选拔和文化考核四项内容。其中，招飞体检包括病史调查和体格检查等。目的通过问诊、物理检测、辅助检查等检测手段淘汰不适合飞行职业报考者，从报考者中筛选出适合飞行职业需求的优秀者进入空军航空大学，进而降低飞行（学）员在飞行训练中因身体条件不适合飞行而淘汰的比例，提高飞行员培养的合格率，保证飞行安全，提高飞行训练效果和实战能力。中国现行军事招飞体检分为初选、复选、定选体检三级。

简史　招飞体检是伴随航空

医学的诞生、飞行人员体格检查标准的形成而出现的。第一次世界大战前由于医学选拔方法欠缺和没有实际存在的体格检查标准，导致一战期间因身体等因素损失的飞行员人数远较战争战损人数多，一些交战国相继认识到医学对飞行工作的特殊性，先后成立了专门的卫生机构，制定了军事飞行员的体格标准和选拔标准。1945年，中国在东北筹建早期航空学校，接收学员的身体条件为身体健康、五官正常、无任何疾病。1947年又提出了选调招收空、地勤航空学员的条件，并修订了《淘汰与停飞暂行条例》等规章制度。1950年3月，开始正式招收飞行学员，主要的筛选人群是陆军的干部和战士，主要进行政治审查及体格检查，确定的招收条件是政治可靠，共产党员或共青团员；经过战斗锻炼；身体健康，无任何疾病；具有高小以上文化程度，年龄18～20岁。1956年开始从初中学生中选拔飞行员时，全面沿用了苏联的招收飞行员检查标准，首次成立了招飞体检专家组，对各省区招飞体检进行专业指导培训，并进行了心理选拔的研究。1973年开始将招收范围扩展为高中生，同年空军成立了独立的招飞机构负责进行飞行员的筛选。1987年空军正式承担直接从地方招收飞行学员的任务，先后组建了各空军军区体检队和空军体检队，专职负责招飞体检。1994年1月，空军制定颁发了《中国人民解放军空军招收飞行学员体格检查工作办法（试行）》，对体检工作内容、方法、程序做出了规范，从而确保了招飞体检工作都有章可循，有法可依。同时，修订颁布了《中国人民解放军招收飞行学员体格检查标准》。

1996年7月由国防部正式颁发了《中国人民解放军招收飞行学员体格检查标准》。该标准强调了整体素质，突出了系统功能。2005年10月，再次修订后的新标准由国防部颁发施行，该标准对招飞航空医学检查的7个科室、129项检测内容进行了规范，更加符合现代装备发展对人、机、环境结合的要求，并将检测合格结论由甲、乙、丙三类修订为合格、不合格两类。2008年，空军调整细化了体检标准条件，初步试行分机种医学选拔，按歼、强机种和轰、运、直机种两类体检标准实验招收飞行学员。2010年，空军颁布了《空军招收飞行学员体格检查标准》（试行），此标准即目前空军招飞体检执行的标准。2018年，军队编制体制改革，为推进空军特色医学中心及医院全员招飞，撤销各级体检队。

组织工作 空军招飞体检工作在空军招飞工作领导小组领导下，在空军后勤部卫生部的指导下，具体由空军招飞办负责组织，空军特色医学中心、空军航空大学以及各战区空军医院共同实施。招飞体检的组织和体检内容根据招飞体检的时间阶段有所区别，一般设置主检室、外科（含皮肤科）、内科、神经精神科、眼科、耳鼻咽喉科（含口腔科）和辅助诊断科室（包括心电图、脑电图、检验科、放射科、超声诊断科等）；经过培训的医师和技术员、护士若干名，如果招收女飞行学员时，相应增设妇科检查。

体检内容 分为初步体检、复选体检和定选体检三级。

初选体检 在各战区空军选拔中心和战区空军卫生处的领导下，由各战区空军医院到所属各地区的学校等地实施。体检内容是选择简单易行和复选淘汰率较高的项目，一般进行视力、色觉、血压、心律、外科测量等。

复选体检 由战区空军选拔中心在固定场所（体检站）组织实施，由战区空军医院负责对通过初选的学生进行全面的体格检查，空军特色医学中心分组参加各区体检，负责技术指导、交流、统一体检标准。各区统一科室设置、体检设备、体检内容、体检结论；科室设有主检室、外科（含皮肤科）、内科、神经精神科、眼科、耳鼻咽喉科（含口腔科）和辅助诊断科室（包括心电图、脑电图、检验科、放射科、超声诊断科），体检结论分为合格、待结论（需要进一步检查或观察矫治者）、不合格。

定选体检 在空军招飞办体检站实施，由空军特色医学中心及航空大学相关单位等医务人员负责对各区选送的候选者进行全面的体格检查，体检科室设置和体检内容包括招飞体检医学鉴定专家委员会、主检室、外科（含皮肤科）、内科、神经精神科、眼科、耳鼻咽喉科（含口腔科）和辅助诊断科室（包括心电图、脑电图、检验科、放射科、超声诊断科），体检结论分为合格、不合格。招飞体检医学鉴定专家委员会由空军军医大学航空航天医学系、空军特色医学中心、各级及相关科室的专家组成，负责对招飞体检的结果进行最终的医学鉴定把关，对各科室体检发现的边缘问题及有争议的体征、疾病等进行综合评定。主检室由1名主检医师和若干名主检助理组成，负责综合各科室专业结论，做出招飞体检结论。

招飞体检的医学结论介于"合格"与"不合格"之间的情况属于"边缘状态"。对于"边缘状态"的结论，首先在检查科室内进行研究讨论，必要时进行进一步检查或提请专家会诊，形成鉴定意见，并报主检室研究决定，形成最终的医学鉴定意见。

工作方法 初选体检人数多，合格率低，一般按顺序展开，实行单科淘汰，凡明显超标者直接结论不合格，终止检查。复选、定选体检时，所有体检专科同时展开，每个检查项目至少由两名医师进行交叉检查并签名，即"双签制度"；一般先进行简单项目检查，发现明显不合格的症状或体征，如斜颈、斜视、视力不足、明显鼻中隔偏曲等，即作不合格结论，送主检室，由主检医师或专家组确定是否进行其他相关检查。主检医师负责综合各专业科室体检结论，一般对各专科体检结论中有任何一项不合格时即作不合格结论，终止检查，全部合格者方可做合格结论。

上述体检程序安排是根据提高检测效益、保证检测质量而确定的，也可根据具体情况做适当调整。在招飞体检中更加强调体检仪器和方法的客观性、适应性和可操作性，逐步淘汰一些落后、烦琐、不稳定而且主观性强的仪器，更加强调体检的客观性和准确率。

具体要求 从业医务人员必须具有良好的军政素质，具有航空医学背景并通过相关考核，持有空军后勤保障部卫生局颁发的招飞体检医师资格证书，熟练掌握本专业招飞体检方法、体检标准；严格规章制度、操作流程、规范检查方法；空军特色医学中心负责对所招收飞行学员的身体状况进行跟踪调研，同时根据航空技术、飞行器以及航空医学的发展，总结经验教训，不断提出改进招飞体检标准的意见、建议。

（陈同欣 肖晓光）

fēixíng rényuán tǐgé jiǎnchá

飞行人员体格检查 （physical examination of aircrew）

为评定飞行人员身体健康状况对他们进行的全面医学检查活动。飞行人员体格检查主要包括大体检、小体检、飞行体检和改装体检等。飞行人员大体检是对飞行人员进行的较全面系统的身体检查，目的在于更好地了解和掌握飞行人员的身体健康状况，为评定健康等级和飞行结论提供依据；飞行人员小体检是飞行单位为了掌握飞行人员平时健康状况而采取的有效措施，可为评价飞行人员飞行强度、营养状况和体育锻炼效果，以及制定飞行计划和航空卫生保障措施提供参考；飞行体检是指在飞行准备、飞行实施和飞行讲评三个阶段对飞行人员身体状况实施的检查，对于保障飞行安全具有直接作用；飞行改装体检是飞行人员在改装新机型前进行的较为全面的体格检查，目的在于评估飞行人员身体状况是否能够胜任新机型飞行的需求。飞行人员体格检查对保障飞行安全具有重要意义。

形成过程 1910～1912年，德国和美国就制定了军事飞行人员医学体检标准，英国专门委派军医为飞行人员提供医疗服务。第一次世界大战（1914～1917年）期间，飞行被广泛用于军事活动，英国的一项调查发现，90%飞行事故是由于人的因素所造成的，其中60%是因为飞行人员身体缺陷所致。这一发现强烈推进了航空医学的建立，世界各飞行发达国家先后成立了飞行人员健康服务机构，专门从事飞行人员体检、

医学选拔和淘汰工作，使身体原因所致的飞行事故率大幅度下降。时至今日不论军事航空还是民航，都已形成了比较健全的飞行人员体检组织机构，建立了系统的体检方法和标准。

中国飞行人员体检工作也是随军事航空的发展而起步的。1949年11月，新中国组建人民空军。1950年初，空军成立各级飞行人员体检委员会和体检队（组）；随后，海军、民航卫生部门也相继成立了专职体检队（组），担负招收飞行学员的体格检查和飞行人员的医学鉴定任务。各军区陆续建立了空军和海军医院及疗养院，负责飞行人员疾病矫治、疗养和健康体检工作，其中1954年分别组建的空军总医院和海军总医院，成为空军、陆军和海军飞行人员疾病诊治和医学鉴定的最高机构。1956年中国民航总局设立卫生处，1958年成立了空勤体检组，负责民航飞行人员的体检鉴定工作。之后，通过借鉴国外经验及自身工作实践，逐步形成了一整套具有中国特色、比较完善的飞行人员体检规章制度、工作方法和体格标准。

工作组织 飞行人员大体检包括定期和不定期大体检两种。定期大体检一般在飞行人员年度健康疗养期间进行，由疗养机构具体组织实施；因特殊原因未能参加疗养飞行人员的大体检以及飞行人员不定期大体检，由所在单位转送体系医院或上级医院完成。飞行人员小体检一般由飞行单位航空军医和场站医院（卫生队）具体组织实施。飞行体检则由飞行单位航空军医负责实施。飞行改装体检一般先由飞行单位确定检查对象，在有空勤科的体系医院或上级医院完成。

工作内容 飞行人员大体检、小体检、飞行体检和改装体检的体检主要内容如下所述。

大体检 主要内容包括外科、内科、神经内科、耳鼻喉科、眼科以及口腔科常规物理查体和辅助检查，耳鼻喉科体检中要注意检查听力、耳气压功能等，注意询问有无晕机反应；眼科注意暗适应、隐斜、视野是否正常；女飞行人员要进行乳腺和妇科查体。各科发现异常，可根据情况进一步增加检查项目，明确诊断。若发现心理状况异常，要进一步进行心理专科检查。口腔科对于症状明显或影响功能的口腔疾病要进行矫治。辅诊检查项目一般包括血常规、尿常规、便常规、便潜血、肝功能化验，以及肝炎、梅毒、艾滋病血清学检测等，对于年龄大于40岁者应增加血糖、血脂和肿瘤标志物检测等，常规检查心电图、脑电图、胸部正侧位X片、腹部脏器超声、甲状腺超声等，女飞行人员检查子宫及其附属器官超声。

小体检 进行外科、内科和五官科常规体检，注意监测飞行人员体重、体力、视力、饮食状况等一般性身体健康指标，注意发现飞行中的不适症状，化验血、尿、便常规，检查心电图、胸透等，发现异常及时处理。

飞行体检 航医要按照《飞行员医学临时停飞标准》把握好飞行人员身体放飞条件。在飞行前一日，询问近期飞行人员身体状况，检查体温、脉搏和血压，提出每名飞行人员能否参加飞行的意见，并在飞行计划表上签字；在进场飞行前，询问飞行人员自我感觉和前一日饮食、睡眠情况，观察精神状态；在飞行间隙和结束后，询问飞行人员在飞行中和

飞行后的身体状况，对主诉身体不适或飞行中出现不良反应者，及时采取有效措施。

飞行改装体检　除了按大体检内容要求进行外，还要针对所改装机型对飞行人员身体条件的特殊需求，增加一些必要的临床和航空生理检查项目，如进行高性能战斗机改装体检时，需增加全脊柱 X 线检查、心理检测以及离心机加速度耐力检查等。

工作方法　飞行人员大体检和飞行改装体检一般须住院按照规定的检查项目完成。定期大体检每年进行一次，最长间隔不得超过 18 个月。不定期大体检根据飞行人员的健康状况和飞行任务的特殊需要来安排。有下列情况之一者需做不定期大体检：①因发生晕厥、被迫跳伞、迫降、受伤或健康状况不良而影响飞行耐力者。②因病住院距上次大体检6 个月以上者。③暂时飞行不合格拟改为飞行合格或飞行不合格结论者。④特许飞行者。⑤执行特殊飞行任务或其他原因需要做大体检者。飞行人员小体检每半年进行一次，在单位医院或卫生队集中完成。飞行准备阶段体检一般于飞行前一日在航医室完成。

具体要求　飞行人员体格检查要遵照以下要求：①体检项目必须按照有关规定和要求进行，各体检单位和体检医师不得随意减少或更改体检项目。②体检医师应为具有航空医学体检资质的高年资临床医师。③在体检时，要注意查阅飞行人员近 3 年的体检资料和住院记录，注意对各系统症状进行全面询问，根据以往身体情况加强针对性检查，体检结果要在飞行人员健康登记本或体检表上认真记录。④大体检和飞行改装体检结束后，体检单位

召开飞行人员健康鉴定委员会会议，对飞行人员体检结果进行认真分析和讨论，依照航空卫生工作规则和飞行人员体格检查标准确定飞行人员健康等级和飞行结论。⑤航医要根据体检结果制定必要的在队防治措施，对于患病需要治疗或难以确诊的患者可住院进行诊治。

（郑　军　季一鑫）

fēixíng rényuán tǐgé jiǎnchá biāozhǔn

飞行人员体格检查标准

（standard of physical examination of aircrew）　航空卫生人员对飞行人员实施航空医学鉴定的法规性文件。

简史　1910 年，德国首先提出了飞行人员选拔标准，以后各国纷纷效仿。在第一次世界大战中对飞行人员死亡原因的分析，促使了各交战国制定和应用飞行人员体格检查标准，使各交战国飞行人员的死亡率明显下降，极大地提升了对航空医学意义和飞行员体格检查标准作用的认识。20 世纪 30 年代，随着飞行模拟器的研制和应用，又提出了飞行员的心理学检查标准。20 世纪 60 年代以来，随着第三代高性能战斗机装备部队，各国又制定了高性能战斗机飞行员体格检查标准和航空生理训练专项标准。随着临床医学的发展和航空医学的进步，体格检查标准中既往不能放飞的许多条款和没有解决的问题被逐渐认识和解决。以美国为代表的发达国家又制定了飞行员特许医学指南，使飞行员体格检查标准更为完备。新中国成立后，中国军队航空兵部队组建之初参照了西方发达国家和苏联的做法，制定了军事飞行人员体格检查标准，并逐渐完善各类标准。中国民航也逐步参照国际民航组织各会员

国的做法，制定和完善了具有中国特色的民航空勤人员体格检查标准。由于不同国家飞行人员的来源渠道不同，管理体制、隶属关系、使命任务、文化背景等方面的差异，各国军兵种、航空公司飞行人员的体格检查标准有所不同。但总的原则都是为了保障飞行安全、最大限度地发挥飞行人员的潜能。

基本内容　军事飞行人员体格检查标准，包括军队飞行人员体格检查（医学鉴定）标准、空中战勤人员体格检查要求和军队飞行人员特许飞行指南及飞行员医学临时停飞等总标准，还应当包括高性能歼击机飞行员、舰载机飞行员、高性能武装直升机飞行员、歼击机女飞行员等不同机种和性别飞行人员体格检查的分标准。此外，还应当有飞行员心理品质检查方法与评定、离心机检查方法与评定、急性缺氧耐力的检查和评定、严重飞行错觉检查和鉴定、颈肌强度的训练及鉴定、角膜屈光手术术后视功能的检查方法与评定、耳（鼻窦）气压功能的检查方法与评定、军事飞行人员眩晕症的检查和鉴定方法、阻塞性睡眠呼吸暂停综合征的检查方法与评定、立位耐力检查方法与评定等专项标准。其中，军队飞行人员体格检查标准应当涵盖各机种各类空勤人员的基本体格要求，内容包括基本检查项目和要求及内科、神经科、外科、皮肤科、眼科、耳鼻喉科、口腔科、妇产科、心理科、精神科、肿瘤科等的相关条款。特殊机种飞行员和歼击机女飞行员的体格检查标准等的分标准，是在基本体格检查要求基础上的特殊体格要求，专项标准是对基本体格要求和特殊体格要求的具体细化和

补充。在各类标准中凡是涉及医学选拔的，每一条款均应明确为选拔合格或不合格。对不涉及选拔的，每一条款均应明确为飞行合格、飞行不合格或个别评定。专项标准通常应当详细介绍检查或训练方法，并明确为飞行合格、飞行不合格或个别评定。对各标准中不合格的条款，在军队飞行人员特许飞行指南中应当明确能否特许飞行合格。在系列标准中总标准应当保持稳定，分标准可每5年左右进行一次修订，而专项标准应当随着医学的发展不断进行更新和增补，并应在适当时机将成熟的结论补充到修订的军事飞行人员特许飞行指南中。

中国军事飞行人员医学鉴定除了要做飞行结论外，还应当对其健康等级进行评价，包括甲（健康）、乙（基本健康）、丙（送院治疗）、丁（医学停飞）。

中国民航航空人员实行体检鉴定和体检合格证制度，中国民航航空人员的体检合格证包括Ⅰ级、Ⅱ级、Ⅲ级、Ⅳ级合格证等四个种类。其中Ⅲ级、Ⅳ级合格证又分为Ⅲa级、Ⅲb级、Ⅳa级、Ⅳb级合格证。Ⅰ级、Ⅱ级和Ⅲa级合格证与国际民航组织的要求一致，而Ⅲb级、Ⅳa级、Ⅳb级合格证是根据中国法律、法规制定的。

功能作用 ①军事飞行员医学临时停飞标准是航空军医在飞行准备阶段实施飞行体检的法规依据。②军事飞行人员体格检查（医学鉴定）标准是部队场站医院（卫生队）实施季度体检、军队疗养机构实施年度体检、设有空勤科的军队医院实施不定期体检和年度体检的法规依据。③空中战勤人员体格检查标准是设有空勤科的军队医院实施空中战勤人员医学选拔和年度体检、不定期体检，及疗养机构实施空中战勤人员年度体检的法规依据。④高性能武装直升机飞行员体格检查标准是设有空勤科的军队医院实施高性能武装直升机飞行员医学选拔和年度体检、不定期体检，及疗养机构实施高性能武装直升机飞行员年度体检的法规依据。⑤高性能歼击机飞行员和歼击机女飞行员体格检查标准是海、空军总医院实施高性能歼击机飞行员和歼击机女飞行员改装体检和年度体检、不定期体检。设有空勤科的联勤医院实施高性能歼击机飞行员年度体检、不定期体检，及疗养机构实施高性能歼击机飞行员和歼击机女飞行员年度体检的法规依据。⑥军事飞行人员特许医学指南是设有空勤科的军队医院和疗养机构实施飞行人员特许医学鉴定的法规依据。⑦专项体检标准是设有空勤科的军队医院实施飞行人员不定期体检、疗养机构实施飞行员航空生理训练和医学鉴定的法规依据。有的国家军队飞行人员的医学鉴定是由部队航空军医和航空医学研究所负责组织实施的。

(徐先荣)

yīxué tíngfēi

医学停飞（medical grounding） 医学原因导致飞行人员不能安全履行职责而被停止飞行工作权利。医学停飞是航空医学鉴定中对飞行暂（时）不合格和飞行不合格结论的统称。包括临时性停飞或永久性停飞。医学停飞不是绝对的，随着被鉴定者的身体状况变化、医学技术的进步、飞行器性能的改进等而变化，如果被鉴定者的具体情况满足了安全飞行的基本要求和相应的体格检查标准要求，仍然可以恢复飞行。对于因身体原因停飞而又恢复飞行者，有时会附加某种限制条件，如在机组中担负的职务、飞行条件、医学鉴定的有效期等。

(郑 军)

yīxué línshí tíngfēi

医学临时停飞（medical temporary grounding） 医学原因导致航空人员不能安全履行职责而被临时停止飞行工作权利。此是医学鉴定中对飞行暂（时）不合格结论的处理方式。航空医学鉴定有严格的时限性。在获得医学鉴定合格结论有效期内，航空人员在飞行前或飞行间歇期间可能会由于各种医学原因而不能安全履行职责，需要从医学角度暂时停止其飞行权利。这种医学原因对健康及飞行安全的影响往往是短暂的、可短期恢复的，如患感冒、腹泻等疾病或饮酒、失眠、突发心理事件等。中国空军规定了医学临时停飞的标准和飞行前体检制度，确保不能由于医学原因而危及飞行安全。中国民航有类似的飞行前体检制度。一些国家对飞行人员的管理体制不同，没有飞行前体检制度，需通过航空人员的自律行为进行飞行安全把关。航空人员如果知道或有理由知道自身的身体情况发生变化，不能满足医学鉴定标准（体格检查标准）的要求，需要及时报告、咨询航空医师或航空体检医师，根据医师的意见，继续执行或取消飞行计划，而不能擅自主张。

(张作明)

tèxǔ fēixíng

特许飞行（waiver for flying） 飞行人员身体条件不能满足飞行人员医学体格检查标准时，经过特别机构如飞行人员健康鉴定专家委员会的个别评定和综合评估后，部分飞行人员可以继续从事飞行工作的规定。特许飞行概念的提出是随着航空医学的发展和人类对飞行工作更深一层次的认识而提出的，目的是为了减少因停飞带来的人力资源损失，同时最大限度的保障飞行安全和飞行人员个人安全。特许飞行包括医学特许飞行和超龄特许飞行。在中国，医学特许飞行主要在民航，超龄特许飞行主要在军队。在其他国家，特许飞行主要指医学特许飞行。

理论基础　特许飞行的主要理论基础有：①医学对疾病认识水平和治疗能力的提高。部分曾认为非常严重、易造成失能的疾病，如某些冠心病，在经过临床治疗和处理后，患者可以达到临床治愈，能够避免失能问题的发生。②人体存在很大的个体差异。同一年龄的个体，生理功能会有较大的差异，生物学年龄与历法年龄并不一致。③经验技术可以弥补部分生理功能的减退。随着年龄的增长，人体生理功能减退不可阻挡，但同时飞行技术经验也在不断提高。部分生理功能的下降所带来的问题，经验技术丰富的飞行员可以提前识别，从而做出正确的判断。

工作组织　特许飞行通常按照个人申请、初审、全面检测和综合评估、报批等程序组织实施。在民航，由民航总局认可的航空医学专家组进行综合评估和鉴定，由民航总局审批；在军队由飞行人员健康鉴定专家委员会进行综合评估和鉴定，由司令部门审批。

工作内容和方法　①个人申请：一名飞行人员患病或年龄达到规定的最高飞行年限之后，飞行人员首先向本单位或飞行人员健康鉴定专家委员会提出特许申请。②初审：该单位航空医师收到飞行人员特许飞行申请后，对飞行人员的身体情况进行初步的检查和评估，并填写飞行人员既往整体健康情况和初步检查结果，并推荐飞行人员到指定的专业评估和鉴定单位进行全面检查和评估。③全面检测和综合评估：专业的评估和鉴定单位依据飞行人员个人申请和航空医师的初步检查结果，对飞行人员进行全面检测，并将检测结果提交飞行人员健康鉴定专家委员会，飞行人员健康鉴定专家委员会按照飞行人员年龄、身体条件、飞行技术经验、飞行机种和所执行的任务情况进行个别鉴定和综合评估，做出能否继续飞行、是否需要限制飞行的初步结论，形成书面意见，并向相关行政机关进行报批。④批准：相关行政机关在接到健康鉴定专家委员会的报批书后，根据任务需求、飞行人员健康综合评估意见，决定是否批准飞行人员继续飞行或限制飞行的决定。

具体要求　①严格的组织审批程序：特许飞行工作必须按照以上规定的工作内容和方法进行逐级检查和审批，无论是个人申请、初审还是综合评估，任意一项存在问题均不能获得批准。②个别评定：飞行人员健康鉴定专家委员会必须按照个别评定的方法，对申请特许飞行的人员逐人进行综合评估，并逐人做出结论，指出今后健康观测的重点。③健康监测：航空医师对获得特许飞行的飞行人员要严格按照相关规定，进行生理功能、身体条件的动态跟踪和监测。

（强东昌）

fēixíngyuán shìjué gōngnéng

飞行员视觉功能（vision function of pilots）　飞行员通过眼睛感知周围世界变化并获取信息经过神经通路及大脑中枢系统进行分析加工的作用。对飞行人员的视觉功能要求高于普通人群。

基本内容　视觉包括光觉、形觉、色觉、立体觉和对比觉。对于飞行员特殊群体，对视觉功能要求更高。光觉表示视网膜对光的感觉能力，包括光的感觉阈，即感觉光最小光强度的能力；光的分辨阈，即对不同刺激光刚能分辨出来的最小光强度；光的适应能力，即明适应和暗适应能力。形觉反映视觉系统对外界物体的空间分辨能力，首先取决于视网膜对光的感觉能力，其次取决于视网膜对各刺激点的分辨能力，自视网膜到视中枢对视觉信号转导、放大和信息整合，以形成完整的形觉。色觉是视觉系统对不同波长光的识别能力，是视觉的高级功能，伴有复杂的心理和生理过程。人眼对光的适应范围很广，具有敏感的辨色力。人的双眼单视功能又使人具有立体视觉。

飞行工作相当复杂，完成这项工作需要有良好的视觉功能。在飞行中视觉将获取完成飞行所需的绝大部分信息。视觉功能的任何不足，都可能影响飞行工作的正常进行，甚至危及飞行安全。因此，对飞行人员视觉功能提出相应要求是非常必要的。

检查方法　主要包括视力、对比敏感觉、视野、色觉及夜间视觉、深径觉、视觉电生理等的检查。

视力　又称视锐度，是指眼对两个空间单位最小距离的分辨能力。早期，天文学家测出正常人视敏度为1分视角，即1.0。后来，人们根据1分视角原理制定出视力表，沿用至今，也有基于此原理设计的检查仪器。①远视力检查法：是将C形视力表置于被检飞行人员正前方5m处，测得视力数值。根据飞行机种和飞行经验不同要求飞行员单眼视力最低不小于0.8。②近视力检查法：用近视力表，检查距离为30cm，正常近视力标准为1.0，对数为5.0，或为J1。近视力检查主要反映调节能力。飞行员要定期检查远、近视力和屈光状态，掌握飞行员的视功能和眼调节能力，满足执行飞行任务需要。

对比敏感度 视觉系统对不同空间频率视标的识别能力，不但反映了视器对细小目标的分辨能力，也反映了对粗大目标和低对比度目标的分辨能力。对比敏感度检查能够较视力表检查更早地发现某些眼病对视觉功能的影响。根据灰度调制曲线的变化制成宽窄、明暗不同的条栅的空间函数图作为检查表，以此反映空间、明暗对比二维频率的形觉功能。正常人眼的对比敏感度函数成带通型，曲线特性均呈钟型或倒"U"型。

视野 当眼注视目标时，除了看清这个注视目标外，同时还能看到周围一定范围内的物体，这个空间范围，称为视野，反映黄斑部以外的视网膜功能。以黄斑中心凹为中心，30°以内称中央视野，30°以外为周边视野。中国正常人单眼白色视野范围，一般颞侧约91°，下方约74°，上方约56°，鼻侧约74°。蓝色视野比白色视野小10°，红色视野又较蓝色视野小10°，绿色视野又较红色视野约小10°。双眼视野远较单眼视野大。正常双眼白色视野横径为200°的区域是重叠的，弥补了单眼视野中生理盲点所造成的缺陷。视野检查分动态与静态检查两种。一般视野检查属动态，是利用运动着的视标测定相等灵敏度的各点，所连之线称等视线，记录视野的周边轮廓。静态检查则是测定一子午线上各点的光灵敏度阈值，连成曲线以得出视野缺损的深度概念。视野检查一般用周边视野计检查。

色觉 人眼对不同波长光的辨别能力，是人眼主要功能之一。在可见光范围内（300~760mm），人眼对不同波长的光可产生不同的颜色感觉。色觉主要属于黄斑部视锥细胞对各种颜色的分辨力，与视网膜中视锥细胞所含的视色素代谢有关联。色觉形成是从视锥细胞感色物质开始，经神经兴奋和传递到视中枢从而得到综合颜色感觉。色觉信息传递要求特殊神经通道和高度视网膜完整性。正常人的视觉器官能识别波长380~760mm，由紫、蓝、青、绿、黄、橙、红组成的可见光。对色觉的检查方法有很多，对飞行员检查主要采用假同色图检查法，色觉异常分色盲和色弱。

夜间视觉 视觉环境可以分为暗视觉、中间视觉和明视觉三种。夜间视觉主要检查的是视杆细胞功能，包括视网膜周边部分和视网膜中心部分的对光敏感性，以及眼睛受到强光刺激后，在微弱光线下恢复观察的暗适应能力。检查夜间视力通常主要测定暗适应能力，检查仪器各异，最简便的方法是对比法。

深径觉 又称深度觉或距离识别能力。中国空军曾采用哈瓦特-杜尔曼（Howard-Dolman）深径觉计检查方法，主要在选拔飞行学员时使用，但对实用价值存有争议，已不使用。现主要根据实际飞行中的判距能力做出结论。

视觉电生理 应用视觉电生理仪测定视网膜被光照射或图像刺激时，在视觉系统中产生的生物电活动情况，常用的方法有以下三种。

视网膜电图（electroretinogram，ERG） 根据刺激的方式不同，可分为闪光视网膜电图（FERG）和图像视网膜电图（PERG）。ERG主要用于视网膜疾病的诊断和病情观察，通过ERG检查，可以评定飞行员视网膜的功能。

眼电图检测 主要用以了解视网膜色素上皮和光感受复合体的功能。对夜航能力差或暗适应时间延长的飞行员有鉴定意义。

视觉诱发电位 主要用来探索视觉形成的机制，可帮助诊断飞行员视觉通路上有关疾病和与之相关的神经感官疾病，还可用于飞行员伤病情监视、预后评估、疗效鉴定等。

航空环境对视觉功能的影响 超重、振动、高空光线明暗对比和强光刺激、高空环境、高速飞行等因素都对视觉功能有影响。

持续性正加速度（+G_z） 持续性+G_z对飞行人员产生的效应中最敏感的反应就是视觉功能障碍，它一般发生在脑功能障碍之前，是用来判断飞行员对持续性+G_z耐力的指标。出现这种情况的原因是+G_z作用时，泵入眼动脉的血液随G值增大而减少，致视网膜缺血。当+G_z值增大，作用时间延长，视觉功能就会出现不同程度的障碍。视觉功能障碍程度一般分为三种情况：①视物模糊。加速度为（+3.0~+4.0）G_z，持续4~5秒，视网膜中央动脉压下降至6.0kPa时，飞行员感觉眼前发暗、发灰，目标模糊，看不清仪表。②周边视力丧失。加速度为（+3.5~+4.5）G_z，持续视觉6~7秒，视网膜中央动脉压下降至3.3kPa时，飞行员感觉视野明显缩小，但仍保留中心10°左右

的呈管状的视野。③中心视力丧失，亦称黑视。加速度继续加大至（+4.0~+5.0）G_z，持续视觉7~8秒，视网膜中央动脉压下降2.3~2.4kPa时，飞行员会觉得管状视野继续逐渐缩小，直至中心视力完全丧失，眼前一片漆黑。如果G值继续加大或延长作用时间，最终会导致飞行员意识丧失。受加速度G值、G值增长率的作用及个体差异，有时三种情况界限并不明显，相同加速度对个体影响的反应也不尽相同。

振动 人眼闪光融合频率在8~16Hz，振动高于这种闪动频率就会使大脑难以分析影像运动，具体表现就是视像模糊，视敏度减退，外周视野缩小，色觉异常。这种情况随振幅和G值增高而加重。振动频率在10~25Hz时达到极限，此时飞行员对座舱仪表观察出现困难，操纵难度加大。

高空光线明暗对比和强光刺激 由于地面空气对光线粒子的散射和反射作用，视觉明暗对比不是很突出。但在高空中空气稀薄，明暗对比较地面更为强烈，直射光下照度明显增大，而无直射的区域照度降低，会使飞行员视线在由日照区转向黑暗区时，难以及时获得暗适应，结果就可能造成一时看不清舱内仪表和操纵器等物品，出现操纵失误。例如，飞机向日飞行，强烈的日光往往令飞行员视物颜色由红变黄，最后变成绿色，看物体时也觉其较原来的大。此外，还可能出现高空主观雾现象。飞行员长时间高空飞行，特别是供氧不足的情况下，目视舱外日照云层之后会出现这种感觉，这时飞行员眼前似乎有一层白雾笼罩着，看不清舱内仪表和操纵器。这种情况是强光日照云层的视觉后像引起的。

高空环境 在高空视野中，飞行员缺乏物体结构或目视空无一物的周边环境时会形成空虚视野。例如，在无云的蓝天、夜航的黑夜或浓厚的白色云雾中飞行时，视野一片白色就出现空虚视野，这时飞行员就可能产生一些不真实的视觉效果。一般情况下会产生下面几种情况：①空虚视野近视。在空虚视野条件下，飞行员难以长时间聚焦无限远的距离上，由此就产生0.5~1.0DS屈光度的近视，一个不大的物体在空虚视野中被飞行员发现的距离要比正常视野被发现的距离小一倍，或者同样距离物象要大一倍才能被看见。②空虚视野色变。空虚视野如果有颜色，对其长久注视颜色会逐步消退直至变成中性灰色或浅黑色。③视觉幻动。空虚视野中单个或数目不多的固定物体，如夜航天空的星星或浓雾中的飞机，注视几十秒后就可能诱导出似乎在追随运动的错觉。在编队飞行时它可能对长机运动情况出现判断误差；在夜航时会把一个固定不动的星光看作是正在运动的飞机；在空中搜索时影响对目标搜寻的准确度。

高速飞行 带来的视觉问题也很突出，这类视觉问题主要有下面几种：①有效视野范围问题。有效视野是指当飞行员在飞行中能够看见且能产生有效反应的空间范围。黄斑区中心凹视敏度最高，而近黄斑区和赤道部网膜视敏度较差，随着飞行速度的增加，有效视野范围会逐步缩小。当飞行速度为1M（M为声速）时，飞行员的有效视野只有正常视野的1/3左右。当以6M速度飞行时，飞行员的有效视野只限于黄斑区中心凹10°范围。飞行速度在9M以上时，有效视野会接近于零。

②物体运动速度知觉问题。飞行员对高速运动物体的知觉或判断，受到物体的大小、距离、明暗度、色彩、运动速度等多种因素影响，对运动速度的判断会出现误差。③空气震荡波中的视觉问题。飞机高速飞行时会使空气产生震荡波，这种震荡波影响飞行员的视觉，它类似不平整的透明玻璃所引起的视觉歪曲。飞机飞行速度越快，空气密度越高，对视觉影响就越大。④倾斜光学表面对视觉的影响。高性能战斗机为了保持飞行的速度，舷窗玻璃成倾斜状或弯曲成流线型，这样，其屈光效果必然会影响视觉，损害视力、立体知觉和视野。

飞行人员除了具有敏锐的视觉功能，还得加强抗荷训练，克服飞行的不利因素对视觉的影响；空中执行任务时，要兼顾视觉信息、仪表信息和指挥员命令信息。

（郭世俊）

fēixíngyuán qiántíng gōngnéng

飞行员前庭功能（vestibular function of pilots） 飞行员内耳前庭器官（包括外、上和后半规管，椭圆囊和球囊）维持空间定向、保持身体姿势平衡的生理功能。通过前庭眼动反射参数对飞行人员前庭功能状态进行的评估活动，是飞行人员体检鉴定的重要内容。飞行员的前庭功能，对于飞行员飞行中进行正确的空间定向，预防晕机病具有重要的意义。

基本内容 前庭位于人体内耳，其主要作用是监测头的旋转和直线运动以及头相对重力的定位。前庭器官由耳石器和半规管组成（图1）。耳石器，包括球囊和椭圆囊，主要感受线加速度刺激。耳石器的感觉区域称为囊斑。球囊斑位于椭圆囊斑下方的前庭内侧壁上的一个球形隐窝中。球

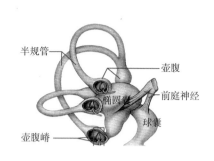

图 1 前庭器官

囊斑呈钩形，主要位于垂直平面；而椭圆囊斑呈椭圆形，主要位于水平面。球囊斑平面与椭圆囊斑平面近乎垂直。囊斑的表面由耳石膜覆盖，耳石膜表面有钙质沉积，称为耳石。囊斑中毛细胞的纤毛伸入到耳石膜中。耳石由小的碳酸钙结晶构成。线加速度包括重力可引起囊斑毛细胞纤毛的偏移，将平移和倾斜感觉传入中枢。半规管包括外、上和后半规管，感受角加速度刺激。它们互相配合，形成一个坐标系。外半规管相对于水平呈上仰30°角，其他两个半规管位于垂直平面，并且彼此之间近乎相互垂直。感觉区称为壶腹嵴。毛细胞位于壶腹嵴表面，其纤毛伸入到壶腹嵴的终顶中，终顶为覆盖在壶腹嵴表面的一层凝胶状的膜。角加速度引起终顶的偏移，从而导致其内的毛细胞纤毛的偏移，将旋转感觉传入中枢。

前庭器官主要功能包括产生空间知觉，保持空间定向；保持人体在头部运动时视物的稳定性；维持身体平衡。对于飞行员而言，前庭功能敏感性高会导致空晕病；前庭功能低下则会导致平衡障碍、眩晕、动态视力下降，影响空间定向。因此，飞行员的选拔与鉴定特别重视前庭功能的评估。

检查方法 飞行员前庭功能评估主要采用冷热水实验。受检者在暗室环境下躺卧，头前倾与水平面呈30°，以使水平半规管位于垂直位；在固定的时间内（30～40秒），每耳分别恒速灌注低于或高于正常体温7℃（30℃和44℃）的250ml的水；为消除前次灌注的影响，每耳每次灌注至少间隔5分钟；灌注的顺序一般采用先热水后冷水、先右耳后左耳的顺序，灌水时灌水管头于外耳道内，其斜口对着外耳道后上壁。冷热水灌注可诱发眼球不自主的往返运动，称为眼球震颤（简称眼震）。眼震一般在灌注后30秒后出现，在2分钟左右逐渐消退。因冷热水实验受从外耳、中耳到内耳的热传导路径的影响，不同个体冷热反应的差异性较大。冷热实验的结果，受检者自身两侧对比在临床上更有意义。计算以下两个参数。

半规管轻瘫（canal paresis, CP），其公式为：

$$CP\% = \frac{(L30+L44)-(R30+R44)}{(L30+L44+R30+R44)} \times 100$$

优势偏向（directional preponderance, DP），其公式为：

$$DP\% = \frac{(L30+R44)-(R30+L44)}{(L30+L44+R30+R44)} \times 100$$

式中，$L30$、$L44$、$R30$、$R44$分别代表左耳灌注30℃冷水、44℃温水，右耳灌注30℃冷水、44℃温水时所诱发的眼震参数，眼震参数可以是眼震平均慢相速度、眼震总次数、眼震持续时间、眼震最大慢相速度等指标，大都采用眼震慢相速度。冷热实验的正常值是$CP < 25\%$，$DP < 30\%$。一般CP的临床意义要大于DP，$CP > 25\%$表示可能存在前庭功能减退。招收飞行学员体格检查标准规定"前庭功能减退或丧失不

合格"。

基本要求 鼓膜穿孔人员不宜进行冷热试验检查。

（谢溯江）

fēixíngyuán yāngǔguǎn gōngnéng

飞行员咽鼓管功能（eustachian tube function of pilots） 飞行员中耳内气压平衡、保护、清除和阻噪的作用。又称耳气压功能。咽鼓管是鼓膜完整时气体进出中耳的唯一通道。咽鼓管功能正常对飞行员适应飞行意义重大，评定咽鼓管功能是飞行员选拔和健康鉴定的重要检测指标之一。

基本内容 成年人的咽鼓管长34～36mm。一端开口于鼓室前壁，称鼓室口，另一端开口于鼻咽部侧壁，称咽鼓管咽口。咽鼓管的方向自鼓室前壁向前、向内、向下方走行，达鼻咽部侧壁，适在下鼻甲后端的后下方。鼻咽部开口低于鼓室部开口，与矢状面之间形成的角为45°。咽鼓管由骨部和软骨部组成，靠近鼓室的1/3为骨部，位于颞骨岩部，靠近口腔的2/3为软骨部。两部之间的连接处形成的角约160°，此处管径最狭窄，称峡部。整个管腔的宽度以鼻咽端开口最大，直径达9mm，向外逐渐变窄，至峡部最狭窄，直径仅1～2mm，自此，再逐渐扩大，至鼓室口呈漏斗状，直径约4.5mm（图1）。

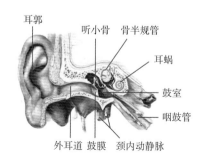

图 1 咽鼓管

咽鼓管的基本功能是平衡中耳内的气压。正常咽鼓管的骨部一般处于开放状态，咽鼓管的软骨部，由于管壁软骨的弹性作用和周围组织的压力以及咽部的牵拉作用，咽鼓管咽口常处于闭合状态。只有在吞咽、打哈欠、咀嚼或进行闭气增压动作时，由于咽鼓管周围的肌肉收缩，咽鼓管侧壁外移而使咽鼓管瞬间开放。这些肌肉包括腭帆张肌、腭帆提肌和咽鼓管咽肌，其中腭帆张肌为咽鼓管开放的主要肌肉。翼内肌也起了作用。正常状态下的咽鼓管每 1～2 分钟开放 0.2 秒，相当于一天 24 小时开放 3～4 分钟。咽鼓管有 4 个功能：①保持中耳内气压平衡功能。开放时可使口腔与鼓室的气体交换，保持鼓室内气压与外耳道大气压的平衡，有利于鼓膜的振动，声音的正常传导，是咽鼓管的基本功能。②清除功能。咽鼓管底部黏膜上有很多纤毛，纤毛的摆动可以将鼓室黏膜的脱落上皮和分泌物经鼻咽部排出鼓室。通过咽鼓管肌肉有规律的收缩和舒张，可在咽鼓管峡部开放前形成负压，产生导引效应，有利于分泌物排出。③保护功能。咽鼓管黏膜段较厚，黏膜下层中有疏松结缔组织，使黏膜表面产生皱襞，有单向活瓣功能，能阻止口腔液体或异物进入鼓室，避免或减少来自鼻咽的感染源的污染的机会。④阻声和消声作用。咽鼓管的闭合状态可阻隔嗓音、呼吸、心搏等自体声响的声波经鼻咽腔而直接传入鼓室，还可减少口腔内产生的声音对听觉的干扰。这些功能的实现均取决于咽鼓管能否有效地开放与关闭。闭合状态的咽鼓管能够阻隔呼吸和屏蔽自己说话声传入中耳腔。咽鼓管异常开放的人常

常被自己体内产生的声音所干扰，说明咽鼓管声阻隔的意义。咽鼓管的结构也能起到消声的作用。由于邻近鼓室口的咽鼓管骨部常处于开放状态，咽鼓管向软骨部延伸并逐渐狭窄呈漏斗状陷入，以及咽鼓管鼓室口表面的黏膜还呈皱襞状折叠，这种结果具有一定的吸音功能。咽鼓管的消声作用可在一定程度上吸收和消除鼓室内有鼓膜和圆窗膜振动产生的声波压力，从而减弱鼓室声压变化对听觉的干扰。

理论应用　在飞行环境中，由于气压的变化，飞行员咽鼓管功能是极其重要的。当飞机上升时，随着海拔高度的升高，外界气压不断下降，这时中耳腔内的气压就会升高，形成相对正压，当压力达到一定程度时，由于咽鼓管的"单向活瓣"结构特点，鼓室内气体冲开管的膜壁，使咽鼓管咽端的咽口开放，以保持鼓室内外压力平衡。其规律是在 10 000m 以下，每升高约 100m 开放一次；在 10 000m 以上，则每 30m 开放一次。因此，在飞机上升（减压）过程中，若无特殊情况，极少发生耳气压损伤。在飞机下降（增压）时，关闭的咽鼓管咽口会阻挡空气进入管腔。而鼓室内不断增加的负压会使鼓膜向内移位，压差达到 80～90mmHg 时，就需要有肌肉的主动收缩来开放咽鼓管。飞行员可通过频繁作吞咽动作或捏鼻鼓气［又称瓦尔萨尔瓦（Valsalva）动作］等自行咽鼓管吹张动作，使咽鼓管主动开放，使鼻咽部空气流入中耳，以保持鼓膜内外的压力平衡。如果未做咽鼓管吹张动作，一旦鼓室内外压差达到一定程度，肌肉动作无法克服已关闭的咽鼓管虹吸效应，咽鼓管就会出现"闭

锁"。这一相对的负压不仅使鼓膜内陷，还会抽吸黏膜内层，导致渗出和出血。飞行员会有剧烈的耳痛、耳堵塞感、恶心，有时还伴有眩晕。少数情况下可见鼓膜破裂，一些飞行员还会出现休克或晕厥。耳镜检查可见鼓膜内陷、充血或出血。飞行员驾机上升能解脱这一困境，否则，可能会引起急性气压创伤性中耳炎。在飞机下降（增压）过程中，容易造成耳气压伤。咽鼓管功能正常的飞行员应付外界气压渐进性改变没有困难。只有在咽鼓管功能障碍时才会出现耳气压伤，影响飞行。

咽鼓管功能障碍的原因是感染或变态反应所致咽鼓管内或周围组织的水肿或肥大，也可能与解剖结构异常有关，如瘢痕形成及慢性疾病。一般表现为耳胀满感、不适、疼痛，以及轻度听力下降。鼓膜检查为鼓膜充血，长期的咽鼓管功能障碍可表现为鼓膜内陷，声导抗检查时可显示鼓室负压。咽鼓管功能障碍，如咽鼓管阻塞或咽鼓管异常开放，可导致浆液性中耳炎、急性化脓性中耳炎、气压创伤性中耳炎、咽鼓管异常开放症等多种中耳疾病。咽鼓管功能障碍是不适合飞行的。因此，在飞行员选拔时，排除急性感染，咽鼓管功能不良不能入选。

检查方法　常用的检查方法有以下几种。

咽鼓管吹张法　包括：①捏鼻鼓气法，又称瓦尔萨尔瓦（Valsalva）法。用拇指和示指捏住前双侧鼻孔，吸气、闭嘴，用力鼓气，迫使空气经双侧咽鼓管进入中耳。咽鼓管通畅时，受检者可听到"轰"的声响，同时感觉鼓膜向外膨出，耳镜检查时，可看到鼓膜膨隆。②波利策

（Politzer）球吹张法，又称饮水通气法。首先，嘱受检者清除鼻涕，含温水一口。检查者将波利策球的橄榄头插入受检者的一侧鼻孔，压闭另一侧鼻孔。让受检者快速将水咽下，趁软腭关闭鼻咽腔时，挤压波利策球，迫使球内的空气经鼻腔进入咽鼓管和鼓室。若咽鼓管通畅，受检者可有空气入耳的感觉，检查者可经听诊管听到鼓膜振动声。③导管吹张法。通过一插入咽鼓管咽口的咽鼓管导管，直接向咽鼓管吹气，并通过连接于受试者和检查者之间的听诊管，听诊空气通过咽鼓管时的吹风声，判断咽鼓管的通畅度。听到"嘘嘘"声及鼓膜的振动声，提示咽鼓管通畅；若听到较尖锐的吹风声，鼓膜振动轻微，提示咽鼓管轻度狭窄；若受试者无气体进入耳内的明显感觉，检查者可听到气体流经狭窄管道的"吱吱"声，无鼓膜振动声，提示咽鼓管狭窄。

声导抗测试法　临床上常用，通过鼓室导纳曲线峰压点的动态观察来判断咽鼓管的功能。咽鼓管功能正常者，鼓室压力应在 $\pm 25mmHg$ 之内。若鼓室压力偏离正常，在做瓦尔萨尔瓦动作后，压力仍不能复原，提示咽鼓管功能不良。若鼓膜穿孔，用声导抗计的压力系统可以测试咽鼓管对正负压的平衡能力，从而了解管口的开闭功能，称之为正负压平衡试验。

低压舱检查法　可准确检查飞行员的咽鼓管功能。受试者坐在低压舱内，先以 15m/s 的速度上升到 4km，再以同样速度下降返回，在下降过程中嘱受试者做吞咽动作。检查者随时询问受检者主观感觉（如有无耳痛、耳聋、耳鸣等），出舱后检查鼓膜，若鼓膜无改变或松弛部充血，提示咽鼓管功能正常；检查前，应先询问受检者有无感冒，确认未患感冒后，方可进行检查。根据主诉和鼓膜检查，可以将咽鼓管的功能分为4度（表1）。

在飞机下降的过程中，飞行人员应做吞咽动作，主动开放咽鼓管，或做瓦尔萨尔瓦动作（捏鼻鼓气动作）被动开放咽鼓管，合格的飞行员应掌握这个动作要领，但动作不要过于猛烈。飞行员在感冒期间应暂时停止飞行，否则可引起气压损伤性中耳炎。在飞行时，如出现上述症状，应停止下降高度，作捏鼻鼓气动作可恢复鼓室内外平衡，缓解症状，返回地面后应及时治疗鼻咽部炎症，在完全恢复后才能恢复飞行。

（张雁歌）

hángkōng shēnglǐxué

航空生理学（aviation physiology）　研究高空低气压、缺氧、加速度、高温、低温等航空特殊环境对人体的生物效应、变化规律及防护措施的学科。航空生理学是航空医学重要组成部分，航空工程的学科基础，应用生理科学的一个分支。人类航空活动多数在大气的对流层、平流层的下层，约 30km 以下的范围。

简史　随着飞行器性能的提高，航空生理学的研究范围得到不断深入和扩展。人类离开世代栖息生存的地面"自然环境"升入高空时，首先遇到的是环境大气压力的变化，即从人类业已习服的地球表面进入低气压变换、重力改变、气温突变和辐射增强等异常外界环境，这些环境变化对正常生命活动构成了严重的威胁。1804 年，俄国科学家亚德查罗夫（Charophy YD）首次研究了人体在高空飞行时脉搏、呼吸和自觉症状的生理变化。法国保罗·伯特（Paul Bert）首次阐明了高空低压缺氧和屈肢痛，并建造了首个低压舱，验证了氧气的防缺氧作用。1903 年，人类操纵飞行的飞机问世，继水、路两域之后，人类开辟了第三环境活动范围。从此，人类开始了高空环境对人体生理影响的探究。第一次世界大战期间，飞机被用于军事行动，航空生理受到高度重视。第二次世界大战前后，航空生理和医学的实践使人们意识到，航空生理学必须与航空工程相结合，找到对抗高空缺氧、低气压暴露、加速度等致命因素的措施。随着英、美、德、法、中等航空技术发达国家航空生理研究的深入，高空供氧、增压座舱、加压供氧和机载制氧等研究逐步开展，推动了航空生理防护原理与技术的进步。①高空用氧使人类突破高空缺氧的限制和威胁，打破人类升空的记录。②飞机增压座舱的

表 1　咽鼓管功能分度

分级	主诉及鼓膜检查	咽鼓管功能	可否飞行
0 度	无症状，鼓膜无充血	良好	可以飞行
I 度	无症状或轻微耳痛，鼓膜锤骨柄或松弛部轻度充血	轻度障碍	恢复正常后可以飞行
II 度	耳痛、耳闷，鼓膜内陷明显，鼓膜锤骨柄或松弛部及周边部充血	中度障碍	限制飞行或停飞
III 度	剧烈耳痛、听力锐减，鼓膜弥漫性充血，甚至鼓室积液、鼓膜破裂	重度障碍	不适合飞行

升空飞行，是人类可以在高空较长时间逗留。③加压供氧技术的应用使人类飞行与作战高度突破平流层飞行的限制。④机载制氧系统装备高性能战斗机后，极大地增加了飞机随时升空远飞的灵活性，摆脱了飞机对地面氧气支持系统的依赖，使人类长时间连续飞行、远距离飞行及环球飞行成为可能。这些是航空工程与生理研究发展史上的 4 个里程碑。

20 世纪 70 年代后期，随着第三代飞机机动性能的提高，特技飞行使飞行员出现过载引起的意识丧失（G-LOC）问题越发突显，正加速度（$+G_z$）引起的意识丧失发生率也比较高。大面积囊式或侧管式抗荷服、预充气大流量抗荷调压的综合防护措施满足了第三代战斗机机动飞行高过载防护要求，提升了飞行员的抗高过载能力。航空加油技术的突破，远程飞行供氧与高过载成为限制飞机性能发挥的巨大障碍，为飞行人员提供有效防护成为所有航空生理研究者的历史使命。美、英、法、中、德、俄罗斯、日本、印度等国家先后开展高过载与远程飞行生理防护研究。航空生理学深入的研究和理论的创新促进了飞行员防护技术的发展，创新了航空生理理论为飞行员个体防护装备技术的发展提供了理论基础。

蔡翘（1897—1990 年）是中国航空生理学的创始人。1952 年他率先开创了航空生理学事业。1954 年中国人民解放军空军航空医学研究所成立，先后开展了有关航空应用生理基础研究。1960 年 9 月第四军医大学在西安组建了航空医学系，设置了航空生理教研室，为中国航空生理事业培养了大批人才，先后出版了《航空生理学》《航空环境生理学》和《航空航天生理学》等著作。1993 年批准中国空军航空医学研究所成立全军医学重点实验室，命名为"中国人民解放军航空生理实验室"。2010 年被列为"全军航空生理重点培育实验室"。2014 年 6 月命名为"全军航空生理重点实验室"。

研究内容 航空生理学研究内容概括地说主要有：①研究飞行中的高空压力变化、高空缺氧、高过载及其增长率、高温、低温、辐射、噪声与时差等环境与动力因素对机体生理的影响、人体的耐受阈限、代偿适应能力、作用机制及其防护措施。②研究和实施飞行人员高空低气压、缺氧、抗荷适应性训练方法与标准。③承担飞行人员防护装备需求的论证、试验评估和设计定型鉴定等研究工作。制定各型飞机个体防护装备生理卫生学要求和卫生保障措施。④研制试验设备，用于飞行员的体格检查、生理训练与机种改装，提升了航空医学生理学研究与航卫保障水平。航空生理学的主要研究范围包括以下方面。

低气压影响与防护研究 随着高度的上升，空气密度越来越稀薄，大气压力不断降低，破坏了人体内液体、气体压力平衡，不同程度地导致组织、体液内溶解气体析出形成气泡、体液沸腾、空腔脏器内气体膨胀、骨腔内外气体压差变大，出现高空减压病、体液沸腾、胃肠胀气、肺损伤、航空性鼻窦炎、中耳炎等病理生理改变。研究内容主要有低气压对人体影响的生物效应、病理改变、临床表现、诊断处置、预防措施，包括机舱内气体环境增压和个体防护措施等，使人在正常飞行环境下更舒适，发生意外情况下有对抗及防护措施，保证生命安全。

高空缺氧影响与防护研究 随着高度的上升，空气越来越稀薄，大气压力不断降低，环境氧气压力、浓度降低，导致人体发生缺氧，根据发展速度和暴露时间长短，发生暴发性、急性或慢性高空缺氧。研究内容主要有缺氧发生发展的规律、缺氧耐力、代偿与失代偿以及病理生理改变和缺氧防护装备与措施。

航空供氧及装备研究 航空供氧包括军用飞机对空勤人员的供氧和民航飞机对空乘人员和旅客的应急供氧。按供氧方式又分一般供氧和加压供氧，供氧通过机载供氧系统与防护装备来实现。航空医学部门依据医学原理提出氧气系统生理卫生学要求，从事航空供氧系统及装备的实验验证研究与鉴定。

温度负荷与防护研究 航空温度负荷既有低温负荷，又有高温负荷，也有高低温负荷的迅速交替。温度会影响人体舒适度、代谢产热与热平衡和人的工作能力，极端温度负荷也会导致病理生理改变，对人体造成损伤。研究内容有温度生理学及防护，包括环境温度控制和防护服装。研究温度负荷时不能忽视湿度变化的影响。

辐射影响与防护研究 航空环境中存在着不同的辐射，分自然产生和人工产生两种。航天辐射远高于航空辐射。现代飞机航行的高度范围内所受到的银河系宇宙射线的剂量，均未超过目前所规定的最大允许剂量标准。但机载雷达、大功率电子设备、激光武器、核及放射性等人工辐射源对航空从业人员的影响应引起足够的重视。研究内容有各种辐射源的来源、辐射人体生物效应、允许照射标准及防护措施。

噪声与振动影响与防护研究 航空噪声与振动主要由飞行器动力系统和大气湍流所产生，飞机内部和飞机在机场活动时产生的噪声与振动，对飞行人员和地勤人员心理生理及工效产生危害，对语言通信和机场周围环境造成不良影响。研究内容有航空噪声与振动特点及传播途径、生物学效应、检测方法与标准、防护措施及防护装备。

研究方法 航空生理学研究方法有以下几种。

实验研究 包括动物实验研究和人体试验。一般是要利用人工创造航空低气压与加速度模拟设备，通过人体或动物被试者感受这些因素的作用，验证这些因素的对抗措施或装备的防护作用，通过观察和测试人体的生理反应，分析其因果关系。由于航空飞行的特殊性和复杂性，航空生理学的实验研究不得不依赖于大型模拟设备。①低压舱实验：又称高空舱实验。主要用于飞行员、航天员、空投员、运动员、进驻高原作业人员的高空耐力检查、缺氧耐力检查、高空生理训练和高山医学研究。②模拟飞机增压座舱迅速减压实验：通过模拟飞机座舱压力突然发生剧烈变化，研究与观察人或动物机体的生理反应，探讨飞行员供氧与个体防护装备迅速减压条件下的防护性能，各国空军与民用也用其对飞行员进行高空生理训练。见迅速减压舱。③载人离心机生理实验：利用实验座舱围绕固定轴心回转时产生的惯性离心力提供可变重力场，模拟机动飞行时过载对人体循环系统的作用，通常用于持续

性加速度生理研究，抗荷装备鉴定，通过测试黑视、灰视、G-LOC等效应，检查和训练飞行员的加速度耐力。飞行员的生命保障与防护装备，必须经过航空生理实验的验证后，方可定型与装机使用。见载人离心机。

理论分析与仿真计算 通过理论分析与仿真计算，研究各种航空环境因素对人体生理特性的影响，探讨人体对环境因素耐受极限与能力，制定预防减压病和高空缺氧的生理防护规范，提出相应的防护手段和要求。航空飞行和机体生理的模拟实验都极为复杂，要全面反映整个系统概貌困难重重。应从系统观点出发，通过建立系统的数学模型，再利用这个模型对系统进行分析，可以从原则上了解数据的结构和系统的动态特性。将获得的数据，依据数学原理进行处理，找出各变量之间的内在规律，从而建立实验方程，推演各种防护措施的生理效应。

飞行试验研究 通过飞机实际飞行试验，测试分析飞行员在实际飞行过程中的生理反应，验证飞行员高空供氧、抗荷装备的防护性能，为产品提供设计定型最终依据。

与邻近学科的关系 航空生理学是人体生理学中特殊生理学部分，是航空航天医学的基础学科，是航空防护救生工程的重要技术基础，与航空人体与环境工程、生物医学工程学都有较深的合作空间和学科交叉。

应用及有待解决的问题 进入21世纪，现代航空科学技术的迅速发展正在以其巨大的冲击力，改变着空中作战模式。具有超高空和跨大气层飞行、超音速、航程远、起降灵活、超视距、隐身、

机动敏捷性好等特点的飞机的出现，将对飞行员特种防护设备的发展和航空生命保障方式提出更高的要求。空中预警机参战，低空飞行有利因素已经消失，不利因素增多。低空作战的战术"有效期"大大缩短。21世纪的飞机会朝着更高、更快、更远、更强、更隐蔽的方向发展，其作战空域是整个地球和附近地球太空。高空突防是突袭的有效作战方式。航空战术变化使航空生理与防护显得更加重要。①高空供氧低总压、简化装备、加压呼吸抗过载和机载分子筛制氧四大新技术广泛应用问题。②飞行员的航空生理防护的智能化、人性化、模块化、通用化、系列化，呼吸全方位防护要求。③航空生理学应当着手超高空、高过载和长航时综合防护的生理研究，深入研究有关生理、心理学问题，研究制定与未来空天一体相适应的航空生理学要求和设计准则，满足飞行员生理和心理需要的个体防护装备是历史发展的需要。

（肖华军）

gāokōng shēnglǐxué

高空生理学（altitude physiology） 研究航空活动中人体对高空异常环境因素的反应和适应规律，探讨其有害作用原理与防护措施的学科。又称高空环境生理学。航空航天医学的重要内容和分支。高空生理学是以航空生理科学与航空工程设计为基础，随人类飞行发展过程而形成的。高空生理学专门研究高空低压、缺氧、温度等高空环境医学生理与其防护应用生理学问题，为研究制定升空作业人员高空耐力选拔标准，生理训练及医学体检鉴定方法提供应用生理理论依据。

简史 1783年人类第一次乘

气球升空。1804年俄国科学家亚德查罗夫（Charophy YD）用气球飞行前后测试了脉搏、呼吸和自觉症状。这是人类史上第一次研究人体在高空飞行时的生理变化。法国保罗·伯特（Paul Bert，1833—1886年）可谓有历史记载的高空生理学之父，他于1878年发表了《大气压力》和他的经典论著《大气压——实验生理学研究》，也是建造了可以模拟高空低气压的低压舱第一人，并首次用低压舱从事高空生理训练。从此氧气这种升空飞行的救命气体被人们认识了。氧气的成功应用极大地鼓舞着高空探险家的升空飞行活动。

第一次世界大战期间，意大利首先将飞机用于战争，有关高空缺氧、缺氧耐力及其他航空医学保障问题引起了人们的高度重视。持续高空飞行使人类暴露于各种高空环境因素之中，超过了生理的耐限，发生了众多的低压缺氧、高空减压病等事故，迫使人们设计了减轻低气压暴露的密封式座舱和增压座舱。1643年，埃万杰利斯塔·托里拆利（Evangelista Torricelli）发明了气压表，首次提出，从生物学的认识上，人能适应的气压范围是很狭窄的。1927年5月4日，美国陆军上尉格瑞带着氧气上升到12 800m高空时，感到胸闷难受，便终止飞行，在2440m跳伞逃生，未被国际航空联合会承认。同年11月4日再次升空，当升到11 895m失去了神志，最高达12 945m，但由于氧气用尽而死亡。先驱者的高昂代价，使人们懂得，敞开座舱升空的高度是有限的。1931年5月27日，德国科学家佩卡德（Paiccard）和他的助手乘坐自己设计的压力舱，完成了15 250m

的高空探险。从此人们就开始了压力舱的设计。

1933年，佩卡德首次正式发表了提高座舱压力的设计方案，研制成功了第一架增压座舱飞机。1937年之后飞机增压座舱才用于实际。1939年，美国空军哈利·阿姆斯特朗（Harry G. Armstrong）将军指出，在飞机的设计上必须为飞机乘员进行增压，绝对不能暴露于生理适应区以外的环境。

随着战术飞机升空性能的不断提高，人类高空暴露的高度大大增加。大气压力降低的生理物理影响日益突出，飞行实践和悲惨的缺氧事故使人类又进一步认识到，如果飞行高度过高，靠呼吸纯氧已不足以防止缺氧事故的发生。因此人们发明了提高压力的供氧装置和特殊的供氧面罩。把氧气强制性地提供给飞行员呼吸，达到缺氧防护的目的，形成了最初有正压（小余压）呼吸的概念。第二次世界大战前夕，德国人发展了肺式氧气调节器。第二次世界大战末期，英、美等国发展了高空加压供氧装备，使飞机的高空、高速飞行成为现实。

1937年，德国本辛格（Benzinger）首先将临床加压呼吸的方法应用于加压供氧调节器的设计。美国赖特空军基地加奇（Gagge）首先将加压供氧技术进行了相关研究。通过与密闭的口鼻面罩配合使用的肺式氧气调节器实现加压供氧。盖奇（Gaiche）用肺式调节器实现15 250m加压呼吸3.0kPa的方法研究了加压供氧对人体的影响。结果发现，面罩加压3.0kPa，可以保证人体在15 250m高度暴露数分钟。加拿大巴杰（Barjet）等人研究了采用连续供氧调节器加压呼吸，实现加压供氧3.7kPa的方案。1942

年，该研究小组研制了不同于美国的加压呼吸氧气调节器，即以连续流量调节为基础，该调节器通过储气囊向供氧面罩加压。气背心由两层不透气的纤维材料制作成，用这种方法给胸部施加一定的对抗压力，人体可以较长时间耐受加压呼吸4.0kPa（30mmHg）。1943年和1944年此技术方案被用于英国和德国的侦察机。

1944年，霍特（Hoet G. P.）观察了犬胸膜腔内压提高或降低对心排血量和静脉压的影响。1946年，巴拉克（Barach A. L.）等人系统地研究了加压呼吸时循环与呼吸系统的变化。1947年，德鲁里（Drury）、亨利（Henry）和古德曼（Goodman）研究认为，给整个躯干施加对抗压力，人体能耐受加压6.0kPa（45mmHg）长达10~20分钟。1955~1961年，英国航空医学研究所的生理学家恩斯廷（J. Ernsting）等率先发展了"加压面罩+加压背心+抗荷裤"的局部加压系统，并系统地研究了加压供氧8.0~9.3kPa（60~70mmHg）的生理反应，为英国空军飞行员的高空代偿服装的研制提供了生理学依据。此后，加拿大阿克莱斯（K. N. Ackles）和瑞典航空医学研究所鲍尔丁（U. I. Balldin）等相继开展了"背心-抗荷服系统"的研究，制定了各自战斗机与低总压配套的飞行员个体服装配套方案，提出了高空代偿的"双压制"方案，即将加压供氧时下肢的充压比值提高3~4倍，减少加压呼吸时血液在下肢的淤积，促进静脉血液回流，增加有效循环血量。

飞机氧源是氧气系统的重要组成部分。第一次世界大战，气态氧源在航空上的应用，使人们突破了高空飞行的屏障。第二次世界大战之后，液态氧源的应用，对减少机载重量，节省空间，提高飞机作战能力起了很大的作用。空中加油作为全球空中力量的倍增器，使高性能战斗机的作战效能显著提高。飞机航程的加大暴露出机载液氧和高压气氧的储氧量限制航程的不足。机上制氧技术便应运而生了。

美国海军航空发展中心首次对分子筛产氧系统进行了环境实验，人体生理鉴定和飞行实验评价之后，又首先选用了 EA-6B 作为系统实验机，完成了分子筛机上制氧系统的 BA-6B 飞机的飞行验证实验。美国海军决定为 AV-8A 飞机研制装机使用的分子筛制氧系统。

在欧洲，英国一直密切注视着美国机上制氧系统的研究发展动向。1973 年，能源合作伙伴（NGL）公司派出了专项技术考察组访美，评价了各种系统，并共同论证了这种系统在英国飞机上使用的可能性，解决了美国机上制氧系统与英国的呼吸系统配套时的输出流量和呼吸气阻力问题。后来，NGL 公司又发展了三床的分子筛制氧系统。

法国厄洛斯（Eros）与液化空气集团（Air Liquide）公司共同设计，推出一种新型、高效的机载分子筛氧气系统。在汲取英美设计的基础上，在世界上首家研制了一种采用电子调节的低入口压力的氧气呼吸调节器，控制氧气的供给需求，保证在低供气压力条件下，满足呼吸用氧。其灵敏度性能指标高于英美的机械气动型氧气呼吸调节器。该呼吸调节器用于机载分子筛氧气系统装备"阵风"（Rafale fighter）D 型、JAS39 和幻影 2000（Mirrage-2000）型战斗机。

有关分子筛制氧生理学研究也越来越系统和深入。1989 年，美国汤玛斯（Thommas E. N.）实验观察了人体在高空呼吸不同富氧气体的生理反应。1991 年 11 月，中国空军航空医学研究所肖华军在美国救生安全年会上发表了模拟分子筛供氧高空暴发性缺氧的实验结果与结论。1991 年 12 月，别克（Buick F.）和波利耶（Porlier J. A. G.）报道了 18 288m 高空迅速减压人体血氧饱和度的变化。美国库克（Cooke J. P.）、伊克尔（Ikels K. G.）、亚当斯（Adams J. D.）和米勒（Miller R. L.）实验测试了动物在高空呼吸氧与氩混合气体减压气泡，认为 5% 的氩对高空减压病不构成威胁。1994 年，美国米勒（Miller G. W.）在 B-1B 飞机上实验评价了 OXYSIV-5 分子筛的产氧性能和呼吸性能。1995 年，麦克格雷迪（Mcgrady M. B.）和赖特（Wright M. W.）制订了 F-22 飞机救生系统的研究与发展计划，将机载分子筛制氧技术应用到第 4 代战斗机。1996 年，英国恩斯汀·约翰（Ernsting John）和米勒·理查德（Miller Richard L.）合著了《先进飞机氧气系统》。1997 年，中国空军航空医学研究所肖华军在美国救生安全杂志上发表了"预先呼吸不同富氧浓度气体在高空迅速减压时的等效生理效应"，在中国率先开展了一系列的机载分子筛富氧气体高空供氧和应急供氧的生理学的研究，首次提出"高空分子筛供氧的等效生理效应""呼吸富氧气体排氮作用"的学术理论观点，为采用机载分子筛制氧技术、开展系统装置的工程设计、制定装备定型的生理学卫生要求提供了理论依据。

研究内容　高空生理通过研究高空低压、缺氧与压力变换因素对机体的生理影响和危害，探究机体生理反应的特点与变化规律，分析机体对低压、缺氧与压力变换因素的反应强度和程度，确定机体对其生理耐受水平和限度，寻求防护和对抗高空缺氧、低压与压力变换因素对机体危害的措施，通过高空或模拟手段验证航空生理学的应对措施与其防护效果。高空生理通过模拟高空实验与研究，仿真计算与飞行研究，主要内容有：①飞行活动中高空缺氧、低气压、压力剧变等大气环境因素对机体的生理影响，生理耐受阈限，生理代偿适应能力及其作用机制。②维护和增强飞行人员高空耐力的方法和措施。③高空环境因素引起的疾病和损伤的医学防治措施。④高空防护装备研制与设计的应用生理学标准和使用卫生保障措施。⑤高空生理学专业教学活动与高空生理职业训练方法与手段。

研究方法　见航空生理学。

与其他学科的关系　见航空生理学。

应用及有待解决的问题　美国总统肯尼迪早在 20 世纪 60 年代就提出，"谁能控制空间，谁就能控制地球"。"超高飞"飞行器是美国空军计划研制中的一种在大气层临界处飞行，能实施全球打击的有人驾驶的空天武器。不仅在过去，而且在将来，军民用运输机的高空防护都是必需的。未来战争将在多维空间中进行，空天飞机像普通飞机一样水平起飞，其作战空域是整个地球和附近宇空。据美国航空航天局 21 世纪预测，21 世纪空天军的出现，超高空飞机和跨大气层飞行器的飞行成为可能。21 世纪乘"空天飞机"到太空旅游的低压缺氧防护仍然是难度较大的未来技术。战争形式变化、战术技术的改变，高空高速飞行发展的新趋势，使更高高空低气压缺氧防护的地位显得更加突出。因此说，高空或空天低压缺氧生理研究与探索是一个经久不衰的研究领域。随着"空天飞机"和"空天军"的纵深发展，空天作战和空天旅游的展开，空天生理科学研究与拓展，高空生理学将会演变为"空天生理学"。

（肖华军）

gāokōng quēyǎng

高空缺氧 （altitude hypoxia）

机体暴露于高空低氧分压环境所致组织代谢和功能发生异常变化的病理状态。又称高空病。属于缺氧性缺氧。可按缺氧的发展速度、暴露时间长短和严重程度分为暴发性高空缺氧、急性高空缺氧和慢性高空缺氧3种。在航空领域中，以暴发性高空缺氧和急性高空缺氧为多见。

形成机制 随着军用或民用飞机升空性能的不断提高，在正常或异常飞行条件下，一旦人体暴露高度超过3000m，由于大气压力降低，吸入气体的氧分压和肺泡氧分压也随之降低，使单位时间内氧气由肺泡弥散到肺毛细血管的量减少，动脉中氧分压下降，血液和组织间的氧分压压差减小，氧气由血液向组织细胞弥散速率减低，量减少，血液动脉化效率和血氧饱和度减低，导致机体组织细胞得不到正常的氧气供应，组织细胞缺少生物代谢所需氧气，机体发生一系列的病理表现。

表现与影响 高空缺氧按其表现与影响程度可分轻度、中度和重度。①轻度缺氧：机体开始生理代偿反应，涉及呼吸、心血管、神经、内分泌系统，如呼吸加深，心跳加快和皮质兴奋，力求通过体液和呼吸循环的调节，提高血液中氧分压水平，保证重要器官的氧气供给。②中度缺氧：机体出现强烈的代偿反应，心跳和呼吸频率更快，呼吸幅度更大，外周血管收缩，血压代偿性升高。如果持续缺氧不缓解，中枢神经系统转入抑制状态，表现为精神不振、反应迟钝，记忆、计算、理解、判断、注意力等能力下降，运动协调的精确性降低。③重度缺氧：高级神经活动障碍越来越明显，可以出现剧烈头痛，肌肉挛缩，影响到高级神经系统功能，出现意识丧失或意识模糊，以至昏迷或死亡。

人在不同高度上的急性缺氧反应比较复杂，取决于上升高度、上升速度、停留时间等，其中上升高度尤为突出。通常将高度大致划分为以下4个区域来描述其缺氧影响。①无症状区：指海平面到3000m的高度范围。在此区，无明显主观症状。但夜间视力自1500m开始变坏，完成复杂智力工作任务的能力已开始受影响。②代偿区：指3000～5000m高度。心跳频率及肺通气量明显增加，表明身体的代偿反应已开始。4000m开始记忆与计算能力减退，接着出现分析判断能力降低。但人体的血氧饱和度维持在80%左右，属中等缺氧水平。③障碍区：指5000～7000m高度。代偿反应虽已充分发挥作用，但仍不足以补偿缺氧的严重影响，有明显的功能障碍，如头痛、眩晕、视物模糊、情绪异常等症状。智力功能障碍更突出，如思考迟钝、记忆力减退以至丧失等。在5500m以上急性暴露又从事体力活动，则可引起意识丧失。④危险区：指7000m以上高度范围。机体的代偿反应已不足以保证大脑等重要器官的最低氧需要量。肺泡气氧分压降低到4.0kPa（30mmHg）以下。暴露在此高度立即出现智力及肌肉运动协调能力严重障碍，根据高度的不同，经过一定时间的智力紊乱阶段后发生意识丧失。

预防与克服 ①正确使用防护装备：通风式增压座舱和供氧装备是防护缺氧的最有效的两种装备。对于飞行员来说，要严格遵守飞行用氧规定，正确佩戴氧气面罩，防止漏气。高度重视严格遵守高空飞行用氧制度及按规定正确使用供氧装备的重要性，不能有丝毫疏忽大意。②高空生理训练：利用低压舱或地面吸入低氧混合气模拟高空缺氧环境，使飞行员体验高空缺氧对机体的影响，了解缺氧对人体工作能力的影响，熟悉自己在缺氧环境中的症状和自我感觉特点，有助于在实际飞行中遇到高空缺氧时能够准确判断和采取有效措施，提高飞行安全。③积极消除各种降低缺氧耐力的不良因素：如呼吸道疾病、循环系统疾病等。加强心肺功能锻炼，保持正常缺氧耐力。低氧习服和体育锻炼可提高人体的缺氧耐力。飞行员在平时要避免影响机体缺氧耐力的因素，如休息不好、睡眠不足、饮酒、空饱腹、上呼吸道感染、过度疲劳、病后未痊愈等。④缺氧耐力检查以及医学鉴定：结合高空生理训练对飞行员特别是患病或受伤痊愈恢复飞行的飞行员进行高空缺氧耐力检查和医学鉴定。

高空缺氧的有害作用须应对，高空缺氧的有益作用要发掘。长期科研实践发现，短期低压缺氧还隐藏着对生理有益的一面，这一点却被人们忽视，如防辐射作用、防衰老、抗过敏、促进体能等作用。探索高空缺氧对机体有益的方面，有助于深入航空生理研究与应用实践。

(肖华军)

bàofāxìng gāokōng quēyǎng

暴发性高空缺氧 （fulminating altitude hypoxia）

人体呼吸空气条件下，突然暴露在 10 000m 以上高空所发生的非常迅速极为严重的缺氧。暴发性高空缺氧多发生在飞机增压座舱突然发生大面积爆破出现座舱迅速减压、飞机座舱增压供氧系统突然故障或飞机供氧突然中断的情况下。

形成机制 发生暴发性高空缺氧时，机体的肺泡气与血液之间的气体交换方式产生了质的变化。在极短的时间内，肺泡气氧分压降低到缺氧耐限水平以下。依据暴露条件的不同，人体几秒或数分钟即发生意识丧失。病理生理改变以皮质功能损伤为主，或伴有皮质下损伤。若能迅速获救，如应急加压供氧与迅速下降高度，不致遗留永久性脑组织损伤。暴露数分钟以上，可合并心力衰竭，慢性可逆性或不可逆性脑组织损伤，甚至死亡。

呼吸空气的情况下，发生迅速减压时，肺内气体突然膨胀，并迅速由气管经口、鼻或呼吸装具呼出体外。此时肺泡气的总压力随即降低，很快与外界大气取得平衡。使肺泡内的气体氧分压、二氧化碳分压急速大幅度降低。此时由右心室不断进入肺循环的混合静脉血液中的氧及二氧化碳分压，在此瞬间仍维持在减压前的水平上。此时，肺毛细血管与肺泡气之间，形成一个与正常气体交换方向相反的氧分压差值，来自体内组织的混合静脉血的氧

分压反而高于肺泡气氧分压，血液流经肺泡毛细血管网，不但不能从肺泡中摄取氧气，反而血液中的氧大量向肺泡中弥散，排出体外，此称为高空迅速减压时氧气的反方向弥散。一旦在高空飞行中，人突然暴露在气体非常稀薄的外界环境中，一般只能坚持十几秒至数分钟即丧失意识。最严重的情况下，如果暴露时间超过 4 分钟，即可引起急性心力衰竭，慢性或不可逆性脑组织损伤，甚至死亡。

表现与影响 主要包括以下两方面。

意识时间与有效意识时间缩短 自缺氧暴露开始至意识完全丧失的这段时间称"意识时间"。在 10 000m 以下，整个意识时间又可进一步分为 2 个阶段。第一阶段，人仍保持清醒的意识，尚有一定的工作能力；第二阶段，虽尚有残存意识，但已发生智力紊乱，正常工作能力已完全丧失。意识时间的第一阶段称为"有效意识时间"，也称"备用时间"，或"安全暴露时间"，表示当发生暴发性高空缺氧时，人能继续操纵飞行器，采取有效应急措施的时间。随着暴露高度的增加，意识时间的 2 个阶段的区分越来越不明显，意识丧失皆突然发生，其有效意识时间也相当于整个意识时间。有效意识时间的长短与暴露的最终高度，暴露方式，暴露前吸入气体的氧浓度，氧气装备完整与否有关；也与环境温度、人体缺氧耐力、身体一般状况、年龄，以及体力活动程度有关。

呼吸空气条件下，以迅速减压方式暴露到不同高度的有效意识时间是：7000m 4 ~ 5 分钟，10 000m 约 1 分钟，14 000m 以上 12 ~ 15 秒。不同暴露方式的影响

不同，迅速减压所引起的暴发性缺氧，比在同样高度由于突然中断氧气供给所引起的更严重。这与迅速减压时，体内氧的弥散率较高有关。体力活动、肺通气量增加也可进一步缩短有效意识时间。呼吸纯氧条件下的有效意识时间也是有限的。即使在减压暴露前呼吸纯氧，突然暴露到压力极低的气压环境中，也会发生暴发性高空缺氧。其有效意识时间在 14 000m 高度为 1 分钟左右，15 000m 为 20 秒，16 000m 为 12 ~ 15 秒。16 000m 是有效意识时间的极限高度，自此以上，无论减压前吸氧浓度多少，人的有效意识时间均为 12 ~ 15 秒。

脑功能障碍与安全暴露时间缩短 人体实验结果表明，超过一定高度范围，即使在迅速减压后很快供氧，也难以避免肺泡气氧分压出现一过性的降低，造成机体一过性严重缺氧，其严重的程度与肺泡气氧分压降低的幅度及持续的时间有关。可用"P30 面积"（或"脱氧指数"）表示，即肺泡气氧分压曲线与 4.0kPa（30mmHg）临界值所包围的面积，单位是"mmHg·s"。如果"P30 面积"超过 140mmHg·s，几乎肯定要出现意识丧失。突然暴露到这样的环境中，人的有效意识时间只有十几秒，所以必须在 5 ~ 6 秒以内开始加压供氧，才能防止人体出现意识丧失。也就是说，在有效意识已达极限高度范围时，人体的安全暴露时间只有 5 ~ 6 秒。通常要求氧气装备在迅速减压后应保证在 3 ~ 5 秒内完成加压供氧，才能保证人体不发生暴发性缺氧。

预防与克服 发生暴发性缺氧的根本原因是高度过高，大气压力极低，造成机体内有限的氧

气突然向外界弥散，使机体脑组织及其他重要生命器官严重缺氧，导致突然发生意识丧失。最有效的应急措施是立即下降高度，脱离无氧环境，解除产生暴发性缺氧的因素。人体暴露在这种极低气压的环境中，若处理及时，不致遗留脑组织损伤。否则，会引起急性心力衰竭或不可逆性脑组织损伤，甚至死亡。主要的防护措施是配备及合理使用氧气装备（见航空供氧），对空勤人员进行高空生理教育和供氧装备使用方法的训练（见高空生理训练）。

（肖华军）

jíxìng gāokōng quēyǎng

急性高空缺氧 （acute altitude hypoxia）

在数分钟到几小时内人体暴露于高空低气压环境所致的缺氧。飞行中发生急性高空缺氧的原因有：①非密封座舱飞行，在一些无供氧装备的直升机尤易发生，特别是急进高原飞行。②增压座舱因故减压。③供氧装备故障或使用不当，包括氧气面罩与面部密合不良，供氧调节器和供氧面罩活门故障，供氧软管脱开和操作差错等。

形成机制 吸入气氧分压过低是发生急性高空缺氧的主要原因，继而导致的组织氧分压降低，则是引起机体生理反应的关键环节。组织缺氧可使机体发生两个方面的反应，即生理性的代偿反应和病理性的功能障碍。

急性高空缺氧时，机体代偿反应主要是通过各种途径缩小体内各部位间的氧分压梯度，以提高组织毛细血管血液氧分压水平（图1）。平均毛细血管血液氧分压是毛细血管内的氧向组织弥散的动力，若降低过多，即引起组织缺氧。与海平面水平比较，在高空缺氧条件下，若没有代偿作

用，体内各部位氧分压仍按海平面时的幅度下降的话，在3500m附近，吸入气氧分压已降低为12.4kPa（93mmHg），平均毛细血管的氧分压则降为0。

表现与影响 急性高空缺氧的主要表现如下。

通气量增加 这是使吸入气与肺泡气氧分压梯度缩小的代偿反应。缺氧不太严重时，肺通气量的增加主要是由呼吸深度增加

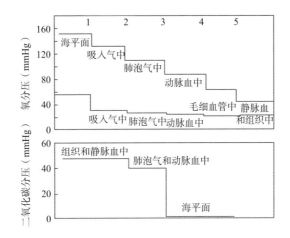

图1 海平面人体各部分氧（上）与二氧化碳分压（下）

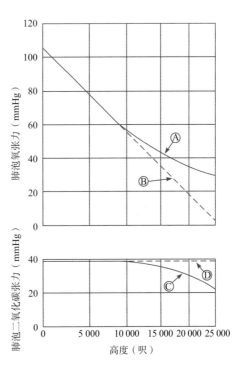

A、C为实际通气变化；B、D为恒定通气变化。

图2 高空缺氧与肺通气反应

完成的；只有当缺氧程度相当严重时，呼吸频率才有增加。肺泡气氧分压的降低导致动脉血氧分压下降。当其达到一定水平时，通过颈动脉体和主动脉体的化学感受器，在呼吸中枢的作用下，反射性地引起肺通气量增加。这样可使肺泡气中的二氧化碳分压降低，而使肺泡气中的氧分压得以相对提高（图2）。急性高空缺氧时，肺通气量的增加有一定限

度。这是因为继发性缺二氧化碳又可抑制呼吸中枢，限制肺通气量增加的程度，防止发生过度换气。

心排血量增加 急性高空缺氧时，心排血量增加主要是通过增快心率而实现的，心率增快是急性高空缺氧最早出现的代偿反应之一。随着在高空停留延长，每搏量也明显增加。

心、脑等器官血流量增大 通过各种反射机制，急性高空缺氧时心脑血管扩张，腹腔脏器和皮肤小血管收缩。心排血量的增加和血流量的重新分配，使心、脑等重要器官的血液灌注量增加。如果高空缺氧程度严重、时间延长，超过机体的代偿能力，或者缺氧程度虽不严重，但身体的代偿能力较差，机体原来的相对稳定状态就不能再维持，表现出各系统或器官功能障碍。

中枢神经系统反应变化 中枢神经系统对缺氧最敏感，在早期缺氧程度较轻时，大脑皮质兴奋增强，表现为活泼、动作多、说话多、情绪不稳定等欣快症状。随着缺氧程度增加，中枢神经系统转入抑制状态，表现为精神不振、反应迟钝，记忆、计算、理解、判断、注意力等能力下降，运动协调的精确性降低。随着缺氧程度加重，高级神经活动障碍越来越明显，可以出现剧烈头痛、肌肉挛缩、意识模糊，甚至昏迷或死亡。急性高空缺氧时，因缺乏特异性的自觉症状，加上大脑皮质功能同时受累，丧失正常的判断分析能力，致使飞行员容易低估其危险性，甚至完全不能识别当时的严重处境，失去采取措施的时机。故应对飞行人员进行高空生理教育，增加其体验高空缺氧的机会，从中获得防护缺氧

的经验。

工作能力变化 从航空飞行安全的角度考虑，应更重视急性高空缺氧对智力工作能力的影响。脑及感觉器官的功能对缺氧最敏感，如情感、感知觉（视觉）、运动协调及智力功能（如记忆、理解、判断、思维功能）均易受累及。呼吸空气条件下，急性暴露于不同高度，智力、工作能力受影响的情况大致如下：1500m可视为影响开始的阈值高度，执行新近学会的复杂智力工作任务的能力开始受影响，任务越复杂，影响越严重；3000m高度时，智力功能已在许多方面开始降低，手抖几乎不可避免，书写字迹变劣，但对已熟练掌握的任务仍能完成；5000m高度时障碍已达明显程度，笔迹模糊；在6000m高度，意识虽仍存在，但实际已处于失能状态，在此高度以上如不供氧，飞行能力和工作能力会下降到危及安全的地步。5500m以上高度的急性缺氧暴露，可能使部分未经高空锻炼的健康人发生意识丧失。7000m高度的急性缺氧暴露，相当一部分人可在无明显症状的情况下突然意识丧失，此时几乎没有明显特异性的痛苦感觉，致使飞行员容易低估其危险性，甚至忽视其存在而丧失采取应急措施的时机。

感官功能变化 缺氧对视觉功能影响出现最早，往往上升到1500m即已经开始。其中，最敏感的是夜间视觉。夜间视觉在2000m的高度上会明显降低，3000~4000m高度明显变坏。缺氧对味觉的影响发生在5000m高度上，表现为味觉感受性下降，辨别不出大葱和胡椒。这标志着整个分析器的功能发生了变化。缺氧对听觉和前庭功能的影响，一般在4000m

以上才显露出来。

脑电图的变化 严重缺氧时，人脑电图变化经历下述几个阶段：①潜伏期，其时间长短取决于脑氧分压降低速率。②同步化期，先为 α 及 β 波的"激活"，随后频率越来越慢，低频成分振幅逐渐加大，直至主要频率为 θ 波（也称"α-θ 同步"）。③δ 波高度同步化期，动脉血氧饱和度约70%，δ 波变得明显，意识不清。④δ 波消退期，血氧饱和度约60%，δ 波振幅减弱，意识丧失，并可能有四肢阵挛。⑤脑电静息，血氧饱和度约50%时，可能有紧张性痉挛。在意识即将丧失时，如立即供氧，经 10~20 秒，可重新恢复正常 α 节律，如缺氧程度较轻，则变化可只限于某一阶段；在高空生理实验中脑电图变化常被用作监视缺氧严重程度的客观指标。

预防与克服 ①检查急性高空缺氧耐力，可采用升限测定和耐受时间测定。前者在实验研究中较多采用。中国军队主要采用在一定高度缺氧条件下测定其耐受时间，以血氧饱和度、心率、心电图、呼吸和脑电图等生理功能参数作为评价其耐受终点的指标。对人体缺氧耐力进行综合定量评定，特别是从脑认知功能和工效学的角度进行评价更有实际意义。②与过度换气区别，急性高空缺氧和过度换气在某些方面的表现一致，其症状较难区别。一般过度换气症状是逐渐出现的，伴有脸色发白、发冷、湿冷及肌肉痉挛和强直。而急性缺氧症状通常出现很快，伴有肌无力、发绀。缺二氧化碳使脑和冠状血管及皮肤血管收缩，而四肢骨骼肌血管扩张，致使血压和外周血管阻力下降，导致脑血流和冠状血

流减少。③定期体验高空缺氧的影响，明确航空供氧装备的有关使用规定，并进行供氧装备使用方法的训练。特别应针对急性高空缺氧时主观感觉与客观实际严重程度不相符合这一特点，强调严格遵守高空用氧制度及按规定正确使用供氧装备的重要性。④避免缺氧耐力降低的因素。在卫生指导方面要注意消除各种降低缺氧耐力的不良因素，对于患病或受伤痊愈后将要恢复高空飞行及在空中曾发生过一过性意识障碍的飞行员均应进行低压舱缺氧耐力检查。

(肖华军)

mànxìng gāokōng quēyǎng

慢性高空缺氧 （chronic altitude hypoxia）

高空环境下暴露时间数日、数月或更长时间，或反复暴露于轻、中度缺氧环境所致的缺氧。多见于久居平原者移居高原，慢性高空缺氧属高山医学范畴。

慢性高空缺氧在航空中多发生在驾驶非增压座舱机种的飞行人员，其座舱高度与实际飞行高度一致，且没有配备氧气设备，易受影响。主要见于各种军用直升机和各类小型通用航空飞机的驾驶员，长期飞行暴露高度超过3000m以上时；尤其是高原驻守部队的飞行人员，一旦起飞，其高度往往超过4000m以上。慢性高空缺氧病理生理及其表现与临床高原缺氧相同。长时间低压缺氧暴露，机体为适应低氧环境，通过心肺及内分泌系统功能、红细胞增多、组织毛细血管网稠密化以及组织代谢的改变等一系列慢性代偿机制来调节，以维持毛细血管与组织间必需的氧分压压力差。每个人对高原缺氧的适应能力有一定的限度，过度缺氧和对缺氧反应迟钝者可发生适应不全，即高原病。对航空飞行来说，要关注的是，由于机体神经系统对内外环境变化最为敏感，特别是对感觉、记忆、思维和注意力等认知功能的影响显著而持久，从而对飞行安全构成威胁。

慢性高空缺氧一般表现出不同程度的头痛、头晕、记忆力减退、易疲劳、气促和心悸、睡眠障碍、食欲减退等症状。劳动能力下降，体力与脑力活动下降且不易恢复。查体可见口唇、面部及手指发绀，结膜及面部毛细血管轻度扩张。若长期发展严重，血液中红细胞数异常升高，血红蛋白含量明显增加，会出现肺动脉高压或合并右心增大，心电图呈现心肌缺血以及以右心室肥厚为主的表现，电轴右偏，肺性P波或尖峰形P波，或有完全或不完全性右束支传导阻滞。超声心动图主要表现为肺动脉高压，或合并右心增大。

慢性高空缺氧的防治措施主要有：①对非增压座舱的飞机严格配备供氧装备，一旦飞行高度超过3000m，必须配备氧气设备。高空飞行缺氧对视觉功能有显著的影响，尤其是夜间飞行，要按规定用氧。②严格进行飞行用氧安全教育与训练。多数直升机和私人飞机飞行员大多没有经过系统的航空生理知识培训，感觉有缺氧症状，而能自觉吸氧者仅占少数，所以要加强这方面的安全教育。③慢性高空缺氧临床的治疗原则同高原缺氧。

(肖华军)

quēyǎng nàilì bùliáng

缺氧耐力不良 （poor hypoxia tolerance）

人体在缺氧环境中暴露与代偿能力降低而出现的一系列症状。关于缺氧耐力不良的鉴定广泛开展于航空航天医学生理学、航空航天医保医监、低氧医学、高原与登山运动医学领域，多用于飞行人员、航天员、空投员、运动员和进驻高原作业人员的高空低压缺氧耐力检查。

发生机制 正常人体内的氧储量极有限，大约为1.5L。呼吸停止后，氧储量仅够供应组织和细胞4~5分钟消耗之用。机体必须依赖呼吸、血液循环等功能的协调，不断从外界吸入氧，完成气体的交换和运输，以保证组织细胞氧的供应，任何原因引起的氧气供应不足，运输与交换或利用障碍，即使是短时间，都会导致缺氧耐力不良。在高空、潜水、坑道和宇宙航天医学中，缺氧耐力不良是重要的研究课题。

根据事故调查资料，因急性高空缺氧所致航空事故及事故症候仍占有相当比例。其原因多因供氧装备临时故障、性能不佳，或使用不当（如面罩渗气、调节器故障、供氧管道与氧源脱开、面罩与氧调器未接通）等。在飞行综合因素（如+G、过度换气等）作用时，即使中等程度的缺氧短时间暴露亦可能引起严重的后果。严重的急性高空缺氧所致的事故若意识过晚，采取的措施不利，则失事者缺氧情况迅速发展，多在典型缺氧病理形态改变尚未出现之前，失事者已因严重事故死亡。因此，缺氧耐力不良的航空航天医学生理学鉴定对保证飞行安全至关重要。

表现与影响 中枢神经系统对缺氧最敏感，轻度缺氧时，即可看到大脑皮质兴奋过度增强，表现为活泼、动作多、说话多、情绪不稳定等欣快症状。中等程度缺氧时，中枢神经系统转入抑制状态，表现为精神不振、反应迟钝，记忆、计算、理解、判断、注意力等能力下降，运动协调的精确性降低。随着缺氧程度加重，高级神经活动和工作能力障碍越来越明显，可以出现剧烈头痛、肌肉挛缩、意识模糊，危及飞行安全。急性高空缺氧时，因缺乏特异性的自觉症状，加上大脑皮层功能同时受累，丧失正常的判断分析能力，致使飞行员容易低估其危险性，甚至完全不能识别当时的严重处境，失去采取措施的时机。

急性高空缺氧时动脉血氧分压降低刺激主动脉和颈动脉化学感受器，并可通过反射性和直接作用增加肾上腺髓质分泌肾上腺素，从而使心率加快，每搏输出量增加，导致心排血量增加。增加程度与缺氧严重性成正比。但心率加快并不能长久持续，随着暴露时间的延长，心率有逐渐恢复的趋势。而在严重缺氧时，心率的突然降低往往是晕厥前的先兆，对此要有充分的警惕。在少部分个体，急性高空缺氧暴露时，会发生血管迷走性晕厥。这类人群不适宜参加飞行。其发生原因是，由于副交感神经系统活动广泛过度增强，导致肌肉和腹腔脏器小血管明显扩张，引起体循环外周阻力显著下降；因迷走兴奋引起心动徐缓使心排血量下降，这样导致动脉血压突然明显降低而发生晕厥。由于脑组织缺氧严重，下丘脑前部核群兴奋性增强，影响垂体后叶激素大量释放入血，使得在晕厥发生时多伴有面色苍白、出冷汗、恶心等表现。

通过模拟低压舱上升或在地面常压条件下通过吸入低氧混合气体的方法，检查机体对缺氧环境的承受能力和代偿能力。西方军事航空比较发达的国家，均以耐力检查作为低压舱上升实验之主要目的，以对飞行人员缺氧耐力进行评定。

检查与鉴定　通常需要检查的对象是：①对改装飞行机种性能超过原机种的飞行人员应进行高空缺氧耐力检查。②对发生高空飞行，空中发生晕厥或意识丧失的飞行人员、高空作业的空投员、高原作业的运动员等应进行高空缺氧耐力检查。③对怀疑发生高空飞行过度换气的飞行人员应进行高空缺氧检查。④对住院治疗或矫治、长期未从事飞行的飞行人员均应从事检查。

缺氧耐力不良鉴定是用低压舱或低氧混合气体进行低压缺氧耐力检查与评定，是飞行人员、高空空投人员和进入高原人员的职业体格检查和医务鉴定不可缺少的项目。中国常规的缺氧耐力检查项目有5000m缺氧耐力检查、7500m有效意识时间测定。

5000m缺氧耐力检查的主要目的是通过模拟5000m高度的低压环境，测定被检者的生理反应，评定其中等程度缺氧耐力，飞行员能否承担可能遇到中等程度缺氧条件下的飞行任务；同时监测缺氧对飞行员的影响，提高飞行员对中等程度缺氧的耐受和应变能力。根据被检者在停留过程中的主观反应和客观所见，以及生理指标的变化进行缺氧耐力水平评定。

7500m有效意识时间测定的主要目的是通过低压舱7500m高空急性严重缺氧条件下有效意识时间测定，检查飞行人员或急进高空、高原作业人员急性高空缺氧耐力水平，让其了解急性高空缺氧的危害，加深对航空供氧装备使用意义的理解，达到重视按规定正确使用供氧装备的目的。

预防措施　缺氧耐力不良的防治措施除考虑引起缺氧的原因、程度外，还要分析多种因素的影响。①缺氧的程度、速度和持续时间。除上升高度这一基本的决定因素外，暴露时间及上升速度均有影响。特别是缺氧的后遗症状与缺氧暴露持续时间有关，严重时可造成组织和细胞的严重损伤。②机体的功能状态，如年龄因素使肺通气量减少，心血管系统的神经-体液调节功能不够健全，缺氧耐受性较低。另外，休息不佳、睡眠不足、吸烟过多、饮酒、空腹或过饱等因素也会影响缺氧耐力。体力活动，过度兴奋，低温环境等使代谢增强，耗氧量增加亦可使缺氧耐力下降。③机体的代偿与适应情况。机体对缺氧的代偿有着显著的个体差异，肺疾和血液病患者对缺氧的耐受性低。健康人的代偿适应能力可通过体育锻炼提高机体对缺氧的耐受性。

(肖华军)

hángkōng gòngyǎng

航空供氧（aviation oxygen supply）飞行活动中正常或应急供给飞行员、机上人员呼吸用氧，抵御高空低压缺氧环境对人体影响的防护措施。飞机氧气系统是为飞行人员高空飞行构成微小呼吸环境，避免低压缺氧对人体危害的重要设备，主要包括氧源、供氧调节装备和个体防护装备。

简史　第一次世界大战期间，意大利首先在参战飞机上应用了供氧装置。1936年美国陆军航空队研究开发出气体氧气瓶和手动操作的氧气调节阀、氧气面罩等。1937年德国制造出第一架增压座舱飞机后，密封增压座舱得到广泛应用。德国研制了肺式氧气调节器。英、美等国完善了高空加压供氧装备，使飞机的高空、高速飞行成为现实。中国于1958年开始研究航空供氧，1964年在空军航空医学研究所建成金属低压舱和爆炸减压舱，在研究引进苏联战斗机航空供氧装备基础上，联合航空工业部门，开展了中国航空供氧装备的研究，经过几十年的努力，已经掌握了航空供氧技术，在国产战机上实现了航空供氧装备国产化。

理论基础　根据高空供氧防护生理学要求，系统供氧原理、适用范围、供氧方式、生理要求以及对机体的影响各不相同。

12 000m 高度以下飞行时，采用航空普通供氧方式供氧，具备四个功能：①肺式供氧，即按呼吸需求供氧。②在8000m高度以下供给氧气与空气的混合气，混合气的含氧百分比随飞行高度的增加而自动增大，在8000m高度以上，供给纯氧。③从5000m高度开始，为防止外界空气从面罩与面部皮肤之间进入机体，造成缺氧，系统在供氧面罩内建立高于外界压力的安全余压，此余压值随高度的增加而逐渐增大，最大值为 0.44kPa。④在正常供氧发生故障的时候，系统具有应急供氧能力。

12 000m 高度以上飞行时，飞机氧气装备按照高度连续供纯氧，或连续供纯氧加肺式补充供纯氧、加压供氧、衣压对抗、压力控制的方式进行供氧。在 12 000m 以上高度，氧气装备进行加压供氧时，会使人体呼吸总压力大于外界压力，这种压力差会对人体生理活动产生不良影响，使胸腔收缩动作受到阻碍，呼吸困难，还会影响血液循环，视觉和听觉。为了解决这个问题，飞机氧气装备在 12 000m 以上高度进行加压

供氧的同时，给人体体表施加对抗压力。通过氧气装备先给供氧代偿服装的拉力管充氧，使供氧代偿服装在人体外部产生均匀的机械压力，以防止人体内外的压力差过大。

基本技术　在氧气装备中一般通过调节器调节氧气与空气流量含氧百分比。调节混合气的含氧百分比的方法，是利用空气机构的真空膜盒控制进空气活门的开度。当高度变化时，作用在真空膜盒上的气压减小，真空膜盒膨胀，进空气活门的开度便逐渐减小。高度较低时，真空膜盒膨胀较少，活门的开度较大，空气流量较大。高度升高时真空膜盒膨胀，活门的开度变小，空气流量减小。因此进入混合器中的空气流量逐渐减小。混合气的含氧百分比就逐渐增大。当高度增加到 8000～10 000m 时，真空膜盒膨胀后使空气活门完全关闭，氧气装备开始供给纯氧。

加压供氧利用真空膜盒或电子阀门，随高度变化自动调节呼气系统的排氧活门开度，改变供氧面罩呼气活门下部的氧气余压，间接控制吸气系统的余压，进行加压供氧。当高度达到 12 000m 之后，供氧面罩余压机构和备用供氧面罩余压机构的两组真空膜盒或电子阀门，分别将呼气系统中的两个余压活门关闭。经延时活门到调节上腔的氧气，一方面流往供氧面罩余压安全机构膜片上部，使供氧面罩余压安全机构的活门关闭；另一方面经过喷嘴流入调节器上部，以便使供氧面罩余压安全机构的活门打开。活门上下的氧气压力相近，故活门在弹簧的作用下是关闭的。由于呼气系统中这些与座舱相通的活门都已关闭，调节器上腔的压力

逐渐增大，并经平衡活门，导管和压力比调节器中的供氧面罩余压机构，到达呼气活门下部，造成余压。高度越高，供氧面罩余压机构的真空膜盒加在活门上的压力越大，呼气活门下部的余压也就越高。

分类　一般有5种分类方式。

按用途分类　分为机上供氧和跳伞供氧。①机上供氧：又可按安装方式可分为固定式供氧和便携式供氧。前者固定在飞机上，后者可随身携带，供飞行人员或机上乘员使用。②跳伞供氧：均属于携带式供氧，供军用飞机飞行员或伞兵跳伞时使用，或作为机上应急供氧。跳伞供氧装备一般放在降落伞伞包内安装在弹射座椅背上，或由使用人员携带。

按供氧方式分类　分为连续供氧、肺式供氧和复合式供氧。①连续供氧：即氧气按一定的流量不间断地供给使用者呼吸。②肺式供氧：又叫断续供氧，其调节方式有摇杆式、活塞式和电子式。即随人的呼吸周期的变换，进行间断性供氧，在吸气时供纯氧或富氧混合气，呼气时肺式活门关闭停止供氧。③复合式供氧：又可分为两类，一种是从地面起就开始连续供氧，但供氧量很小，大换气量时，由肺式补充供氧；另一种是在 12 000m 以下高度为肺式供氧，在 12 000m 以上高度为连续供氧，或连续供氧加肺式供氧。

按使用人数分类　可分为个体供氧和集体供氧，前者给飞行员或单兵供氧，后者给机组或旅客乘员集体。

按供氧压力制度分类　分为非加压供氧、安全余压供氧和加压供氧。①非加压供氧：又叫普通供氧，吸入气压力与座舱压力

相等，余压为零，其结构简便，最大使用高度为 12 000m，长时间使用的允许高度为 10 000m。最大高度在 11 000m 或 10 000m 以下的高空空投员或伞兵均采用这种供氧。②安全余压供氧：通常在 5000m 开始为使用者提供高于座舱环境压力 390Pa（40mmH$_2$O）的安全余压，用来防止飞行员供氧面罩渗气，吸入氧分压过低发生缺氧。安全余压供氧仍属于非加压供氧，其最大使用高度为 12 000m。③加压供氧：用于 12 000m 高度以上。必须使用加压供氧装备，以提高肺泡气氧分压和动脉血氧饱和度。保证生命器官的供氧水平，确保飞行员在应急情况下的应急工作能力。加压供氧的压力制度根据目标机种的升限高度、停留时间，确定供氧总压制度和配套装备。

按安装部位分类 分为板装式、胸佩式、椅装式与面罩式。①板装式供氧：又叫仪表板安装式供氧，即将氧气调节器安装在飞机座舱的仪表板上，早期的供氧调节器多采用此种安装形式。②胸佩式供氧：将氧气调节器设计为小型，与供氧面罩连接，安装在飞行员胸部的部位，系统的呼吸气阻力可大大降低。③椅装式供氧：即将氧气调节器安装在飞机的座椅上，以减短管路，减少系统阻力。④面罩式供氧：将小型化、功能单一的肺式调节器与供氧面罩的主体连接，安装在供氧面罩上。

应用领域 航空供氧主要由氧源、供氧调节装备和个体防护装备组成，航空供氧能按照生理学要求调节和控制氧气的压力、流量与浓度。根据使用方式可分为开式呼吸装备系统和闭式呼吸装备系统。供氧装备分为非加压

供氧装备和加压供氧装备两大类，非加压供氧装备又可分为连续供氧装备和肺式供氧装备。

飞机上广泛使用的余压式和加压式两种氧气装备。前者适用于 12 000m 以下的高度；后者不仅适用于 12 000m 以下高度，还能在 12 000m 以上的高度进行供氧。余压式氧气装备用增大吸用混合气中含氧百分比的方法，解决高空缺氧的问题，吸用混合气的压力与人体周围大气压力基本相等。加压式氧气装备在 12 000m 以上高度，采用增加供氧压力的手段，解决高空缺氧的问题。

（肖华军）

hángkōng pǔtōng gòngyǎng

航空普通供氧（aviation general oxygen supply）

通过随高度变化采用提高吸入气含氧浓度的途径，保持肺泡氧分压水平的供氧方式。又称非加压供氧。

理论基础 大气压力降低对人体的生理影响的主要原因在于吸入气的氧分压降低，是高空环境中影响工作效率和生命安全的主要因素。为了维持飞行员吸入气应有的氧分压水平，在 1500~10 000m 高度，航空普通供氧系统必须能随高度升高而增加

吸入气体中的含氧浓度。吸入气含氧浓度可用含氧百分比表示，也可用附加供氧百分比表示。二者的关系如下：

$$F_{O_2} = 0.21 + 0.79A$$

$$A\% = \frac{Q_a}{Q_t}$$

式中，F_{O_2} 为吸入气含氧浓度（%）；A 附加供氧百分数（%）；Q_a 为系统供给的纯氧，单位 L/min（NTPD）；Q_t 为系统输出气的总量，单位 L/min（NTPD）。

吸入气体含氧百分比与吸入气总压和氧分压的关系如下：

$$F_{O_2} = \frac{P_{IO_2}}{P_h - P_{H_2O}}$$

式中，P_{IO_2} 为要求吸入气体的氧分压，单位 kPa；P_h 为所在高度大气压，单位 kPa；P_{H_2O} 为在体温 37℃ 的吸入气饱和水蒸气压。

根据使用要求，若要保持相当于海平面或 1500、3000、4500m 高度呼吸空气时的氧分压，即保持 20.0、16.3、13.3、11.1kPa（150、122、100、83mmHg）的吸入气氧分压时，各高度上的含氧浓度及附加供氧浓度要求如图 1 所示。

基本技术 座舱高度 2000m

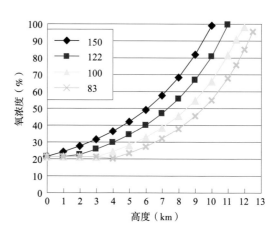

图 1 随高度变化的吸入气氧浓度

以下呼吸座舱空气。0～8000m 高度，供氧调节系统保证随高度变化自动调节吸入气含氧百分比，给飞行员长时间正常供氧。供气含氧浓度随高度升高而增加，8000m 时含氧浓度在 90% 以上。例如，采用机载分子筛供氧氧源时，座舱高度超过 8000～9000m，系统自动接通备用氧，实施应急供纯氧。在 5000～7000m 高度，供氧调节器的安全余压机构启动，在供氧面罩内建立 0.13～0.44kPa 的安全余压，以防止供氧面罩渗漏等原因造成缺氧。

8000～12 000m 高度，氧气系统保证对飞行员短时间（约 30 分钟）供纯氧。例如，采用机载分子筛氧源供氧时，当高度在 8000～8500m，氧源转换器的高度转换机构启动，将浓缩器产品气源切换为备用氧瓶的高压（14.7MPa）氧，氧气经开关减压器减压到 0.5MPa 的纯氧气源。其余工作情况同上。在此高度范围内，有安全余压，保证满足吸入气氧分压的要求，可长时间连续工作，但由于备用氧瓶的容积有限，故系统只能保证短时间供氧。

应用 普通供氧主要应用于最大使用高度为 12 000m 的所有飞行器飞行人员，机上人员或作业人员的防护，也用于空投员供氧、伞兵供氧。

（肖华军）

hángkōng liánxù gòngyǎng

航空连续供氧（aviation continuous oxygen supply） 按一定流量不间断供给使用者氧气的供氧方式。主要为客机的服务人员及旅客、运输机的乘员及军用飞机飞行员跳伞后提供一定流量的应急供氧。具有设备结构简单、呼吸气阻力小、使用方便可靠等

优点。缺点是由于采用敞开式供氧面罩，吸气时外界空气同时渗入，吸入气氧浓度难以保证；呼气时氧气源源不断地流出，造成浪费。为解决此问题，美国布思比（Boothby）等人于 1938 年研制了非气密供氧面罩。该面罩在面罩下方与氧气调节器之间增加一个储气囊，使呼气期间连续流向面罩的氧气得以储存，吸气时再利用。另外，飞行过程中使用者肺通气量超过额定的供气流量时，吸入气氧浓度将更低。连续供氧方式的最高使用高度是 8000m，对于飞行过程中处于安静状态的旅客或伞兵可达 10 000m。

理论基础 按安装方式和供氧人数，又将连续供氧调节器分为三类，即供个人使用的携带式供氧调节器、供旅客和伞兵集体使用的供氧调节器、供飞行员跳伞后使用的降落伞供氧调节器。连续供氧的流量根据不同的供氧装具和标准而有不同功能要求。①根据用氧者的呼吸生理状态设计供氧装具，确定供氧的连续流量。通常旅客是处于静坐状态，肺换气量为 10L/min 左右；在舱内走动的人员、伞兵等的负荷一般不超过中度状态，肺换气量为 15L/min 左右。肺换气量达 30L/min 的重度负荷状态是很少的，但在偶然的缺氧状态有可能出现这样大的肺换气量。②旅客用氧根据供氧高度确定连续供氧流量。为了减少氧源消耗，旅客应急供氧要保证最低呼吸生理要求，防止引起不可逆缺氧损伤为目标。通常规定，在 5000m 以下高度，保证肺换气量 15L/min、潮气量 0.7L/次时，吸入氧分压不低于 13.3kPa（100mmHg），相当于 3000m 高度的呼吸空气水平；在 5000～12 000m 高度，肺换气量

30L/min、潮气量 1.1L 时，吸入气氧分压不低于 11.1kPa（83mmHg），相当于 4300m 高度呼吸空气水平。较高高度按照大换气量、最低供氧水平的要求，应考虑到座舱骤然减压后，旅客情绪激动、呼吸频率剧增的情况。

基本技术 对大型客机，应急供氧系统设备应满足在飞机座舱意外减压后给全体旅客用氧，保证在飞机下降到安全高度的过程中旅客的生命安全。应急情况下旅客用氧高度，美国标准定为 4000～4400m 和 4400～4700m，即保证吸入气体氧分压不低于 11.0～11.6kPa（82.5～87.0mmHg）和 10.5～11.0kPa（79.0～82.5mmHg）。

应急情况下，客机顶棚上的氧气面罩自动落下，并悬吊在每一位旅客面前，使其伸手可得，当旅客抓住面罩拉向口鼻时，供氧锁针拔出，打开开关供氧。鉴于高度越高，人的有效意识时间越短，因此要求系统在 7000m 以下接通应急供氧后 10 秒内打开面罩箱，7000m 以上高度应在 5 秒内打开面罩箱，保证 10～15 秒内乘客供氧。

机上服务人员和伞兵等用氧，通常规定，在 3500m 高度以下，保证在肺换气量 15L/min、潮气量 0.7L 时，吸入气氧分压为 20kPa（150mmHg），相当于地面呼吸空气水平；高度为 3500～11 000m，至少应当保证在肺换气量 30L/min、潮气量 1.1L 时，吸入气氧分压不低于 16.3kPa（122mmHg），相当于 1600m 高度呼吸空气水平。其供氧调节流率也有相应的要求。为了防止吸气时供氧量不足，而呼气时浪费氧气，可采用带有储气囊的呼吸面罩，储气囊的容积一般为 0.6～1.0L，若在此基础上，配备吸气

和呼气活门，可以节省氧气，提高供氧效果和使用高度。

弹射供氧设备多采用连续供氧。弹射跳伞时，弹射座椅在火箭筒推力的作用下，沿座椅滑轨上升，当弹射座椅升至一定高度，由钢丝绳系于座舱地板的氧气断接器的下块被拉脱，并带动开锁机构使断接器上块及其以上的成品与机上供氧装备完全分离，同时接通跳伞供氧器工作，使其氧瓶内的高压（14.7MPa）经减压器减压（0.5MPa）输给氧气压力比调节器。然后该气体分为三路，一路流经定径孔（14~22L/min）连续向供氧面罩供氧；一路经调节流量定径孔作为调节流量进入余压调节腔；另一路进入充气活门前，给代偿服充压。供氧通过真空膜盒调节限流孔调节，一般在高度超过5000m，膜盒调节流量就随高度的增加而自动增加，或手动开关调节。

应用　连续供氧方式适合旅客、伞兵或空运伤病员的集体供氧，机上流动作业人员携带用的应急供氧，或者飞行员弹射离机后的跳伞供氧防护。

（肖华军）

hángkōng fèishì gòngyǎng

航空肺式供氧（aviation demand oxygen supply）

随人的呼吸周期进行间断性供氧的方式。吸气时供纯氧或富氧混合气，呼气时停止供氧。

理论基础　肺式供氧的调节是由供氧调节器按预定调节规律，调节输出气体的压力、流量和含氧浓度，按照人体呼吸生理的需求周期调节，保证生理防护性能要求，避免连续供氧浪费氧气和呼吸的不适感。按其调节方式有直接式和间接式两种。

直接式肺式调节机构通常称

为摇杆活门，其优点是摇杆活门的传动比大，灵敏，阻力小，肺式膜片小，装置体积小；缺点是氧气输出流量受限，很难满足大流量要求。间接式肺式调节机构具有良好的流量特性，较大的供氧能力，并可减少调节器的体积和重量，但结构复杂、调整困难、易产生噪声和压力抖动现象。

氧气瓶流出的高压气体经减压器减压后，通过肺式机构调节，通过供氧面罩供飞行员呼吸使用。供氧调节器有两种气体输入——空气和氧气。输入氧气的压力通常为0.39~0.78MPa（4.0~8.0kg/cm²）。采用气氧氧源的工作压力为0.44~0.78MPa（4.5~8.0kg/cm²）；采用液氧氧源的工作压力0.38~0.61MPa（3.9~6.2kg/cm²）；采用分子筛制氧氧源的工作压力为0.15~0.40MPa（1.5~4.0kg/cm²）。供空气是通过调节活门直接与座舱周围空气相通。

基本技术　吸气前，减压器活门和调节器的进氧活门是关闭的。调节器内腔的压力等于座舱气压或等于座舱气压加上余压。吸气时，供氧面罩、软管及调节器内腔的压力降低（约156.9Pa），调节器膜片在内外压力差的作用下，由中立位置向里弯曲，并推动杠杆，打开进氧活门，氧气便从进氧活门进入调节器。然后分成两路，一路到氧气示流器，在氧气压力作用下，示流器的膜片弯曲，经过传动，使唇片张开，表示有氧气经肺式活门输出。另一路则以高速流过喷嘴，使喷嘴处的压力低于外部（座舱内）的压力，从而使空气机构的单向活门在内外压力差的作用下，自动打开，外部空气被吸入，并与氧气混合成混合气，然后经调节器

的供气接嘴、软管、供氧面罩吸气活门进入供氧面罩。当肺式活门打开，有氧气流出时，减压器内腔压力减小，因此，减压器活门打开。减压器自动调节内腔的氧气压力为给定值。

呼气时，供氧面罩内压力增大，于是吸气活门关闭，呼气活门打开，呼出气便从呼气活门排出供氧面罩。当吸气刚一停止时，氧气还会经过肺式活门继续流入调节器内腔，使内腔压力很快升高。当调节器内腔压力升高到与膜片外的压力相等时，膜片便回到中立位置，肺式活门在弹簧的作用下关闭，减压器内的氧气停止进入调节器内腔。作用在示流器膜片上的氧气压力与调节器肺式膜片下的压力相等，示流器唇片在弹簧作用下完全闭合，表示调节器为不供氧状态。

应用　肺式供氧方式区别于连续供氧方式，不浪费氧气，广泛应用于航空供氧装备的设计中，是保证飞行员和空中作业人员呼吸调节的基本机构。在高空空投、空降和高原作业或旅游人员防护的应用也很广泛。

（肖华军）

hángkōng jiāyā gòngyǎng

航空加压供氧（aviation pressure oxygen supply）

高度在12 000m以上，通过增加吸入气压力的手段，提高肺泡气氧分压和动脉血氧饱和度，防止高空缺氧的供氧方式。又称加压供氧。加压供氧的压力制度根据目标机种的升限高度、停留时间，确定供氧总压制度和配套装备。

理论基础　当飞行高度超过12 000m以上，即使供纯氧也不能保证人体正常生理状态对吸入气氧分压的需求，必须加压供氧。同时为防止产生体内压高于环境

压力，必须给代偿服或背心及代偿裤充压以建立相应的体表压。

工作原理：当飞行高度达到12 000m，座舱迅速减压，供氧系统保证对飞行员短时间应急加压供氧。当飞行高度超过12 000m，氧气压力比调节器的高度余压调节机构进入调节状态，使氧气调节器按生理要求给供氧面罩腔加压供氧，与此同时，通过压力比调节器的充气活门和压力比机构向代偿服或背心及代偿裤的拉力管按约10倍（或囊式服装3倍）于供氧面罩腔的压力充气。例如，采用机载分子筛供氧氧源时，其气源是从抗调器过滤器出口处引入的飞机环控的空气，其压力为0.25~1.10MPa，经减压器减压到0.25~0.45MPa，通过氧气断接器及其管道输到压力比调节器的充气活门，实现加压供氧的总压为16.0~19.3kPa。高度下降时吸气腔的压力通过供氧面罩呼气活门卸压。代偿背心及代偿裤拉力管的压力通过压力比调节器的联锁活门卸压。

座舱迅速减压时，调节器的加压时间机构、压力比调节器的时间机构和高度余压机构同时启动，使吸气腔内膨胀气压畅通地从供氧面罩呼气活门迅速卸除，卸压时间为1.3~2.5秒，然后在3~5秒内迅速加压到减压高度要求的余压值，同时从减压起，系统就一直快速给代偿服或背心和代偿裤拉力管充压，超前或同时建立与供氧面罩或密闭头盔腔内压相应的体表代偿压力。

基本技术 采用高空供氧低总压制度，飞行员吸入气氧分压达不到地面吸空气的水平，加之采用代偿背心体表代偿不全，人体承受的加压和缺氧生理负荷较大，所以在升限高度18 000m能

停留的时间约1分钟，降至12 000m高度有3分钟的应急供氧救生时间。如果高空供氧采用高总压制度，配备密闭加压头盔和全身代偿服装，可以保证飞行员在飞机升限高度以内有5分钟或更长时间的应急供氧时间。

当高性能战斗机正过载超过$5G_z$时，系统保证对飞行员进行加压供氧，以提高抗过载耐力。当过载超过$3~5G_z$时，由抗荷调压器输出的气压驱动调节器的抗荷加压启动机构和压力比调节器的抗荷加压调节机构。这时如同高空加压一样，系统向供氧面罩和拉力管加压。此后每增压1G值，供氧面罩余压增加2.13kPa，8G时供氧面罩余压达到6.4~7.4kPa，G值再增加，余压保持此值不再增大。由于高过载飞行均在低空，氧源转换器不会切换为备用氧源，故加压呼吸气源仍然是氧气浓缩器的产品气。在用高压气氧的系统中，其加压呼吸气源为高压纯氧，或高压纯氧与发动机增压空气混合气源。

目前采用4种总压值的供氧装备（表1），分别为15.3kPa（115mmHg）、16.0kPa（120mmHg）、17.3kPa（130mmHg）、19.3kPa（145mmHg）。在升限高度上，供氧总压值的误差不超过±0.67kPa（5mmHg）。各高度上的加压供氧的压力、系统配套装备和停留时间取决于飞机设计的战术技术要求。它们配套的防护装备各不相同，在各高度上停留时间以及人体的反应也不相同。对加压供氧总压值的选择取决于战术思想，如英、美等西方国家着眼于提高工效，主张保证飞机升限高度不高，多在15 000m以下，采用高空供氧低总压值简化装备。对升限高度在16 000m以上的飞机，

则着眼于保证高空停留时间和较高的生理水平，故主张采用高空高供氧总压值，较为完善的防护装备。

在高空同一高度，加压供氧总压值决定着余压值的大小。后者即加压强度直接影响着心肺功能。余压值越高，机体反应也越大，通常认为体表无防护时，使用加压面罩加压，人体可耐受的余压值为3.92kPa（400mmH$_2$O）3分钟。苏联学者报道，人体耐受非代偿性余压的能力在使用面罩时可耐受7.84kPa（800mmH$_2$O），使用密闭头盔时可耐受9.8kPa（1000mmH$_2$O），其耐受时间均为30秒。若超过这种强度和时间将导致肺损伤或明显的生理变化。根据实验研究的结果，当加压供氧余压超过4.0kPa（30mmHg），必须配备加压代偿背心；6.4~8.3kPa（48~62.5mmHg），必须配备背心-抗荷服系统；超过9.3kPa（70mmHg），必须配备覆盖全身的高空代偿服与密闭头盔或全压服。

应用 航空加压供氧属于航空航天生理学研究领域。加压供氧技术主要应用于航空与空天有人飞行的飞行器设计，也用于飞行员的生理训练与机种改装耐力检查。

（肖华军）

hángkōng fēnzǐshāi gòngyǎng

航空分子筛供氧（aviation molecular sieve oxygen supply）

利用分子筛对具有弱极性的氮气产生范德华力吸附的特性，通过变压吸附控制技术，从发动机供给的压缩空气中分离出符合生理要求的富氧气体的机载制氧与供氧系统。20世纪90年代，空中加油作为全球飞行空中力量的倍增器，加大连续飞行的航程，机

表1 中国航空供氧装备配套系列

氧气系统	高空供氧总压制度 /kPa（mmHg）	配套防护服装	使用升限高度/m	相应缺氧水平
YX-1A	17.3（130）	加压面罩+管式代偿背心	16 500	中度
YX-1A	17.3（130）	加压面罩+高空代偿服	18 000	中度
YX-1	19.3（145）	密闭头盔+高空代偿服+代偿手套与袜	25 000	轻度
YX-2	17.3（130）	加压面罩+高空代偿服	18 000	中度
YX-3	19.3（145）	密闭头盔+高空代偿服	22 000	轻度
YX-4	16.0（120）	加压面罩+管式代偿背心	16 000	中度
YX-5	19.3（145）	密闭头盔+高空代偿服	20 000	轻度
YX-6	16.2（122）	非加压面罩	13 000	轻度
YX-7	16.0（120）	加压面罩+管式代偿背心+管式代偿抗荷两用裤	18 000	中度
YX-8	17.3（130）	非加压面罩	12 000	轻度
YX-9 *	16.0（120）	加压面罩+管式代偿背心+管式代偿抗荷两用裤	18 000	中度
YX-10	17.3（130）	非加压面罩	12 000	轻度
YX-11	16.0（120）	加压面罩+囊式代偿背心抗荷服	20 000	中度
YX-12 *	17.3（130）	非加压面罩	12 000	轻度
YX-14 *	16.0（120）	加压面罩+囊式代偿背心抗荷服	16 000	中度
YX-31	15.3（115）	加压面罩	15 000	中重度
YX-35 *	16.0（120）	加压面罩+囊式代偿背心抗荷服	18 000	中度
YX-36 *	16.0（120）	加压面罩+管式代偿背心抗荷服	16 000	中度
YX-37 *	16.0（120）	加压面罩+管式代偿背心+管式代偿抗荷两用裤	18 000	中度

*与分子筛氧气浓缩器配套组成飞机氧气系统。

上制氧技术便应运而生，成为加大飞机航程，摆脱需地面后勤支持的又一个突破点。

理论基础 根据"变压-吸附-解吸附"的原理，通过压力或温度的微小变化和气体的反流可以使吸附程序逆转。从飞机发动机来的增压气体，先经过滤器，再进入减压器保持恒定压力，然后由旋转阀或电磁阀控制，交替地变压与吸附。

构成分子筛氧气浓缩器的主要原料是晶态硅酸盐化合物，它具有范德华力（物理吸附）。分子筛不仅可根据空气组分中分子的尺寸大小，而且也根据组成分子的极性来进行氧氮分离，氮气分子具有弱极性，氧气和氩气都是无极性的。因此分子筛对氮气比对氧气具有较大的亲和力。气体经分子筛的微孔时，尺寸大的有极性的氮分子就易于被分子筛所吸附。分子筛根据分子结构大小来吸附与分离各种分子，吸附或排斥了氮气、二氧化碳、许多有机污物和水等大分子。由于氧分子的尺寸和极性都比氮、二氧化碳、水分子小，很容易通过分子筛，产生含氧浓度较高的富氧气体。把这种能产生富氧气体的分子筛装到圆柱状的容器里，再把2~3个这样的容器（又叫"分子筛床"）并在一起，装在飞机设备舱中，利用飞机发动机的压缩空气或从飞机环控系统引气，经过分子筛的变压吸附，产生含氧浓度较高的"富氧气体"，其最大氧浓度可达95%。从分子筛床输出的富氧气体，经氧气调节器，再经供氧面罩按要求供给飞行员。

与此同时，有一小部分富氧气体经冲洗孔又回到另一只分子筛床，反向冲洗床身，使吸附在分子筛上的氮气解吸附并冲洗进入大气，从而使分子筛又恢复对氮气的吸附力。这样几个分子筛床周而复始地工作，使含氧较高的气体源源不断地供飞行员呼吸用。这就使机载氧源成为无限的供氧气源，改变了飞机续航时间受机载氧源限制的局面。

为了更好地监测和控制分子筛制氧与供氧工作，系统配备了氧气监控器，能按生理的要求进行监控。氧气监控器不仅对分子筛氧浓度低限范围有告警作用，而且还通过微机控制，调节分子筛床气体循环的工作周期，保证分子筛床输出气的氧分压始终在人体生理要求的范围。一旦发动机转速低或停车，分子筛制氧浓度降低，满足不了飞行员的用氧要求，就发出警告，自动接通备用氧源，以保证飞行员不缺氧。

氧气调节器是肺式自动加压型。其在较低入口压力情况下可以输送每分钟 160～200L［干燥环境气温与气压（ambient temperature pressure dry，ATPD）］的峰值流量，保证飞行员在中到重度负荷和高过载时的供氧性能要求，并有高空加压供氧功能。

氧源转换器是飞行员氧源用氧状态的控制机构。它受氧气监控器和高度传感器的控制，使系统中的两种氧源有机地组合成一个整体，保证正常飞行情况下，由氧气浓缩器为飞行员供氧；应急情况下，自动或手动接通备用氧源供氧，保证飞行员无论在何种高度，何种飞行状态的呼吸用氧。既保证飞行员平时飞行不缺氧，又保证特殊情况有氧用，应急情况能救生。

备用氧和跳伞应急氧是分别安装在座舱和座椅上的后备纯氧氧源。前者是飞行员供氧系统的后备供氧气源，后者是弹射跳伞用的应急氧源。必要时也可以作为分子筛的备用氧源用。

基本技术 机载分子筛氧气系统是航空中利用分子筛制氧技术作为飞机主氧源的氧气装备。分子筛制氧系统由制氧和供氧装备组成；结构装置有氧源、监控显示、供氧调节和个体防护装备部分（图1）。

分子筛制氧能力受发动机压气机的引气和氧气浓缩器变压吸附影响。对呼吸防护生理学而言，输出富氧气体存在"三低一高"的问题，即出口压力低、供气流量低、供氧浓度低以及呼吸气阻力高。机载分子筛制氧系统的入口压力受飞机发动机转速的影响，远远低于常规氧气调节器的入口压力。因此，协调分子筛氧源与其配套装备的人与机之间的供与求关系，解决好人体生理呼吸需求和系统配套，尤其是氧气呼吸调节器入口压力与调节要求的矛盾是新一代氧源面临的问题之一。

高空飞行和低空大速度飞行中，肺通气量和吸气流速峰值远远超过人体正常生理新陈代谢所需氧耗量。此结果说明飞行员飞行中的氧气需求不仅取决于飞行劳动强度，更取决于飞行精神负荷，以及飞行员呼吸管道、装备无效腔的增加和流阻加大等因素。由此可见，除了人体生理代谢需求外，飞行环境因素对氧气系统需求也应当是航空氧气装备设计的重要依据。飞行中，飞行员的吸气瞬时流量增加，结果提示氧气呼吸装备应当有 250L/min 的充足供气流量，以满足飞行员在各种飞行条件下大换气量的需要。

机载制氧浓度满足高空呼吸生理需求是分子筛制氧技术应用与发展的关键，高空低气压环境和高空迅速减压应急条件下呼吸分子筛富氧气体对人体生理影响是分子筛设计与应用的依据。通过人体、犬、大耳白兔的高空暴发性缺氧实验，深入研究高空低压环境中肺泡气氧分压的变化特点和呼吸富氧气体时迅速减压瞬间生理效应，形成了高空等效生理效应应用理论。

高空防护的机载分子筛氧气系统应急供氧，备用氧应急切换并保证应急氧气到达飞行员氧气面罩的时间绝对不能超过 5 秒，以确保人体不出现暴发性缺氧。机载分子筛制氧系统缺氧报警阈值，应以系统氧分压传感器的响应时间而定，采用射流式传感器报警阈值应为不低于 24.0kPa（180mmHg）。如果采用氧化锆式氧分压传感器，其报警阈值应为不低于 20.0kPa（150mmHg）。应急备用氧切换速度及报警下限值和备用氧的切换速度的要求，取决于人体处于高空的储备时间和氧分压传感器的反应速度。其中人体的氧储备是备用时间的基础。

应用 航空分子筛供氧是航空工程与航空医学交叉研究领域发展的新技术。美、英、法、中等航空发达国家均应用了机载分子筛制氧技术。装备和改装试用的机种有 F-15E、F-16A、F-18、F-20、F-22、F-35、J10 等系列的歼击机，A-6、EA-6B、AV-8A、AV-8a/c、AV-8B、B-1、B-1B 等攻击、轰炸机；法国的"阵风"、幻影 2000 战斗机；英国的 GR5"鹞式"飞机；瑞典的 JAS-39"鹰狮"等高性能战斗机；EFA2000 欧洲战斗机。日本、俄罗斯和印度等国家都着手研究机载分子筛制氧技术。可见，机载分子筛制氧技术是未来高性能战斗机氧气系统更新换代的新技术。

（肖华军）

gāokōng jiǎnyābìng

高空减压病（altitude decompression sickness） 飞行中人体迅速暴露于高空低气压环境下，组织内产生气泡导致的一系列症状。由于减压病发病时下肢或腹部的疼痛使患者肢体弯曲，因此

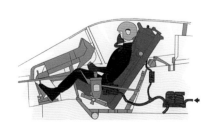

图1 机载分子筛制氧系统

又称为"屈肢痛";有的患者由于伴有呼吸困难和窒息感又被称为"气哽"。高空减压病是航空、航天医学中具有特征性的病症,对飞行人员身体健康和飞行安全影响较大,严重时可造成飞行事故。

简史 1929 年,在人体低压舱上升实验中首次观察到高空减压病病例。20 世纪 30 年代,人们发现,当飞机飞行高度超过 10km 后,高空减压病的发生开始增多。第二次世界大战期间,随着作战飞行和进行低压舱高空生理训练的增多,发病率明显增加。在高空减压病气泡病因学、发病条件、影响因素、发病机制及预防措施等方面取得了多方面的研究成果。自飞机装备了密封增压座舱,以及在高空生理训练中采用了吸氧排氮的预防措施后,预防问题得到了较好的解决,但仍遗留一些问题。20 世纪 60 年代,加压疗法成功应用于高空减压病的治疗,治愈了绝大多数严重的病例。20 世纪 70~80 年代,超声多普勒体表检测血管内气泡和随后二次谐波直接观察心腔内的微小气泡技术的应用,有力促进了高空减压病的防治。中国在该病病因学气泡生成机制、血液循环继发病理变化和易感者筛选方面也开展了相应的研究。为了解决载人航天飞行中进行舱外行走时高空减压病的问题,国内外学者对航天服压力制度和促进吸氧排氮效果的方法也进行了大量的研究,有效地预防了航天飞行中高空减压病的发生。

病因与发病机制 各国学者公认的发病机制是环境气体压力较快降低时,体内溶解的氮气在血管和组织中形成气泡所致。但机体组织内气泡形成的机制相当复杂,尚未完全阐明。

气泡形成理论 人体在地面常压条件下,空气中的氮气被吸入人体后,呈饱和状态溶解在体内的组织液和血液中,并达到平衡。根据亨利定律,溶解的氮气量与吸入气体中的氮气分压成正比。高空上升时呼吸气中氮气的分压降低,在肺泡形成压力差,使氮气从体内各组织经血流运输到肺排出。氮气排出的速率取决于血液和组织间的氮气分压差、组织血流、血液和组织中的气体溶解度比值。当环境压力降低速度过快,组织内氮气张力超过环境压力时,就会发生氮气的过饱和。当过饱和程度超过一定程度时就有可能在体内形成气泡。氮气是生理上的惰性气体,不参与生理代谢活动,当环境压力降低时只能通过脱饱和过程排出体外。氧气和二氧化碳在体内参与代谢活动,可被组织细胞吸收、利用和转化。二氧化碳在体液中的溶解度很高,推测其在气泡的初始形成过程中可能起一定作用。氮气从组织体液中离析出来形成气泡时的过饱和压力称为临界过饱和压。该压力只是气泡形成的先决条件之一,另外还需要有一定数量的"气核"存在。气泡的生长还需克服静水压、液体表面张力和周围介质的弹性阻力。实际情况下体内各部位气泡的生成差异较大,因为生物体中不同组织部位血液灌流、组织液表面张力和氮气溶解量均存在差别,不同组织的过饱和比值还受时间、压力差和组织排氮时间的影响。一般认为当高空暴露高度为 5.5km 左右,有可能发生高空减压病;高度超过 8km 后,发病率明显增加。一般以 8km 作为本病发病的阈限高度。

病理生理变化 高空减压病病因学的气泡形成理论已得到证实。动物高空减压实验后可在其大、小血管中观察到气泡的存在。人体在低压舱内上升到一定高度发生关节痛时,可通过 X 线片证明关节腔内有气泡的积聚。特别是应用超声多普勒技术和二次谐波技术可在发生高空减压病之前在下腔静脉和心脏中探测到气泡的存在。气泡在体内的致病作用分为两类:①气泡的机械性作用。细胞内气泡的膨胀可使细胞破裂、血管外的气泡可压迫、刺激局部组织和神经,引起组织变形、皮肤瘙痒、关节痛等。血管内气泡则可通过机械性阻塞各器官血管而引起各类栓塞症状。鉴于气泡主要产生于静脉系统,因此最先容易栓塞的器官是肺脏。轻者可以引起刺激性干咳、胸骨后疼痛等气哽症状,重者则会因严重肺气肿或气栓进入动脉系统导致肺血管、冠状动脉栓塞而猝死。②气泡的第二个致病作用与血液中气泡与血液之间存在的气-血界面表面活性有关。气-血界面可引起血浆中蛋白质分子内的一些基团重新定向排列,而使蛋白质的二级和三级结构改变,导致生物活性的变化。例如,某些酶的激活可启动内源性凝血系统,激活激肽系统形成缓激肽,激活血液纤溶系统和补体系统而引发一系列病理反应。在患减压病的动物和人体均观察到有血小板和红细胞聚集、血浆丧失、红细胞压积增高、血黏度增加等表现。严重减压病,特别是减压后休克的发生还涉及脂肪栓塞、弥散性血管内凝血的发生和体液性平滑肌兴奋因素。

影响发病因素 高空减压病的发生有多种影响因素。①上升高度:一般发病阈值高度为 8km,

低于5.5km时很少发生。②上升速度：相同减压负荷条件下，上升速度越快，发病率也越高。③暴露时间：很少在到达高空后5分钟内发生，在暴露1小时内发病率逐渐增加。④重复暴露间隔：在24小时内重复暴露将增加发病的危险，一般两次暴露要间隔48小时。⑤潜水后飞行：高压暴露后体内溶解气体增加，随后的低压暴露有可能加速气泡生成。⑥年龄：40~45岁人的减压病发病率是19~25岁的3倍。⑦性别：女性高空减压病的相对危险性高于男性，但尚无定论。⑧运动：运动所致的关节肌肉处的摩擦成核作用和二氧化碳生成的增加有助于减压时的气泡生成，高空暴露前12小时和暴露后3~6小时要限制剧烈运动。⑨损伤：近期损伤部位易发生屈肢痛，可能与局部炎症反应、血液灌注改变和微气核有关。⑩温度：环境温度过低使周围血管收缩，减少了氮气的排出而增加发生减压病的危险。⑪体重：体脂含量增加，由于增加了组织的氮气溶解量而使发病危险增加。⑫房间隔缺损：有卵圆孔未闭等房间隔缺损者，因减压时产生的静脉气泡可通过其进入动脉系统而引起栓塞症状。

临床表现 高空减压病的临床表现复杂多样，涉及许多器官和系统。

屈肢痛 发生率占全部症状的90%以上，表现为骨、关节、深部肌肉疼痛，性质各异，如钝痛、刺痛、放射痛等。多局限一个部位，也可同时累及几个关节，以肩关节痛最常见，肘、腕、手、髋、膝和踝关节也可受累。开始时多为局限性的轻度不适，后渐加重转为疼痛，并向附近扩展；有时也呈"闪电式"发作。疼痛性质为弥漫性深层疼痛，常不能准确定位。活动疼痛部位可使症状加重，因此肢体倾向于保持一定的姿势以减轻疼痛。

皮肤表现 一般为痒感、蚁走感及异常的冷热或烧灼感等，多发生在背部或肩部，且多为一过性。有时可发生红疹，并发展为斑点样变化，此变化多见于前胸、腹部、大腿。当皮肤发红，出现斑点或暗紫色条纹（又称为大理石斑纹），同时瘙痒感加重或有皮肤感觉迟钝变化时，表明有全身反应，要引起高度重视。

气哽 以呼吸系统症状为主，主要症状是胸骨后不适（压迫、干燥、烧灼感，甚至疼痛）、呼吸困难（呼吸浅快，吸气活动受限）和干咳（尤其在深吸气时发生），但并非三种症状一定都出现。发生率较屈肢痛低，多在其后发生，表明病情向严重程度发展。若未采取加压治疗，肺栓塞的进一步加重可发展为循环衰竭、意识丧失和死亡。

神经系统症状 以头痛较常见，视觉症状和体征较普遍，包括视物模糊、闪烁性暗点、视野缩小等。运动及感觉缺陷也较多见，有可能出现偏瘫、半身感觉丧失、共济失调和震颤。神经症状很少有通过下降高度自愈。高级皮层功能障碍会引起个性改变，混乱或行为异常。治疗不当，常可遗留神经系统后遗症。因神经或呼吸循环衰竭所致的意识丧失是减压病最危险的表现。

减压后休克 高空减压病的症状下降到地面后一般均可恢复。但有极少数病例，下降后症状仍持续数小时乃至数日，甚至进一步恶化；或下降后症状虽已消失，在经过十几分钟至十几小时的好转后又重新加重，进入休克状态。

减压后休克多发生于上升前未进行吸氧排氮，在高空停留时间过长或曾做剧烈运动，发生症状后未及时下降或下降后处理不当等情况时。

检查与诊断 高空减压病的发生与低压暴露史关系密切，详细询问发病过程对诊断极有帮助，再结合临床表现的症状特点，一般不难作出诊断。对疑难、严重的病例，进行血细胞比容测定和血清纤维蛋白降解产物检查有一定辅助诊断意义。高空减压病的病理生理过程决定了高空减压病的临床表现涉及多器官、多系统，为了便于诊断和治疗，一般将其分为Ⅰ型和Ⅱ型。Ⅰ型占85%~90%，包括单纯的关节痛和一般的皮肤表现，如瘙痒感或蚁走感。Ⅱ型占10%~15%，包括出现皮肤大理石斑纹、气哽或神经系统症状，甚至休克者。伴有全身症状的屈肢痛、下降到地面复发的屈肢痛和头颈躯干的疼痛也归为Ⅱ型。

鉴别诊断 ①屈肢痛：勿与放射至左肩及臂的心绞痛相混淆，了解平时病史有助于鉴别。痉挛和损伤所致非减压病性肢体疼痛在下降高度和加压治疗时不能缓解。相反，有的空勤人员可能将屈肢痛误认为是由于活动引起的扭伤和劳损而误诊。用血压计套在疼痛的关节上，充气加压，如果疼痛消失或减轻，可作为屈肢痛的辅助诊断。但加压时疼痛未减轻者不能排除减压病。②皮肤表现：皮肤痒感、麻刺感要与较长期固定某些姿势，压迫局部肢体较长时间出现的感觉异常鉴别；而皮肤红疹、斑点等要以皮肤科疾病相区别。③气哽：加速度性肺不张时的胸部发紧及阵发性咳嗽，通过分析飞行状况有助于鉴别；心绞痛时的胸痛与气哽时的胸骨后不适或疼痛易混淆，根据平时病史，结合临床检查，可做出区别；低压暴露自发性气胸发生时也可出现胸部症状，此多见于瘦长型年轻人，胸部摄 X 线检查可给出正确诊断；吸入干燥氧气时也可因对肺刺激而产生与气哽相似的症状，中断干氧吸入，一般症状可迅速改善。④神经系统表现：减压病所致的神经症状与高空缺氧所引起的头痛、视觉障碍等很难鉴别。对此应首先检查供氧系统是否有异常。恢复正常供氧后症状缓解者为缺氧，否则先按减压病处理。过度换气由于使体内二氧化碳减少可发生麻刺感、头晕、视物模糊、手足痉挛，也与减压病症状较难区别。减慢呼吸频率，如症状减轻，可认为是缺二氧化碳所致。

治疗 高空减压病的治疗原则：①Ⅰ型高空减压病患者，在高空出现症状，到达地面后自行缓解的要吸纯氧观察 2 小时，确定是否有减压病症状存在或复发。②所有Ⅱ型减压病的患者要立即进行高压氧治疗。③Ⅰ型患者的症状在着陆后未消失或复发，或者空中未发病而下降到地面后发病者必须吸纯氧，安排高压氧治疗或后送。如果在等待运送期间，症状消除，可延期后送，吸纯氧观察 24 小时，若有任何症状复发必须进行高压氧治疗。④患者后送应以地面车运最安全。如果距离较远，为争取时间，采取空运时，飞机座舱高度要小于 1.5km，以防止进一步产生气泡和增加气泡体积而加重病情。⑤24 小时观察期无症状者，地面休息一周，可从事有限工作，72 小时内禁止体育活动，不得参加高空飞行。

高压氧是治疗高空减压病的特异性治疗方法，高压氧舱内气体升压至一定的大气压，使体内残留的氮气泡重新溶解，直到症状消失，再用阶段减压的方法回到常压环境。用高压氧比高压空气有更好的治疗作用。应用较广泛的高压氧治疗方案是美国空军对美国海军治疗表改进的方案，舱内最高压力均为 283.71kPa，但停留时间不同，分别用于高空减压病Ⅰ型和Ⅱ型的治疗。如果患者对加压治疗反应迟缓，可延长加压停留的时间。治疗过程中间歇吸用纯氧，可加速排氮和改善组织供氧情况。实际应用时正确地选择和按要求使用治疗表非常重要。对诊断为高空减压病的患者，加压治疗应尽早进行，否则延迟治疗时间愈长，后遗症及复发的概率愈大。

在加压治疗的同时采取各种辅助治疗措施，有助于增强加压治疗的效果，对于有血液学改变的病例尤为重要。较严重的病例，由于血液浓缩，血容量减少，要及时补充液体，扩充血容量，矫正血液浓缩，改善微循环，以防止弥散性血管内凝血的发生。扩容治疗对于纠正继发性病理变化，加速患者的康复，具有积极意义。糖皮质激素如氢化可的松、地塞米松等有抗炎和维护重要脏器的功能，并可防止脑水肿，可用于严重病例。必要时还要采取纠正电解质平衡，支持肾功能等措施，并注意预防感染，提高机体抵抗力，以加速康复。

预防措施 ①飞行中预防高空减压病发生的根本措施是采用增压座舱。通过向座舱内输入一定的加压气体，保持飞行期间座舱内压力不低于 8km 高度的大气压力，即可取得良好的预防效果。但是，由于机械故障、材料老化

和意外情况等原因，随时有发生座舱增压故障或减压的可能，对此要有一定的警惕。在飞行中发生或怀疑发生高空减压病的，为防止病情向严重状态发展，应立即下降高度，在就近机场降落。②吸氧排氮，上升前呼吸一段时间纯氧，使体内氮气逐渐排除，可以有效预防随后高空暴露中高空减压病的发生。一般而言，在低压舱内上升到 10~18km，在地面吸氧排氮 30~60 分钟，可明显降低高空减压病的发生或减轻其症状。如果在高空暴露时间过长，需增加吸氧排氮时间。地面吸氧排氮主要用于低压舱生理训练和高空生理鉴定试验。③加强平时的卫生保障措施，坚持体育锻炼以改善呼吸和循环系统功能，加强合理膳食制度管理以防止体重过重，都有一定的预防效果。④高空减压病的发生有一定的个体易感性，用低压舱进行一定高度的上升筛选出对本病有易发倾向的人，对参加特殊职业人员的选拔有一定意义。

（郑晓惠　朱克顺）

gāokōng wèicháng zhàngqì

高空胃肠胀气（barometerism）

高空上升过程中，因环境气压降低，人体胃肠道内气体膨胀又不能及时排出，短时间内引起的以腹胀、腹痛为主的一系列症状。增压座舱的应用明显降低了其发生率，但如果进行高空飞行前未能按规定进行高空饮食控制，在发生座舱增压系统故障的情况下有可能因其发生而危及飞行安全。

形成机制 正常健康人胃肠道内含有 1000ml 左右的气体，主要存在于胃及下部肠道。气体主要来自饮食吞咽的空气，少量来自消化道中食物的发酵和分解。根据玻意耳（Boyle）定律，当温

度保持一定时，一定质量气体的体积与其压强成反比。当大气压力降低时，胃肠道内的气体膨胀，引起胃肠管壁的扩张。胃肠道内的气体是被水蒸气所饱和的潮湿气体，并且胃肠道管壁具有一定的弹性，对气体膨胀有一定限制作用。因此，在不同高度上胃肠道内气体体积实际膨胀的程度比单纯按干燥气体计算的结果要小些。在 6000m 和 10 000m 高度，胃肠道内气体分别较在地面膨胀大约 2 倍和 3.4 倍。胃肠道的显著扩张刺激了胃肠道管壁的牵拉感受器，邻近扩张的部位又产生痉挛性收缩而引起疼痛。

表现与影响　高空胃肠胀气的主要症状为腹胀和/或腹痛。腹胀、腹痛的程度与上升高度、速度、胃肠内含气量、胃肠道的通畅性和功能状态等因素有关。上升高度一定时，上升速率越大，膨胀气体来不及迅速排出，影响也就越大。便秘时肠道通畅性降低会减慢膨胀气体的排出速度。如果患有轻度肠道传染病或食用大量产气食物或含碳酸气饮料，消化道内气体膨胀会更严重。腹痛严重时，个别敏感的人可反射性引起一系列自主神经紊乱的征象，如面色苍白、出冷汗、脉搏徐缓、呼吸表浅、血压下降，甚至发生血管迷走性晕厥，此时将严重影响飞行安全。另外，胃肠道内气体膨胀压迫膈肌使之升高，限制呼吸运动，影响肺通气量；腹压升高影响下肢静脉血液回流，致使回心血量减少。这些因素对晕厥的发生也会起到一定的促进作用。经常暴露在高空的健康飞行员，最大高度不超过 8000m 时胃肠胀气的发生率很低，至多是出现短时间的不适感，只在个别敏感个体才会产生严重症状。一般在 10 000m 以上高度才会发生较严重的腹胀。

预防与克服　高空胃肠胀气的发生主要靠预防为主。使用增压座舱，降低座舱内的飞行高度可预防或减轻高空胃肠胀气影响。但是，飞行中随时存在座舱减压的可能，在进行高空飞行或进行低压舱检查、训练前 2~3 天，要执行高空飞行饮食制度，严格控制产气食物和饮料的摄入。主要包括：①富含纤维素和易产气的蔬菜，如韭菜、芹菜、萝卜、葱、蒜等。②豆类食品。③汽水、啤酒、加压罐装饮料和牛奶。④富含脂肪的肉类和油炸食物。⑤辣椒等刺激性食物。保持胃肠道通畅和功能状态良好，防止便秘和腹泻，飞行前排空大小便有助于减轻胃肠胀气的发生。发生轻度的腹胀和腹痛时，嗳气、打嗝或经肛门排气可缓解症状，改变坐姿、移动体位有助于排气。发生剧烈腹痛时要迅速下降高度，症状可立即缓解。

（王　颉　郑晓惠）

kōngzhōng guòdù huànqì

空中过度换气　（hyperventilation in the air）

飞行中由于呼吸频率和幅度增加，致使肺通气量异常增大，机体排出过多二氧化碳，产生头晕、头痛、四肢末端麻木和手足痉挛等不适表现的状态。过度换气所致症状与缺氧极为相似，如将两者混淆而不能采取正确的处理措施，可危及飞行安全。

形成机制　空中过度换气的主要原因：①缺氧。动脉血氧张力降低会反射性刺激呼吸中枢引起呼吸增加。有缺氧不适再有意加强呼吸时可致严重过度换气。②加压呼吸。不能掌握正确的加压呼吸技巧会导致呼吸频率和幅度增加。供氧装备呼吸阻力过大也会引起不自主地发生过度换气。③心理应激。恐惧、焦虑、紧张会影响正常的呼吸方式，可见于飞行训练早期，初次进行夜航或仪表飞行时。④药物刺激。能引起过度换气的药物主要有水杨酸类、雌激素、儿茶酚胺和兴奋剂等。运动引起的通气增加不会产生过度换气，因为代谢活动的增加提高了血液二氧化碳的含量。

肺泡气中二氧化碳分压主要取决于机体二氧化碳产生量和肺泡通气量。肺泡通气量越大，肺泡气二氧化碳分压越低。正常人体内的呼吸调节机制能够根据当时的能量代谢水平不断调节肺通气量，以适应体内二氧化碳产生量的变化，保证体液中 pH 值的稳定和离子平衡。过度换气时二氧化碳分压降低，血液中 H^+ 浓度下降。如果反应速度太快，血液缓冲系统来不及补充，使血液 pH 值增高，发生呼吸性碱中毒。血液 pH 值增高和组织二氧化碳分压降低的直接作用是使脑和心脏冠状动脉血管收缩，四肢等其他体循环血管扩张，结果出现血压下降和心排血量降低。血液 pH 值增高还使血红蛋白氧离曲线向左偏移，增加了血红蛋白与氧的结合力，减少了向组织释放氧气。上述综合效应导致脑循环停滞性缺氧，发生各种过度换气症状，甚至意识丧失。血液 pH 值增加使神经肌肉组织的应激性增加，引起一系列神经肌肉不稳定性增强的表现。

表现与影响　过度换气的早期症状主要是头晕、轻度头痛、口周和四肢末端麻木或麻刺感、视物模糊和思考能力降低等；随后可发生肌肉协调困难、肌肉抽搐、痉挛、强直和"手足痉挛"；严重时，全身肌肉痉挛，整个身体呈强直状态，最终可发生意识丧失。可伴有面色苍白、皮肤湿冷等表现。过度换气引起的症状和体征与低压缺氧的表现相似，并容易混淆。两者的主观症状不易区分，但客观表现上过度换气通常伴有四肢末端、口周麻刺感和肌肉痉挛，而缺氧多伴有肌肉松弛和发绀，不会发生肌肉痉挛。

预防与克服　过度换气的防治措施主要包括：①高空生理教育，了解过度换气发生的原因、症状特点，尤其是与缺氧的区别。在空中发生疑似症状，而排除缺氧的可能后，要降低呼吸频率和幅度。②通过加压呼吸生理训练，掌握正确的加压呼吸技巧，避免过度用力呼吸。③过度换气的发生存在显著个体差异，对疑似个体进行筛选检查有助于提醒易感者增强防护意识。④开展过度换气生理训练，体验其症状特点，可帮助空勤人员及时识别和采取相应防护措施。

（郑晓惠）

yǎngfǎncháng xiàoyìng

氧反常效应（oxygen paradox）

人体在经历较严重缺氧一定时间后，突然改吸纯氧或高浓度氧气时，在开始阶段所引起的缺氧症状短暂加重或机体其他情况恶化的异常生理现象。又称缺氧性吸氧反应。

氧反常效应的发生原因尚不完全清楚，可能与下述因素有关。急性缺氧时动脉血氧分压降低使颈动脉体和主动脉体内的化学感受器兴奋性增强，通过呼吸循环中枢反射性地引起肺通气量、心率、每搏量增加，并通过对肾上腺的直接作用使肾上腺素分泌增加，心率增快。

突然吸入纯氧时，发生下列反应：①解除了缺氧对化学感受器的刺激作用，原有呼吸循环系统的兴奋功能状态转为抑制功能状态，反射性地引起肺通气量降低、心动徐缓、血压下降等反应。②在脑组织局部，缺氧的直接作用是使脑血管舒张，而通气量增加所引起的二氧化碳分压降低使脑血管收缩。突然吸入高氧后缺氧的刺激作用解除，缺二氧化碳引起的脑血管收缩作用加强。上述动脉血压下降和脑血管阻力增加的协同作用引起脑血流减少，造成突然改吸纯氧后脑组织缺氧反而进一步加重的现象。

氧反常效应的主要表现，轻者出现局部肌肉抽搐、眩晕和恶心等症状；中等程度者出现意识紊乱、全身肌肉抽搐等运动协调功能障碍；严重者可有持续数秒或更长时间的意识丧失。同时伴随的表现有呼吸频率减慢，甚至呼吸暂停，心动徐缓，血压下降。大多数症状是一过性的，持续时间一般从十几秒到1分钟，个体间表现差别很大。影响其发生的因素主要有：①吸氧前的缺氧程度和暴露时间，多在严重缺氧一段时间后突然改吸纯氧时出现。②与突然供氧时吸入气的氧分压和增长速率有关，氧分压越高、增长速率越快，越容易诱发。③缺氧暴露期间从事一定的体力活动会使其发生机会增多。④个体易感性的差别。氧反常效应在飞行员实际飞行中虽不多见，但对缺氧者供氧或进行氧治疗时，要逐步增加氧的供应量，可预防或减少氧反常效应的影响。

（郑晓惠）

xùnsù jiǎnyā shēnglǐ xiàoyìng

迅速减压生理效应（rapid decompression effect）

飞机座舱结构破坏，增压座舱内气体压力在1秒左右甚至百分之几秒的时间内迅速降低，对人体产生的不良影响。又称爆炸减压生理效应。座舱结构破坏的主要原因有座舱玻璃材料的疲劳老化、破裂，座舱锁闩的机械故障，座舱密封带的移位、破裂，以及鸟撞和战时武器的攻击等。座舱迅速减压生理效应的严重影响主要见于采用增压座舱的战斗机。虽然民航旅客机也可发生，但由于座舱容积大，减压时间相对延长，危害程度降低。

迅速减压对人体产生的有害影响主要包括：①减压瞬间座舱内压力迅速降低，致使体内胃肠道、肺、中耳、鼻窦等含气空腔器官内的气体体积突然膨胀，造成组织损伤。由于胃肠道管壁较厚，其影响一般不严重，中耳腔及鼻窦内部的高压气体容易排出，一般也不致发生严重问题。但肺脏内气管分支繁多，不利于迅速排出膨胀气体，而且终末细支气管及肺泡壁结构非常脆弱，易受损伤。故在迅速减压瞬间，肺的气压性损伤是比较突出的问题，详细内容可见迅速减压肺损伤。②减压瞬间舱内气体通过破孔迅速向外流动，产生的强大冲击气流可引起外伤，甚至在未使用安全带情况下将人体抛出舱外。③减压时巨大的声响、温度骤然降低使舱内水气凝集产生的一时性浓雾、无座舱盖防护后强大的气流吹袭和突然启动加压呼吸并使代偿服充气等综合因素，会对飞行员的心理、情绪和操纵能力产生巨大影响，以至操作失误或忙乱中弹射跳伞而发生事故。④迅速减压过程完成后，在高空继续停留期间，高空缺氧、低气压以及寒冷等对人体产生继发性的有害影响。

预防和减轻迅速减压的影响措施主要包括：①通过工程技术

手段，根据人体胸廓和肺组织生物力学特点，在战斗机飞机增压座舱的压力制度设计上保证迅速减压时人体肺脏内减压峰值在安全范围内。在航空供氧装备的设计制造上也确保迅速减压瞬间肺内膨胀气体可以通畅地排出体外，并通过代偿服在躯干体表施加对抗压力，以限制胸、肺过度扩张，保证安全。②通过迅速减压生理训练，让飞行人员体验减压瞬间巨大的声响、温度的变化、舱内气雾的形成和气流的吹袭，以及迅速减压后可能遇到的缺氧威胁，并体验加压供氧接通时对机体的影响，以提高飞行员正确判断情况，及时采取正确措施的能力。③飞行中发生座舱迅速减压后要立即下降高度，在就近机场降落。落地后及时进行耳鼻喉科和呼吸系统检查，必要时拍胸部 X 线片，根据情况采取相应治疗措施。

（郑晓惠）

xùnsù jiǎnyā fèisǔnshāng

迅速减压肺损伤 （pulmonary injury by rapid decompression）

飞机座舱迅速减压时发生一过性肺内压相对升高，超过人体耐受限度引起的肺脏病理损伤。

形成过程 迅速减压时，座舱内气体及肺内气体相继发生减压过程，肺内气体压力降低速率低于座舱内气体压力降低速率，在座舱和肺之间形成瞬间的压力差，以座舱压力为参考水平，出现一过性的肺内压升高。

肺内压升高机制 肺内压一过性升高的过程可以用 1 个简单的模型来说明。图 1 所示的模型模拟了 14 300m 高空飞行飞机的座舱迅速减压时肺内压力升高的过程。小刚性容器代表肺，容器上有一狭窄开口代表呼吸道与座舱相通，大刚性容器代表飞机座舱，开口代表座舱破孔。座舱破裂时，舱内压力（曲线Ⅰ）在 0.2 秒左右降至舱外环境大气压力。而由于肺内气体的容积相对于呼吸道的口径要大得多，肺脏又处于座舱内，致使肺内气体向外排出的速率（曲线Ⅱ）比座舱内气体向环境大气中排出的速率慢得多。因此，在肺和座舱内气体压力之间一瞬间形成较大的压力差（曲线Ⅲ），这个压力差迅速

上升至峰值，然后随着肺内气体逐渐排出而下降。

人肺的实际减压过程远较上述模型复杂。首先，肺组织具有扩张性，对肺内压力升高具有一定的缓冲作用。其次，肺的扩张要在座舱减压开始之后经过一段时间才发生，这段时间称为"惯性期"。因此，肺的减压过程可分为 3 个时期：①惯性期，在此期内，肺尚未发生扩张，肺容积不变，人肺的惯性期约为 10 毫秒。②扩张期，肺扩张到肺总容量状态，即深吸气后的肺容量，肺内绝对压力迅速降低，人肺的扩张期最短约为 90 毫秒。③呼气期，肺内气体大量排出的时期。在前两期，肺内气体排出甚少，故依靠气体排出而发生的减压作用可以忽略不计。经过第③期，肺容积逐渐由最大恢复正常，肺内压随气体排出而与外界平衡（图 2）。

影响肺内压升高的因素 主要有以下因素：①减压时间。减压时间越短，肺内压升高越明显。②减压值，即减压前后座舱压力差。减压值越大，肺内压一过性升高越明显。③终压值。迅速减

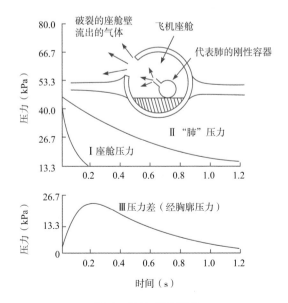

图 1　迅速减压模型

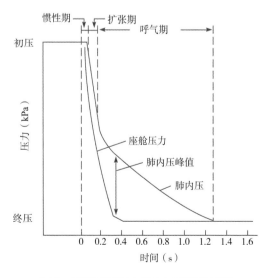

图 2　迅速减压时人肺内压的变化过程

压后的终压值越低，肺内压一过性升高越明显。④肺容积。包括人体肺和呼吸道的容积，以及所使用的与呼吸道连通的防护装备（如供氧面罩）的容积。肺内气体容积越大，肺内压力的减压时间越长，肺内压的升高就越明显。⑤呼吸道通畅程度。呼吸道通畅程度越低，肺内压一过性升高越明显。

肺气压性损伤机制 肺内压力升高造成肺损伤的机制主要有两种。①肺过度扩张引起肺组织破裂。若一过性肺内压升高所引起的肺扩张超过了肺组织可耐受的限度，就会导致肺破裂。由于肺内肺泡的顺应性及连通各肺泡的小气道的阻力各不相同，在迅速减压时不同肺泡内膨胀气体排出的速率也不相同，造成一过性压力升高的程度不同，所以肺泡扩张程度也不相同，过度扩张的部位，发生肺泡破裂。肺泡内气体通过破裂处进入肺组织间隙，形成间质性气肿，若再沿血管、淋巴管或小支气管的走行推进到肺门，并进一步进入纵隔时，就会形成肺门气肿或纵隔积气；若纵隔内压力过高，气体又可以冲破胸膜引起气胸，或沿大血管走行上行至颈部皮下形成气肿；肺泡破裂时，肺泡毛细血管也发生破裂，是常见肺实质出血的原因。若气体经破裂的血管进入人体循环系统可形成气体栓塞。肺泡出血造成呼吸道局部堵塞时，因气体不能进入该局部肺泡而发生局部肺萎陷。②压力冲击波引起肺组织挫伤或撞击伤。在一定减压条件下，如果减压时间很短，胸壁来不及与压力变化的速率相适应地扩张时，高的肺内压冲击肺使之与胸壁相撞而发生损伤，主要表现为同肋骨走行一致的肺表面出血。

表现与影响 座舱迅速减压肺损伤的主要症状为胸痛，一过性神经系统症状如头痛、视物模糊、恶心、呕吐、皮肤苍白、出冷汗、失语、部分偏瘫等，严重时可出现一过性意识丧失。飞行员或乘客遭受了迅速减压，并发生了胸痛或一过性神经系统症状，即可诊断为迅速减压肺损伤。胸部 X 线检查发现肺气肿、纵隔积气或气胸即可确诊。

治疗原则 分为对症治疗和全身支持治疗。机体对迅速减压的耐受能力取决于肺脏对肺内一过性压力升高的耐受限度。任何使肺内压升高的因素均会降低机体对迅速减压的耐受能力，甚至造成严重后果。中国国家军用标准《飞行员肺脏对减压峰值的生理耐限》（GJB 690—1990）指出，飞机座舱迅速减压时，人体肺脏对一过性压力升高耐受的安全值为 6.37kPa（不产生损伤），生理耐限值为 7.8kPa（有轻度可恢复的损伤，但不危及生命安全）。

防护措施 ①科学地设计氧气系统和个体防护装备：包括减少呼吸装具的无效腔容积、降低呼吸装具的排气阻力、增加氧气系统在迅速减压时的卸压能力等。②迅速减压训练：使飞行员体会迅速减压对人体影响的特点，了解减压瞬间不要屏气的意义，减轻精神紧张程度，增强应对环境急剧变化的能力。③加压供氧：如果飞机座舱迅速减压发生在12km 以上高度，为防止飞行员发生暴发性缺氧，氧气系统自动进入加压供氧状态。

（刘晓鹏）

shēnglǐ yùxiàn gāodù

生理阈限高度（physiological threshold altitude） 依据人体对高空低气压的生理反应，按海拔高度划分出的不同生理反应发生的高度界限值。生理阈限高度主要应用于高空、高原等低气压环境的生理研究，飞机氧气系统和飞行员个体防护装备研制、鉴定和选配，以及飞行员缺氧耐力、高空耐力和加压呼吸耐力检查，是制定飞行员高空飞行医学防护措施、防护装备要求和选拔训练飞行人员的重要依据。人体在不同生理阈限高度上的生理反应和对应的防护要求见表1。

（刘晓鹏）

表 1 生理阈限高度、生理反应与防护要求

生理阈限高度/m	生理反应	防护要求
1500	夜间视力开始下降	夜间飞行进行供氧
3000	飞行效率开始降低	长时间飞行进行供氧
5000	飞行效率明显降低，呼吸循环功能开始出现障碍	供氧浓度随高度上升而升高
7000	心脑功能出现明显障碍，有意识丧失危险	供氧浓度随高度上升而升高
8000	发生高空减压病、高空胃肠胀气	使座舱压力高度低于8000m；采用高空飞行饮食
12 000	有效意识时间少于 30 秒	氧气系统加压供纯氧并使用高空代偿服
15 200	有效意识时间少于 15 秒	同上
19 200	发生体液沸腾	同上

生理等效高度（physiologically equivalent altitude）

shēnglǐ děngxiào gāodù

在不同海拔高度的气压环境中，吸入不同氧浓度气体使肺泡气氧分压维持在等同或近似水平上形成的具有同等供氧生理效应的一组高度值。主要应用于高空、高原等低气压环境的生理研究和供氧装备的设计与评价。

在理想情况下，应该根据肺泡气氧分压来确定生理等效高度关系，肺泡气氧分压方程式的全式为：

$$P_{AO_2} = (P_B - 47)F_{IO_2} - P_{ACO_2}[F_{IO_2} + (1 - F_{IO_2})/R]$$

式中，P_{AO_2} 为肺泡气氧分压；P_B 为吸入干燥气体压力；F_{IO_2} 为气管内吸入气体氧浓度；P_{ACO_2} 为肺泡气二氧化碳分压；R 为呼吸交换率。当气管吸入气体氧浓度为100%，或者 R 为1时，肺泡气氧分压方程式可以简化为：

$$P_{AO_2} = (P_B - 47)F_{IO_2} - P_{ACO_2}$$

但是，在实际工作中，为了使用方便，一般都根据气管内气体的氧分压水平是否相等来确定生理等效高度关系，其关系式为：

$$P_{AO_2} = (P'_B - 47)F'_{IO_2} = (P''_B - 47)F''_{IO_2}$$

P'_B 和 P''_B 为两种吸入干燥气体压力（即两种环境气体压力），F'_{IO_2} 和 F''_{IO_2} 为两种环境下气管吸入气体氧浓度。根据上式确定的生理等效高度关系是一种"近似的"等效关系，但是已经能够满足实际工作需要。在不同高度呼吸空气和纯氧条件下的生理等效高度关系见表1。

（刘晓鹏）

飞机座舱微小气候（aircraft cabin microclimate）

fēijī zuòcāng wēixiǎoqìhòu

飞机座舱内局部的特殊气候条件。适宜的微小气候是飞机座舱基本卫生学的要求之一，主要由飞机环境控制系统调节，也受到外界环境的影响。

基本内容 衡量飞机座舱微小气候主要有温度、湿度、风速等参数。

温度 空气的温度是评定热环境的基本要素，飞机座舱温度常用干球温度表示。不同的机型依据环控系统性能、飞行状态和所处环境气候条件，座舱温度差别较大。民航客机借助性能优良的环控空调系统，无论外界环境温度如何变化，都可以保障飞机座舱温度保持在人体感到舒适的范围，一般在17～24℃。大多数直升机没有装备环控空调系统，座舱温度基本与外界温度相同。对于战斗机来说，在寒区低温条件下或飞机在高空飞行时，外界气温较低，可通过环控系统为座舱加温。飞机座舱温度升高的原因有多种，包括：①温室效应。战斗机座舱上盖通常是透明的，由于太阳光的辐射会发生典型的"温室效应"，因此炎热气候条件下飞机在停机坪上停留时，舱内气温往往高于舱外气温。②空气动力产热。战斗机飞行速度比较快，在低层大气高速飞行时，存在空气动力加热，即飞机表面与空气摩擦产热，在接近音速飞行时可达110℃，这时，空气动力产热是最大的空气热源。③飞机发动机转速较低时，座舱内通风流量不足会导致气温升高。另外，空调系统通风口安放位置不同，可导致座舱上下、左右、前后存在温度差。由此可见，影响战斗机座舱温度的因素较多，需要对座舱温度进行调解控制，如以平均皮肤温度32～34℃作为人体处于舒适温度范围的客观指标，则座舱气温以保持在16～21℃为宜。但在实际飞行条件下座舱温度的控制范围会稍大一些，一般为15～27℃，短时可允许32～35℃，而要求座舱上下温差不超过3℃，左右温差不超过2℃，前后温差不超过5℃。座舱温度变化受舱外温度影响时，舱壁温度与舱内气温有时不相等，如遇此种情况，可以允许气温与壁温间有一定差值，

表1 呼吸空气和呼吸纯氧条件下的生理等效高度关系及气体分压　　　　单位：mmHg

呼吸空气					呼吸纯氧				
高度/m	环境气	气管气	肺泡气		高度/m	环境气	气管气	肺泡气	
	P_B	P_{IO_2}	P_{AO_2}	P_{ACO_2}		P_B	P_{IO_2}	P_{AO_2}	P_{ACO_2}
0	760	149	103	40	10 100	196	149	109	40
1500	632	122	79	38	11 000	170	123	85	38
3000	523	100	61	36	11 900	148	100	64	36
4600	429	80	46	33	12 800	128	81	48	33
6100	349	63	33	30	13 700	111	64	34	30
6700	321	57	30	28	14 000	106	59	30	29

但不得超过 5~6℃。过大的温差可通过正、负辐射的影响，使身体从辐射途径获得，后者散失的热量增加；尤其是人体对负辐射的反射性调节不够灵敏，容易因散失大量体热而受凉。旅客机或轰炸机座舱设计，尤应注意解决此问题。

湿度　表示大气干湿程度的物理量。有湿球温度、绝对湿度、饱和湿度、相对湿度和露点等多种表示方式。大气中的水汽含量随高度上升而逐渐减少：在 1500~2000m 高度，水汽含量仅为海平面的一半；在 5000m 高度，则仅及 1/10。因此，高空飞行期间通风式座舱内部的空气非常干燥。若舱内湿度过低，则长时间飞行可使飞行人员及座舱成员感到眼睛、咽部等处黏膜干燥不适。增压座舱内部相对湿度的理想范围为 45%~65%，但为此要携带增湿所需要的水量，无疑会使飞机有效载荷减少。另一方面，座舱湿度增大，易使飞机铉窗和座舱盖有机玻璃结雾，且对舱内电子设备、隔热材料等也有一定影响。一般飞行时间不长的军用飞机，机上并无增湿装置；而对飞行时间较长、舒适性要求较高的旅客机，则主张舱内保持 30% 的相对湿度。与上述情况相反，军用飞机作低空大速度飞行时，座舱内湿度往往较高，为防止座舱盖有机玻璃起雾，宜在舱内安装水分分离器等去湿装置。

风速　表示空气的流速。气流速度对人体的影响，既与当时温度有关，又与湿度有关，当气温低于人体表面层温度时（指暴露部位皮肤温度和服装表面温度），风速起冷却散热作用，反之则起对流加热作用。至于风速与湿度的关系，一般来说，风速可促进蒸发散热，其效应的大小则与环境湿度有关，并仅在环境湿度较低时，才能发挥其蒸发散热的作用。这是由于气流不断使环境中湿度较低的空气，置换成接近体表的湿度较高的空气，而有利于进一步蒸发的缘故。关于飞机座舱内部的风速，一般认为以不超过 0.5m/s 为宜。

理论应用　飞机座舱微小气候对飞行员保持工作能力，圆满完成飞行任务及保障乘客（乘员）舒适、健康具有重要意义。尤其是在长时间连续飞行时，座舱微小气候的舒适性要求显得尤为突出。确定座舱微小气候诸参数的卫生学要求时，除应注意各参数之间具有一定的相互关系，可以适当调整、互相补偿外，还应考虑飞机种类、飞行劳动负荷、环控系统性能水平、军用飞机飞行员着装（包括防化服、抗浸防寒服）及是否配套通风、液冷降温装备等因素。

（肖华军　石立勇）

fēijī zēngyà zuòcāng

飞机增压座舱（aircraft pressurized cabin）飞行器舱内空气压力高于环境气压的座舱。又称气密座舱、通风式密封增压座舱。主要用于防护高空飞行时低气压对人体的影响。

简史　飞机座舱可分为"敞开式座舱"和"增压座舱"两种基本类型。1903 年发明的飞机为装有风挡的敞开式座舱，可防迎面气流的吹袭；后来进一步装备了座舱盖，但座舱内的气体压力及气体成分仍与飞行高度的大气环境相同。人在这种座舱内使用供氧装备，虽然可以保证飞行高度达到 12 000m 时短时间内不致发生严重缺氧，但不能防止高空减压病的发生，故其最大使用高度限于 7000m。飞行高度越过 7000m 的飞机（飞行器），应装备增压座舱。1921 年 6 月，首次进行了增压座舱飞行。增压座舱内的气体环境条件应与地面气体环境条件基本相同或相近，根据工作原理的不同，增压座舱又可分为通风式密封增压座舱（简称增压座舱）及再生式增压座舱（简称密闭座舱）两种（图1）。

理论基础　高空飞行时，人体如暴露在高空环境会受到寒冷、低气压和缺氧等影响，故需采用增压座舱进行防护。通风式密封

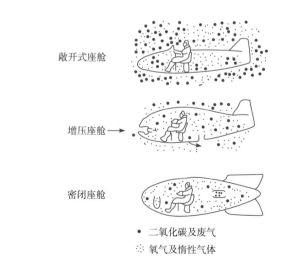

敞开式座舱

增压座舱→

密闭座舱

● 二氧化碳及废气
⋮ 氧气及惰性气体

图1　各型座舱与飞行高度环境之间在气体压力、气体成分等方面的关系

增压座舱的工作原理是通过密封系统的作用，使舱内和周围高空大气环境相对隔绝，再由座舱增压系统将高空稀薄大气不断压缩输入舱内，同时通过座舱压力调节器的活门又将剩余的部分气体不断排出舱外。既可保证舱内的余压和压力变化率符合一定的座舱压力制度要求，又可维持通风，保持舱内空气清新。此外，气体被压缩时的温升现象，还可实现座舱调温。关于舱内气体压力应保持的水平问题，从生理卫生学角度考虑，为了完全消除低气压和缺氧的影响，以能维持海平面的大气压条件为最好。但为满足这一要求，对航空工程就会带来许多困难问题。因为飞行高度越高，大气越稀薄，座舱增压系统设备的功率就必须增大，才能保证向舱内输入足够的压缩气体，这就要增加飞机设备的重量；另外，高度越高，座舱内气体压力比环境大气压力高出的数值（即余压值）便越大，必须加厚舱壁，才能使之承受越来越大的舱内外压差而不致破裂，这些都会影响飞机性能。解决矛盾的办法是在满足生理卫生学基本要求的基础上，确定座舱内的气体压力，应高于飞行高度的大气压，但低于海平面大气压；不同机种的增压座舱可分别采取不同的压力制度。据此，可将增压座舱分为"高压差制座舱"和"低压差制座舱"两类。同时，舱内压力变化率也应符合生理卫生学要求。

图 2 为几种不同类型飞机的座舱压力曲线，其中，曲线 I 为中国歼击机座舱的压力曲线。按其增压情况，可将压力变化过程划分为 3 个区：① "非增压区"或称"自由通风区"。从海平面到 2000m，舱内无余压，即舱内压与舱外大气压相等。② "等压区"，或称"绝对压力调节区"。从 2000m 到 5500m（依机型不同，可从 2000m 到 5500 ~ 12 000m），舱内压随飞行高度增加而保持恒定值，余压值逐渐增大。③ "等压差区"，或称"相对压力调节区"。5500m 以上，舱内压随飞行高度增加而降低，舱内外保持恒定的最大压差值 0.3kg/cm² (29.3kPa)。此例说明，该型飞机在升限高度 18 000m 时舱内压为 36.8kPa [(7.5+29.3) kPa]，座舱高度不超过 8000m，在座舱完整、使用普通供氧装备条件下，完全可以满足上述生理卫生学要求中的前两项。图中的虚线 II 代表另一种压力制度，可使"等压差区"的压力变化率减少一半，对防止中耳气压性损伤有利，为中国及其他国家所采用。轰炸机座舱的增压也有这三个区的划分（曲线 III），一般多采用"双重压力制度"，即除基本压力制度外，还有战斗状态压力制度。其优点是平时飞行条件下可以用较高的余压值，有利于防止低气压和缺氧的影响；在接近敌区或进入战斗的情况下，可降低余压值，以减少迅速减压的潜在威胁。曲线 IV、V、VI 为民航旅客机座舱压力曲线，曲线 VI 所示压力制度是大多数旅客机所采用的，无"非增压区"及"等压区"，座舱内维持海平面大气压力，直至"等压差区"开始为止。"等压差区"开始的飞行高度及舱内余压值，不同类型的飞机也不一样。

基本技术与应用 军事飞机的增压座舱在性能方面，必须满足座舱压力值的确定，能预防高空减压病；迅速减压的物理性影响应限制在可耐受范围以内；座舱压力变化率及压力波动值的确定，应考虑必须在可耐受的范围以内。

座舱压力值的确定，能预防高空减压病 在飞机的升限范围内，座舱高度不得高于 8000m（气压 = 35.6kPa），此压力标准，也一并解决了对低气压其他物理性影响的防护问题，如防止体液沸腾的发生及减轻胃肠胀气等。压力值越高，即座舱高度越低时，不仅越有利于防护上述各种影响，

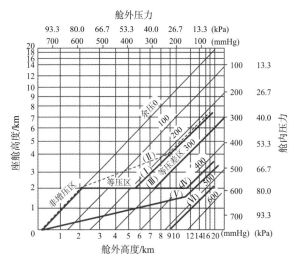

图 2 座舱增压曲线

而且也有利于预防缺氧。

使迅速减压的物理性影响限制在可耐受范围以内 小座舱飞机发生迅速减压时，座舱容积（V）/减压口面积（A）比值较小，减压时间相对较短，只有余压值较小（减压值也较小）时，才能减轻物理性影响，一般宜采用"低压差压力制度"；大座舱飞机发生迅速减压时，V/A比值较大，减压时间相对较长，余压值允许稍大，一般可采用"高压差压力制度"。

基于上述两项考虑可以提出：①对于歼击机，为避免由于增加重量而影响其机动性能，及发生迅速减压时减轻其物理性影响，只宜采用"低压差压力制度"。这类增压座舱还不能解决缺氧的预防问题，故乘员必须同时使用供氧装备。此外，其舒适性也稍差。②对于续航时间较长（多超过3小时）的轰炸机或高性能歼击机的座舱压力又应比续航时间较短（多在2小时以内）的歼击机座舱压力要求略高。③对于民航旅客机，由于要求能在较长时间的乘坐过程中较为舒适，生活活动较方便，不使用供氧装备亦不致产生明显的疲劳感觉，且考虑到迅速减压机会少，减压时间一般稍长，故可采用"高压差压力制度"；一旦发生迅速减压，应能及时提供简易方便的应急供氧装备供旅客使用。现代大型喷气式旅客机的座舱高度，一般规定为1500～2000m；长途旅客机，最好规定在900～1500m。如果机组人员呼吸舱内空气，则在规定座舱最大高度时，应考虑轻度缺氧对工作能力影响的问题。呼吸、循环系统功能不良的旅客，对轻度缺氧、气压降低的影响适应能力较差，且易疲劳，出现在座舱高

度2400m条件下数小时发生心力衰竭者，故旅客机及航空医疗后送飞机的座舱最大高度应尽可能降低。

座舱压力变化率及压力波动值的确定，应考虑必须在可耐受范围以内 飞机升降速度较大，即外界压力改变的速率较大时，舱内压力变化的幅度应当较小，并具有比较缓和的变化率，以防止发生中耳气压性损伤。对飞机上升时的舱内减压速率的要求并不严格，但飞机下滑时的舱内增压速率甚为紧要，尤其是在低空，对旅客机的要求还应更严。各国的规定不同，军用飞机相差较大，这可能与各国在发展军事航空中，根据战术技术须采用的生理耐受阈值不同有关，对座舱内压力的自动波动也应尽量使之减小。例如，有的资料报道，长时间、大幅度和频繁的压力波动，除能引起鼓膜损伤外，还可造成自主神经功能紊乱及工作能力下降。故对压力自动波动的要求，有人提出应不超过2.7kPa（20mmHg），平均变化率不大于0.3kPa/s（2mmHg/s）。有人认为，压力波动值达到2.4～2.7kPa（18～20mmHg）、压力波动率达到0.9~1.1kPa/s能引起中耳不适。

（余志斌）

hángkōng zàoshēng réntǐ xiàoyìng

航空噪声人体效应（human effects of aviation noise） 人体暴露在航空器所产生的噪声环境中身体产生的生理及病理学反应。包括噪声对人体听觉器官的"特异性"效应和对中枢神经系统、心血管系统、内分泌系统、消化系统等多个系统及心理学的"非特异性"效应。"特异性"效应会造成听觉器官损伤，"非特异性"效应对全身各系统都会有影

响。影响程度与航空器产生的噪声的声压级、频率、作用时间及被影响者的个体敏感性有关。

原因及机制 人不需要的声音就是噪声，不同种类的噪声源所产生的噪声，在噪声强度和频率方面有很大的差别。噪声是航空环境因素之一，对人体造成一定的生理和心理影响。影响的程度与噪声的声级、频谱、作用时间以及个体敏感性等因素有关。航空噪声源主要是飞机发动机噪声和飞机附面层空气湍流造成的空气动力噪声。不同种类的飞机产生的噪声声级、频谱有很大差别。飞行员较易感到的噪声有两类，一类是发动机系统的噪声，主要是宽频部分的，低频部分声压稍高；另一类是飞机机体与大气摩擦造成的空气动力噪声，这类噪声也是宽频带的，以高频部分为主。

喷气飞机座舱是密封的，舱内噪声较低。大型民航喷气飞机以巡航速度飞行时舱内的总声压级，四发动机的旅客机一般为75～85分贝（dB），宽体机为72～84dB。螺旋桨飞机和直升机飞行时，舱内噪声压级为100～110dB。在频率分布上，螺旋桨飞机和直升机以低频为主，声能主要集中在500Hz以下的频区。喷气飞机的频率分布很广泛，声能分布在20~100 000Hz频区。

表现与影响 噪声对人体的不良影响是多样的，噪声级30～40dB是比较安静的正常环境。50dB就会影响睡眠和休息，休息不足，疲劳不能消除，正常生理功能会受到一定的影响。70dB以上干扰谈话，造成心烦意乱，精神不集中，影响工作效率，甚至发生事故。长期工作或生活在90dB以上的噪声环境，会严重影

响听力和导致其他疾病的发生。航空噪声人体效应可以分为以下6个方面。

听觉器官效应　人耳暴露于临界噪声强度［55～65dB（A）］超过一定时间即会引起听力下降，会出现耳鸣、听力下降，只要时间不长，一旦离开噪声环境后，很快就能恢复正常。如果接触强噪声的时间较长，听力下降比较明显，则离开噪声环境后，就需要几小时，甚至十几到二十几小时的时间，才能恢复正常。以上的听觉恢复原状者被称为暂时性阈移，又称为"听觉疲劳"，这种暂时性的听力下降仍属于生理范围，但可能发展成噪声性耳聋。如果继续接触强噪声，长期持续不断地接受强噪声刺激，听觉疲劳不能得到恢复，听力持续下降，就会造成噪声性听力损失，成为病理性改变，使内耳感音器官发生器质性损伤，由暂时性阈移转变为永久性阈移，称为"噪声性耳聋"或"噪声性听力损失"。但在这个阶段，患者主观上并无异常感觉，语言听力也无影响，称为听力损伤。病程如进一步发展，听力曲线将继续下降，听力下降平均超过25dB，将出现语言听力异常，主观上感觉会话有困难，称为噪声性耳聋。强大的声暴，如爆炸声和枪炮声，能造成急性爆震性耳聋，出现鼓膜破裂，中耳小听骨错位，韧带撕裂，出血，听力部分或完全丧失，主观

症状有耳痛、眩晕、头痛、恶心及呕吐等。

中枢神经系统效应　噪声可以使大脑功能失调、条件反射异常，脑血管功能紊乱，表现为以头痛和睡眠障碍为主的神经衰弱综合征，脑电图有改变（如节律改变，波幅低，指数下降），出现枕部α节奏抑制现象，自主神经功能紊乱等；长期反复遭受强噪声刺激，可出现烦躁、头痛、多梦、记忆力减退、工作能力降低等神经衰弱状态。

心血管效应　噪声会使交感神经系统紧张度增高，动脉血压波动，心血管系统出现血压不稳（大多数增高），心率加快，心电图有改变（窦性心律不齐，缺血型改变，心电图ST-T改变）等，加速心脏衰老，增加心肌梗死发病率。长期接触噪声可使体内肾上腺分泌增加，使血压上升。在平均70dB的噪声中长期生活的人，其心肌梗死发病率增加30%左右，特别是夜间噪声会使发病率更高。生活在高速公路旁的居民，心肌梗死率增加了30%左右。调查1101名纺织女工，高血压发病率为7.2%，其中接触强度达100dB噪者，高血压发病率达15.2%。

消化系统效应　引起消化液分泌减少，胃肠蠕动减慢，食欲下降等消化功能紊乱症状。

内分泌系统效应　可出现甲状腺功能亢进，肾上腺皮质功能

增强，性功能紊乱，月经失调等症状。

心理效应　噪声首先引起睡眠不佳。噪声对睡眠的危害：突然的噪声在40dB时，10%的人可惊醒；达到60dB时，70%的人可惊醒。注意力不能集中，记忆力下降等心理症状，然后是心情烦乱，情绪不稳，乃至忍耐性降低，脾气暴躁，最后出现高血压、溃疡、糖尿病等。心理学上将这种病症称为心身疾病，意指心理因素引起的身体上的疾病。

预防与克服　噪声从声源通过中间介质的传播而作用于人体。对噪声的控制和防护应从控制噪声源、切断传播途径和个人防护三方面入手，并综合使用。①控制噪声源：飞机的主要噪声源是发动机，应从飞机的工程设计等方面进行提高和改进，降低发动机噪声。飞机座舱还可以采用隔声和消声装置，减弱透过座舱壁传进来的噪声，并用吸声材料来吸收座舱内的噪声。②切断传播途径：加强距离控制，设立屏障，利用地形等。欧美各国空军为了降低飞机发动机地面试车时的噪声，设计研制了一种地面试车消声器，其降低噪声的能力可以达到40dB左右，如表1所示。③个人防护：受音者或受音器官的噪声防护，在声源和传播途径上无法采取措施，或采取的声学措施仍不能达到预期效果时，就需要对受音者或受音器官采取防护措

表1　地面试车消声器的消声效果　　　　　　　　　　　　　　　　　　　　　　单位：dB

测试条件	总声压级	倍频程中心频率/Hz							
		63	125	250	500	1000	2000	4000	8000
无消声器，距离飞机76.2m处	139	130	134	134	128	124	125	125	129
有消声器，距离飞机76.2m处	97	94	91	88	84	83	83	79	73
有消声器，在飞机的维修位置	125	114	114	114	114	117	117	117	120

施，如长期职业性噪声暴露的工人可以戴耳塞、耳罩或头盔等护耳器。

（余文斌 潘 伟）

hángkōng zhèndòng shēngwù xiàoyìng

航空振动生物效应（biological effects of aviation vibration）

飞行器振动作用于人体而产生的一系列生物学反应。在航空环境中，振动与噪声有共同的来源，通常来源于航空器的动力系统，包括飞机发动机及外部空气动力学原因等。低频噪声通过共振引起振动，超过16Hz的振动引起噪声。航空器产生振动时，同时也会产生较大幅度的噪声，既影响飞机结构，也可作用于飞行人员，产生生理病理效应，引起不适，影响工作效率和身心健康。

形成机制 振动是物体相对于它在静息状态下的参照位置的运动，是连续的快速振荡。描述振动的物理参数有频率、振幅、作用方向和暴露时间。在生物力学还用振动加速度来描述机械振动强度。机械振动可分3种类型。①确定性振动：指振动的时间历程可预先确定的振动。最简单的是正弦振动，其运动量值随时间正弦函数变化，理论上具有单线谱。航空环境中，很少遇到正弦运动，往往存在着复合谐波的周期运动，即经相同的时间间隔，其运动量重复出现的振动，可分析为多个正弦函数的叠加，具有分离的多线谱，每一谱线代表一个频率成分的能量，如直升机的振动。②随机振动：指缺乏任何周期性，对任一给定时刻，其运动量值不能预先确定的振动。运动能量呈连续分布，具有连续谱。连续谱上有某些优势峰的随机振动，航空环境中较为常见。当飞机受大气紊流作用时，就会产生这种振动。③瞬态振动：指非稳态、非随机的短暂存在的振动。当系统受到一个脉冲力或发生突然位移时，就会产生迅速衰减的短暂振动，如飞机遇到突风引起的振动，以及着陆冲击时产生的振动等，都属此种类型。

振动的作用方向和暴露时间也是两个重要的特征参数。振动的作用方向，是相对于人体解剖轴面确定的（图1）。

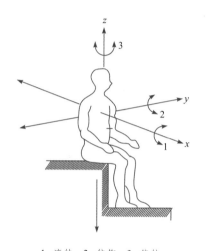

1. 滚转；2. 俯仰；3. 偏航。

图1 描述人体振动效应的体轴坐标系

正交的坐标系是以人体的心脏为原点，三个互相垂直的x、y、z轴分别表示胸-背向、左-右向、头-足向。由于同时伴有持续性直线加速度的作用，因此，当用加速度表示振动强度并以重力加速度为单位时，采用$nG_x \pm ng_x$的表示方法，标明振动强度和作用方向。G表示直线加速度，g表示振动加速度，右下角标表示作用方向（表1）。除3个轴向的振动外，围绕x、y、z 3个轴向的滚转角、俯仰角和偏航角，还可能有3个方向的"角振动"发生。围绕一定轴心的角振动是振动环境的主要组成部分。例如，飞机遇到大气紊流时，机身的仰俯或滚转方向的角振动比垂直的轴振动，可引起更明显的不良反应。

根据暴露时间的长短，可以分为：长时间振动，一般指超过1小时的暴露；短时间振动，指持续1分钟至1小时的暴露；瞬态振动，指持续几秒乃至更短时间的暴露。航空振源有内部和外部两部分。内源来自发动机及辅助结构。螺旋桨飞机的振动较为激烈，其频带位于10～1000Hz，其中100Hz附近的振动强度可达2～3g。直升机的振动频率与旋翼转数及桨叶数有关，主频位于10～30Hz。喷气式飞机的振动强度较小，主要为由于外源引起的低频振动。外源振动来自飞机与周围物质界面的相互动力学作用，如空中的紊流、机场跑道的不平等。随着飞机的性能的提高，由外援引起的次声随机振动（主频在1～10Hz）已成为作用于人体的

表1 振动作用方向的表示法

直线加速度		振动加速度	
心脏移动的方向	符号	振动方向	符号
向背	$+G_x$	胸-背向	$\pm g_x$
向胸	$-G_x$	背-胸向	$\pm g_x$
向左	$+G_y$	左-右向	$\pm g_y$
向右	$-G_y$	右-左向	$\pm g_y$
向足	$+G_z$	头-足向	$\pm g_z$
向头	$-G_z$	足-头向	$\pm g_z$

重要环境负荷之一，尤其是低空高速飞行的飞机，其座椅上的振动强度可达 0.5G 以上。

表现与影响 航空振动作用于人体的途径有 3 种：①直接接触的人机界面，如飞行人员与座椅、脚蹬、驾驶杆等的接触面。②通过人体周围流体介质，如次声波通过空气对身体表面的能量传递。③间接干扰，如飞行仪表发生振动时，对视觉的干扰作用。

感觉器官 人体的振动感觉器官主要有 3 部分：①感受振动触觉的皮肤感受器。②分布在深部组织（如肌腱、关节等）的机械压力感受器。③前庭器官的平衡感受器。人可感知从 0.1Hz 到声频范围的宽频带的机械振动。其中前庭器官敏感的频段主要在 1Hz 以下。

生物效应 与其频率、强度、方向和暴露时间密切相关。不同的频率带诱导不同类型的病理变化。0.1~0.5Hz 的振动易引起运动病，0.5~80Hz 的振动可影响人体的健康及舒适度。人体对全身振动的感觉阈很低，对于 0.1~10Hz 振动，阈值为 0.001g；而短时间暴露于 1~10Hz 振动的痛阈约为 1g。10~20Hz 可反射地引起骨骼肌的紧张性收缩，抑制腱反射。低于 30Hz，坐姿的人难以维持稳定的姿势。振动对中枢神经系统的作用是改变大脑的醒觉水平，与暴露时的中枢功能状态有关。1~2Hz 中等强度的振动产生催眠作用，高频较强振动或不稳定的振动则提高醒觉水平，对于稳态振动，可产生一定的适应作用。频率在 60~100Hz 的气流振动作用于躯干所产生的共振，是使人体产生症状和功能紊乱的主要因素。

暴露时间直接影响人体对振动的响应，可分急性和慢性两类。全身振动的急性影响可引起疼痛和损伤。反应程度取决于振动频率和强度，也与人种、性别、体质及经验、觉醒状态、体位、动作有关。重要器官发生共振时，反应最大。动物实验表明，频率 1~50Hz、强度为 1~20g 的急性暴露，可引起组织器官出血性损伤。20Hz 以下、1~10g 的强振动可引起猴和豚鼠前庭器官损伤。人体急性暴露的病理影响是：共振频率 4~8Hz、加速度超过 2G 的短时间振动，即已达到损伤范围；10~25Hz、5~10g 的振动作用可引起胸部疼痛；20~25Hz、9g 的振动作用 15 分钟，可引起大便隐血；1~10Hz 的沿 z 轴方向强烈振动，可引起脊柱的压缩性骨折。

长时间重复受到中等强度振动的作用，由于组织器官重复变形和位移以及生理应激的累积作用，可导致慢性损伤。航空振动环境的病理效应主要是慢性影响。长期暴露在振动环境下，会导致听觉、视觉、心血管、神经、呼吸、消化等多系统的病理改变，同时也可引起心理学和免疫系统等方面的病理变化，其损害几乎影响到人体所有器官系统的功能。这种损伤曾被命名为振动综合征、系统振动病、整体噪声和振动病、声振动综合征等。可表现为听力下降、视力下降、头晕、头痛、耳鸣、心悸、紧张、烦躁、失眠、血压升高等症状。这些症状可引起语言交流的障碍、对外界刺激或信号反应迟钝、操作能力下降、工作效率降低，且易出现操作错误甚至事故。反复暴露的飞行人员，其脊柱及胃肠道疾患发病率较高。X 线检查表明，低频振动时，脊柱呈周期变形，内脏呈波动性位移。长时间飞行环境下，

由于疲劳，脊柱周围肌张力和阻尼作用减弱，使椎体和椎间盘受到更强烈的振动作用，可导致潜在的损伤，逐渐累积构成脊柱的慢性损伤。经常驾驶直升机在紊流中飞行的飞行员一般在飞行几百小时后，便可能发生脊柱疾患，这是由于机械性轻微损伤累积的结果。仪表显示器的振动可损害飞行人员的工作效能。另外，不良的舱内微小气候环境，不合理的人体工效学设计以及不适宜的姿势等，均可加剧振动的慢性损伤作用。

振动导致的另一个常见的不适是运动病，在站立或坐姿时最常见。在航空振动中阅读、写作、饮食等活动都可引起不适。运动病症状发生的可能性随着暴露时间的增加而增加。但较长时间的适应可降低运动病的敏感性。女性比男性更易感，随着年龄的增加，运动病的发生率降低。

振动的耐受标准与允许界限 1997 年颁布的《机械振动与冲击 人体处于全身振动的评价 第 1 部分：一般要求》（ISO 2631—1）是人体受全身振动评价的基础性文件，从职业卫生、人体健康到人体感觉、运动病等方面对量化人体受振的方法和评价人体受振状况都提出了科学的建议。中国也等效引用了 ISO 2631—1 制定了相应国家标准 GB/T 13441.1—2007。ISO 2631—1 指出，并无充分的证据证明振动剂量和生物效应的关系，评价全身振动和不同暴露幅度时程的关系是不可能的。个体对振动的反应、接受能力也有较大差异。但在飞机的有关部位，应对振动进行控制，以防止对乘员产生有害的影响并保证不因振动而降低飞行人员的工作效率。50% 的觉醒

状态的健康人可以感受到 W_k 计权的峰值为 $0.015m/s^2$ 的振动。为保证飞行人员的工效，国家军用标准对飞机的振动界限提出了明确要求（图2）。

在飞机爬升、下滑、非加速飞行以及从最小速度到最大速度间的加、减速平飞时，全体飞行人员的座椅、工作台、驾驶杆、脚蹬、脚跟所接触的地板等能传递到飞行人员体表面的各种构件的3个方向的振动分量。①频率3～22Hz，振动加速度不得超过±0.1g；频率22～86Hz，双振幅不得超过0.1mm；频率大于86Hz，振动加速度不得超过±1.5g。暴露时间为2.5小时。②频率3～19Hz，振动加速度不得超过±0.07g；频率19～86Hz，双振幅不得超过0.1mm；频率大于86Hz，振动加速度不得超过±1.5g。暴露时间为4小时。③频率3～14Hz，振动加速度不得超过±0.4g；频率14～86Hz，双振幅不得超过0.1mm；频率大于86Hz，振动加

速度不得超过±1.5g。暴露时间为8小时。若振动超过规定界限，应采用主动或被动的隔振技术，以满足上述要求。

预防措施　①控制振动源，减轻以至消除振动，将传递到人体的振动减低到最小，使环境振动特性与人体的振动反应特性之间的配合最佳，以最大限度地减小振动对人体的不良影响。最有效的方法是在工程设计、生产工艺过程上考虑，把人和飞机作为一个整体系统，对各环节的动态响应，中间结构的共振，人与结构之间的隔振及人体振动的允许界限等问题加以综合研究解决。对飞行人员而言，首要的振动源是座椅，次要的振动源是飞机操纵部件。对振动的防护效果，取决于从这些部位传到人体的力及减少人体响应的程度。这可通过改进弹簧和改变阻尼来实现减振。弹簧和阻尼是作为振动装置共同被使用的。冲击吸收器和弹簧座椅已应用于多种形式的运输中，

但在军事飞机上使用，受到弹性座椅刚性要求的限制。能量吸收和阻尼可以设计到座椅垫内，使振动的衰减和弹射冲击力的放大两种利弊之间保持精确的平衡。②适宜的座舱环境，良好的人体工效学设计，适当的体验和训练，可提高人体对航空振动环境的耐力。③个人防护，应采取必要的保护措施，包括严格执行振动暴露的标准，限制振动的暴露时间，加强健康管理等。在航空振动环境中，减少头的运动、适当的休息、采用抗运动病药物可减轻运动病症状。对暴露于航空振动环境的人员，应每年进行一次健康检查，尤其是定期检查脊柱，对保护脊柱有益。早期发现问题，及时采取适当的措施；合理调节飞行时间和作息制度，对肌张力的复原和每次飞行后引起的潜在性损伤的恢复是十分有益的。

（张雁歌）

jiāsùdù shēnglǐ

加速度生理 （acceleration physiology）

飞行中人体在加速度作用下产生生物动力学效应引起的生理功能变化。人类整个进化与发展过程都是在地球引力场影响下进行的，人体结构和生理功能已经高度适应地球表面的重力条件。如果这种重力状态发生变化，即有了加速度运动，必将引起机体相应的改变。在航空航天活动中，飞行器做各种机动飞行，运动速度发生改变，人体受到加速度的作用。有关加速度生理的研究，主要包括研究生物体在加速度环境中生理功能的变化规律及其防护措施，即研究在飞行活动中加速度环境因素作用下，机体的生理效应及耐受限度，并且找出切实可行的防护措施，以保证飞行安全，提高飞行耐力，

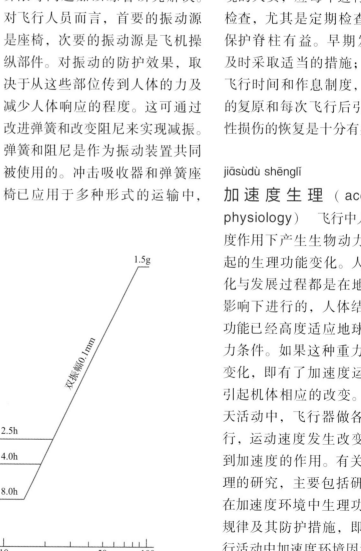

图2　保证飞行人员工效的振动要求

增强工作效能。

简史 在第一次世界大战时，战斗机飞行员在俯冲拉起时或空战期间，反映视觉发生变化，超常的加速度对人体的影响才引起重视。1925 年，在美国举办的一次飞行比赛期间，飞行员做特技飞行时诉说视力丧失，这促进了加速度生理的研究工作。而在 1918 年，法国已建造了一台离心机开展了动物实验研究。1935 年，德国在柏林的航空医学研究所建造了一台载人离心机并进行了大量人体试验，研究视力丧失的原因。其后各种防护措施也相继问世。1944 年，加拿大的弗兰克斯（Franks）首先研制出弗兰克斯飞行服。同期美国梅奥（Mayo）临床研究所联合有关单位合作研制出充气式抗荷服。1965 年，中国空军航空医学研究所建造了一台载人离心机，开展了大量的人体试验研究和训练工作。

分类 加速度的传统分类命名方法有两种：一是以飞行器的加速度方向命名，即以 a 表示加速度矢量，a 前冠以"+""–"号并标注作用于飞机轴向（x、y、z）的下标，表示作用于飞机 3 个轴、6 个方向的加速度。二是以惯性力作用于人体的方向命名。以 x、y、z 表示通过心脏原点的直角坐标系的 3 个坐标轴，分别为胸–背向（x 轴）、左–右向（y 轴）和头–足向（z 轴）。该方法中，规定以 G 表示惯性力矢量，G 前冠以"+""–"号，并在其后标注作用于人体轴向的下标，表示作用于人体 3 个轴、6 个方向的惯性力。

直线及法向加速度的术语及矢量符号 ①按加速度作用于人体的方向命名：加速度沿 x、y、z 轴作用于人体时，按指向可将加

速度分为 6 种（表 1）。②按惯性力作用于人体的方向命名：惯性力沿 x、y、z 轴作用于人体时，按指向也将惯性力分为 6 种（表 1）。每一种加速度都引起相应的惯性力，在表述中加速度名称和惯性力矢量符号互指并可交叉引用，图 1 中标明了常用的加速度术语及矢量符号。③按加速度作用时间分类：一般可分为持续性加速度、冲击性加速度和慢性加速度。持续性加速度通常是指作用时间在 1 秒以上的加速度。飞机做各

种机动飞行，以及宇宙飞船、航天飞机发射和重返时可产生持续性加速度。冲击性加速度通常是指作用时间短于 1 秒的加速度，也有以作用时间 0.2 秒作为冲击性加速度界限。在航空救生的弹射、开伞和着陆阶段产生这种加速度。慢性加速度是指作用时间长达数天甚至数月的加速度。

角加速度的术语及矢量符号 角加速度发生在飞机做横滚、俯仰及偏航等转动运动的过程中。所引起的惯性力以矢量符号 Ŕ 表

表 1 直线及法向加速度常用术语及矢量符号

按加速度作用于人体方向命名		按惯性力作用于人体方向命名		
加速度方向	加速度名称	惯性力方向	超重名称	矢量符号
足→头	正加速度	头→足	正超重	$+G_z$
头→足	负加速度	足→头	负超重	$-G_z$
背→胸	向前加速度	胸→背	胸–背超重	$+G_x$
胸→背	向后加速度	背→胸	背–胸超重	$-G_x$
左→右	向右加速度	右→左	右–左超重	$+G_y$
右→左	向左加速度	左→右	左–右超重	$-G_y$

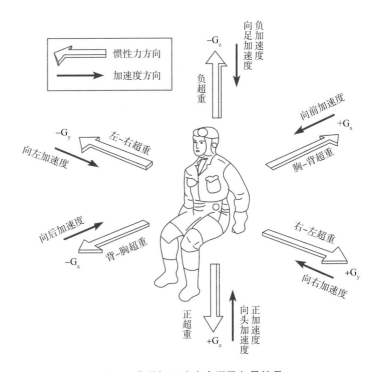

图 1 常用加速度术语及矢量符号

示。R前冠以"+""-"号并写出作用于人体轴向的下标,即可表示出作用于人体3个轴6个方向的惯性力矢量。

基本内容 加速度作用于人体可引起一系列的生理效应。

持续性加速度生物学效应 持续性加速度对机体影响的实质是由于惯性力的作用而引起机体形态学及生理功能的变化。持续性加速度在日常生活中经常可以遇到,如乘坐交通工具时,其运动速度的大小(加速度或减速度)或方向发生改变时,人体就要受到加速度的影响。若这种加速度值比较小,一般不会引起严重的生理效应。若产生的加速度值比较大,如现代高性能战斗机的各种特技动作和机动飞行,航天器在发射和返回期间都有相当大的持续性加速度发生,加速度值可高达10G,大大超过人体的耐受限度。其生理效应主要表现为人体的组织器官沿着惯性力方向发生变形、移位和重量增加,以及血液和体液发生惯性转移和重新分配,导致各种生理功能障碍。例如,足-头向的持续性加速度的血流动力学改变,致使心水平以上部位血压降低,造成视觉功能障碍和意识丧失,严重威胁飞行安全。

冲击性加速度生物学效应 冲击性加速度是指突然猛烈的加速或减速运动,其特点是加速度峰值很高(高达几十个G值)、作用时间很短(通常小于1秒),如飞机迫降或坠毁,从高速飞行或飞船中弹射救生,以及弹射离机后自由降落过程的开伞或着陆减速过载。冲击性加速度对人体作用的主要表现形式是机械力的影响,当这种机械力超过一定限度时可引起器质性损伤,如骨折、脏器挫伤撕裂、出血及外伤性休克等,严重时可致死亡。随着弹射救生技术的发展,冲击性加速度生物学效应及防护措施的研究不断深入。

动力学影响因素 加速度是有大小和方向的力学因素。飞机机动飞行中所产生的加速度谱线很复杂。加速度作用于人体时,由于其参数不同、作用方向不同,所引起的人体生物动力学效应有很大差异。

加速度G值 加速度强度常用加速度(或惯性力)的G值表示。在加速度作用下机体的生物动力学效应随着G值的增大而加强。对低G值可以耐受较长时间,随着G值增大,耐受时间缩短。加速度G值超过某一临界值,将引起功能障碍或病理损伤。

作用时间 一般指从加速度开始作用到作用结束的时间。在持续性加速度作用时,常需要指明G峰值的作用时间。加速度持续时间的长短与机体生物动力学效应的类型及其对机体影响的程度密切相关。一般说来,G值一定时,作用时间越长,影响越严重。作用时间短于0.2秒时,血液尚未沿着惯性力作用方向发生转移,血液循环功能只受血液柱流体静压改变的影响,主要引起器官组织机械性损伤。作用时间超过0.2秒时,血液开始沿着惯性力作用方向转移,约在0.5秒,转移才比较明显,在惯性力指向的末端部位,已开始出现血液淤积。随着加速度作用时间延长,血液的转移和淤积将更加明显,但在3秒内心排血量尚多无改变。在此阶段,血压的变化主要由血液柱流体静压改变引起,血压调节反射已经出现。在3秒以内,即使加速度G值很高,也不会发生视觉改变或意识丧失,因为神经细胞有一定的氧储备,在完全断绝血液供应情况下,视网膜神经细胞和中枢神经系统仍可维持3秒左右的正常功能。作用时间长于3秒,即可因血液供应减少或停止以及血液循环停滞而造成视网膜神经细胞及中枢神经系统缺氧,导致视觉功能改变以至发生意识丧失。对于加速度引起的循环功能改变,心血管系统代偿反应作用的发挥有一个时间过程,一般经过6~12秒才能较充分地发挥作用。作用时间达60秒以上,可能引起机体代偿功能疲劳或发生代偿衰竭,影响视网膜和大脑的血液供应。另外,在受惯性力作用的末端部位血浆渗出明显。超过器官组织正常耐限的冲击性加速度会引起器官组织机械性损伤。

加速度增长率 单位时间内加速度值的变化速率,即每秒钟增加多少G。一般情况下,加速度增长率越高,对机体的影响越严重。在+G_z作用时,如果增长率较慢,机体代偿功能在加速度达峰值前已充分发挥作用,故耐力较高;如果增长率快,机体代偿功能就来不及发挥作用,故耐力就较低。对于冲击性加速度,G增长率大小在造成器官组织机械性损伤方面有重要意义。

加速度作用方向 由于身体组织结构的特征,当人体受到不同方向惯性力作用时,功能变化和耐受能力也有很大的差别。例如,人体的主要大血管与身体z轴平行,当作用力的方向与人体z轴平行时,因血液柱流体静压改变和血液沿着惯性力方向转移,将会对循环系统功能造成严重影响。惯性力的指向不同,所引起的功能变化和后果又有很大不同,

惯性力指向头部（-G$_z$）时的影响比指向足部（+G$_z$）时要严重得多。人体对作用于其 x 轴和 y 轴的持续性加速度耐力最高。此外，还应考虑加速度的复合作用。飞机做机动飞行时，往往是几种加速度同时作用于人体，各种加速度之间可能发生协同或相加作用，使机体的动态响应变得比较复杂。

机体内在影响因素 飞机做机动飞行时，惯性力作用于人体可引起一系列生物动力学效应。人体属黏弹性体，各个器官系统的结构有所不同，因而对惯性力的效应也各有特点。机体又是一个统一的有机整体，在受到动力学因素作用时，会产生各种代偿反应以维持其正常的生理稳态。

质量因素 重力及惯性力都是以力场形式作用于生物体每一个质点的。在分子水平，由于所受重力已很微小，重力的作用可忽略不计，起作用的是分子间的作用力和热能的影响。在超微结构水平，重力的作用也很微弱。重力只对细胞内大于 $1\mu m$ 的组织结构产生影响。虽然离体的细胞在 200G 的惯性力作用下完全不受影响，但在整体情况下小于 10G 的作用力已可引起细胞超微结构发生改变。这表明在惯性力的作用下，机体组织的形态结构与完整机体的功能状态是统一的。根据牛顿第二定律，在加速度作用下，组织器官的力学效应与其质量大小呈正相关。在持续性加速度暴露时，动物加速度耐力和体重成反比关系。

结构因素 生物体器官组织结构的力学特性是机体对惯性力产生复杂力学效应的内在因素。人体是生物固体和生物流体组成的黏弹性体。生物固体几乎都是

黏弹性体，其中弹性较强的称为硬组织，如骨骼、牙齿以及由骨骼组成的有一定强度的刚性骨架；黏性较强的称为软组织，如肌肉及胸腹腔脏器等，它们有一定质量、弹性和阻尼，因此有一定固有频率。生物流体大多具有黏弹性，如血液和各种体液等，血液可在血管内自由流动。黏弹性体在力学特性方面有许多相似之处，它们都具有滞后、松弛、蠕变、各向异性及非线性的应力-应变关系等特性。在动力学因素作用下，生物体内不同黏弹性体的力学效应也有差别。骨骼质地坚硬，弹性限度和极限强度比较接近，塑性形变小，属脆性体，在受到 G 值较高的冲击性加速度作用时，主要引起损伤性变化。胸腹腔脏器有一定活动度、质地比较柔软，极限强度远超过弹性限度，塑性形变大，属塑性体，受力时主要发生移位和变形。血液是黏弹性流体，在惯性力作用下，其流体静压发生改变，并沿着作用力方向转移。器官组织的变形、移位和血流动力学改变又引起循环系统功能及人体其他功能发生一系列变化。

功能状态 机体的功能状态也是影响加速度生物动力学效应的重要因素，如心血管调节功能状态、前庭功能的稳定性、加速度耐力训练情况，以及年龄、性别等。精神状态和心理学因素也是不可忽略的影响因素。

理论应用 飞行中足-头向的持续性加速度可造成视觉功能障碍和意识丧失，严重威胁飞行安全，受到航空医学工作者的极大重视。随着航空航天事业的发展，对于加速度生理效应及防护措施的研究愈加广泛和深入，特别是针对高性能战斗机所产生的高 G

值持续性加速度的影响与防护开展了系统研究工作，成功研制出抗荷装备和后倾座椅，提出各种抗荷动作和针对性体能及专项训练方案。冲击性加速度生物效应是航空航天救生过程中的主要问题。随着弹射救生技术的发展，冲击性加速度生物效应及人体耐受限度的研究不断深入，发展了新型的航空救生防护措施，保障了飞行员的生命安全。

（孙喜庆　耿喜臣）

jiāsùdù yǐnqǐ de yìshí sàngshī
加速度引起的意识丧失（G-induced loss of consciousness, G-LOC） 在加速度作用下，脑血流量减少到临界值时所发生的意识突然丧失的知觉变化状态。又称+G$_z$ 引起的意识丧失、加速度性晕厥。美国报道的 G-LOC 发生率，空军为 12%，海军为 14%；英国空军报道的发生率为 19%；中国空军的两份 G-LOC 发生率数据分别为 4.4% 和 9.3%。这些数据都是基于调查问卷的统计结果，约50%的飞行员在经历 G-LOC 后会发生遗忘或否认曾经发生过 G-LOC，实际的发生率可能要比统计的数据高 1 倍以上。1919 年，战斗机飞行员在特技飞行时出现了 G-LOC。由于当时的战斗机机动性能较低，G-LOC 不是一个突出的问题。20 世纪 70 年代后期，各国空军开始装备大批第三代喷气式战斗机。这些战斗机的机动性具有高加速度 G 值、高加速度增长率、加速度作用时间长的特点，飞行员的 G-LOC 发生率显著升高，并成为导致飞行事故的重要原因之一。1982～1990 年，美国空军发生了 18 起 G-LOC，死亡 14 人，3 人重伤；1991～2000 年，发生了 11 起 G-LOC 导致的飞行事故，死亡 8 人，经济损失达几十

亿美元。

形成机制 当战斗机做机动动作或者载人离心机旋转时，人体受到由足指向头的正加速度（$+G_z$）作用，使血液向下半身转移，产生头（眼）水平动脉血压下降，脑血流量减少，引起脑组织缺血、缺氧，出现意识丧失。与 G-LOC 有关的主要因素包括：①加速度 G 值。当加速度 G 值超过人体产生意识丧失的 G 耐受限度时，不论 G 增长率是快是慢，都要发生意识丧失。人暴露于较低 G 值的 $+G_z$ 时，也有可能发生意识丧失，主要有 3 种情况，一是错误的抗荷动作，二是抗荷装备故障，三是疾病、疲劳等原因导致抗荷耐力降低。②加速度增长率。当加速度增长率低于 2G/s 时，$+G_z$ 引起的意识丧失首先要经过视力障碍阶段，即先发生周边视力丧失（灰视）和中心视力丧失（黑视），继之才发生意识丧失。当加速度增长率大于 2G/s 时，意识丧失可以在没有任何视力障碍先兆的情况下发生，即飞行员在没有发生周边视力丧失和中心视力丧失的情况下直接发生意识丧失。③G-LOC 体验和训练。经受过 G-LOC 体验和训练的飞行员，在发生 G-LOC 时，相对失能期可明显缩短。

表现与影响 发生 G-LOC 时所表现的症状主要与大脑缺血的程度有关。缺血、缺氧对脑的损害程度较轻，仅涉及大脑皮层时，则意识丧失程度轻，恢复快；缺血、缺氧对脑的损害程度较深，损害到脑的深部低级中枢时，丧失意识的程度较深，发生的抽搐运动和梦样状态也较多。根据意识丧失时间长短和症状，G-LOC 可分为两种类型：①轻度意识丧失型，意识丧失时间短，意识丧

失时无痉挛发生。②重度意识丧失型，意识丧失时间长，大多伴有痉挛性运动（抽搐）和梦态，当意识恢复后，出现精神紊乱和定向障碍，四肢及面部有麻刺感等症状。

G-LOC 的失能期分为绝对失能期和相对失能期。G-LOC 发生后，首先进入绝对失能期，即意识完全丧失的阶段，此时全身肌肉松弛，并可出现抽搐和做梦，持续时间平均 15 秒。如果此时作用于人体的加速度消失，大脑的血流量开始恢复，则进入相对失能期，即从意识恢复到操作能力恢复的阶段，此时意识尚没有完全恢复，仍处于精神紊乱和定向障碍状态，不具有正确操作飞机的能力，这种状态的持续时间同样平均约为 15 秒。绝对失能期与相对失能期之和为总失能期，约为 30 秒。G-LOC 的直接影响是在约为 30 秒的总失能期内飞机将失去控制，极易发生机毁人亡的飞行事故。

20 世纪 80 年代，国际航空医学领域提出了近意识丧失（almost loss of consciousness，A-LOC）的概念并引起广泛关注，即随着 $+G_z$ 的增加，在人丧失意识（G-LOC）之前会出现早期认知下降，甚至失能现象。通常发生于加速度作用时间较短，增长率较快的环境下，表现的症状有表情呆滞、淡漠、虚弱、灰视或黑视、听力下降或丧失、肢体感觉异常、瞬间麻痹、颤搐、遗忘和定向障碍等。主要影响飞行员的飞行效能，威胁飞行安全。各国报道的发生率不尽相同，范围在 14% ~ 40%。

预防措施 为了提高飞行员的抗荷耐力，预防发生 G-LOC，可通过飞行员加速度耐力选拔、使用抗荷装备、做抗荷动作及进

行抗荷生理训练等措施进行防护。

抗荷服与抗荷调压器 抗荷服是战斗机飞行员采用最普遍，也是最基本、最重要的一种抗荷装备。抗荷服的防护原理是限制腹部和下肢静脉血管扩张，防止血液在腹腔和下肢淤积；增加动脉系统外周阻力；通过限制心脏向下移位，保持心-脑垂直距离不被拉长；减轻心血管受到的机械影响。抗荷服按照结构可分为侧管式和五囊式两种。很多国家将原来的标准五囊式抗荷服囊面积加大，研制出了扩大囊覆盖面积抗荷服，进一步提高了抗荷效果。抗荷调压器（简称抗调器）是一种通过为抗荷服充气而提高飞行员 $+G_z$ 耐力的抗荷装备。抗荷服提供的防护作用依赖于抗调器为之提供的压力。决定抗调器性能的主要指标是充气速度与压力调节。提高抗荷服充气速率可增加松弛 $+G_z$ 耐力，充气速度过快则易导致腹部不适。

抗荷正压呼吸 从第三代高性能战斗机上开始采用的一种抗荷措施。抗荷正压呼吸的防护原理是通过氧气系统实施加压呼吸，升高胸内压，直接作用于心脏和大血管，经压力传递作用使主动脉压及眼水平动脉压升高，提高飞行员 1.5 ~ 2.0G 的抗荷耐力（见抗荷正压呼吸）。

抗荷动作 在加速度作用时飞行员采取的一种主动防护措施。抗荷动作的防护原理是通过收紧全身的肌肉，增加动脉外周阻力，促进静脉血液回流；并以有节奏的用力呼气方式，提高胸内压，从而提高抗荷耐力。抗荷动作的效果与飞行员的动作准确性、肌肉力量等因素有关，高质量的抗荷动作可提高抗荷耐力 3.0 ~ 4.0G，而错误的抗荷动作不但效

果差，有可能反而会降低抗荷耐力（见抗荷动作）。

后倾座椅　通过增大座椅椅背后倾角度提高飞行员抗荷耐力的抗荷措施之一。后倾座椅的抗荷原理是飞行员的躯干向后倾斜可以缩短心-眼垂直距离，降低心-眼间血液柱的流体静压差，减轻心脏负担，降低心率代偿性增加程度，有利于头部的血液供应，从而提高+G_z耐力。已经实际应用的是30°左右后倾的固定椅背座椅，这种座椅的设计思想是利用现代高性能战斗机在产生+G_z过载时一般都有10°～15°的攻角，二者相加可获得45°左右的实效背角，可提高抗荷耐力约1.0G。30°左右的后倾座椅既可适当提高+G_z耐力，又不占舱内空间，弹射救生不受影响，工程上也容易实现。

选拔与训练　制定高性能战斗机飞行员+G_z耐力选拔标准，对飞行员进行+G_z耐力选拔，避免G耐力不良的飞行员驾驶高性能战斗机，也是预防G-LOC的发生重要措施之一。抗荷体能训练、抗荷动作训练、抗荷正压呼吸训练、载人离心机训练及飞行效能训练等抗荷生理训练项目，对于保持或提升飞行员的抗荷耐力，预防发生G-LOC具有十分重要的作用。

（金　朝　耿喜臣）

kànghé dòngzuò

抗荷动作（anti-G straining maneuver，AGSM）　通过全身肌肉用力和用力呼吸而提高抗荷耐力的生理性防护方法。又称对抗动作、抗G动作、抗G收紧动作。其作用的效果是使心脏水平动脉血压升高，保证头部供血，防止发生加速度引起的意识丧失（G-LOC）。抗荷动作主要有L-1、

M-1、Q-G、HP与PHP动作等，美国采用的是L-1动作，中国主要采用HP与PHP动作。抗荷动作对于提高抗荷耐力，保证飞行安全具有重要意义。

简史　飞行员通过下肢和腹部肌肉紧张用力升高心水平动脉血压，提高抗荷耐力的方法，最早可以追溯到1924年的法国。1933年，英国首先将AGSM真正应用于实际飞行中，腹部和下肢肌肉收缩可增加1～2G的耐力。第二次世界大战初期，战斗机飞行员在高+G_z机动中，由于自身有限的+G_z耐力而无法避免黑视和G-LOC的发生，因此，1941年美国研究提出了M-1动作，并传授于盟军飞行员。20世纪70年代，美国针对M-1动作的缺点研究提出了L-1动作，1990年又提出了Hook动作。1996年，俄罗斯提出了T动作。1986年，中国国洪章提出紧张调息增压动作（Q-G动作）。1988年，罗新林针对M-1动作用力呼气过程中发声刺激喉部的缺点，研究提出了M-3动作。2002年耿喜臣等根据实践经验提出了HP与PHP动作。

理论基础　飞行中机动动作产生的加速度会导致血液向下肢和腹腔转移。AGSM的生理机制主要包括两方面：①下肢和腹部等全身肌肉的持续性紧张用力。可以减轻或防止血液向下肢和腹腔转移和淤积，有利于静脉血回流，并可加强小动脉的紧张度，使外周阻力增加，且由于腹肌收缩使腹内压处于较高的水平，形成持续的腹-胸压力梯度，在一定程度上缓解了因胸内压升高而妨碍静脉回流的不利影响。②用力地呼吸。在下肢和腹部持续紧张用力的同时，通过部分/全部关闭的声门/嘴唇用力呼气时，胸内压

升高，通过压力传递作用，升高的胸内压直接作用于心脏及胸内大血管，使心水平动脉血压升高，眼水平动脉血压从而相应升高。做AGSM时吸气或换气时间过长，胸内压相应地降低时间延长，或者用力呼气时胸内压升高时间过长都会妨碍血液回流，可引起动脉血压下降，影响AGSM的效果。因此，AGSM的两部分应正确协调配合，才能起到相辅相成的作用。否则，会降低G耐力，甚至导致G-LOC。

基本方法　AGSM的基本动作要领是：①缩头耸肩和身体略前倾，使心-眼水平垂直距离缩短，降低加速度引起的流体静压效应。②下肢和腹部等全身肌肉紧张用力，阻止血液向下肢和腹部转移，促进静脉血液回流。③用力呼气，提高胸内压力，使心脏水平动脉压升高。升血压反射有一定的延时并有一个过程，所以在载荷来临或提前做AGSM非常重要。

M-1动作　此动作的要领为先深吸一口气，然后通过部分关闭的声门缓慢用力呼气3～5秒，同时全身骨骼肌用力缩紧。缺点是在用力呼气过程中因要发出声音，干扰通话，易刺激喉部造成不适。

L-1动作　M-1动作的改良动作，不同之处在于L-1动作是通过完全关闭的声门做用力呼气动作，然后进行先呼后吸的换气动作。缺点是呼气时用力过大会造成明显不适，且吸气时间容易延长，导致胸内压较长时间降低，升高血压水平受限，会降低其防护效果。

Q-G动作　要领为下肢肌肉暴发性紧张用力，持续用力鼓腹，并用力做快速表浅胸式呼吸。缺

点是浅表快速呼吸有造成过度通气的风险，且不用力憋气，不能提高胸内压，全身肌肉用力程度高，易造成呼吸疲劳和全身肌肉疲劳。

M-3 动作 实质上是不发声的 M-1 动作，通过部分关闭的声门用力呼气时，声带不振动，不发出声音，其他要领与 M-1 动作相同。主要缺点是控制声门的开放程度技巧难度较大，易造成声门开放偏大，使声门呼气阻力减小，胸内压升高程度偏低，影响防护效果。

Hook 动作 要领与 L-1 动作类似，但呼吸部分则以喊"Hoo_ Ka"取代全闭声门吐气及迅速换气。

HP 与 PHP 动作 要领为依据加速度值大小，全身肌肉适度进行持续紧张用力，并以口进行 0.5 秒快速吸气和 2.0 秒用力呼气的周期呼吸。吸气时，口张开至最大程度的 2/3 左右，发出较轻的汉语拼音"H"的快速吸气。吸气后立即缩小口型，双唇微张，形成呼气节门，以口发出较重的汉语拼音"P"而用力呼气，为建立较高胸内压提供必需的阻力。PHP 动作是在进行抗荷正压呼吸（PBG）时采用的 HP 动作，强调在 PBG 时先要双唇微张，适度用力发出"P"进行呼气，以对抗面罩内加压的氧气，避免呛气。

学习 AGSM，首先需要在地面+1G$_z$条件下学习掌握正确的动作要领，并能正确熟练地实施，在 AGSM 训练器上进行训练可取得很好的效果。世界上许多国家都将 AGSM 训练作为离心机训练的一项重要内容，使 AGSM 真正成为飞行员抗高过载的有效措施。中国注重将人体对高载荷的生理心理适应、AGSM 的技巧训练贯穿于整个训练过程中，自 HP 与 PHP 动作提出后，便采用该动作进行训练，取得了良好的效果。

应用领域 AGSM 主要应用于战斗机飞行员对抗载荷作用，其与抗荷服、抗荷正压呼吸等抗荷装备共同构成对抗高载荷的综合性措施。虽然抗荷装备的性能在不断提高，AGSM 仍是方便有效的生理性抗荷措施之一。

（徐 艳 耿喜臣）

kànghé zhèngyā hūxī

抗荷正压呼吸 (positive pressure breathing for G，PBG)

在战斗机进行机动飞行产生正加速度（+G$_z$）时，通过为面罩加压供氧，飞行员进行正压呼吸，提高其抗荷耐力的抗荷防护技术。此为高性能战斗机飞行员对抗高过载综合防护措施中重要组成部分。抗荷正压呼吸与抗荷动作相比，其优点在于既能够提高飞行员+G$_z$耐力，同时又能够明显减轻飞行员的疲劳程度，特别是在作用时间持续 15 秒以上的+G$_z$暴露时。

简史 抗荷正压呼吸是从 20 世纪 70 年代开始研究和发展起来的，由于当时的抗荷装备与抗荷动作已无法满足高性能战斗机的高载荷防护要求，因此，科学家们开始重视研究加压呼吸提高+G$_z$耐力的方法和效果。在高空缺氧防护中，正压呼吸是随加压供氧方式的出现而诞生的，进行连续加压供氧时，在整个呼吸周期呼吸道内始终呈现具有一定压力波动的余压值，即在呼吸道内维持一定余压条件下进行呼吸。1973 年，美国采用 4.67~5.33kPa 胸部无代偿的正压呼吸实验时发现，正压呼吸有提高+G$_z$耐力的作用，与 M-1 动作的抗荷效果基本相同，且比 M-1 动作省力。随着正压呼吸提高+G$_z$耐力效果的明确，美国最早将其用于第三代高性能战斗机，更名为抗荷正压呼吸。加压供氧装置是战斗机上已有的氧气装备，用于抗荷防护时，工程上并不需做大的改动，只需将抗荷调压器通过一条管路与氧气调节器相联接，即可实现抗荷正压呼吸的需要。各国的高性能战斗机上，如 F-16、F-22、苏-27、苏-30、歼-10 等，均装配有抗荷正压呼吸装备。美国海军研制的先进战术生保系统就是由胸部有代偿的抗荷正压呼吸、大流量抗荷调压器和大覆盖囊面积抗荷服组成；俄罗斯苏-27 战斗机已采用胸部无代偿压力的抗荷正压呼吸作为高载荷防护措施。

理论基础 抗荷正压呼吸的防护理论基础是基于：①进行正压呼吸时，胸内压升高，升高的胸内压直接作用于心脏和大血管，通过压力传递使主动脉血压升高，继而使脑和眼水平动脉压相应升高，提高+G$_z$耐力。抗荷正压呼吸对-G$_z$和+G$_x$也有一定的防护作用。②胸内压升高值等于加压值减去肺扩张产生的弹性回缩力。进行正压呼吸时，肺脏过度扩张，弹性回缩力增大。弹性回缩力和肺扩张的关系是肺容积增加 1L，弹性回缩力增加 4mmHg。进行正压呼吸时，如果不考虑心排血量变化和血管外周阻力改变，心水平动脉压升高值等于胸内压升高值。实际上，进行正压呼吸时，心排血量减少，外周阻力也发生改变。③在+1G$_z$时进行正压呼吸超过 4.0kPa 会感到呼吸困难，不易耐受，进行较高压力正压呼吸时，通常在胸部施加代偿压力。防护载荷时也多采用的是胸部有代偿抗荷正压呼吸，但在载荷作用下，胸廓和背带重量增加，起到了一定的胸部代偿作用。进行6.0~8.0kPa的抗荷正压呼吸采用胸部无代偿也是可以接受的，飞行员没有明显的疲劳或不适感。

基本技术 机载供氧与抗荷系统已融为一体，随加速度G值的上升，氧气面罩内余压值升高，通常当飞机$+G_z$载荷达到3~5G时，从抗荷调压器出口通过一条管路引气，触发氧气调节器工作，通过氧气面罩对飞行员实施正压供氧，即实施抗荷正压呼吸。当启动抗荷正压呼吸后，随着飞机$+G_z$载荷的增大，对飞行人员面罩内氧气压力也会相应升高，其压力值与载荷值有明确的对应关系，各国采用的抗荷正压呼吸压力制度略有不同。抗荷正压呼吸的抗荷效果十分明确，胸部有代偿的抗荷正压呼吸可显著提高$+G_z$值耐力与$+G_z$时间耐力，减轻$+G_z$暴露时的疲劳程度；胸部无代偿的抗荷正压呼吸，可有效减轻热负荷、简化装备及降低成本。由于抗荷正压呼吸改变了人的正常呼吸习惯，为了克服呼吸阻力，必须自主用力呼气，明显加重呼吸肌的负担，容易引起呼吸肌疲劳，而且在吸气时容易呛气，必须限制性地吸气。为发挥抗荷正压呼吸的有效性能，必须对飞行员进行呼吸肌力量训练和呼吸技巧训练。中国研制的飞行员抗荷抗缺氧能力检测仪可以较好地完成抗荷正压呼吸训练。抗荷正压呼吸训练，除在飞行员抗荷抗缺氧能力检测仪上训练之外，还可在载人离心机上进行专项训练，在模拟飞行中进一步提高抗荷正压呼吸动作的技巧和对装备的适应性。

应用领域 抗荷正压呼吸已作为抗荷综合防护措施的重要组成部分，在各国的高性能战斗机上得到广泛应用，能够显著提高

飞行员的抗荷能力。抗荷正压呼吸还可用于预防和减轻加速度性肺萎陷。

(卫晓阳 耿喜臣)

jiāsùdùxìng fèiwěixiàn
加速度性肺萎陷 （acceleration atelectasis）
飞行员在呼吸高浓度氧气或纯氧、穿抗荷服进行高G值机动飞行时，肺基底部组织出现的一过性压缩现象。又称加速度性肺不张、航空性肺萎陷。常发生于肺底部。

在20世纪60年代初，由于飞机机动性的提高和高浓度氧气的应用，国外出现了战斗机飞行员在加速度、呼吸纯氧和抗荷服充气综合作用下引起加速度性肺萎陷的报道，经过给氧气调节器增加混合空气功能，飞行员在正常飞行时呼吸混合气体，很少再见到飞行员加速度性肺萎陷的报道。20世纪80年代，机载分子筛制氧技术在战斗机应用以后，由于其产氧浓度较高，又有部分飞行员出现了加速度性肺萎陷。

病因及发病机制 在加速度作用下，基底部肺叶的小气道被压缩而发生闭塞，使肺泡成为封闭的空腔，一旦加速度作用停止，阻塞的小支气管可以再次开放，肺泡内只要还有气体，便能重新通气。如果人体吸入的是纯氧或富氧气体，由于氧气被血液吸收的速度是空气被吸收速度的60~80倍，肺泡内的纯氧或富氧气体会很快被吸收，肺泡缺少气体支撑作用而发生肺萎陷。影响加速度性肺萎陷发生的因素主要有以下几方面。

加速度的作用强度和时间 加速度值越大，作用时间越长，肺基底部组织被压缩的越严重，越容易发生肺萎陷。在加速度较小时，如$+3G_z$以下，由于膈肌位置下降，

肺基底部组织被压缩的程度较轻，即使呼吸纯氧，也不会发生加速度性肺萎陷。当加速度较大时，如$+4G_z$以上，肺基底部组织被压缩的程度明显增加，肺泡发生闭锁，如果吸入的气体氧气浓度较高，则可以发生加速度性肺萎陷。实验证明，在加速度$+(3.0~3.5)G_z$作用时，必须具备$+G_z$、穿抗荷服和呼吸纯氧三个条件才能引起肺萎陷；在$+(4.0~6.0)G_z$作用时，只呼吸纯氧就能发生肺萎陷；在$+(7.0~9.0)G_z$作用时，呼吸空气也可引起肺萎陷。

抗荷服充气 抗荷服腹囊充气，限制了胸廓的运动并向上推挤膈肌，会加重肺基底部组织的受压程度，更容易发生加速度性肺萎陷。

呼吸含氧浓度较高的气体 吸入气体成分影响肺泡内滞留气体的吸收速率，氧气浓度越高，肺泡内的气体被血液吸收得越快，越容易发生加速度性肺萎陷。

临床表现 主要症状为干咳、胸闷、胸骨下不适或疼痛、深吸气困难，少数病例的肺基底部可闻及干啰音或呼吸音减低；胸部X线检查符合肺萎陷的表现；肺功能检查可见肺活量减少，补呼气量减少，肺顺应性降低，呼吸频率增加。症状通常在咳嗽和深吸气后消失，多数加速度性肺萎陷并无任何症状，少数飞行员的症状可则持续一天左右消失。

检查与诊断 存在机动飞行（$+3G_z$以上）、吸高浓度氧气后，出现上述临床表现的病史，首先考虑加速度性肺萎陷。胸部X线检查发现肺部有条状或盘状密度增大阴影，即可确诊飞行员发生了加速度性肺萎陷。

治疗原则 症状较轻者，进行深呼吸、用力咳嗽、叩击或按

摩胸部等。症状较重者，到医疗单位检查并用正压呼吸机治疗，辅以适当胸部理疗。

预防措施 ①卫生知识宣教。抗荷正压呼吸不仅能够提高动脉血压，提高人体对$+G_z$耐受能力，而且持续的抗荷正压呼吸还可使阻塞的小支气管开放，使萎陷的肺泡恢复通气，达到预防和减轻加速度性肺萎陷的目的。②正确使用供氧装备。飞行载荷超过$+3G_z$以上应启用抗荷正压呼吸。③掌握正确的抗荷动作。在机动飞行是维持肺内正压，也是预防加速度性肺萎陷的有效措施。

（刘晓鹏　耿喜臣）

tuīlā xiàoyìng

推拉效应（push-pull effect）在$+G_z$暴露前先受到0或$-G_z$或小于$+1G_z$作用时，飞行员$+G_z$耐力明显降低的生理变化。推拉效应对飞行安全构成严重威胁。产生推拉效应的机动飞行过程为先推驾驶杆，使飞机低头做有$-G_z$的曲线飞行，再转为拉驾驶杆，使飞机抬头做有$+G_z$的曲线飞行。在推拉机动飞行中，飞行员先受到$-G_z$作用，紧接着受到$+G_z$作用，在较低G值下即可发生意识丧失，从而严重威胁飞行安全。

简史 早在第二次世界大战期间，飞行员就察觉到，推杆（$-G_z$）俯冲比以翻转（$+G_z$）进入俯冲，在改出时更易发生黑视。1972年，美国报道了在外-内垂直"8"字特技飞行中，由于先$-G_z$继之$+G_z$作用，飞行员容易发生加速度引起的意识丧失（G-LOC）。1980年，美国堪萨斯州一架S-S飞机在特技训练中坠毁。调查发现，事故前飞机在做45°外筋斗（$-G_z$）后，紧随两次半横滚动作，经受持续性的$+G_z$作用，从而造成事故。1992年，

德国在离心机上验证了推拉效应的存在，发现$-G_z$暴露2秒，其后的$+G_z$耐力就会下降，而且预先$-G_z$值越大、作用时间越长，其后$+G_z$作用时引起的$+G_z$耐力下降就越明显。1994年，加拿大研究表明，预先0或$-G_z$作用后再$+G_z$作用时周边视力丧失发生率增加，且$-G_z$值越大，作用时间越长，随其后$+G_z$作用时的周边视力丧失发生率也越高，进一步证实了这种现象的存在，提出了推拉效应的概念。1998年，美国调查发现，美国空军一些机毁人亡飞行事故与推拉效应有关。在分析美国空军1982~1996年发生的24起G-LOC事故时，发现其中有3起事故高度怀疑G-LOC前存在推拉动作，有4起事故怀疑G-LOC前存在推拉动作。同时进行F-15和F-16空战训练平显录像回放研究工作，发现不同空战动作中含有17%~66%的推拉动作，总体平均为32%；推拉动作中小于$+1.0G_z$的加速度0~0.5G_z、持续时间为3.5~5.0秒。

2000年后，中国空军对推拉效应开展了大量的研究。有学者利用旋转床模拟推拉动作过程，观察到推拉动作的$-G_z$时相由于脑血流的自身调节机制引起脑血管阻力增加，可能是推拉效应$+G_z$耐力降低的重要机制；有学者利用倾斜床模拟推拉动作，研究心血管反应；有学者利用旋转床联合下体负压模拟推拉动作，探索了推拉效应的防护训练方案；有学者在离心机建立了模拟推拉动作的方法，在实验时观察到耳脉搏与视觉、意识改变分离现象，分析认为推拉效应的脑血管阻力增加机制的存在，并建立了HP与PHP动作防护推拉效应的方法及离心机训练方法。

形成机制 尚未完全阐明。一般认为，$+G_z$作用时，由于血液柱流体静压增大及血液向下半身转移，心水平以上部位动脉血压降低，引起颈动脉窦、主动脉弓压力感受器产生升压反射，使心迷走中枢紧张度降低、心交感中枢和交感缩血管中枢紧张度升高，产生心率加快、心肌收缩力增强、体循环的阻力小动脉收缩程度和小静脉紧张度加强的效应。总的结果是心水平动脉血压升高，使视网膜和脑组织的血液供应得到改善。$-G_z$作用时，心水平以上部位动脉血压升高，使颈动脉窦和主动脉弓压力感受器产生降压反射，使心迷走中枢紧张度升高、心交感中枢及交感缩血管中枢紧张度降低，出现心动徐缓，心肌收缩力减弱，心排血量减少和外周阻力降低等效应。

在推拉机动飞行中，预先受到$-G_z$作用，先出现降压反射，紧接着受到$+G_z$作用又引起升压反射，在降压反射与升压反射之间存在着一个转换期。致使在升压反射过程中，心迷走中枢紧张度在一定时间内仍处于优势水平、心交感中枢和交感缩血管中枢紧张度则处于较低水平，升压反射的中枢延搁时间延长，心率增快减缓，心肌收缩力和外周阻力降低，较低的总外周阻力导致血压降低，使$+G_z$耐力降低。预先暴露$-G_z$作用的G值越大，作用时间越长，转为$+G_z$时血压下降更快更明显，$+G_z$耐力降低也更显著。自主神经系统在推拉效应的发生中发挥着重要作用，外周血管可能存在快舒张、慢收缩特点，可能是推拉效应发生的主要机制之一。设法维持总外周阻力对推拉效应的防护具有非常重要的意义。此外，脑血流的自身调节机

制引起脑血管阻力增加也可能是推拉效应+G_z耐力降低的重要机制之一。

表现与影响 推拉效应的主要表现为+G_z耐力降低、动脉血压降低和心率变慢。

+G_z耐力降低 在松弛状态下的被试者，经过 0 或-G_z暴露可使+G_z耐力显著降低，耐力降低程度随着预先暴露的-G_z值的增加及作用时间的延长而增大。如果预先在-（1~1.8）G_z作用，继之暴露于+G_z时，+G_z耐力下降约40%。

动脉血压降低 与单纯的+G_z暴露相比较，推拉效应引起的头（眼）水平动脉血压下降更为显著。血压下降程度与预先暴露的-G_z值大小和持续时间有关，暴露的-G_z值越大，持续的时间越长，则血压降低的程度越严重。预先暴露于-（1~2）G_z后，再立即暴露于+2.25G_z时，与由+1G_z进入+2.25G_z暴露相比，被试者眼水平动脉血压降低值相差显著，同时视觉丧失的例数增加。在有推拉动作的+G_z作用初期，脉搏压明显增大。这是因舒张压降低程度大于收缩压降低程度所致，是推拉效应使外周阻力降低的结果。

心率变慢 在有推拉动作的机动飞行中，+G_z作用时心率虽也产生增快反应，但心率增快速率减慢，达到最大心率的时间延长，这也是心排血量减少的原因之一。

防护措施 ①开展卫生宣教工作：大力开展推拉效应的宣教工作，使飞行员了解推拉效应的影响及危害，知道在推拉动作时自己的+G_z耐力下降程度，可提高对推拉效应的认识及正确处置能力，预防推拉效应引起的事故，

保障飞行安全。②提前做抗荷动作：首先应尽量避免做推拉机动飞行。在特殊或意外情况下，出现有推拉动作的机动飞行时，掌握时机提前做抗荷动作对推拉效应能发挥有效作用。③加强飞行人员选拔和训练：一部分人对推拉效应敏感性高，年轻、迷走张力高、高身材等都是危险因素，因此在选拔中应该注意这些影响加速度耐力的因素。通过训练和频繁暴露可以对推拉效应取得适应，在离心机上模拟推拉动作对飞行员进行训练，可提高飞行员对抗推拉效应的能力。④研制新型防护装备：现有抗荷装备不是针对推拉效应设计的，如最新的抗荷服、呼吸调节器、抗荷调节器等，故使用这些装备对推拉效应没有明显防护作用。美国海军正在发展的敏捷型飞行人员一体化生命保障系统，把防护推拉效应作为一个重要目标。中国研制的下肢套带对于防护推拉效应具有明显作用。

（孙喜庆 耿喜臣）

jiāsùdù nàilì

加速度耐力（acceleration tolerance） 人体在加速度作用下仍可保持视觉和意识的能力。单位时间内速度的变化率称为加速度，加速度值的大小（角加速度除外），可用其为重力加速度（g）的倍数表示，比值单位为 G，比值是几倍就是几个 G。每一种加速度都引起相应的惯性力。加速度（或惯性力）沿 x、y、z 轴作用于人体时，按指向可将加速度（或惯性力）分为 6 种，见加速度生理。其中由足指向头的加速度习惯上称为正加速度，由头指向足的加速度称为负加速度，沿胸背向作用的加速度称为横加速度，沿左右方向作用的加速度称为侧

加速度。

基本内容 作用时间超过1秒的加速度称持续性加速度。当人体受到由足指向头的正加速度（+G_z）作用且持续时间超过1秒时称之为"持续性正加速度"。战斗机作盘旋、筋斗、俯冲改出等机动动作或载人离心机旋转时，飞行员或被试者会受到持续性正加速度的作用。持续性正加速度耐力包括 G 值耐力及 G 时间耐力两个方面。在地面进行持续性正加速度耐力检查的最佳方法是让受检者在载人离心机上进行+G_z暴露至耐力终点，其他也有使用下体负压舱（裤）、抗荷抗缺氧能力检测仪等设备进行加速度耐力的间接推算。各研究机构所采用的载人离心机性能、+G_z暴露模式、座椅背角、判断 G 耐力终点的装置等均有差异，因此，加速度耐力检查的方法及标准没有通用的规范。

检查 G 值耐力的+G_z暴露模式主要有慢增长率（gradual-onset rate，GOR）模式、快增长率（rapid-onset rate，ROR）模式和极快增长率（very high onset rate，VHROR）模式三种。美国空军航空航天医学院认为，增长率大于0.33G/s 时，机体来不及充分发挥心血管系统代偿反应。若要检查在充分代偿条件下的 G 耐力，必须采用比 0.25G 还要慢的增长率。因此，他们采用了慢和快两种增长率模式的检查方法。GOR模式以 0.067G/s（或 0.1G/s）的增长速度连续上升，直到耐受终点，主要检查机体在心血管系统发挥代偿作用情况下的耐力。ROR 模式（1.0G/s 增长率）和VHROR 模式（6.0G/s 增长率）主要检查机体在心血管系统没有发挥代偿作用情况下的耐力，更

接近于飞行员在飞机上经历的 G 增长率模式。由于 GOR 模式时压力感受器反射引起的心血管系统代偿反应可以充分发挥作用，GOR 时的 G 耐力要比 ROR 时的耐力高 1G 左右。

G 时间耐力的测定方法是被试者按照一定的模式持续进行 $+G_z$ 暴露，直到被试者由于疲劳而不能继续为止；以 $+G_z$ 暴露的持续时间作为该被试者的 G 时间耐力。这种测定的 $+G_z$ 暴露模式通常采用模拟空战动作（simulated aerial combat maneuver，SACM）曲线。美国常用的 3 种 SACM 曲线模式有：①4.5～7G SACM。增长率 6G/s，4.5G 和 7G 各持续 15 秒。②5～9G SACM。增长率 6G/s，5G 和 9G 各持续 10 秒。③战术空战机动 SACM。增长率 6G/s，9G 持续 5 秒，5G 持续 1 秒，8G 持续 1 秒，4G 持续 2 秒。

评定方法　判断到达 $+G_z$ 耐力终点的指标大致可分为主观及客观评定两种。主观判断到达 G 值耐力终点的指标主要是被试者在 $+G_z$ 暴露时的视野变化。各国甚至一个国家的不同离心机所采用的测定视野变化的信号灯系统不尽一致，具体安装尺寸、照度和视角等均有差别，这是由于各个离心机舱内的具体环境不同所造成。一些实验室采用直信号灯作为一种判断视觉改变的简单方法。按照北大西洋公约组织标准化协定 3827，直信号灯位于离心机吊舱内被试者眼水平前面 76cm。直信号灯杆长 71cm，在杆两端各有一个小绿灯（直径 2.5cm）。灯杆中心有一个直径为 2.5cm 的红灯。红灯的照度为 500cd/m² 而绿灯照度加倍。被试者看不见绿色周边灯光时的 G 值为周边视力丧失（peripheral light

loss，PLL）G 耐力（100% PLL）。在较高 G 值水平，中心红灯亮度减弱，主观判断此亮度水平已降到一半可以认为是 50% 中心视力丧失（central light loss，CLL）。这个视觉丧失水平是实验室常见的最大视觉丧失程度。发生 50% CLL 时的 G 值是"黑视耐力"。由于担心出现加速度引起的意识丧失（G-LOC），一般不要企图得到完全 CLL 或绝对黑视。另一种方法可更精确地判断视野的改变，即弯曲信号灯，又称高分辨度视野限度跟踪器，用它测定被试者到达加速度耐力 PLL 限度的视野。该装置位于被试者眼水平前方 76cm，在 120° 弯曲的水平灯杆上每相隔 1° 设置一个白色灯，形成一个由 120 个白色灯组成的灯阵。使用可控反向开关，被试者能够跟踪周边视觉变化，取 60° 处灯光看不见时的 G 值为 PLL G 耐受终点，离心机同时停止旋转。客观判断到达 G 值耐力终点的指标包括眼水平动脉压、颞动脉压以及耳脉搏等。有经验的检查人还会在 $+G_z$ 暴露时密切注意观察受检

者的面部表情，眼神涣散、面部肌肉松弛、呼吸频率变慢都提示受检者即将到达耐力终点。

影响因素　$+G_z$ 耐力的个体差异大，范围在 +（2.7～7.8）G_z，平均（4.7±0.8）G。影响人体 $+G_z$ 耐力的因素主要包括：①加速度。人体对低 G 值可以耐受较长时间，随着 G 值增大，耐受时间缩短。G 值一定时，作用时间越长，影响越严重。加速度增长率越高，对机体的影响越严重。②身体原因。心血管功能低下可导致 $+G_z$ 作用时心血管代偿功能不良，影响 $+G_z$ 耐力。飞行人员患有某些体检合格的慢性疾患，如静脉曲张、内脏下垂、胃功能紊乱等，可使 $+G_z$ 耐力降低。一些暂时性因素的影响，如睡眠不足、疾病初愈、空腹飞行等，使 $+G_z$ 耐力发生暂时性降低。身材矮小，心-眼垂直距离较短者，耐力相对较好。③环境因素。过度通气、缺氧、高温等会导致 $+G_z$ 耐力显著降低。

图 1 是根据无防护受试者的离心机松弛 $+G_z$ 耐力测试数据绘

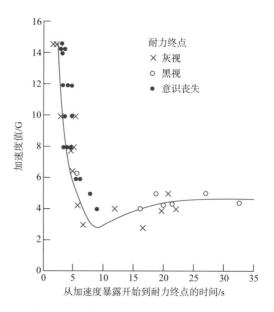

图 1　无防护受试者的松弛 $+G_z$ 耐力曲线

制的,测试时以意识丧失或黑视作为耐力终点(先出现者为准)。加速度暴露10秒以后G耐力升高,这是由于心血管系统发挥代偿作用的结果。图1表明,理论上讲,在数秒钟内,受试者可承受+14G$_z$然后降低到+1G$_z$而不发生任何视觉变化。但是,如果在+14G$_z$的暴露时间超过这一限度,由于眼睛和大脑储备氧的消耗速率相似,受试者就会在没有障碍先兆症状的情况下发生意识丧失。

图2说明了不同+G$_z$增长率与加速度耐力的关系。以很快的增长率(10G/s)上升到+12G$_z$,如果暴露时间很短,不会发生视力丧失(A);但如果暴露时间大于4秒,则有可能在没有产生视力障碍的情况下直接发生意识丧失(B)。增长率不太高时,受试者依次发生灰视、黑视和意识丧失(C)。慢增长率时,心血管代偿功能得以充分发挥,受试者在较高的G水平才发生视力障碍(D)。因此,0.1G/s增长率的G耐力比1G/s增长率的G耐力高约1G。

评定标准 为考核飞行员的抗荷能力,国内外均建立了在载人离心机上检查持续性+G$_z$耐力的方法和标准。例如,1977年起,美国空军采用了一个综合+G$_z$耐力标准,即+G$_z$增长率为1G/s,达到+7G,持续15秒。被试者坐于直座椅(13°椅背角),穿抗荷服做抗荷动作,没通过此项检查被认为是低+G$_z$耐力。俄罗斯布格罗夫(Бугров)等根据驾驶МИГ-29、СУ-27飞机的飞行员在空战机动飞行中要承受+(9~10)G$_z$、持续30秒的过载特点,指出原来+5G$_z$/30s的选拔标准已不适用,而采用了穿新型抗荷服通过+8G$_z$/15s的标准。德国空军航空医学研究所在选拔飞行学员时检查被试者的松弛耐力(增长率0.1G/s),评价时将热身+G$_z$暴露前、热身暴露+3G$_z$平台末时的心率及松弛+G$_z$耐力进行综合评分,评分优秀者入选高性能战斗机学员。中国战斗机飞行员加速度耐力标准为:①歼-6以下飞机飞行员的+G$_z$耐力达到3.75G、持续10秒为合格。②歼-7、歼-8飞机飞行员的+G$_z$耐力达到4.0G、持续10秒为合格。③苏-27、苏-30、歼-10等高性能战斗机飞行员的+G$_z$耐力达到4.5G、持续10秒为合格。

(金 朝 马月欣)

chōngjīxìng jiāsùdù

冲击性加速度(impact acceleration) 短时间或瞬间(通常小于1秒)物体突然猛烈运动而产生的加速度。其特点是加速度峰值高、作用时间短。航空航天中所用的冲击性加速度通常用"G"表示,一个G表示物体在地球表面的真空环境内降落时的加速度大小,其值为9.8m/s^2。对冲击性加速度的损伤机制与防护研究是航空救生领域主要研究方向之一。

形成机制 在航空救生领域,飞机碰撞、迫降或坠毁、从高速飞行器中弹射救生,以及弹射离机后自由降落过程的开伞或着陆减速,都会有此类加速度的产生。

飞机碰撞时的冲击性加速度 飞机碰撞包括在空中互撞及强迫着陆或摔机,不论是飞机互撞,还是与地面、水面或其他物体碰撞,原有飞行速度急剧改变,便产生了冲击性加速度,飞机会受到强大冲击力的作用。

弹射救生时的冲击性加速度 现代高性能战斗机的飞行人员在应急情况下脱离失事的飞机,普遍采用弹射跳伞救生装置。在弹射跳伞过程中,由于火箭推力、空气阻力、降落伞开伞拉力、着陆地面冲击力分别作用于人体,且作用时间极短,导致人体速度发生瞬间变化,产生各种冲击性加速度。

人体生物动力效应 冲击性加速度以突然施加的机械力方式作用于人体,其人体效应主要表现为机械力的影响,当机械力超过一定限度时可引起器质性损伤,如骨折、脏器挫伤撕裂、出血、外伤性休克等。

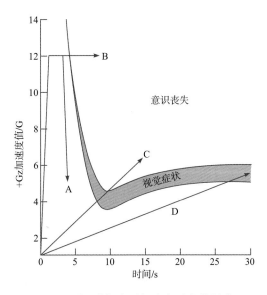

图2 +G$_z$增长率对加速度耐力的影响

已从冲击的人体试验、自由降落和各类冲击事故中获得了冲击性加速度对人体所产生的生物动力效应，见表1。

人体对冲击性加速度的耐限分为可耐受、致伤和致命3种界限。冲击力造成摔伤、撞击伤等轻度外伤，但不致造成工作能力丧失时称为可耐受的界限。致伤的冲击力引起的中等程度到严重程度的外伤，也可能造成工作能力的丧失。国内外通过各类冲击性加速度试验获得的人体对不同方向冲击加速度的耐限如下。

$+G_z$ 冲击性加速度　弹射离机和直升机硬性着陆时所产生的高 G 值为 $+G_z$ 冲击性加速度，常引起脊柱的压缩性骨折。当大于 26G 时，2/3 的人员脊柱出现骨折。据估计，25G、持续时间为 0.1 秒的 $+Gz$ 冲击性加速度，有可能是人体脊柱的耐限。

$-G_z$ 冲击性加速度　在飞机座椅上取坐姿并加以充分固定，人体可耐受约 15G、持续时间为 0.1 秒的 $-Gz$ 冲击性加速度，不造成严重损伤。

$+G_x$ 冲击性加速度　人体所受到的最大 $+G_x$ 冲击性加速度为 83G、持续时间 0.04 秒，但受试者于试验后表现极其虚弱，甚至休克。因此，人体对 $+G_x$ 冲击性加速度的耐限大约在 83G、持续时间 0.04 秒至 45G、持续时间 0.1 秒之间。

$-G_x$ 冲击性加速度　坐于飞机座舱内并给以最佳固定，人体对 $-G_x$ 冲击性加速度的耐限为 $-45G$、持续时间 0.1 秒，或者 $-25G$、持续时间 0.2 秒。该水平的冲击力可能造成损伤，但一般不会发生失能。

$-G_y$ 冲击性加速度　用安全带充分固定，人体可耐受 11～12G、持续时间为 0.1 秒的 $-G_y$ 冲击性加速度，但救生的耐限可能超过这一水平（$\pm20G_y$、0.1 秒）。如果增加一个支持头部、躯干和腿部的扁平金属板，人体可耐受增长率为 1210G/s、23G、持续时间为 0.04 秒的 $\pm G_y$ 冲击性加速度。

美国的相关研究估计了可以用于飞机设计及制造的人体对冲击性加速度的耐限（表2）。

表2　人体全身对 250G/s 增长率的冲击性加速度的耐限

名称		人体耐限
$+G_z$	20G	持续 0.1 秒
$-G_z$	15G	持续 0.1 秒
$+G_x$	83G	持续 0.04 秒
$-G_x$	45G	持续 0.1 秒
	24G	持续 0.2 秒
$-G_x$	13G	持续 0.002 秒（膀胱破裂）
	27G	持续 0.002 秒（肌肉劳损）
$\pm G_y$	9G	持续 0.1 秒

防护措施　当较高的冲击性

表1　冲击性加速度对人体所产生的生物动力效应

效应	冲击参数	反应
心动过缓	$+（5～15）G_x$	心率至少减慢 5 次
	$+（15～30）G_x$；$（9～12）G_y$	冲击后心率立即降低，在较高的加速度作用下，降低更多。服用 1.6mg 阿托品，心动过缓立即消失，表明与迷走神经反射有关
休克	$>15G_x$，500G/s	短暂失定向力；收缩压/舒张压在冲击后，15～30 秒下降到 12/8kPa，心电图呈结性节律
	$+12G_y$	晕厥，苍白
肌肉	$>-26G_x$，850G/s，0.002 秒	胸痛、背及颈部肌肉痛，颈僵直 1～3 天
骨骼	$>+16G_z$，1160G/s	脊椎前部压缩性骨折，大部分损伤在第一腰椎至第七胸椎
	$>-16G_x$，0.01～0.10 秒	腰椎骨折
神经学方面	$15G_x$	深部腱反射
	$>-20G_x$，400G/s 及 800G/s	在20G峰值时出现 10～15 秒晕厥。有欣快、手抖、协调降低、话多、肌肉紧张度增加，头、臂、躯干作剧烈的不随意运动
	$\pm25G_x$	深部腱反射消失数秒，然后功能亢进约 1 分钟
	$>-25G_x$，1000G/s	在冲击后几分钟脑电波非常慢
血液学方面	$-20G_x$，400G/s 或 800G/s	冲击后 1 小时血小板降低，1 周后，血小板数高于对照组
心理学	$+（10～25）G_x$	随着加速度值的增加，科恩（Kohn）符号排列试验有明显变化
全身负荷	$>+20G_x$	肾上腺分泌的化学性改变，肾上腺素的活性改变，17 羟-皮质酮分泌显著增加，这与缺氧及肾上腺皮质分泌刺激中枢神经系统有关

加速度不可避免时可以用几种方法进行防护：①减小冲击性加速度。在飞机设计中应用缓冲结构，使速度的变化持续较长时间，降低加速度峰值，以及应用吸收冲击能量的结构或材料，使作用于乘员的冲击力逐渐被吸收或衰减到最小。②限制人体主要部分的运动。采用飞机座椅上的固定带限制系统、可充气的囊袋固定系统等，可将身体各部分固定于飞机座椅等支撑结构上，减少身体各部分及内部器官的相对位移。

（耿喜臣　卜伟平）

tánshè jiùshēng

弹射救生（ejection survival）

将飞行员弹离飞行器并借助降落伞返回地面的救生方法及过程。在飞行训练、执行任务以及作战过程中，飞机有可能发生各种故障或为敌方武器击中而无法继续飞行时，飞行员必须果断地做出弃机逃生的决定，并按照正确的方法和程序，利用弹射救生装备迅速弹射离机、着陆或着水并生存求救，以挽救自己的生命。

弹射救生的一般过程为：当飞机出现紧急情况时，飞行员应当冷静地迅速进行应急处置并判明情况；确认飞机已无法挽救后，应果断做出弃机逃生的决定，并迅速准确地启动弹射机构。随后在燃爆弹高压气体及一系列机械和电子程序控制机构作用下，抛掉座舱盖或破坏舱盖玻璃，约束系统将飞行员拉紧约束固定在座椅上，人椅系统弹射出舱，稳定伞减速伞射出，经稳定减速后飞行员与座椅分离，在适宜高度打开救生伞，飞行员乘救生伞降落至地面或水上。如果携带救生船，则船会在落地（水）前打开并充气。飞行员落水后要迅速爬到船里，然后利用救生物品包中的通信设备进行求救联络，并利用生存物品进行生存自救，等待救援。弹射救生的基本过程如图1所示。

简史　弹射救生技术是随着航空技术的发明而形成、随着航空技术的发展而发展的。

人从高处跳下或坠落时，利用空气阻力，避免发生伤亡，这在四五千年前的中国就有人尝试并获得成功。1797年10月22日，法国人雅克·加曼（Jacques Gam-man）从1000m高的气球上用降落伞安全降落地面，是人类第一次从航空器上跳伞。早期的飞机速度不是很快，飞行员遇到紧急情况，可以自己从座舱中爬出，利用降落伞逃生。1914年降落伞被装备到轰炸机上，在第一次世界大战期间开始用于空降。当时的降落伞结构简单，性能不高，许多跳伞者都受伤或者死亡。20世纪30年代，英、德、美相继组建实验室对降落伞进行了大量的科学研究，俄国和日本也做了不少研究工作，使得降落伞逐渐变得安全可靠，成为真正的航空救生工具。第二次世界大战中，降落伞挽救了许多飞行员的生命。

第二次世界大战期间，出现了喷气式飞机。当飞行速度超过400km/h时，飞行员已难以自己爬出座舱用降落伞逃生。即使爬出，也往往会被飞机的尾翼撞死或撞成重伤。飞行员的救生成了一个难题。战争后期，德国空军发明了弹射座椅，飞行员在遇到紧急情况时，借助于弹射动力，迅速弹射离机逃生。1943年1月13日试飞员斯切克试飞亨克尔公司的He280Ⅵ型飞机，在飞机失控时成功弹射离机，成为第一个用弹射座椅应急离机获救的飞行员。弹射座椅技术解决了航空救生的一个瓶颈，成为航空救生学发展的一个里程碑。

早期的弹射座椅主要是利用弹射弹进行弹射的弹道式弹射座椅。随着飞机飞行速度的提高，

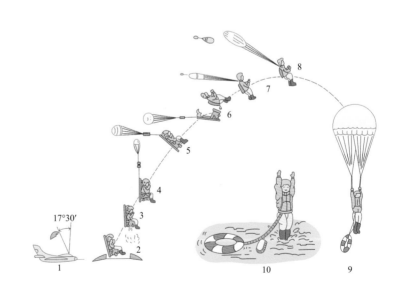

1. 抛盖（或破盖）；2. 启动弹射机构弹射出舱；3. 火箭包点火；4. 射出稳定减速伞；5. 稳定减速；6. 人椅分离；7. 打开救生伞；8. 在适宜高度救生伞张开；9. 稳定降落；10. 着陆（水）。

图1　弹射救生的基本过程

同时也为了解决零高度弹射的问题，1958年后，研制出了火箭弹射座椅（第二代弹射座椅）。这种座椅的弹射动力除弹射弹外，又增加了火箭包，使得弹射座椅能够弹离更高的高度，救生伞有更充分的时间张满，弹射救生的成功率提升到了85%左右。20世纪60年代起，为了解决不利姿态下的救生问题，又研制成功了多态程序控制火箭弹射座椅（第三代弹射座椅），使得在飞机横飞、倒飞等姿态下也能够顺利弹离飞机，开伞落地，弹射救生成功率达到了90%左右。

然而，弹射座椅和降落伞并不能保证飞行员百分之百地安全成功地逃生。除机械故障外，弹射过程中弹射出舱、开伞、降落着陆等各阶段的冲击、旋转等因素都会造成飞行员受伤甚至死亡。美国等国家很早就开始对造成飞行员伤亡的因素进行分析研究，并不断从弹射救生事故中查找原因，总结经验，持续改进弹射救生技术，使得弹射救生成功率不断得到提高。弹射救生损伤防护研究也伴随着弹射救生技术的发展而不断地得到了深入、全面的发展。美、俄、英等国家都有专业的弹射救生损伤防护研究机构和实验室，弹射救生损伤防护已发展为航空医学的一个重要分支学科。

中国的航空弹射救生专业创建于20世纪50年代末期。弹射救生装备的发展经历了引进、仿制、部分改进直至独立研制的发展过程。伴随着这一发展过程，弹射损伤防护研究也不断地得到了发展。在几十年的发展过程中，先后开展了人体脊柱对向上弹射冲击加速度的耐限、人体脊柱对开伞冲击力的耐限、人体头颈胸腹部和四肢对气流吹袭的耐限等方面的试验、测试与研究工作，获得了大量宝贵的基础数据，并制定了相应的国家军用标准，为中国防护救生装备的不断发展提供了重要的依据，对保护中国飞行员的健康和生命安全发挥了重要作用。

基本技术 弹射救生的基本技术包括弹射机构的启动、弹射通道的清除、弹射过程中各种载荷的限值要求以及救生物品。

弹射机构的启动 方式主要有3种，即面帘式手柄、扶手式手柄和中央拉环式手柄。先进的弹射座椅主要采用中央拉环式手柄。

弹射通道的清除 方式主要有两种，即抛盖方式和穿盖方式。抛盖方式即在启动弹射机构后首先将座舱盖抛掉，然后弹射出舱。穿盖方式则不抛座舱盖，启动弹射机构后，首先由破盖枪或敷设于舱盖玻璃上的微爆索将舱盖玻璃破坏，然后在弹射出舱过程中利用座椅头靠上部的破盖器清除弹射通道。抛盖方式的优点是弹射通道清除彻底，缺点是消耗宝贵的时间。穿盖方式的优点是节省宝贵的时间，但弹射通道清除不够彻底，存在对飞行员造成划伤或撞击伤的可能。因在危急情况下时间因素更为重要，所以先进的战斗机大多采用穿盖方式。

弹射过程中各种载荷的限值要求 在弹射救生过程中，飞行员处于复杂的状态和环境之中，通常会受到弹射过载、高速气流吹袭、气动减速过载、快速旋转、开伞冲击和着陆冲击等各种作用的影响，并可能引起相应损伤。

弹射过载 弹射时人体受到的过载值等于人体运动加速度与重力加速度的比值，方向与座椅运动方向相反，持续时间一般为0.2~0.6秒。向上弹射时人体作骨盆-头方向的加速运动，使脊柱受力突然增加，超过一定限度即可引起椎间盘突出，甚至脊柱压缩性骨折。人体脊柱对弹射过载的耐受能力与过载值、过载增长率及过载作用时间有关。评价人体脊柱对弹射过载的耐受能力的常用指标为动态响应指数（dynamic response index，DRI），国家军用标准《人体向上弹射加速度耐限》（GJB 1282—91）规定，以脊柱损伤概率小于5%为标准，温度为21℃时DRI值应不大于18，74℃时DRI值应不大于22。由于弹射离机时除了产生$+G_z$方向的加速度外，还同时会因气动力等因素的作用，产生G_x、G_y方向的加速度，且新型火箭弹射座椅还采用了推力矢量控制技术，飞行员实际上会受到多方向的加速度作用。对于这种情况，采用多轴动态响应指数（multi-axial dynamic response criteria，MDRC）来衡量乘员生理耐限的方法应更为合理。其计算模型为：假设人-椅系统为一个质量-弹簧-阻尼系统，根据人-椅系统重心处的三向加速度，通过四阶龙格-库塔法（Runge-Kutta method）求解二阶常微分方程式组（1）（2）（3）中的人体三个方向上的压缩量δ_{xt}、δ_{yt}、δ_{zt}，并代入式（4）（5）（6）求解出三轴向动态响应指数DRX_t、DRY_t、DRZ_t，然后分别对三轴向乘员生理耐限值DRX_L、DRY_L、DRZ_L进行比较，合成为MDRC。

$$\frac{d^2\delta_{xt}}{dt^2} + 2\zeta_x\omega_{nx}\frac{d\delta_{xt}}{dt} + \omega_{nx}^2\delta_{xt} = \frac{d^2X}{dt^2}$$

$$(1)$$

$$\frac{d^2\delta_{yt}}{dt^2} + 2\zeta_y\omega_{ny}\frac{d\delta_{yt}}{dt} + \omega_{ny}^2\delta_{yt} = \frac{d^2Y}{dt^2}$$

$$(2)$$

$$\frac{d^2\delta_{zt}}{dt^2} + 2\zeta_z\omega_{nz}\frac{d\delta_{zt}}{dt} + \omega_{nz}{}^2\delta_{zt} = \frac{d^2Z}{dt^2} \tag{3}$$

$$DRX_t = \frac{\omega_{nx}{}^2\delta_{xt}}{g} \tag{4}$$

$$DRY_t = \frac{\omega_{ny}{}^2\delta_{yt}}{g} \tag{5}$$

$$DRZ_t = \frac{\omega_{nz}{}^2\delta_{zt}}{g} \tag{6}$$

式中，$\frac{d^2X}{dt^2}$、$\frac{d^2Y}{dt^2}$、$\frac{d^2Z}{dt^2}$ 为座椅椅盆三向加速度，m/s^2。δ_{xt}、δ_{yt}、δ_{zt} 为人-椅系统模型的三向弹簧压缩量，m；ω_{nx}、ω_{ny}、ω_{nz} 为人-椅系统模型的三向自然频率，rad/s；ζ_x、ζ_y、ζ_z 为人-椅系统模型的三向阻尼比；g 为重力加速度，$9.81m/s^2$；t 为时间，s；DRX_t、DRY_t、DRZ_t 为人-椅系统模型的三轴向动态响应指数；DRX_L、DRY_L、DRZ_L 为人-椅系统模型的三轴向生理耐限值。

MDRC 值应不超过 1。其公式见下：

$$MDRC = \sqrt{\left(\frac{DRX_t}{DRX_L}\right)^2 + \left(\frac{DRY_t}{DRY_L}\right)^2 + \left(\frac{DRZ_t}{DRZ_L}\right)^2}$$

高速气流吹袭　弹射离机瞬间，迎面的高速气流不仅能吹掉防护装备，还可引起气流吹袭伤。气流吹袭对人体的影响主要有两方面，一是因气流动压力直接冲击作用所致的软组织损伤；二是因高速气流吹动头颈部和四肢等可活动部位以及气动力减速过载作用下肢体惯性运动所引起的甩打伤，如扭伤、脱臼、甚至骨折等。此外，吹掉防护装备还可引起缺氧、冻伤及其他严重后果。因此，在较高速度下弹射时，必须采用约束装置和挡风装置，以防止发生气流吹袭伤。现代高性能弹射座椅允许弹射表速可达到或超过 1100km/h，座椅上通常装有挡臂器、限腿带、导流板等防气流吹袭装置。此外，新型带有面部护翼的供氧面罩与头盔的护目镜配合，可较好地防护高速气流对面部的吹袭。

气动力减速过载　人-椅系统在脱离飞机的瞬间，由于受到迎面高速气流的巨大作用，向前运动的速度突然减小，于是就有气动力减速过载作用于人体。其作用方向视人-椅系统姿态而定，一般呈背-胸（$-G_x$）方向，峰值可高达 $40\sim50G$，但作用时间短促。过载达 $30\sim50G$ 时，可引起休克症状，如面色苍白、血压下降、出冷汗等。过载值再大则可引起视网膜出血等。若身体向前弯曲，还可引起类似骨盆-头方向过载症状，如头部极度充血、结膜及视网膜出血等。四肢固定不良时，可引起关节脱臼和扭伤。腹腔脏器因受腰带压迫可发生各种损伤，如腹腔出血、回肠外伤性穿孔等。

快速旋转　在救生伞张开之前，人-椅系统或人体可能发生不同形式的快速旋转运动，主要包括：①翻转（翻筋斗式旋转）。人-椅系统绕 y 轴，一般是由后朝前作俯仰方向的翻转。造成这种旋转的原因有二，一是弹射推力线偏离人椅系统重心较远，形成俯仰翻转力矩；二是人-椅系统上部与下部的迎风面积不等，所受到的气动力不平衡。②水平旋转。人、椅分离后若不马上打开救生伞，自由坠落的人体往往取伸展水平位，可发生水平旋转。③绕 z 轴的旋转。高空弹射后带稳定伞下降时，人-椅系统可发生绕 z 轴的旋转运动。快速旋转的危害主要有救生装备不能正常工作，如稳定伞缠绕座椅，影响人、椅分离；因惯性离心力作用可甩掉供氧面罩、手套、靴子手枪等装备；引起人体损伤。

开伞冲击　又称开伞动载，是指救生伞张开（充气）过程中，通过伞的背带系统作用于人体的冲击力。其最大值约为伞衣在充满瞬间阻力的 2 倍，与伞衣面积、阻力系数和伞衣充满瞬间人伞系统的速度有关。人体对开伞动载的耐力为 $15\sim20G$、0.3 秒。开伞动载大可造成脊柱伤、肋骨骨折和四肢脱臼，甚至内脏损伤。过大的开伞动载还可将氧气面罩等震落。在开伞冲击伤中，软组织伤约占 80%，四肢骨折 10%，胸骨、肋骨骨折和脊柱伤 10%。受伤部位多见于背带与人体接触部位，如会阴部、胸腰部等。受伤原因多系身体被伞绳、伞背带钩挂或抽打所造成，有的则是由于背带调节不当、受力不均所造成。

着陆冲击　又称着陆动载，是指弹射跳伞飞行员在接触地面瞬间由于突然失去运动速度而受到的冲击力。其大小取决于人体着陆速度（等于垂直下降和水平运动速度的矢量和）和缓冲距离。缓冲距离是指从接地时起至运动速度完全消失为止，身体重心下移的距离。缓冲距离越大，着陆动载越小，故正确的着陆姿势能减轻着陆冲击。通常着陆冲击为 $10\sim15G$、$0.02\sim0.15$ 秒。若着陆场地不平或有侧风，或着陆姿势不正确，可发生踝关节扭伤、胫、腓骨骨折，脊柱骨折和脑震荡等损伤。国家军用标准《救生伞垂直着陆速度限值》（GJB 405—87）规定，体重为 70kg 的人伞系统在海平面条件下，救生伞接近地面的垂直下落速度不得超过 6.0m/s，在海拔高度大于或等于 2800m（气压小于或等于

73327.1Pa）的高原地区，接近地面的垂直下落速度不得超过7.0m/s。国家军用标准《人体脊柱对开伞冲击力的耐受强度》（GJB 232—87）给出了作用时间1秒、脊柱损伤概率5%以下人体脊柱对着陆冲击的耐受强度，以及不同作用时间（小于1秒）瞬时加载时人体脊柱允许的界限值。

救生物品 飞行员弹射跳伞着陆（水）后需利用弹射离机时自动携带的救生物品进行求救、生存自救，等待救援。救生物品主要包括求救联络物品、医疗自救物品和生存物品三部分，能够满足受中度以下损伤的遇险飞行员在除冷水浸泡以外的各种环境下，独立生存两昼夜的基本需求，并具有昼、夜、远、近等多种求救联络能力。先进的求救联络物品应具有卫星定位、生命状态检测及其信息自动发送功能，以便实现快速、准确、适宜的救援。

应用领域 弹射救生技术主要应用于配装火箭弹射座椅的作战飞机上，包括歼击机、强击机、轰炸机等，用以在无法继续飞行的应急情况下挽救飞行员的生命。直升机、运输机、预警机等未配装弹射座椅的机种无弹射救生技术及要求，但可以配装救生物品，以用于机上人员在迫降后的求救和生存自救。

（王兴伟）

tánshè tiàosǎnshāng

弹射跳伞伤（ejection bailout injury） 飞行人员在弹射跳伞过程中承受的冲击加速度和/或冲击力及各种不良因素所致伤害。包括弹射脊柱伤、气流吹袭伤、开伞冲击伤和着陆冲击伤。损伤常为多发性，可累及软组织、骨骼、内脏器官和全身各系统。临床表现以疼痛、短暂意识丧失及各种机械性损伤为主，如组织器官变形、撕裂、挫伤、关节损伤及骨折等，严重时可致死亡。尤其在超出弹射救生装备性能范围弹射时，人-椅未分离或救生伞未张开，人体猛烈撞击地面或水面造成的严重内脏伤和多处骨折致死的可能性更大。

形成过程 受不良因素的影响，损伤多发生在弹射离机、开伞和着陆三个阶段，可贯穿弹射跳伞全过程。弹射离机阶段，座椅弹射机构工作时的动力产生的加速度作用于人体，最容易引起脊柱损伤；座椅向上运动或采用直接穿出座舱盖弹射方式离机，人体与座舱内物体或舱盖玻璃碰撞最容易造成头部、颈部及四肢损伤；高速气流的吹袭、座椅的突然减速和旋转可直接或间接的作用到人体造成损伤。开伞阶段，开伞冲击力最易导致颈椎骨折和脱位；在高空伞降过程中还可能受到缺氧、冻伤的威胁。着陆瞬间，下降速度骤然消失的冲击最易引起下肢骨折。弹射跳伞过程虽然短暂，但受到的各种外力作用却十分复杂，这些力的特点是作用时间短、冲击力强，超过人体的生理耐限，就会发生损伤。损伤程度与力的大小、方向和作用时间密切相关，其形成过程及损伤类型见表1。

弹射座椅、救生伞、头盔、面罩等弹射救生和个体防护装备设计、使用不合理，在弹射跳伞过程中也容易引起损伤。

表1 弹射跳伞伤形成过程及损伤类型

发生时段		损伤形成主要原因	受伤类型
弹射离机	弹射瞬间	座椅向上弹射动力产生的加速度	脊柱压缩性骨折
		人体与座舱内物体碰撞	头部、四肢损伤、严重撕裂伤、内脏损伤
	出舱时	穿盖弹射碰撞座舱盖玻璃残片	头、肩、膝部碰撞伤
		气流吹袭直接作用	面部变形、瘀斑、视网膜和结膜出血、皮下出血及软组织撕裂
		气流吹袭间接作用（甩打）	四肢骨折、关节脱臼和脑外伤
	离机后	座椅因气流阻力突然减速，人体受到从背到胸的减速过载作用	与安全带接触的部位疼痛或皮下出血，重者头颈部和四肢扭伤、脱臼、内脏撕裂、出血休克等
		座椅在气流中翻滚旋转产生角加速度和径向加速度	眩晕、恶心、呕吐或失去定向能力
开伞	开伞瞬间	开伞冲击力	颈椎骨折或脱位
		背带、伞绳抽打、勒拉、钩挂、缠绕	骨折、挫伤、扭伤、擦伤等
	高空降落	高空弹射	冻伤、缺氧
	着陆	着陆瞬间下降速度骤然消失	脊柱、腿、踝骨折 或关节扭伤
		降落伞拖曳	拖曳伤

治疗原则 弹射跳伞人员，不论有无临床症状，皆应进行影像学等全面检查，可依据损伤的类型和损伤轻重进行综合治疗。软组织损伤以康复理疗为主，骨折可根据病情采用复位、固定或外科手术治疗，康复时应注意进行功能锻炼。除了与工伤、交通事故和运动所致外伤的治疗原则相同外，还应特别注意对伤者及相关人员开展心理治疗和心理疏导。

预防措施 随着弹射救生装备的更新换代，火箭式弹射座椅弹射成功率已达 90% 以上。弹射跳伞致命伤的发生率呈下降趋势，并可采取以下预防措施：①改进弹射救生装备，提高装备性能。弹射救生装备要安全可靠，设计必须符合生理卫生学的要求，既能挽救飞行人员的生命，又要防护冲击性过载对人体的作用。②飞行人员要熟知救生装备性能和使用方法，尽量保持正确的弹射跳伞、着陆姿势。③定期进行航空生理训练之一的弹射跳伞训练和航空救生知识培训，使飞行人员掌握弹射跳伞技能，遵守弹射跳伞规则，选择有利的弹射跳伞时机。④要佩戴好个人防护装具，调整好降落伞背带系统等，避免和减少损伤。⑤加强心理训练。

（卜伟平 丛 红）

tánshè jǐzhùshāng

弹射脊柱伤（ejection spinal injury） 飞行人员受弹射冲击过载作用造成的脊柱骨折、椎间盘突出、韧带撕裂等各类伤害。弹射离机过程中弹射跳伞伤最常见的创伤，以椎体压缩性骨折最为多见，可分布于整个胸腰段，以第12胸椎和第1腰椎居多。发生率为弹射成功飞行员的10%以上。

随着弹射救生技术和装备的不断进步，损伤发生率呈下降趋势。

形成过程 脊柱形态结构和弹射动力是损伤形成的两个主要因素。由于人体脊柱呈 S 形，弹射座椅工作动力对人体的惯性力作用，产生从头到足的过载，使脊柱突然受力前屈，超过耐受限度，即可引起损伤。其影响因素除过载值、增长率、作用时间外，还有不良弹射姿势、复杂飞机状态、不合理的座椅设计、环境温度过高等。其中，不良弹射姿势使脊柱过度弯曲、前屈，弹射力集中作用于椎体前部，造成椎体前缘压缩性骨折，胸腰连接处弯曲度最大，故此处骨折发生率也最高。

脊柱损伤还可能发生在直接穿出座舱盖的弹射时和开伞、着陆阶段，鉴别损伤发生于何阶段有一定困难，应根据损伤的情况和部位，弹射跳伞时的条件、救生装备的种类、气象条件及着陆地形等综合判断。

治疗原则 与普通脊柱损伤外科治疗相同。值得注意的是有的脊柱损伤早期症状轻微，甚至无症状，容易被忽视，进一步检查被误诊。因此，对弹射跳伞飞行人员均应做脊柱影像学检查，治疗和康复时注意适当的背肌训练，防止伤后腰背痛。

预防措施 利用动态响应指数预测脊柱损伤概率，预防弹射脊柱伤的方法已大大地减少了弹射脊柱伤的发生，但是在研制新型救生装备和遇到紧急情况需要弹射跳伞时，还应采取以下措施：①弹射座椅动力装置的设计应符合生理卫生学要求，降低火箭弹射系统的冲量，使其产生的弹射过载值、增长率、作用时间不超过人体的耐受限度。②弹射座椅各部分的几何尺寸设计及布局要符合人体测量学的要求。椅垫和肩带拉紧机构的设计应考虑弹射时不会增加人体脊柱的过载。③飞行人员弹射时应尽可能地保持正确的弹射姿势。④争取在有利的飞行条件下弹射，尽可能使飞机减速、拉平，保持平飞状态，选择有利的高度和速度进行弹射。⑤加强地面弹射训练。

（丛 红）

hángkōng pèngzhuàngshāng

航空碰撞伤（injury on aviation impact） 飞机碰撞如摔机、坠机、撞机、颠簸等而产生的人体损伤。航空碰撞伤，大多数为机械性损伤，如组织器官变形、挫伤、撕裂、骨折等。损伤部位可涉及头颈、四肢、躯干，具有多发性，可累及软组织、骨骼、内脏器官和全身各系统，可出现疼痛、意识丧失和组织器官机械性损伤。损伤程度主要取决于冲击加速度峰值、增长率和作用时间，还与作用力的方向、作用人体部位、碰撞物体（材料）及固定状况有关。头部的颅脑损伤主要造成颅骨骨折和脑震荡；颈部可引起颈椎骨折和棘突骨折；胸腹部内脏在冲击加速度作用下可压缩变形、牵拉、移位，从而造成器官损伤、血管破裂；脊柱压缩性骨折在坠机时十分常见；上下肢骨折多数是由于摔打产生。其中头部损伤发生率比较高，危害性最大。

形成过程 以航空碰撞伤的头部损伤为例，飞行中乘员是飞机载体中的一部分。由于飞机质量大、速度高，飞机相撞或与地面（含地面建筑物）、水面撞击时，产生的冲击力和冲击加速度大，发生损伤的概率大，伤情严重。乘员损伤多见以下几种碰撞形式：①乘员头部发生惯性运动，与周围物体直接碰撞而产生损伤，常造成颅骨骨折、脑膜损伤或脑震荡。②乘员躯干受到安全带的约束，头颈部发生惯性运动，未与周围物体发生直接碰撞，但由于头部的猛烈运动而发生的损伤。③飞机发生断裂或破裂，乘员从飞机中甩出，或甩出后与飞机部件、地面或水面发生碰撞而产生头部损伤。头部损伤可分为颅骨骨折、脑膜损伤、头部猛烈运动造成的损伤和脑震荡。

颅骨骨折　当颅骨的某一点受到撞击时，此点即向内凹入弯曲，在它附近发生凸起弯曲的现象。外力愈大，这种现象愈明显。颅骨骨折情况复杂，形式多样，常见的三种模式见图1。图1a所示的颅骨骨折，颅骨外板挤向内板，内板骨质分离而断裂，然后它附近的外板才断裂。图1b所示的颅骨骨折，冲击部位向内弯曲，冲击部位附近较远处向外弯曲。在张应力作用下，常使颅骨破裂。图1c所示的颅骨骨折，是颅骨顶部（图中圆圈表示）受到撞击所发生的骨折。由于张应力，线性骨折开始于颅骨向外弯曲的部位，颞骨的骨裂缝比碰撞部位的宽。当裂缝到达颅骨穹窿四周时，便向下延伸到颅底，可以造成颅底骨折。

脑膜损伤　无论颅骨是否发生骨折，头部撞击均可引起脑膜撕裂，引起颅内出血。血液可聚集在硬脑膜外、硬脑膜下和蛛网膜下的腔内。脑膜中部或后部动脉受到猛烈冲击破裂后，常可引起硬脑膜外出血。由于血压升高，硬脑膜局部隆起，凸入颅骨腔内使脑移位。经过一段血液集聚的潜伏期后，患者可出现迷乱，随着颅内张力的增高，不久就陷入意识丧失状态。

头部猛烈运动造成的损伤　碰撞时由于头部突然移位或突然停止运动所引起的脑损伤，情况十分复杂，可分为旋转运动和直线运动两种。①旋转运动：凡是没有通过头部重心或枕寰关节的外力作用，都可以导致头部旋转。由于固定在颅腔内的整个脑组织不是一个单一的脏器，而是由大脑半球、脑干及小脑组成的联合体，脑本身也是由不同的成分组成，冲击引起头部角加速度时，可产生脑组织相对颅骨的旋转运动。在此过程中，整个脑与颅骨之间发生旋转摩擦，并从脑的表面到核心，每一层都直接在它的下面一层上旋转，使各层组织都受到牵拉和剪切，形成局部和广泛的脑损伤。在旋转过程中，脑干被脊柱所固定，在旋转过程中很容易受伤。②直线运动：头部

撞击后，在力的作用方向上做直线运动，从静止到加速再到静止。此时发生的脑损伤，通常发生在头部加速运动的瞬间，即所谓"加速性脑损伤"。损伤是在头部可以自由活动的情况下发生的，头部要吸收许多冲击力，对大脑却会产生一种振荡性损伤，易引起意识障碍。如果头部在直线运动中与物体碰撞而突然静止，则引起的脑损伤又有所不同。在冲击点下，虽然颅骨的运动与物体相撞时已经停止，但大脑仍然随着它的惯性继续向前作直线运动，结果将与前方已经静止下来的颅骨骨壁相撞，从而造成脑损伤。这种损伤是发生在大脑突然减速之时，故称为"减速性脑损伤"。这种损伤通常比加速性损伤严重，原因在于除了脑与颅骨骨壁相撞外，头部和固定物体相撞引起的颅骨变形或骨折也参与其中。

脑震荡　有时较轻微的头部外伤即可造成脑震荡的临床症状。这是瞬间发生的暂时现象，以广泛的纯属麻痹的症状为表现。虽然脑震荡持续的时间长短不一，呈现逆行性记忆丧失，但脑的结构并无损害，也不会产生后遗症。脑震荡的发生机制很复杂。线性惯性力在脑组织中会同时引起压缩和稀疏的应变，有人认为正是这种稀疏状态引起了脑震荡，也有人认为脑震荡形成的原因与脑干网状结构损伤密切相关，而颅脑瞬间所产生的颅内压升高、脑干扭曲、拉长以及切应力的作用等，均可影响到脑干网状结构。

治疗原则　飞机碰撞具有偶然性和突发性。不论白天黑夜，不论酷暑严寒，不论阴晴风雨，都有发生飞机碰撞的可能性，发生碰撞的地点有跑道村镇、山林旷野、沙漠海洋等。地理因素，

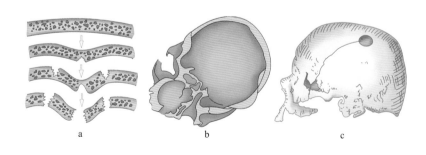

图1　常见的颅骨骨折模式

往往造成交通不便，影响营救的时间；气候因素，则影响生存的时间。飞机碰撞伤，具有受伤人员集中、伤情普遍严重、营救和治疗时间紧迫的特点。这些特点，对治疗原则的要求，首先是充分准备，随时应对突发事件；对受伤者分类处理，急救与一般治疗相互结合，全面检查、长时间观察与延伸治疗相结合。

航空碰撞伤，与地面交通碰撞伤类似，主要是机械性损伤，引起疼痛、短暂意识丧失，严重时可致死亡。因为头部损伤病情复杂，危害性大，有急性损伤，有慢性损伤，应对头部损伤进行细致的检查。根据碰撞类型和损伤过程，结合主诉、临床表现和影像学检查结果，对损伤类型做出鉴别和诊断。依据损伤的类型和损伤轻重进行综合性治疗。X线检查有无颅骨骨折，CT扫描检查有无硬脑膜下血肿。颅骨骨折可根据病情采用复位、固定或外科手术治疗。采用颅骨切开手术清除颅内血肿。为缓解脑水肿，可使用类固醇和利尿药。

预防措施 ①使用安全带。此措施能够减少头部碰撞座舱物体的范围，使损伤率和损伤程度大大降低。未使用安全带的乘员，摔机时头、颈和上部躯干向前弯曲，易使未加保护的头、胸和肢体碰撞到座舱物体而引起严重损伤。但需要注意的是，即使使用了安全带，在摔机碰撞时，乘员的头部、手臂和双腿仍可发生多方向的甩打，躯干在安全带内仍可发生小范围的移动。②乘员周围有足够的空间。乘员与其周围物体保持适当的空间，有助于减少突然减速度作用下头颈部被甩打时与周围物体碰撞所致的损伤。③表面防撞处理。为减少损伤，

凡是在座舱设计上不能避免乘员在摔机时撞击到的地方，常作表面处理，即对乘员周围的物体表面，以可变形的材料来制作。这种材料在撞击时可以作为吸收能量的一种措施。④使用保护头盔和抗坠毁座椅。通常规定军用飞机的飞行人员佩戴保护头盔，是减少头部损伤危险性的规范性措施。有的军用直升机采用了抗坠毁座椅，也是减轻航空碰撞伤的有效措施。

（吴明磊）

gāosù qìliú chuīxíshāng

高速气流吹袭伤（high-speed windblast injury） 飞行员从敞开式应急离机系统的飞机中弹射出舱瞬间，强大的迎面气流产生的气动力作用于身体的面部、胸部、上肢、腹部和下肢造成的损伤。主要有两种，一种是气流速压的直接作用使颜面变形，眼结膜出血及软组织撕裂；另一种是气流速压的间接作用导致头部及四肢产生甩打，造成骨折，大关节脱位及脑外伤，甚至引起死亡。

形成过程 高速气流吹袭伤主要有以下三种损伤。

头颈部损伤 气流吹袭的动压作用，会造成颜面变形、眼结膜出血及软组织撕裂等损伤；空气动力和弹射冲击力作用在头和颈部会造成颈椎损伤，严重时可造成致命伤。国外报道，弹射时飞行速度1111.2km/h，高度3048m时，头部所受到的冲击力为113～188kg。质量较大的座椅会引起更大的冲击力。弹射速度1111.2km/h时，颈部受到的最大冲击力可达264.5kg。当轴向冲击力超过113.4kg，持续时间超过45毫秒就会发生颈部损伤。

内脏损伤 在弹射时，高速气流会对飞行员的胸腹部产生相

当大的冲击力。强大的气流若从口鼻部冲入，可造成肺及胃的损伤；胸部和腹部受到气流速压作用，胸腹内压升高血液被挤压涌入头部，会使头部血管内压力突然升高而受到损伤。

四肢甩打伤 在弹射离机时，高速气流作用在飞行员四肢和作用在座椅上的力不均匀。四肢受到向外和向后方向的力，与躯干和座椅相比，它有更快的减速趋向。当四肢甩打运动超出了关节的活动范围或四肢与座椅碰撞，即可造成四肢损伤。发生弹射事故时，四肢损伤是影响高速弹射成功率的最重要的因素。据估计，在四肢缺乏有效限制的情况下，飞行速度740.8km/h时损伤概率为20%，飞行速度1111.2km/h时损伤概率几乎为100%。在战斗时，四肢损伤会极大地降低飞行员获得营救的机会，这就要求在敞开式弹射座椅一定要设置有效的四肢约束系统。

治疗原则 飞行员一旦发生气流吹袭伤应及时就医，依据损伤的类型和损伤轻重进行综合治疗。体表轻微外伤应依清创消毒、止血包扎或缝合等一般常见外科处理方法进行治疗。若眼部充血或视力受损，应及时进行眼部检查并予以专科治疗。软组织损伤以康复理疗为主。若发生肢体或躯干、脊柱部位骨折可根据病情采用复位、固定或外科手术治疗，康复时应注意进行功能锻炼。除了与工伤、交通事故和运动所致外伤的治疗原则相同外，还应特别注意对伤者及相关人员开展心理治疗和心理疏导。

预防措施 ①利用供氧面罩、头盔对头面部进行防护。②利用限制固定装置加强四肢的固定，防止甩打伤。对上肢的防护装备

有防护袖、网/肩带、限臂带等；下肢防护装备有改进的抗荷服、限腿带等。③提高座椅的稳定性及加装导流板，减小侧向外展力，可减轻甩打所致损伤。④对飞行员加强弹射培训，掌握正确的弹射姿势以减少高速气流吹袭损伤。

（卜伟平　柳松杨）

zhuólù chōngjīshāng

着陆冲击伤（landing shock injury）

跳伞者着陆时受冲击力作用造成的人体损伤。着陆冲击损伤最多的部位为下肢，其次为腰背、脊柱及骨盆。从损伤的性质及类型看，以关节、韧带扭伤、挫伤较多，其中以踝关节扭伤最多，其次为膝关节扭伤、半月板损伤等。

形成过程　着陆冲击损伤多发生于人体着陆接触地面瞬间。踝关节活动性较大，特别是外踝与距骨接触面小，经常有向外伸张的倾向。如果着陆时脚掌受力不均，发生扭转力矩，使外踝与距骨接触点及韧带受到扭转力，易引起踝关节的扭伤及挫伤，甚至造成腓骨下端骨折。着陆冲击损伤的原因很多，归纳起来，主要与着陆姿势不正确和着陆环境条件不良有关。着陆姿势不正确多半是缺乏经验，技术不熟练或精神紧张，下降时过于兴奋，注意力分散，着陆时感到突然，没有思想准备，不能保持正确姿势。其次为着陆时遇到意外情况，如气象条件变化，地面风速过大，背风或侧风着陆，难以保持正确姿势，甚至跌倒。着陆场地条件不良也是造成着陆外伤的重要原因。降落在枯树、山坡、乱石上，或水泥地、硬土、坚冰上，因为缓冲较弱，致使着陆冲击力过大，超过人体的耐限也可引起着陆冲击伤。另外，跳伞者的鞋靴不合适，后跟不平或过高等也可能是着陆致伤的原因之一。

表现与影响　在踝关节骨折伤中，以腓骨、跟骨骨折居多，其次是距骨、胫骨骨折。若臀部接地常造成尾骨骨折、脊柱骨折或脱位等。脊柱压缩性骨折多发生在第12胸椎至第3腰椎。降落伞拖拉外伤也是常见的损伤。除了冲击力直接作用引起的肢体及脊柱损伤外，组织器官在冲击时引起变形、移位和牵拉而造成的损伤也值得人们注意。相关试验及流行病学统计表明，人体坐姿着陆，过大的冲击力可造成脑震荡，大脑、心、肺、肝、脾等器官充血、水肿，甚至破裂出血。跳伞引起的慢性损伤已引起人们的重视。据报道，跳伞员常有慢性腰骶病、腿痛和骨质增生，其发生率和程度与跳伞次数成正比。此外，伞兵、跳伞员常有血尿发生。动物实验证实，多次冲击后可致红细胞结构改变，血红蛋白大量逸出，肾小球滤出的游离血红蛋白量超过肾小管的重吸收能力时，就出现阵发性血红蛋白尿。

治疗原则　着陆跳伞人员一旦发生机体损伤均应及时就医，依据损伤的类型和损伤轻重进行综合治疗。体表轻微外伤应进行清创消毒、止血包扎或缝合等一般常见外科处理。软组织损伤以康复理疗为主。若发生肢体或躯干、脊柱部位骨折可根据病情采用复位、固定或外科手术治疗，康复时应注意进行功能锻炼。除了与工伤、交通事故和运动所致外伤的治疗原则相同外，还应特别注意对伤者及相关人员开展心理治疗和心理疏导。

防护措施　防止着陆冲击伤的措施是综合性的，但最主要的防护措施是掌握正确的着陆姿势、排除拖拉、加强训练，并选择合适的着陆场地。①掌握并保持正确的着陆姿势。掌握正确的着陆姿势是跳伞者安全承受着陆冲击力的关键。各国都强调着陆姿势的重要性，但各国跳伞着陆姿势不尽一致。英国是滚翻式，美国是侧滚翻式，中国和俄罗斯则采用半蹲式。从理论和实践上讲，延长着陆时间，增大接触面积，是降低冲击力的有效方法。半蹲式的正确着陆姿势是身体端正，处于半蹲状态；两膝靠齐夹紧稍弯曲，腿稍向前伸，两脚并拢，脚跟在一条直线，脚掌与接触地面平行；两手握住操纵带，全身肌肉紧张，面向运动前方，目视着陆地点，接地有弹性。②选择好着陆场地。跳伞训练时，可以预先选择良好的着陆场地和气象条件。在紧急情况下跳伞，应注意观察将要着陆的周围环境，及早操纵降落伞，设法避开不利的着陆场地。③佩戴个人防护装备。飞行员或跳伞员的个人防护装备对于防止着陆外伤也起着很重要的作用。若采用能吸收能量的鞋底或鞋垫，可以减缓冲击力的作用。佩戴护踝，可以增强踝关节的稳定性，防止着陆扭伤，如采用充气护踝可使跳伞训练着陆伤减少21%。佩戴保护头盔，可以防止着陆时头部的碰撞外伤。④加强跳伞训练。跳伞训练的目的是消除初次跳伞的紧张情绪，熟练掌握正确的着陆姿势，体验着陆的冲击力。此外，加强地面跳台着陆训练，锻炼跳伞者承受着陆冲击力的适应能力，也很必要。除了一般跳伞训练外，必要时还应组织专门的特殊环境跳伞训练，如夜间跳伞训练、高空、高原或复杂地形跳伞训练、海上或水上跳伞训练。⑤加强心理训练。

（柳松杨 卜伟平）

kāisǎn chōngjīshāng

开伞冲击伤（opening shock injury）

降落伞充气张开时降落速度突然减慢，瞬间产生的冲击过载通过背带作用于人体引起的损伤。当开伞冲击过载超过10G时，可能造成不同程度的损伤，是弹射救生过程中常见损伤之一。在弹射跳伞成功的飞行员中，开伞损伤概率约为10%。

形成过程　因开伞冲击过载过大，未能保持正确的开伞姿势，伞绳、伞背带钩挂抽打或缠绕，背带调节不当，受力不均匀等造成损伤。其中，开伞冲击过载的大小与损伤程度呈线性关系。开伞冲击过载越大，造成的损伤程度也越严重。离机速度、开伞高度及飞机的飞行状态等对开伞冲击过载都有影响。在强大的冲击性过载作用下，不仅直接造成机械性损伤，还可能使供氧装备或其他防护装备破坏或脱落，造成缺氧、冻伤等严重的后果。若在空中发生旋转，还容易引起眩晕及定向障碍，影响着陆。飞机不利姿态的弹射更容易造成开伞冲击伤。

表现与影响　开伞冲击伤的临床表现轻者为软组织扭伤、挫伤、擦伤等，多见于背带与人体接触的肩胛、胸腰、会阴等部位，约占开伞冲击伤的80%。重者为胸骨、肋骨或脊柱骨折，四肢骨折和脱臼，以及内脏损伤等。四肢骨折约占10%，胸骨、肋骨和脊椎骨折约占10%。若开伞时复合有横加速度作用，飞行员头部前倾或后仰，形成扭转力矩，可造成严重的颈椎骨折和脱位，若损伤脊髓神经和血管，则可导致高位截瘫或死亡。依据病史和临床表现，以及影像学检查诊断和鉴别诊断。

治疗原则　开伞冲击伤的治疗是依据损伤的类型和损伤轻重进行综合性治疗。软组织损伤主要以康复理疗为主，骨折可根据病情采用外固定或外科手术治疗，术后进行康复治疗。

防治措施　①为了避免在高空、高速情况下过早开伞，减少开伞动载，提高跳伞的成功率，一般采用延迟开伞的方法。②为了控制开伞高度和时间，飞行员救生伞上都配有自动开伞器，自动开伞器是放在伞包中的一种由膜盒机构和钟表机构相互连接起来的组合仪表，可按事先调整好的开伞高度和延迟时间自动打开降落伞。③为了保证降落伞顺利张开和使身体在最有利的情况下承受冲击过载，要认真调整好背带系统，使之与身体接触部位受力均匀；开伞前应将两腿用力并紧，两手抱在前胸，全身缩紧，这样也可防止开伞时被操纵带抽打及伞绳挂住肢腿而造成损伤。④改进降落伞性能，降落伞应能在较大速度下开伞而又不致产生过大的动载。

（成海平）

fēixíng rényuán yùxiǎn shēngcún yǔ yíngjiù

飞行人员遇险生存与营救（survival and rescue of pilots in distress）

被迫跳伞、飞机迫降或飞机坠毁后幸存的机上人员在野外恶劣环境中，维持生命和施救人员进行搜救的活动。包括遇险飞行人员依靠携带的救生装备并合理利用自然环境，进行急救、定向、徒步、宿营、找水、采集、狩猎、生活、求救等诸多野外求生技能维持生存；施救人员利用救援体系、装备，对遇险飞行人员实施搜索、定位、补给、救助和回收等一系列救援行动。两类是既可自成体系又不可分割的两项技术门类。

简史　在广袤的地球，有人烟的地域仅占很小的比例。飞行器有大速度、长距离跨地域飞行的特性，飞机一旦发生意外，飞行员被迫跳伞或迫降时，落入无人的野外环境的可能性非常大，军事飞行时的概率则更高。一旦意外地只身陷入无助的野外环境，将面对的是衣食无着甚至危及安全和生命的境况。从飞行器用于作战起，就带来了飞行员遇险生存及营救问题。从最初的螺旋桨飞机上仅给飞行员随身带一些外伤处置药材，发展到用降落伞从空中离机跳伞逃生。喷气式飞机出现后，飞机速度越来越快，飞行员已无法靠体能自行离机跳伞，便有了弹射座椅，靠火药动力将飞行员连同座椅一齐弹出飞机后再自动打开降落伞。飞行员携带的个人救生物品也日趋完备，在极严格的容积体积限制内，已有在跳伞时自动背挂在身上的救生包，内携有求救联络器材、卫生自救药材和生存辅助用品等三类近20种救生物品，能满足受中度以下损伤的遇险飞行人员，在各种环境下（冬季低水温环境除外）独立短期生存的基本需求，并具有无线电和多种昼、夜间目视求救联络能力。尽管配备的生存装备不断完善，但毕竟携带量极其有限，还必须结合较好的野外生存知识和技能，才能最大限度地提高遇险生存的能力。所以野外生存技能也由最初的经验传授模式逐渐发展为一门正式的专业研究、特种装备结合实践应用的专门学科。相应的生存训练机构和课程，也逐渐成为飞行人员的必修课程。

与生存相伴的则是营救。对遇险飞行员的营救，由最初的临时抽调人员、车辆进行地面搜救，逐渐发展为平时建有完备的搜救体制和预案，一旦需要，立即实施空中和地（水）面的立体快速营救的快速反应、高效救援的水平。从简单的人力找寻救援直至现代的专业化立体营救体系，已成为国家和军队体系不可或缺的一个环节。

基本内容 根据自然地理、气候环境，将野外生存分为海（水）上生存、山岳丛林生存、沙漠生存、寒区生存、高原生存等。营救则以航空营救为主，辅以必要的地面、水面营救。

海上生存 面临的主要问题是冷水浸泡、日晒、严寒、淹溺、无淡水、晕动病和鲨鱼等有害生物的威胁等。在相同温度下，水的导热系数是空气的 25 倍。一般人穿着湿衣服在 10℃ 的水中浸泡的耐受时间约 45 分钟，最大存活时间也不到 3 小时。所以寒冷季节海上生存必须要解决冷水浸泡的防护。海水温度高的海域又会有鲨鱼的威胁。在海上生存，淡水来源是生存难点之一。在海上漂泊，时间长了大多要产生晕动病，如果发生严重的呕吐，会加速体力的消耗，加重水电解质平衡的破坏及脱水。有利的一点是海面广阔平缓、颜色单一，便于空中搜索及对空求救联络器材的使用，较容易被搜救人员发现。

生存要点：水中漂浮时应尽可能减少体能消耗和体温丢失。若有可能应尽快爬上救生筏等漂浮物、脱离与海水的直接接触。注意保存体力，在没看到海岸、岛屿之前不要盲目地游泳或划船。

手划救生筏的效果可能还不及被风吹走的速度。爬上救生筏后，要尽力打捞所有漂浮的装备及其他任何有助生存的物品并将其固定好，防止落入海中。要确保没有外露的尖利边角，以防刺破充气的救生筏。定时检查救生筏的充气情况。热天空气会膨胀，要放掉一些气。如果天气很凉，应适当多充些气。服用晕船药防止呕吐。准备好信号装置，使之可以随时发射。如果是在炎热的天气中，应将所有能遮盖的皮肤都遮盖住，以免被阳光灼伤。生存者还应将救生船与自己用绳子连接好，以防止一旦翻船时，船被风吹跑。即使在一般风速下，要靠游泳追上被风吹走的救生船也是非常困难的。在海上获取食物和水比起在陆地上会有更多的麻烦。远海鱼类大多数可食用，自己制作鱼钩和鱼线可以捕捉到足够多的鱼供食用。可以捕捞聚集在救生筏水下阴影中的小鱼，用来做鱼饵捕捉更大的鱼。在晚上，有些鱼类，特别是飞鱼会跳到救生筏上，成为现成的食物。晚上，可以用手电筒照射在水面吸引鱼类。用一面镜子将月光反射到水面上，同样可以吸引鱼类。要早一点开始钓鱼，为自己准备生存的食物。鱼体内盐的含量很低，所以吃鱼肉除能充饥外，可以同时起到补充淡水的作用。海里的鱼食性很杂，即使将白布条绑在鱼钩上也能钓上鱼来。可以使用防雨布来收集雨水。还要防止太阳暴晒而加速水分丢失。酷热时将穿的衣服浸湿可使人体出汗减少83%。

山岳丛林生存 林区内人迹不多，目视距离短。山林地区严重影响各种联络器材的应用效果；丛林内毒蛇、蚂蟥、蚊虫及大型

野生动物等均会影响人的健康，甚至能危及生命。丛林山岳地区行走困难、方向难以辨认，林间小气候变幻无常等都是影响独立生存的不利因素。有利的是山岳丛林的气候往往不算恶劣，是各种地域环境中相对较好的。林内有着丰富的天然食物和饮用水源，对从原始森林中进化而来的人类来说，是最容易独立求得生存的区域。山岳丛林最大的危险来自昆虫和陡峭的地形。丛林内各种有害昆虫较多，应注意扎好裤脚、袖口和领口，防止蚂蟥钻入。蚂蟥对震动非常敏感，人行走时就会被其感受到而往人身上爬，所以在停留时要格外小心。丛林内的蛇虽然不少，但毒蛇不多，而且蛇均怕人，一般感受到人的响动均先逃掉了。除非当人已接近它使它觉得逃不掉时才会主动攻击人，所以"打草惊蛇"是非常有效的方法。对蛇咬伤处理得越早治疗效果越好。一旦遇上大型动物，只要不莽撞行动，沉着地轻轻躲开，一般均不会有危险。丛林里的许多动物都是很好的食物来源，可在地面寻找刺猬、豪猪、鼠类、野猪、鹿以及野牛，在树上寻找蝙蝠、松鼠及猴子。如果靠近溪流，可以捕鱼或其他水生动物。丛林行走要尽量避免越野穿行。找一条溪流，沿着溪流往下游走，容易找到人烟。在山脊上行进比在山谷里行进要容易得多，山脊上植物较少，利于观察地点，找出地标。许多丛林动物会沿着野兽踩出的道路活动。这些兽径可能会蜿蜒迂回，但它们常通向水源或开阔地。丛林里的黄昏持续时间很短，往往半个小时就会天黑，要在日落前选择、准备好宿营地。

沙漠生存 沙漠区域生存的

最大威胁是炎热和干燥造成的人体脱水，携带必备的饮用水和有效的遮阳手段是生存者的要务。风沙也会造成相当的威胁。夏季在沙漠地区生存首先要防止脱水。要了解身体活动、大气温度、水的消耗这三者之间的关系。身体在一定温度下需要消耗（出汗、呼吸及排泄）一定量的水来保持身体活动的某种水平。人的正常体温是37℃。身体会用出汗的方式排除多余的热量，温度越高，出汗就越多，身体水分就丢失得越多。宜找一个阴凉处，避开阳光；在身体和炙热地面之间放一些东西；减少活动；穿上衣服遮盖身体以保存汗水；把嘴闭紧，用鼻子呼吸。这些都会使机体对水的需求量大幅减少。合理使用所携带的饮用水。白天高温时每1~2小时喝一点，还应小口慢慢喝下。在阳光之下暴露时间太长可能会引起皮肤灼伤，一定要穿严衣服，戴上手套和围巾。白天最好休息、减少活动，将活动放在太阳落山后。要选地势较高、较平坦、通风好的地方搭建遮阳掩体，切忌在沙丘之间的洼地搭帐蓬，以防风沙造成的沙丘移动将其掩埋。

寒区、极地生存　寒区和极地的冬季温度很低，御寒是不言而喻的关键。除了要有保暖装备以保证维持一定的中心体温外，对手脚等末梢部位也要防止发生冻伤。对雪盲的防护也要有相应的手段。选择避风向阳处搭建掩蔽部是御寒的好方法。但在行动时一定不要出汗，汗湿的衣服会大大降低保暖性，而且在低温环境中又不容易弄干。最简单的掩蔽部可先用两短一长的三根树干将一头绑在一起搭成三角形支架，外面蒙上些茅草、树叶、树枝等。

有个小门堵住开口效果会更好。有条件应生篝火，火堆的外侧用木头、土或石块堆成个反射墙，使篝火的热量更集中。寒区一天中最冷的时间在午夜2时左右，夜晚睡眠不够可以白天暖和时补睡。睡前做些活动，使身体暖和后再钻入睡袋。要保持鞋袜的干燥，睡觉时可将袜子脱下用体温暖干或生火时烤干。白天要将睡袋翻过来晾干。没有保护的头部、颈部、手腕、脚踝等都会丢失大量的体热。衣服要穿得宽松，并且要分层。衣服和鞋袜太紧会限制血液循环，使冻伤更容易发生，同时会减少衣服和衣服之间的空气量，从而降低其隔热的功效。在有厚厚积雪覆盖的地区行走时要穿上雪鞋。积雪达30cm以上时行走便非常困难，而且如果鞋袜湿了，还会导致脚冻伤。这时行走要穿雪鞋。如果没有，可以用柳树、布条、皮革或其他适合的材料自己做一双。

高原生存　青藏高原是中国所特有的地理区域，总面积约250万km²，平均海拔高度为4000m，是地球上最大最高的高原。高原影响生存的主要因素一是缺氧，二是寒冷，而且营救困难。在海拔5000m左右的高度时，空气中氧分压约相当于海平面的一半多点。大多数刚进入高原的人会有反应时延长、记忆力变差、精细操作困难及失眠等轻度缺氧的表现。体力活动时则缺氧表现明显，会有头痛、气喘、发绀等症状。活动量大时，会有剧烈的头痛、严重的气短，甚至发生严重的高山病而最终死于脑水肿。对高原生存者提供必要的生存氧气、防治高山病的有效药物和控制引发高山病的诱因（如寒冷、疲劳）是非常重要的。高原的大

风也常会给高原生存者造成很大的麻烦。高原上有利的一点是能见度好，目视距离比平原地区要远得多，有利于空中的搜索。虽然高原缺氧是突出的特点，但生存的关键还是防寒。遵循温度递减规律，随着地势的增高、温度逐渐下降，所以高原地区的气温是很低的。从呼吸生理的角度看，人患了感冒后呼吸道的功能降低，会影响气体交换的效率。在缺氧的高原环境中，一旦感冒会大大加重高原反应的程度，是诱发肺水肿、脑水肿直至造成死亡的第一诱因。预防感冒是高原生存中要时时切记的原则。高原的气候还有一个特征是温差变化大。昼间和夜间、阳光直射和蔽阴处的温差都达10~20℃，容易造成人体的不适而感冒。对高原缺氧人体能逐渐产生习服。一般在进入高原的6~12小时后高原反应最为强烈，3天后就已基本能适应。在高原的一切活动都应遵循缓慢的原则，在可能情况下最大限度地减少体力活动引起的对氧气的需求量。非到不得已的情况下不要轻易吸氧，因为吸氧会破坏机体已经产生的习服状态。在5500m左右的雪线以上，常年积雪，没受过专门训练和特殊雪地装备的人行走极为困难。而且有些被雪覆盖的冰缝深不见底，非常危险。所以在雪线以上定下行走的决心时要慎重。行走时还要注意避开积雪较多的陡坡，以防止被雪崩埋住。要记住戴上太阳镜防止雪盲。人在缺氧状态下，高级神经活动最先受影响，判断力、反应时间都会变差。在高原，不要过高地估计自己的体能，在行走、上下山做"高难度"动作时一定要有所保留，以避免意外伤害的发生。

航空营救 多部门多环节的系列行动，应有组织严密的营救体系。行动涉及指挥、航管、飞行、卫生、通信、气象、物油、场务等诸多部门，有时还有地方政府和公安、搜救、民兵等。航空营救将突然面对的很可能是跨多个时区、跨地理环境区域而且地面人烟稀少、开进困难的境况。所以预先准备的水平将直接影响航空救生实施的效果。搜索救援设备主要包括搜索救援平台、定向设备、通信联络设备等。航空搜救以其高效性，确立了无法被取代的地位；直升机则依靠自身的特点，成为航空搜救的首选机种。自 20 世纪 40 年代中期第一架直升机投入使用以来，直升机得到较大发展，搜索救援直升机便应运而生，并在迅速崛起。从而使战场搜救手段大为改观，极大地提高了战场搜救水平和遇险飞行员的营救效率。各国为了应对突发的救援需求，大多组建了专业或预编的营救机构和分队，配备了交通工具和营救器材。能实施陆上、水上和空中的营救行动。以美军航空营救体制为例，美国将航空营救搜救范围划分为内陆搜索与救援区、海上搜索与救援区和海外搜索与救援区三大搜索营救区。各搜救区有独自的搜救协调中心，还配有大量的搜救飞机和训练有素的专职营救人员，使其 95% 以上的跳伞飞行员可在 4 小时内获救。

应用领域 飞行人员遇险生存和营救适用于所有从事军事飞行任务的领域。遇险生存的相关知识和技能还可用于其他从事野外工作或有可能面对野外生存的人员。营救体系更可用于国家多个领域的应急救援。

（贾 伊 张慕哲）

fēixíng rényuán jiùshēng wùpǐn
飞行人员救生物品
（pilot's survival aids） 飞行人员在被迫跳伞或飞机迫降后，个人或集体携带的、用于在各种环境下生存和求救联络的专用装备。按其功能可分为求救联络、卫生救治、生存辅助类用品以及相应的携带包装用品。

简史 救生物品是供被迫跳伞飞行人员用于求救联络和在各种恶劣环境下生存的用品。国外发达国家在第二次世界大战期间开始研制飞行人员救生物品，在 20 世纪 50 年代基本形成系列配套，在 80 年代初又有了进一步发展。现今的研制主要是对部分物品的性能进行改进提高，特别是救生电台改进较大，增加频道、GPS 定位功能。

中国军用救生物品的研究始于 20 世纪 60 年代末期。1977 年，第一代海上救生物品定型，全套救生物品共 14 类，陆续装备各型配火箭弹射座椅的飞机。1989 年后，又先后研制了热带亚热带丛林、海上、寒区沙漠和高原 4 种环境救生物品，完成了救生物品的配套工作，全套救生物品共 40 余类，能保证受中度以下损伤的遇险飞行人员，除冷水浸泡外的各种恶劣环境下生存 72 小时的基本需要，并具有无线电、声和光等多种求救联络手段。

随着新型战斗机陆续装备部队，2000 年后，又先后研制了新一代救生物品系统。该套系统以海上和热带亚热带丛林救生物品配套状态为主，兼顾了沙漠寒区和高原地区救生，在国内首次实现了各区域救生物品的通用化，增加了救生物品种类，大部分救生物品单品进行了升级换代改进，整体性能有了较大提高。2005 年后，研制了与预警指挥机、特种机、直升机、运输机配套的救生物品，实现了飞机（直升机）迫降后机组多乘员的集体救生模式，研制了部分多乘员专用救生物品，整体性能满足飞机（直升机）迫降后，除冷水浸泡外的各种恶劣环境下生存 72 小时的基本需要。

基本原理 装备经过热带亚热带丛林、寒区沙漠、高原和海上 4 种环境的人体野外生存 72 小时以上的试验，在受海水浸泡、生物袭击、寒冷、缺水、缺氧、低气压、干燥、昼夜温差大、太阳辐射强等恶劣生存环境的影响下，经使用全套装备的保障，模拟遇险飞行人员经过 72 小时的野外生存，人体的体温、心率、血压、血氧饱和度和脉率等生理参数可维持在正常的生理参数范围之内，人员主观感受良好，进一步验证了全套救生物品的综合性能，保证了经过救生训练、掌握一定救生技能、身体中度以下损伤的遇险飞行人员，在各种恶劣环境下（冷水浸泡除外）生存 72 小时以上的基本需求。

结构组成 飞行人员救生物品达 40 余种，从携带方式上分为救生物品包内救生物品和随身携带救生物品两部分（图 1、图 2）。其中，救生物品包内救生物品由求救联络、卫生救治和生存辅助三类组成，求救联络类含有无线电联络设备和昼夜间光、声等多种联络器材，在任何环境条件下至少应有两种联络器材能够进行有效联络，主要有救生电台、救生信标机、救生电台浮囊、光烟信号管、救生信号枪、救生信号弹、救生信号枪弹架、太阳反光镜、闪光标位器和救生短波电台等。卫生救治类应包括止血、包扎、镇痛、抗感染等外伤自救，

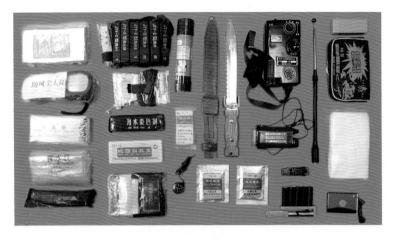

图 1　救生物品全家福

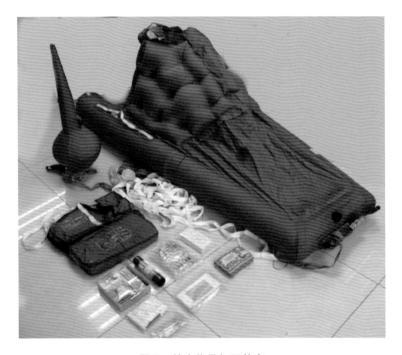

图 2　救生物品打开状态

发热、腹泻、运动病、高山病等常见病症的处置，以及毒蛇蚊虫叮咬防治，饮水消毒等药材，用品有空勤急救盒、蛇伤自救盒、驱蚊纸巾和救生食盐等。生存辅助类应含有漂浮器材、饮食及防护用品和生存工具等野外生存的基本用品，有飞行救生食品、救生饮用水、海水脱盐剂、海水染色剂、救生渔具、抗风火柴、救生指北针、生存刀、防风尘太阳镜、驱鲨鱼剂、救生口哨、引火物、保温袋、蓄水袋、生存物品盒、单人救生船、多人救生船、防寒睡袋、化学产热袋、太阳蒸馏器、救生手册、救生吊床、救生高度提示器、救生固体化学产氧器、救生绳索、单兵海水淡化装置、柔性太阳能光电池和救生物品袋等。随身携带救生物品有脖式救生衣、多功能救生衣、救生背心、腋下救生器、抗浸防寒服等。

功能用途　飞行人员救生物品是在飞机不可挽回的情况下，飞行人员被迫跳伞或飞机迫降后，保证生存、联络和救援的重要装备，是飞行员生命保障系统的最后一道屏障。救生物品对减少作战力量损失、保存战斗力、巩固和提高部队士气有着十分重要的作用。

（李法林　张慕哲）

hángkōng línchuáng yīxué

航空临床医学（clinical medicine of aviation）　从事航空飞行因素所致航空性病症及飞行人员普通疾病的发病机制、诊断防治、航空医学鉴定等研究和实践的学科。又称临床航空医学。航空临床医学是航空医学的分支学科。

简史　早在 1783 年，法国物理学家查尔斯（Charles）在氢气球下降时感到耳痛，第一次描述了航空中的医学问题。1873 年，史密斯（Smith）首次提出中耳气压伤这一航空性病症的概念。在第一次世界大战期间，飞机广泛应用于军事行动中，促进了航空医学的诞生和发展。当时大部分的航空死亡是由于飞行员身体方面的缺陷造成的，而非死于交战的敌手。这使各交战国相继认识到医学在飞行保障方面的重要作用，先后成立了专门的医学机构，出版了《航空内、外科问题》等专著。1982 年，美国出版《临床航空医学》专著，标志着临床航空医学成为航空医学一个独立学科分支。由于各国的体制不同，资料来源不同，临床航空医学中统计的飞行人员各种疾病特点，特别是反映飞行人员鉴定结论的停飞疾病谱也有所不同。1995～1999 年，美国空军飞行员及领航员停飞疾病谱中，冠心病、高血压、颈腰椎病、头痛、糖尿病、吸毒或酗酒等是主要组成内容，涉及的专科主要为心血管内科、骨科、神经精神科、消化内科、耳鼻喉科等。1978～1987年，加拿大空军飞行员停飞疾病谱中冠心病、神经系统疾病（包括头痛）、其他心脏疾病（包括二尖瓣脱垂、心律失常）和精神类疾病为主要组成内容。1997年报道的俄罗斯空军飞行员和领航员停飞疾病谱中动脉粥样硬化、脊髓疾病、周围神经疾病、神经症等是主要停飞原因。日本空军航空自卫队飞行员和领航员停飞资料显示，肿瘤、神经系统和感官、循环系统、消化系统及肌肉骨骼系统疾病是主要原因。

中国空军总医院报道，1965～2004年，歼击机飞行员停飞疾病谱中加速度耐力不良、地面晕厥、航空性中耳炎、飞行错觉、眩晕、颈椎病、屈光不正、神经症及血管性头痛等是主要的停飞原因。2003～2008年，中国空军各机种飞行人员停飞的主要疾病有颈腰椎病、头痛、高血压、加速度耐力不良、地面晕厥、神经症、屈光不正、心律失常、糖尿病、航空性中耳炎、发作性眩晕、慢性肾炎、睡眠呼吸暂停综合征、神经性耳聋及抑郁症等，涉及的专科主要为神经科、骨科、心血管内科、耳鼻喉科、眼科和内分泌科等；按歼（强）击机、运输（轰炸机）、直升机飞行人员的分组资料进行比较，不同之处是加速度耐力不良在歼（强）击机飞行人员的停飞构成比高于其他机种飞行人员，而地面晕厥在直升机飞行人员的停飞构成比高于运输（轰炸）机飞行人员；相同之处是颈腰椎病、头痛和高血压等均是不同机种飞行人员停飞的主

要疾病，涉及的主要专科均是神经科、骨科和心血管内科。高性能战斗机改装体检中，外科疾病、内科疾病、神经科疾病、眼科疾病、耳鼻喉科疾病和特殊功能未达标在不同时期均是不合格的构成原因，其中离心机检查未达标和骨科病症所占比例高。在飞行学员医学选拔中外科疾病、内科疾病、神经科疾病、眼科疾病、耳鼻喉科疾病均是不合格的构成原因，其中视力问题、鼻中隔偏曲、运动病史、科里奥利加速度检查未达标、脊柱问题等所占比例高。

研究内容 除与一般临床医学病症研究内容相同外，有以下特色研究：①飞行学员的医学选拔，选拔合适的人员从事飞行职业；新机飞行员的改装体检；预备航天员的临床医学选拔。②飞行人员中常见病与多发病的早期诊断、治疗、预防与医学鉴定。③评定飞行环境与工作对健康状态的影响，评定飞行人员的健康状态能否从事飞行。④疾病与飞行安全之间的相互关系、药物与飞行安全之间的关系等。航空临床医学研究涵盖内科、外科、神经精神科、眼科、耳鼻喉科、妇产科等专科疾病及航空性病症的发病机制、疾病特点、检查与诊断方法、治疗原则、预防措施以及鉴定原则、标准和方法等。

航空临床医学的研究重点：依据什么样的标准选拔合适的人员从事航空活动；如何维护飞行人（学）员的身心健康，使其能够保持良好的工作能力，降低停学率和停飞率；健康状况发生变化对其是否还适合原岗位飞行工作进行评定，以保障飞行安全。例如，有些疾病虽属于临床疾病，对地面生活无影响，但在飞行环

境可能诱发严重的问题，如小的先天性房间隔缺损，在地面生活甚至在正常飞行的条件下，对飞行员和飞行安全均无影响，但在座舱意外或进行高空体验时，可能发生严重的高空减压病。又如，泌尿系小结石在地面生活无影响，但如歼击机飞行员带石飞行，一旦空中结石脱落发生绞痛则会危及飞行安全和飞行员的生命；梅尼埃病眩晕发作通常意识清楚，在地面不会危及患者的生命，但由于梅尼埃病眩晕的突发性、不可预见性，一旦空中眩晕发作会造成飞行员失能，危及飞行安全和飞行员生命；甚至是轻度感冒或感冒接近痊愈，对地面生活已无影响，但参加飞行可能因鼻腔和咽鼓管黏膜仍有肿胀而诱发航空性中耳炎、航空性鼻窦炎、变压性眩晕等。由于上述疾病在地面生活中无症状，但参加飞行可能危及飞行安全，主要是通过体检（包括物理检查、检验和影像学检查等）作出诊断，如歼击机飞行员的肾结石、结石性胆囊炎、房间隔缺损等。此类疾病应及时采取适当治疗并按照临床常规预防，如歼击机飞行员的肾结石予以超声波碎石、腔镜取石、经皮微创取石等；胆囊结石予以腹腔镜下微创保胆取石或胆囊摘除；房间隔缺损予以封堵器封堵等。

研究方法 临床航空医学的研究方法是临床医学研究与航空医学科学研究的结合，也是基础医学研究与应用研究的结合，特点是在模拟特定航空环境如离心机模拟加速度、低压舱模拟低气压、缺氧等条件下进行科研工作。

与其他学科的关系 航空临床医学是飞行人员心身疾病与飞行之间的相互关系的研究和实践的学科，是飞行学员医学选拔、

飞行人员改装体检的实践和研究的航空医学分支学科，属航空医学和临床医学的交叉分支学科。根据所涉及疾病的病因和发病机制的不同，航空临床医学主要有两大分支，一分支以航空医学为基础，另一分支以临床医学为基础。①以航空飞行中的缺氧和低气压、加速度、噪声和振动、辐射等引起的航空性病症为主要研究对象。例如，缺氧和低气压主要引起气压损伤性航空病，加速度主要引起加速度耐力不良，噪声和振动引起噪声性聋、振动病等，辐射所致肿瘤发病等。②以与普通人群临床疾病的病因和发病机制相似的各专科疾病为主要研究对象，但飞行人员所患某些专科疾病有其特点。例如，飞行员特别是歼击机飞行员脊柱的退行性变与长期反复的加速度，特别是头足向加速度刺激有关；飞行员泌尿系结石的发病率高与高蛋白、高脂肪、钙的摄入量较多及飞行时出汗多、饮水少，体液消耗过多等致尿液呈酸性，尿盐易于沉淀有关；飞行员血脂异常患病率高，与饮酒、吸烟等不良生活方式有关，也与体力和心理负荷高、缺氧、低气压、加速度等不利因素更易导致胰岛素抵抗有关；飞行人员头痛的发病率高，与工作学习紧张、飞行中加速度作用、头盔压迫、头颈持久不合理姿势致额肌、颞肌、颈项肌、肩胛带肌的持续收缩导致肌肉收缩性头痛，以及飞行事故或事故症候等重大精神刺激有关；飞行人员迟发性近视的发病率高，与机载终端显示器特别是屏显仪的广泛应用、飞行中空虚视野、暗焦点现象等有关；飞行人员无症状的隐性鼻窦炎的发病率高，与飞行环境的气压变化将微生物带入鼻窦有关；鼻窦囊肿的发病率高，与长期反复的气压变化刺激造成窦腔黏膜受损、黏液腺阻塞、腺体内分泌物潴留有关，等等。但由于飞行人员经过严格的医学选拔，先天性疾病特别是影响飞行的先天性疾病，如先天性室间隔缺损、明显的双下肢不等长、先天性眼震、先天性外耳道闭锁等在飞行员中几乎没有；而因为病情轻体检时遗漏如先天性房间隔缺损、动脉导管未闭、主动脉-冠状动脉瘘等偶有发现，或因对飞行影响不大而准予入选如骶隐裂等；其他疾病由于飞行人员群体占人口总数的比例很低，难以证明其发病率与普通群体的差别。

应用及有待解决的问题 航空临床医学应用于解决以下问题：①疾病与飞行问题。一是疾病与飞行因素的相互关系，二是现代治疗手段对飞行能力的影响，三是病症与飞机功效学之间的关系。②体格与能力问题。在重视体格标准的同时，更应该重视飞行能力评估标准。③放飞与停飞问题。要做到科学评估风险，放飞有把握，停飞有依据。④药物与安全问题。不能单纯从疗效出发，还要充分考虑药物对飞行员飞行能力的影响，确保飞行效能和安全。⑤训练与治疗问题。训练对于提高飞行员生理、心理功能、认知能力、抗载荷能力和促进疾病康复都有重要意义。

航空临床医学因以下原因发生深刻变化：新的诊疗技术对飞行人员疾病的诊断、防治、鉴定都产生了深远影响；新的机种的出现也对飞行人员的身体条件提出了新的要求，同时对飞行人员的身、心健康也产生了新的影响；新的疾病谱出现，如高血压、代谢综合征、糖尿病等发病率的不断提高，带来新的防治课题。变化是永恒的，航空临床医学随着变化的发展也是不变的。

（马中立　刘红巾）

hángkōngxìng bìngzhèng

航空性病症（aviation disease）

航空飞行中缺氧、低气压、加速度、噪声与振动、辐射等环境因素所致一系列损伤性病症。

基本内容 ①缺氧和气压损伤性航空性病症：虽然现代飞机采用了供氧和座舱增压措施，在正常飞行状况下几乎不会使飞行员出现高空缺氧症状而影响驾驶能力。在供氧装备发生故障或座舱意外失密封的状况下，可发生严重高空缺氧而危及飞行安全。气压变化在航空器飞行中始终存在，在正常飞行的状况下可发生航空性中耳炎、航空性鼻窦炎、变压性眩晕、航空性牙痛、高空胃肠胀气等气压损伤性航空病症。在座舱意外失密封的状况下可发生高空减压病、肺气压伤、航空性关节痛等气压损伤性航空病症。②加速度所致航空性病症：在飞机做机动飞行时，飞行员若暴露于头-足向加速度（$+G_z$）环境，引起血液向下半身或脏器的下半部转移，颅内血压快速降低，导致加速度所致意识丧失（G-LOC）；若暴露于胸-背向加速度（$+G_x$）环境，可导致加速度性（航空性）肺萎陷；直线加速度、角加速度和上下方向颠簸对前庭的刺激，超过飞行人员承受能力，可导致空晕病；视景的加速运动可导致视性空晕病；飞行员在飞行过程中由于前庭性或前庭-视性飞行错觉不能及时克服，可导致空间定向障碍。③航空噪声和振动所致的航空性病症：航空噪声长期反复作用，使内耳毛细胞代谢异常、纤毛倒伏、脱落，可导致航空噪声性耳聋；航空振动长期反复作用，可引起飞行员手指末梢循环障碍为主的全身性改变，可导致振动病。④航空辐射所致的航空性病症：航空辐射环境长期反复作用，可导致内分泌功能紊乱、某些肿瘤的发病率升高等。

理论应用 ①缺氧和气压损伤性航空病症的研究，促进了供氧和座舱增压航空装备水平的提升，提高了航空性中耳炎、航空性鼻窦炎、变压性眩晕、航空性牙痛、高空减压病、肺气压伤等疾病的诊疗和医学鉴定水平。②加速度所致航空性病症的研究，促进了+G_z防护装备水平和飞行员抗载荷能力的提升；提高了对加速度性（航空性）肺萎陷、空晕病、飞行错觉（空间定向障碍）的认识水平和诊治、医学鉴定能力；提高了飞行员航空生理训练水平的提升。③航空噪声和振动的研究，促进了航空卫生知识的宣教，提升了飞行人员自我防护意识的提高。④航空辐射损伤的研究，促进了对某些肿瘤发病机制的认识。

（王建昌）

hángkōngxìng yátòng

航空性牙痛（aerodontalgia）
飞行中飞行员、乘员因大气压改变而产生的牙齿疼痛。在潜水过程中也会因水中压力改变而发生这类牙痛，故又称气压性牙痛（barodontalgia）。国内外航空性牙痛的发生率一般为 0.23%~0.3%。

病因与发病机制 航空性牙痛产生的确切机制尚不清楚，但是低大气压的影响和牙齿、牙周本身的病变是其重要的发病因素。①大气压的影响：根据玻意耳（Boyle）定律，高度越高，大气

压力越低，气体体积膨胀越大。随着飞行高度的增加，大气压力随之降低。外界空气压力降低所造成的气体膨胀使牙髓组织体积膨胀，或者炎性渗出带来的组织膨胀，不能通过狭窄的根尖孔或者牙本质小管得到有效的压力泄压，最终导致髓腔内压力升高，压迫牙髓内痛觉感受器而导致牙痛。②窦腔病变的影响：上颌窦炎、鼻窦炎刺激上牙槽神经引起继发性牙痛。③飞行器的上升及下降速度过快等。

临床表现 航空性牙痛多发生在飞行的上升或下降过程中，也可在任何飞行高度发生。急性牙髓炎症者，在较低的高度即可发生牙痛，疼痛多为尖锐性的刺痛，持续时间短；慢性牙髓炎症者，常在飞行较高高度范围内发生牙痛，多为钝痛，持续时间稍长。急性或慢性牙髓炎症者，均随着飞行高度的降低，疼痛会减轻或消失。但是，如果飞机下降速度过快，牙髓腔内外的气体压力差来不及平衡，疼痛将继续存在。因鼻窦病变引发的牙痛多为上颌前磨牙区持续胀痛或钝痛，由上颌窦炎刺激上牙槽神经引起的继发性牙痛主要为后磨牙区疼痛。

检查与诊断 在飞行过程中突然出现的牙齿不同程度的疼痛，检查时发现有龋齿、补牙材料松动或脱落、有深的牙周袋，可表现为牙齿松动、牙齿遇冷热敏感或刺激痛、叩痛等。若检查牙齿未发现有病变，就应检查：①上颌窦或鼻部是否有病变。上述病变在鼻窦开口处可见急性炎症表现，X 线可见上颌窦密度增高或有液面等。②是否患有航空性中耳炎。该病有时也可引起牙齿疼痛，但同时伴有耳部疼痛、鼓膜

充血、内陷和听力下降等表现。

治疗原则 对有侵犯牙髓或根尖病变的牙齿（如遇冷、热、酸、甜敏感，咬东西不适或晚间痛等）要进行彻底根管治疗并严密充填，必要时还应做嵌体或者牙冠修复。飞行员完成牙髓及根管治疗后的 24 小时内，应暂时停飞。

预防措施 加强口腔卫生健康保健：①每天晨起、餐后、睡前都应刷牙。②定期口腔健康检查，对龋齿、牙隐裂、牙齿修复材料有破损等都应及时治疗。③每年进行 1~2 次洁牙。④每餐后刷完牙再用牙线将两牙之间嵌塞的食物清理干净。

（尹 音）

hángkōngxìng zhōng'ěryán

航空性中耳炎（aero-otitis media） 航空飞行中咽鼓管的气压调节功能不能适应外界压力的急剧变化，导致中耳腔内压力和周围环境压力不平衡而产生的气压性损伤。又称气压性中耳炎。因可波及内耳，又称耳气压伤。与潜水气压伤的发生机制相似。

简史 1783 年，法国物理学家查尔斯（Charles）在氢气球下降时感到耳痛，第一次描述高度变化对耳的损伤。1873 年史密斯（Smith）首次提出了与气压有关的中耳气压伤的概念。1937 年阿姆斯特朗（Armstrong）和海姆（Heim）把因气压变化而产生的耳闷、耳压痛、耳聋等一组症状命名为航空性中耳炎。1980 年罗尚功开展了咽鼓管解剖学和活瓣机制的研究，2002 年中国《职业性航空病诊断标准》包含航空性中耳炎的内容。该病在各机种、各专业、各年龄段的飞行人员中均有较高的发生率，既是军事飞行员也是民航飞行员空中失能的

疾病原因之一。问卷调查显示，歼击机飞行员航空性中耳炎的发生率为28.8%~65.4%；乘客问卷调查显示，其发生率为8%~18%。该病在各机种飞行人员耳鼻喉科住院疾病谱中排前5位、在歼击机飞行员耳鼻喉科住院疾病谱和停飞疾病谱中均排第1位。由于对航空性中耳炎的深入系统研究，其住院率和停飞率均呈明显下降趋势。

病因与发病机制　环境压力的突然变化是航空性中耳炎的病因。长期以来，一直用咽鼓管的"单向活瓣"理论来解释航空性中耳炎的发病机制，即飞机上升时外界气压逐渐降低，鼓室内气压相对增高，形成"正压"，这种正压气体可冲开咽鼓管自行逸出。但飞机下降时外界压力不断增高，鼓室内气压相对降低，形成"负压"，随着高度的降低，这种负压越来越大，由于咽鼓管的"单向活瓣"作用，外界气体不能进入中耳而造成气压损伤。新近的观点结合了咽鼓管通气阻力和中耳腔的气体交换理论，即咽鼓管的主动开放力与通气阻力之间的关系决定咽鼓管的通气能力，各气体的分压和通气/血流比决定中耳腔压力的维持。当咽鼓管通气阻力过大，如咽鼓管隐性狭窄，或鼻科和咽科病变堵塞咽鼓管咽口，或中耳腔病变堵塞咽鼓管鼓口，造成中耳腔内压力和周围环境压力难以平衡则发生航空性中耳炎，压差过大或持续时间过长可波及内耳。虽咽鼓管主动通气力和咽鼓管的通气阻力均正常，但因环境气压变换太快，同样造成中耳腔内外压差难以平衡而发生航空性中耳炎。若急性病变不能彻底治愈或反复发作，则形成慢性航空性中耳炎。此外，当中耳腔的

气体与静脉血中的气体交换出现异常，如飞行员长时间吸纯氧，血中氮分压降到很低，着陆后，经咽鼓管通气获得的气体中氮分压远远高于静脉血中氮分压，N_2很快被吸收入血，使中耳腔压力快速低于环境压力，则可发生延迟性航空性中耳炎。

临床表现　航空性中耳炎的表现具有以下特点：①发生时机，绝大多数发生在飞行的下降阶段。②主要表现为耳胀、耳痛、耳鸣、听力下降等。③诱因，感冒或感冒未愈参加飞行，此时咽鼓管的通气阻力增加；飞机类型，即歼击机为了作战的灵活性，上升和下降速率较大；飞行专业，即飞行员操作飞机下降，有时忘记或顾不上做主动或被动开放咽鼓管的动作，其发病率高于其他飞行人员；飞行经验，即年轻飞行员较老飞行员更易忘记或顾不上做开放咽鼓管的动作，发病率高。④病情严重者可并发内耳损害。⑤可与航空性鼻窦炎并发。

检查与诊断　航空性中耳炎的诊断：①按发病部位分，由咽鼓管本身病变所致为原发性，由咽鼓管周围病变所致为继发性航空性中耳炎。②按发病时机分，飞行当时出现症状，客观检查确定诊断的为急性航空性中耳炎；疾病反复发作、迁延不愈，造成咽鼓管不可逆损害的为慢性航空性中耳炎；飞行结束后逐渐出现症状，客观检查确定诊断的为延迟性航空性中耳炎。③按性质分，因未掌握咽鼓管的主动开放要领或下降速度过快所致的为生理性航空性中耳炎；因中耳腔、咽鼓管及鼻科和咽科疾病所致的为病理性航空性中耳炎；咽鼓管功能正常，却在感冒期间飞行并在下降时不做有效通气动作而产生耳

痛，但检查结果无明显异常的为非病理性航空性中耳炎。④按严重程度分，飞行中有耳部不适症状，耳镜检查鼓膜Ⅱ度充血，纯音测试可出现传导性聋，声导抗检查显示A型或C型曲线的为轻度航空性中耳炎；耳部症状较重，鼓膜Ⅲ度充血，纯音测试出现传导性聋，声导抗检查显示C型或B型曲线的为中度航空性中耳炎；耳部症状重，出现鼓膜破裂、混合性聋、窗膜破裂、粘连性中耳炎、后天原发性胆脂瘤型中耳炎、面瘫等表现之一者为重度航空性中耳炎。急性期过后不易确诊时，可让被检查者坐于低压舱内模拟飞行气压变化，再根据症状和检查作出诊断。

治疗原则　①急性：鼓膜充血、疼痛时用2%酚甘油点耳，但鼓膜破裂勿用；严重和持续的中耳负压可行咽鼓管吹张或鼓膜切开；鼓膜已破裂者，用酒精消毒外耳道、无菌棉拭子拭净耳道内的血液、无菌干棉球置于外耳道口，勿冲洗耳道或点药。鼻腔点减充血剂，如1%麻黄素点鼻。用纤毛运动恢复剂如桉柠蒎肠溶胶囊等促进分泌物的排出。合并细菌感染者口服抗菌药物。可做中耳和鼻部理疗改善血液循环。②慢性：反复行咽鼓管吹张，效果不佳时改用咽鼓管扩张术。③延迟性：反复进行主动和被动的咽鼓管通气，持续补充经中耳腔静脉系统弥散入血的各种气体，特别是在维持中耳压力中起关键作用的氮气。④继发性：以治疗鼻咽科原发病为主，针对鼻腔结构异常、炎症、变态反应、肿瘤等继发原因治疗。⑤合并眩晕、神经性耳鸣、耳聋等内耳损伤，给予抗晕和改善内耳微循环等相应治疗。

预防措施 ①招收飞行学员时严格体检，避免咽鼓管功能不良者进入飞行学院。②使飞行人员了解咽鼓管的解剖生理、气压损伤机制，学会咽鼓管主动通气动作，熟练掌握行之有效的通气方法，牢记在大速度下降时及时做吞咽、运动下颌和运动软腭等主动通气动作，通过训练养成推杆即做主动通气动作的习惯，新飞行人员可在低压舱内用低上升/下降速率进行反复训练。③严格掌握飞行禁忌证，严禁感冒飞行。④及时发现鼻咽科疾病，尽早进行矫治，防止发生继发性航空性中耳炎。⑤在下降时若症状剧烈，做通气动作已无效时，若条件许可，可重新上升到开始产生疼痛的高度，待通气后再缓慢下降。⑥在采用主动开放咽鼓管的方法无效时可改用瓦尔萨尔瓦动作（捏鼻鼓气）被动开放咽鼓管的方法，但单座机飞行员应把时间控制在 1 秒内，防止发生变压性眩晕。⑦旅客患感冒尽量勿乘机，不得已乘机时除口服抗感冒药外，可加服减充血剂如伪麻黄碱，并于起飞前和降落前用 1% 麻黄素点鼻剂点鼻。可在飞机下降时采用自动充气装置预防。⑧改良机舱设施，使舱内气压稳定，人-机系统更为协调。

（徐先荣）

zàoshēngxìnglóng

噪声性聋（noise induced hearing loss） 航空环境噪声所致耳聋。分为急性声损伤和慢性声损伤两种。急性声损伤为高强度噪声短时暴露引起的耳聋，为传导性和/或神经性聋，如空中座舱意外爆破、战时枪炮声、爆炸声等引起的耳聋。慢性声损伤多为长期接触噪声刺激引起的缓慢进行性的感音神经性聋。噪声性聋以慢性声损伤多见。

病因与发病机制 急性声损伤多由短时、高强度噪声引起，包括脉冲噪声（枪、炮、导弹、爆炸、金属撞击等）和其他强噪声源（如重金属音乐、工业机器等），高空飞行中密封增压座舱意外爆破也可导致急性声损伤。急性声损伤为爆震时产生的强脉冲噪声和冲击波的复合作用引起的中耳和内耳的急性损伤，包括机械性损伤和代谢紊乱。机械性破坏导致的冲击伤为主要因素，冲击波对听器的损伤，0.14 ~ 0.35kg/cm² 就可导致鼓膜充血或穿孔、鼓室出血，4~75kg/cm² 可导致听骨链脱位、圆窗膜破裂、内耳螺旋器损伤及听神经损伤等。受到机械性破坏的听器将发生代谢异常，导致毛细胞、支持细胞及螺旋神经的变性、退化和消失。航空环境中的噪声主要由飞机动力系统和空气紊流所产生，不同种类飞机的噪声强度和频谱有很大区别。飞机舱内噪声场是影响飞行人员听力的主要因素，另外飞机在地面发动时产生的外部噪声场也可以对周围人员产生影响。噪声性聋主要为内耳的慢性损伤，慢性噪声刺激通过机械、生理、生化和代谢的作用对内耳听觉感受器产生损害，是引起听力下降，尤其是永久性阈移形成的基础。

临床表现 急性声损伤表现为爆震后立即出现听力下降、耳鸣、耳痛，可伴头痛、眩晕等症状。慢性声损伤因噪声的强度、暴露时间和个体的体质不同，而表现不同，一般为听力下降、耳鸣、头痛、头昏等，可伴失眠、血压升高、胃肠功能紊乱等心血管、内分泌、消化、自主神经系统等其他系统症状。

检查与诊断 急性声损伤的诊断主要依据病史、临床症状及检查结果：①明确的爆震史。②爆震后出现的症状。听力下降，轻者为暂时性阈移，可逐渐恢复，严重者可为永久性聋；耳鸣，多为高调持续性耳鸣；耳痛，见于鼓膜穿孔、鼓室黏膜撕裂等中耳受损伤的情况下；头痛，见于强烈的爆震后，头痛侧与爆震方向有关；眩晕，多为旋转性眩晕，一般症状轻，持续时间短，严重者见于内耳损伤后的前庭震荡，表现为恶心、呕吐、平衡失调等。③检查结果。耳镜检查，鼓膜充血、穿孔、积血等，损伤重者可见脱位的听小骨或鼓室黏膜损伤，伴感染者可见渗出液。听功能检查，中耳损伤为传导性聋，内耳及听神经损伤为感音神经性聋，两者兼有为混合性聋。听力图轻者在 4000Hz 处明显下降，重者所有频率均下降，以高频区严重。

噪声性聋的诊断：①明确的噪声暴露史。②听力下降、耳鸣。③纯音测听为感音神经性聋，多为双侧对称性。早期典型听力曲线为 4000Hz 呈现"V"形曲线；中期表现为 3000~8000Hz 听力下降，听力曲线呈现"U"形；晚期所有频率均下降，仍为高频区明显，曲线呈下降型，发展为全聋者罕见。

中国国家军用标准《军事噪声性听力损失诊断标准及处理原则》（GJB 2121—94），采用世界卫生组织（WHO）的分级方法，所不同的是语言频率采用 0.5、1.0、2.0、3.0kHz 四个频率的组合（表1）。

治疗原则 急性声损伤的早期治疗可取得较好疗效。中耳损伤的治疗与普通耳外伤一致，早期保持外耳道清洁干燥，禁用滴耳液。久未愈合者，可行鼓膜修

表 1 噪声性听力损伤分级

听力损伤分级	语言频率（0.5、1、2、3kHz）平均听阈/dB
正常	≤25
轻度听力损伤	26~40
中度听力损伤	41~55
中重度听力损伤	56~70
重度听力损伤	71~90
极重度听力损伤（全聋）	>90

补术或鼓室成形术。内耳损伤的治疗要尽早，可给予营养神经、改善微循环的药物及高压氧等治疗。伴有前庭功能异常者应卧床休息并给予对症处理。对于急性声损伤引起的焦虑、抑郁、睡眠障碍等，应给予心理治疗。

噪声性聋的早期治疗原则与其他感音神经性聋基本相同，治疗原则为营养内耳神经、改善内耳微循环及代谢等。对于听力损失严重、影响语言交流的患者，可佩戴助听器治疗。

预防措施 急性声损伤的预防措施：①佩戴防护用具，耳塞、耳罩、防声帽等。②爆震发生时，立即进入掩蔽处，应就地背向爆震源卧倒，张口呼吸可减轻伤害。③飞机座舱设备定期检查维修，消除隐患。

慢性声损伤的预防措施：①控制噪声源、改善环境。飞机的主要噪声源是发动机，航空工业部门应从飞机设计着手，采取经济、方便的步骤降低噪声。②制定噪声卫生标准。飞机噪声为稳态宽带噪声，其性质与工业噪声类似。飞行人员噪声容许标准根据《歼（强）击机座舱噪声限值》（GJB 565A—2009）规定执行。不仅考虑到保护听力，而且要保证有效的无线电通信和不

降低工作效率，因此规定座舱内的噪声限值为108dB（A），头盔的平均声衰减值不得低于20dB。地勤人员噪声容许标准根据《军事作业噪声容许限值》（GJB 50A—2011）规定执行。③做好个人防护。主要为耳塞、耳罩、头盔，一般可降低噪声20~30dB。飞行人员在飞行中一般佩戴保护头盔或密闭供氧头盔，对保护听力有一定作用，在地面暴露于起飞、降落、飞机发动状态的舱外噪声环境时，也应使用听觉防护装置，如隔声耳塞和耳罩，必要时耳塞与耳罩可以同时使用，以进一步提高防护能力。④定期听力检测。对于长期暴露在噪声环境中的人员，应定期检测听力，及早发现噪声性聋，以便早期防护、动态监测。⑤加强噪声防护的宣传和教育，增强噪声的防护意识，加强职业病防治人员的技能培训。

（张雁歌 熊巍）

hángkōngxìng bídòuyán

航空性鼻窦炎（aerosinusitis）

外界压力突然变化、鼻窦腔内压力和周围环境压力不平衡时所发生的急性压力损伤。又称鼻窦气压伤或气压性鼻窦炎，与潜水气压伤的发生机制相似。

简史 1878年，伯特（Bert）报道了"塞尚（Cezanne）事件"，而塞尚曾经注意到他的雇员在做沉箱工作时发生鼻和咽部出血。1919年，马尔库克斯（Marchoux）和内佩尔（Nepper）第一次详细描述了航空性鼻窦炎，记录了其低压舱实验结果并指出当飞机接近跑道时飞行员发生这种病的可能性增加，易产生着陆危险。第二次世界大战时人们才认识到其发病与飞行海拔高度有关。20世纪70年代，韦斯曼（Weissman）

等提出了客观诊断标准。2002年，中国《职业性航空病诊断标准》包含航空性鼻窦炎的内容。该病在军事飞行学员和低压舱模拟飞行中的发生率最高，为1.5%~4%，在歼击机飞行员耳鼻喉科住院疾病谱中排前4位。由于对航空性鼻窦炎的深入系统研究，其住院率和停飞率均呈下降趋势。

病因与发病机制 环境压力的突然变化为航空性鼻窦炎的病因。发病机制可根据波义耳定律，在温度恒定时，气体的容积与周围的压力成反比，即当飞机上升时，窦腔周围的环境压力随着高度的上升而降低，窦腔内的气体就会膨胀，并经窦口向窦腔外逸出，以平衡窦腔内外的压力。当飞机下降时，窦腔周围的环境压力随着高度的下降而增高，窦腔外的气体就会被压缩而进入窦腔，使窦腔内外的压力得以平衡。无论是上升还是下降，能否顺利完成这种平衡与飞机的上升/下降速率所致的气压变化率和窦口的气压调节功能有关。例如，民航飞机的下降速率为300~350ft/min（1.5~1.8m/s，1m相当于3.28ft），而军用喷气式战斗机的下降速率可达10 000ft/min（约51m/s）。当气压变化率确定后，窦口调节气压变化的能力与航空性鼻窦炎的发生密切相关，如鼻额管细长而蝶窦开口大，这是航空性额窦炎发生率高而航空性蝶窦炎很少发生的基础。又如，鼻息肉患者在飞机上升时由于窦腔内压力高于窦口周围压力，窦内气体易经窦口逸出而使窦腔内外的压力得以平衡。飞行下降时则不同，随着高度的降低窦口周围压力增高，将息肉挤向窦口，产生球瓣效应造成窦口阻塞，使窦腔内外压力不能平衡，窦腔内压力低于窦口

周围压力。随着高度的降低窦腔内外的压差会逐渐加大，当窦腔内外压差达 100～150mmHg 时可引起轻度航空性鼻窦炎（黏膜水肿或血清渗出），达 260～300mmHg 时引起重度航空性鼻窦炎（黏膜出血），造成黏膜从骨膜上的撕裂和黏膜下血肿的形成。这种窦口周围压力高于窦腔内压力所致的损伤称为"挤压伤"，是由窦外病变阻塞窦口所致，不仅球瓣效应而且相似病因的鼻腔结构异常（鼻甲肥大、鼻中隔偏曲）、过敏性鼻炎、鼻腔肿瘤等均可造成这种损伤。相反，如果窦腔内有类似息肉的病变，则当飞机上升时发生窦腔内窦口阻塞，这种窦腔内压力高于窦口周围压力所致的损伤称为"反挤压伤"。

临床表现　该病的表现具有以下特点：①主要症状，眉弓区、面颊部、眼眶等部位疼痛，流泪，视物模糊等。②发生时机，既可发生在飞行器下降过程中，也可发生于上升过程中，前者的发生率远较后者为高，至少是 2∶1。③发生部位，70%～80% 在额窦，13.7%～29.0% 在上颌窦，4.1% 在筛窦，2.7% 在蝶窦，2.7%～10.0% 在额窦和上颌窦，2.7% 在额窦和筛窦。

检查与诊断　根据病史、鼻镜和鼻内镜及影像学检查，必要时低压舱内模拟飞行气压变化前后的对照检查做出航空性鼻窦炎的诊断。①按病变的部位分，窦口本身病变致气压调节功能下降的为原发性航空性鼻窦炎；窦口周围病变致气压调节功能下降的为继发性航空性鼻窦炎。继发性再分为Ⅰ型（鼻腔结构异常型，鼻甲肥大、鼻中隔偏曲等所致）、Ⅱ型（炎症型，鼻窦炎、鼻息肉所致）、Ⅲ型（变态反应型，变态反应性鼻炎、鼻窦炎所致）、Ⅳ型（肿瘤型，肿瘤和囊肿所致）和Ⅴ型（同时存在两种以上继发因素）。②按病变的程度分，气压变化过程中鼻窦疼痛较轻，影像学检查窦腔模糊的为轻度航空性鼻窦炎；鼻窦及周围疼痛难忍，影像学检查窦腔内有血肿形成的为重度航空性鼻窦炎。复发性航空性鼻窦炎是指在初发病尚未完全治愈之前恢复飞行而再次发病。有的患者同时合并航空性中耳炎。

治疗原则　该病的治疗是鼻腔喷雾减充血剂、应用镇痛剂、口服减充血剂、类固醇逐渐减量应用。抗菌药物应用于由细菌性鼻窦炎所致的、抗组胺药用于由变态反应所致的继发性航空性鼻窦炎。对于重度病例立即予以干预，保守治疗无效的患者可手术治疗。复发性航空性鼻窦炎很难用保守方法治愈，采用功能性鼻内镜手术明显提高了治疗效果和复飞率。对难治病例可采用内窥镜下鼻窦球囊扩张术。合并航空性中耳炎者同时治疗。

预防措施　①飞行人员应重视医学选拔、严禁感冒飞行和积极治疗已有病变，减少复发病例。在飞行或低压舱检查中发生航空性鼻窦炎可上升到无症状的高度，应用鼻腔减充血剂或进行瓦尔萨尔瓦操作（捏鼻鼓气）以平衡窦腔内外压力，然后缓慢下降。②乘客、潜水员等其他人员首要是鉴别危险个体。可鉴别的危险因素包括感冒和变应性鼻炎，对危险个体的预防包括飞行前口服减充血剂、在即将下降前鼻腔喷雾减充血剂。对妊娠后期的乘客可给予低剂量的伪麻黄碱和氧甲唑啉等，但应注意其他航空医学问题，如妊娠满 36 周应作为乘机禁忌；而对妊娠初 3 个月的乘客则

没有必要冒风险口服药物，可在飞行前几天鼻腔局部喷雾类固醇激素，能有效地减轻鼻黏膜充血。

（徐先荣）

biànyāxìng xuànyūn

变压性眩晕（alterobaric vertigo，AV）　外界压力突然变化、中耳腔内形成相对高压所发生的急性发作的短暂性眩晕。又称压力性眩晕。与潜水变压性眩晕的发生机制相似。

简史　1896 年，阿尔特（Alt）首先在潜水员中发现了该病；1937 年，阿姆斯特朗（Armstrong）等在飞行员中观察到 AV；1957 年，琼斯（Jones）报道飞行员 AV 的发生率为 10%；2007 年，苏布蒂尔（Subtil）等报道高性能战斗机飞行员 AV 的发生率为 29%。2002 年，中国《职业性航空病诊断标准》包含 AV 的内容。

病因与发病机制　该病的病因为环境压力的突然变化。发病机制包括：①两侧中耳压力不平衡。由于大气压力的特点，即越接近地面气压变化率越大，如果飞机上升速度很快，飞行员又不做吞咽等平衡中耳内外压力的动作，或即使做吞咽等动作但因咽鼓管功能不良使平衡压力的效率很低，中耳腔内就会在短时间形成较大的相对高压，当强度足以引起前庭的刺激症状时就会出现眩晕。另外，如在下降期间采用瓦尔萨尔瓦（捏鼻鼓气）动作也同样会引起中耳腔内压力的突然变化而产生这种短暂的眩晕。实验证明，双耳压力不平衡的幅度达到约 5.88kPa 时就会产生 AV。②中耳与内耳压力不平衡。当外界气压下降形成中耳相对高压时，内耳和中耳的压力平衡就会出现问题，特别是咽鼓管功能障碍或内淋巴积水等情况发生时，内耳

和中耳的压力失衡加重，就可导致前庭功能和形态的损伤而患AV。③内耳微循环障碍。当外界压力变化而产生中耳相对高压时，可以通过听骨链和圆窗传至内耳，内耳压力升高时，除蜗轴外，内耳血流明显减少，尤为重要的是耳蜗内的毛细血管或微循环在内耳压力上升时极易被破坏，引起血氧含量降低而影响前庭系统的功能。④前庭神经元反应增强。有实验证明，外耳道和中耳腔的压力变化可改变初级前庭神经元的电反应性。中耳压力变化越大，前庭神经元反应率越高，且中耳正压比负压更容易改变前庭神经元的放电率。中耳相对高压和较高的压力变化会显著地改变前庭器的活动，耳石膜的压缩和变形都与压力诱导的前庭反应有关。对中耳施加压力并阻塞圆窗可见前庭神经元的反应率下降而在阻塞卵圆窗时上升，这说明压力诱导的前庭反应不仅与内耳压力变化的幅度和变化率有关，同时与圆窗和卵圆窗的运动也存在密切关系。

临床表现 该病的表现具有以下特点：①发生时机，常出现在低空飞行的上升阶段，这与越接近地面气压变化率越大有关。但在飞行下降期间，如果持续实施瓦尔萨尔瓦动作也可引起AV。此外，地面人员采用持续性捏鼻鼓气动作也可在地面引起AV。②持续时间，一般为数秒到十余分钟，多数持续时间短暂、症状轻微，无明显先兆且具有可逆性，少数有中耳和内耳的病理因素存在时症状重，持续时间长。③诱因。感冒或感冒未愈参加飞行，此时咽鼓管平衡中耳压力的功能下降，中耳腔内易形成较高的相对压力从而刺激前庭器产生眩晕

症状；飞行时间和眩晕的发生率有着显著的相关性，因中耳腔压力变化的次数会随着飞行时间的增加而增多；飞机的类型，即快速爬升性能越高，越可能发生AV；耳气压伤和AV在统计学上有着显著的相关性；一侧前庭功能异常或反复的耳气压伤造成前庭的累积性损害，在气压改变时对前庭的较弱刺激就可能引起较强的眩晕症状；如果内耳存在潜在性疾病，如梅尼埃病、内耳前庭系统的先天畸形和迷路漏等，地面生活可能没有临床表现，但在飞行时就可能诱发眩晕。

检查与诊断 在低压舱模拟飞行前后进行鼻内镜、电耳镜检查及听力学和前庭功能检测、必要时影像学检查，可作出确定诊断（图1）。按病变的严重程度分为轻度和重度，气压变化过程中出现眩晕伴水平型或水平旋转型眼震，前庭功能和听力正常为轻

度；伴有前庭功能异常或神经性聋为重度。按病变的性质分为功能性和器质性两类，即短时间的咽鼓管功能障碍导致一过性眩晕发作，在咽鼓管功能恢复正常后眩晕无复发，前庭功能正常为功能性的；而咽鼓管功能障碍持续存在，反复出现眩晕发作，造成前庭器的器质性病理改变和不可恢复的功能异常，或者内耳疾病因气压改变而诱发的眩晕发作称之为器质性的。

治疗原则 ①对功能性AV者，主要治疗感冒、应用减充血剂（如1%麻黄素点鼻剂）消除咽鼓管肿胀，对合并细菌感染或不排除继发感染者适当应用抗菌药物，对分泌物较多者可加用纤毛运动恢复剂如桉柠蒎肠溶胶囊等促进中耳和鼻腔分泌物的排出，也可加做中耳和鼻部理疗促进局部血液循环，对咽鼓管周围病变导致者（如鼻中隔偏曲、鼻甲肥

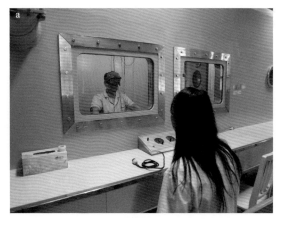

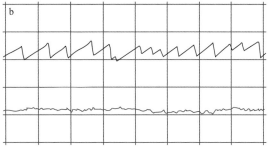

a. 受检者戴VNG眼罩在低压舱内上升过程中出现眩晕；b. VNG可记录到自发性眼震。

图1 低压舱内模拟飞行检测变压性眩晕

大、鼻息肉、腺样体肥大等）可采取相应的手术治疗。②对器质性 AV 者，主要治疗原发疾病，如由急慢性中耳炎引起者，根据不同情况采用药物或手术治疗，其基本原则是恢复咽鼓管的功能。对存在内耳潜在疾病者采取保守治疗（如早期梅尼埃病、特发性一侧前庭功能异常和内耳发育异常等）或者手术治疗（如迷路瘘管等）。

预防措施　①告诫飞行员主动采取应对措施，即在飞行过程中，尤其在上升期间不断地通过吞咽等动作平衡中耳较小的压力变化，使中耳腔难以建立较大的压力差。②避免感冒或感冒未愈参加飞行。③飞行过程中尽量避免采用持续性瓦尔萨尔瓦动作平衡中耳压力。④对发生 AV 者要注意有无早期梅尼埃病、一侧前庭功能异常、内耳前庭系统的先天畸形和迷路漏等，对此类飞行员果断地临时停飞，并且进行有关咽鼓管功能、听力学、前庭功能的检查及低压舱模拟 AV 的检查，甚至要进行中耳和内耳的 CT 等影像学检查和手术探查，以便明确是否有器质性 AV 的存在，以减少 AV 的再次发生。⑤告诫地面人员避免采用持续性捏鼻鼓气动作。

（徐先荣）

kōngyūnbìng

空晕病（airsickness）　驾驶或乘坐飞行器或飞行模拟器时，机体不能适应加速度、视觉和本体觉的刺激而出现的头晕、恶心、呕吐、出冷汗、面色苍白等一系列前庭自主神经反应性疾病。包括晕机病和航天运动病。

简史　空晕病是随着航空器的诞生和发展而出现的，属于运动病的一种。阿姆斯特朗（Arm-strong）曾报道在第二次世界大战期间飞行学员前 10 次飞行中的发

生率为 10% ~ 12%。虽然有人认为同年龄者女性比男性易感，但 2008 年，乌司替宁（Ucertinim）等的研究认为，意大利空军飞行学员的发生率为 34.8%，女学员（32.5%）和男学员（35.1%）没有明显差别，不过女学员慢适应率（大于 6 次空晕病发作）的比例（38.5%）高于男学员（9.3%）。英国的资料显示，飞行学员中发生严重影响操纵飞机的空晕病占其所有发病的 15% ~ 18%。中国空军 1982 年的资料显示，初级训练的飞行学员空晕病发生率为 10% ~ 18%。空军总医院 2006 年和 2013 年分别报道，空晕病排在各机种飞行人员耳鼻喉科住院疾病谱的前 13 位，歼击机飞行员耳鼻喉科住院疾病谱的前 6 位，由于严格的改装体检，高性能战斗机飞行员因空晕病送院诊治者少。乘客的发生率低于 10%，民航飞行员发生率很低。

病因与发病机制　环境加速度对前庭和视觉等感觉系统的过强刺激是该病的病因。发病与以下诱因有关：①舱外环境因素，如飞行中舱外不稳定的气流，特别是垂直气流会造成飞机的颠簸，对内脏器官和本体感受器是过强的刺激，容易诱发空晕病。②舱内环境因素，如舱内汽油味、废气等卫生条件不良的影响，运输机的后舱较前舱易受到气流的影响而诱发空晕病。③飞行器的状态，如起降速度太快、特技飞行中加速度太大，模拟器飞行中视屏景象运动太快等。④飞行科目，如连续飞行或多次复杂特技飞行所产生的加速度积累、复杂气象及夜间飞行等飞行科目也是空晕病的诱发因素。⑤不同机种飞行人员所受的运动刺激有一定的差别，如直升机的视觉和振动刺激

较强，歼击机的角加速度刺激较强，强击机俯冲所受的直线加速度刺激较强，运输机和轰炸机的垂直气流刺激及长航行的累积刺激较强。⑥人的因素，如感冒未愈、过度疲劳、睡眠不足、空腹、过饱、酒后飞行，飞行中情绪紧张和焦虑等。飞行员技术不熟练、动作不协调等。此外，处于被动位置，如其他机组人员较飞行员、后舱飞行员较前舱飞行员易诱发空晕病。而坐位比卧位受到的加速度大易诱发空晕病。

发病机制包括：①前庭器过度刺激学说认为，飞行器在三维空间运动可产生直线加速度（如起飞、着陆、加减速等）、径向加速度（如盘旋、转弯、筋斗和退出俯冲等）、角加速度（如横滚、进入螺旋状态），甚至可以产生科里奥利加速度（在旋转同时具有直线运动），加速度刺激超出正常耐受范围（包括刺激强度过大或持续时间过长），或个体的前庭器过度敏感均会出现空晕病的表现。②神经匹配不当学说认为，中枢神经系统存在着对运动刺激的储存器和比较器，由视觉、前庭器等感觉器输入的运动信号与储存器相联系，比较器与储存器和新的运动信号相联系，如果比较器分析新的运动信号与储存器的运动信号相匹配时就不会产生空晕病。如果比较器分析新的运动信号与储存器内过去已储存的运动信号不匹配时视新运动信号的强弱产生两种结果，一是弱而持续的匹配不当信号使储存器的信号重新排列，使空晕病产生适应；二是强烈而持续的匹配不当信号产生明显的空晕病症状，同时也引起储存器明显的重新排列。按神经匹配不当学说，空晕病可分为视觉-前庭匹配不当型（如模拟

器病时飞行人员在模拟器内，模拟器并未运动无前庭信号，但景象运动的视景屏有强烈的视觉运动信号因而产生症状）和半规管-耳石器匹配不当型（如在航天失重情况下，耳石器失去重力刺激，只有半规管信号因而产生症状）。还可分为Ⅰ型匹配不当，是指对应的两个感受器同时向中枢报告相互矛盾的信息（如科里奥利加速度所致的空晕病或飞行中飞行员向窗外观察所致的空晕病）；Ⅱ型匹配不当，是指对应的两个感受器只有一个向中枢报告信息，另一个不向中枢报告信息（如模拟器病、航天运动病、小于0.5Hz的低频直线摆动所致的空晕病等）。③中枢神经递质系统失平衡理论认为，空晕病与异常运动刺激引起的脑桥前庭核等部位的乙酰胆碱能递质的功能增强或脑内去甲肾上腺递质的功能减弱有关，也可能与组胺能神经递质的功能增强有关。④高级中枢失调控假说认为，前庭和视觉中枢均在大脑，前庭-自主神经反射受下丘脑和大脑皮质等高级中枢控制，当这些高级中枢功能紊乱时即可发生空晕病。

临床表现　空晕病的表现具有以下特点。①发病一定有前庭或视觉系统的运动刺激。前庭器是空晕病的主要感受器，即前庭器功能敏感易患空晕病，前庭器功能丧失不患空晕病，但视力丧失仍患空晕病。②主要表现为头晕、恶心、呕吐、出冷汗、面色苍白等。

检查与诊断　实际飞行观察或根据病史结合前庭功能检查做出空晕病的诊断。①按病史和发病情况分为原发性和继发性空晕病。原发性空晕病是指幼年时即有晕车、晕船等病史，飞行时出现空晕病表现。但需与刚进入飞行阶段出现的晕机反应相区别。晕机反应会随着对飞行环境的适应在短期内消失，原发性空晕病则难以产生适应。继发性空晕病是指既往无运动病史，前庭功能检查正常，仅在一些诱发因素（头颅外伤、慢性胃肠疾病、休息欠佳、饱腹或空腹、加速度过强、剧烈颠簸、被动飞行等）的作用下出现症状，在诱因去除后大多数症状可消失，有的需经过前庭功能锻炼后才能消除症状，而诱因难以去除者（如有些难以治愈的慢性胃肠病、有些涉及前庭和视通路的颅脑疾病和外伤等）症状难以消失。②按感受器分为4型。耳石器过敏型是对直线加速度刺激过敏，多见于运输机、轰炸机或其他大型飞机的飞行人员或乘客，气流大、颠簸时出现症状，四柱秋千检查耐受时间较正常人缩短。半规管过敏型是对角加速度刺激过敏，多见于歼击机和强击机飞行员飞特技动作时出现症状，冷热试验和旋转试验自主神经反应症状重，可有眼震频率快或振幅高的眼震电图表现。耳石器半规管过敏型是对直线加速度刺激和角加速度刺激均过敏，气流颠簸和飞特技动作时均出现症状，四柱秋千检查和震电图检查均出现过敏症状。视性空晕病是指在飞行中由于视野中运动物体或景象的刺激而诱发的自主神经反应。③按发病的频率分为偶发性空晕病（偶尔出现晕机症状）、中间型空晕病（有时出现晕机症状）和频发型空晕病（经常出现晕机症状）。④按症状轻重分为轻度空晕病（有轻微晕机症状，但无呕吐）、中度空晕病（有恶心，偶有呕吐）和重度空晕病（反复呕吐）。

治疗原则　①药物治疗：空晕病患者在加速度刺激停止后，症状很快消失，无须特殊治疗。必要时在没有飞行任务的情况下可口服防晕药物，以东莨菪碱和苯异丙胺合服最为有效。盐酸苯环壬酯也受到推崇，认为较地芬尼多和东莨菪碱抗晕效果更好，中枢不良反应更低。②中西医综合疗法：对住院患者可采用包括前庭功能锻炼（也称前庭康复训练）、耳针、山莨菪碱穴位注射、中药等综合治疗。康复训练自始至终，其他疗法均在患者前庭功能锻炼好转以后逐步停用。③东莨菪碱贴膜：可经皮肤弥散到皮下的毛细血管，然后通往全身。经皮用药可以避免由于口服和肌内注射引起血中出现高浓度的药物，可以减少副作用、又能保持药物的疗效水平。每用1次药，有72小时的预防作用。当胃肠有病，此法远较口服法优越。④生物反馈治疗：1987年由理查德（Richard）提出，他认为运动病是受自主神经系统调节的，让患者学习主动控制运动病的自主神经反应，阻断这个自主神经反应，可以使空晕病的症状消失或减轻。⑤前庭习服治疗：尚无准确预测个体空晕病敏感性的临床试验标准。各国空军制定了自己的康复计划，以应对空晕病对飞行人员的影响。这些计划在许多方面有区别，包括持续时间、使用的装备、费用、康复团队的技术特征等。有研究发现左右运动、躯体旋转和航空器运动3种运动的刺激性按顺序排列为左右交替运动、躯体旋转、航空器运动。每一种运动刺激在4天内都有脱敏作用，一种运动刺激的脱敏作用可以转变成另一种低程度的运动刺激。研究者认为这种方法可以应用在空勤人员的脱敏治疗中。意大利空军的空晕病脱敏康复计划，根据临床病史和科里奥利试验结果分类，患者接受个体化的脱敏方案，包括逐渐增加的通过不同装置引起恶心刺激，同时心理训练和认知行为治疗。英国学者认为，控制呼吸可以明显延长恶心等反应的耐受时间，在运动后也可以缩短恢复时间。中国学者认为，重复视动刺激、间断累加科里奥利加速度刺激、逐步脱敏训练等可明显提高飞行员前庭自主神经系统反应的稳定性。

预防措施 ①在招飞体检时要详细询问病史，包括有无乘机晕机史、晕车晕船史、眩晕史、颅脑外伤史等，并经旋转椅科里奥利加速度试验检查做出客观评价，既要排除前庭功能减退者又要拒绝前庭功能敏感者，只能使前庭功能稳定的受检者入选。②做好飞行学员理论学习阶段的前庭功能适应性训练，包括主动锻炼和被动锻炼。主动锻炼有在全面增强体质的基础主动进行各种徒手旋转体操锻炼和旋梯、滚轮、秋千、铁饼、单杠等器械运动锻炼，还可进行垫上运动、跳跃、滑冰、游泳、长跑等主动前庭功能锻炼；被动锻炼为在转椅和四柱秋千上进行被动的练习。锻炼应循序渐进，以不出现恶心为依据，尽量不要出现呕吐，以免形成恶性条件反射。③做好飞行学员在飞行阶段的前庭功能适应性训练，无论是以前10次或前10小时飞行，还是以前6次呕吐后是否产生适应来判定，都存在着每位学员飞行的环境条件（如起飞降落速度、各种动作的轻柔与粗暴、加速度大小、气流的方向和大小等）和飞行教员的判断尺度的差别。要真正提高未来飞行人员的质量，就要尽可能准确

筛查原发性空晕病者及时予以停学，使晕机反应者尽快产生适应。④做好现役飞行人员前庭功能的保持性训练，空晕病具有易感性、适应性和保持性的特点，现役飞行人员也要坚持前庭功能锻炼，以保持前庭功能的稳定性。对于在飞行学院曾有轻度晕机反应的歼击机和强击机飞行员来说，此点显得尤为重要。对继发性空晕病者，在原发病治愈后也要恢复进行前庭康复训练。

（徐先荣）

fēixíng rényuán yūnjué

飞行人员晕厥（aircrew syncope） 飞行人员脑血流灌注不足所致一过性意识和位置张力的丧失但不伴神经系统缺陷的临床病症。包括地面晕厥和空中晕厥。空中晕厥是导致飞行事故的重要原因。地面晕厥是飞行人员常见的病症，地面晕厥的各种类型都可能发生在空中。

病因与发生机制 可由多种原因引起，发生机制如下。

地面晕厥 ①反射性晕厥：由于调节血压和心率的反射弧功能障碍或自主神经系统疾病或功能不全所致。包括血管迷走性晕厥（普通晕厥）、颈动脉窦性晕厥、迷走神经反射性晕厥，有排尿性晕厥、咳嗽性晕厥、吞咽性晕厥等。②心源性晕厥：由各种心脏病引起，有心律失常、急性左室流出道受阻、右室流出道阻塞等。③直立性低血压晕厥：直立性低血压患者从卧位或久蹲位突然转为直立位或站立较久时所发生的晕厥，称为直立性低血压晕厥或体位性低血压晕厥。④其他晕厥：低血糖性晕厥；严重贫血所致晕厥；焦虑发作过度换气引起的意识丧失；癔病性晕厥，通常表现为血压和脉搏无任何改

变的意识丧失。

空中晕厥 与飞行因素有关的空中晕厥有以下几种。①加速度晕厥：加速度耐力不良和不穿抗荷服做特技飞行的飞行员在+G_z暴露过程中因脑缺血或应力的作用发生晕厥。②缺氧性晕厥：飞机座舱减压、未正确使用供氧装置或供氧装置故障导致人体急性高空缺氧或暴发性高空缺氧而发生晕厥。③加压呼吸性晕厥：在飞行中发生暴发性高空缺氧或作为抗荷措施进行加压呼吸时，引起胸内压增高，静脉回心血量和有效循环血量减少，当超过人体耐受限度时可以引发血管迷走反应，导致脑供血不足，引发晕厥。④高空减压性晕厥：高空减压导致脑血流量减少，意识丧失，下降或降到地面后，意识可恢复。⑤过度换气性晕厥：过度换气使脑小动脉收缩，脑血流减少而致晕厥。在飞行中可引起过度换气的原因有缺氧、精神因素、运动病、加压呼吸等。

临床表现 飞行人员常见晕厥的共同临床表现为一过性意识和位置张力的丧失。各种晕厥临床表现如下：①血管迷走性晕厥，发作前常有头晕、无力、恶心、出汗、上腹部不适及面色苍白等先兆症状。发作时瞳孔散大，呼吸增强，心搏徐缓，血压下降。②加速度晕厥，在+G_z暴露过程中发生晕厥，+G_z作用减小或停止后意识很快恢复。发作前有灰视和黑视等先兆症状，或完全没有先兆症状。③缺氧性晕厥，15 000m以上急性高空暴露时出现意识丧失，供氧后意识丧失很快恢复。④加压呼吸性晕厥，发作时先有头昏、眼花、恶心、面色苍白、出冷汗等先兆症状，随即心率减缓、血压下降，直至意

识丧失。停止加压呼吸后，意识立即恢复。地面加压呼吸试验可重复出现上述表现。⑤高空减压性晕厥，高空减压后意识丧失，下降或降到地面后，意识可恢复。⑥过度换气性晕厥，头昏、胸闷、四肢和面部发麻、心悸，严重时发生晕厥。

检查与诊断　①反射性晕厥：立位耐力实验等。②心源性晕厥：心脏彩超、平板运动实验、动态心电图、心脏电生理检查（必要时）。③直立性低血压晕厥：血压立卧位试验立位收缩压降低超过20mmHg，或舒张压降低超过10mmHg，提示该病。④其他晕厥：血常规、血生化检查、加速度晕厥行离心机检查、缺氧性晕厥行低压舱缺氧耐力检查等。结合临床表现及检查结果做出诊断。

治疗原则与防治措施　缺氧性晕厥处理原则：①飞行中一旦发生高空缺氧，要立即下降飞行高度并尽快查找原因恢复供氧。②发生晕厥后要送医院进行全面体检，并行低压舱缺氧耐力检查。③对于缺氧纠正后的遗留症状可给予高压氧及对症治疗。

加压呼吸性晕厥处理原则：①立即停止加压呼吸，平卧位休息，必要时给予吸氧、升血压等对症治疗。②进行全面体检，重点检查心血管和呼吸系统功能，排除疾病状态。③对于单纯加压呼吸耐力不良者，进行专门体能训练、呼吸肌锻炼和地面加压呼吸训练，增强耐力。

多数晕厥无须特殊治疗，主要是对晕厥复发进行科学、合理的预防。①地面晕厥的预防：尽量避免诱发因素，如精神紧张、疲劳、久站、闷热环境、起立过快、衣领过紧、潴尿过多等。嘱咐患者在有晕厥先兆时及时蹲下

或躺下，避免晕厥发生。②空中晕厥的预防：发生了加速度晕厥的飞行员应送医院做全面体检，排除其他疾病引起的空中晕厥，并做加速度耐力检查及提高加速度耐力的训练。预防原则是选拔飞行学员时有明确晕厥史者不进入飞行学院、防止空腹、过饱和疲劳飞行，以免降低抗荷耐力、提高飞行员的抗荷能力。③过度换气性晕厥多在其他负荷的基础上发生。防治可控因素，避免过度换气性晕厥发生。

（刘红巾　王广云）

jiāsùdù nàilì bùliáng

加速度耐力不良（poor acceleration tolerance）

飞行员对加速度作用的生理耐受能力低于基础耐力的状态。飞行员的加速度基础耐力标准视飞行机种而定。航空环境中，根据飞行器机动动作的不同，机体将承受不同轴位、不同方向加速度作用，同时在惯性力的反向作用下，机体的不同组织结构会产生一系列的生物动力学效应。例如，骨骼质地坚硬可塑性小，在受到冲击性加速度作用下会引起损伤性变化；内脏器官质地较柔软，有一定的活动度和可塑性，受力时主要发生变形、移位；血液是黏弹性流体，在外力作用下沿作用力方向转移，可出现脑部供血不足或充血情况，对视觉及脑功能造成影响。

引起加速度耐力不良的因素有：①加速度因素。随着加速度的大小、峰值作用持续时间、加速度增长率的增加，人体耐力也会出现相应下降。②身体因素。心血管代偿功能不良会造成加速度耐力下降，如迷走神经张力增高、心肌收缩力不强、骨骼肌肌力不强等；一些慢性疾病如神经衰弱、静脉曲张或部分暂时性因

素如过度疲劳、睡眠不足、空腹或饱腹飞行都会造成加速度耐力下降。此外，身体瘦长、血压偏低者较体重较重、身高较低者加速度耐力低。③操作因素。在机动飞行中动作粗猛，使加速度过大或增长过快；或在带飞过程中，处于被动状态，未做好抗荷动作的准备。④防护因素。使用抗荷装备或做抗荷动作，可以提高加速度耐力。如果抗荷动作不准确或抗荷装备未使用、发生故障，均有可能造成加速度耐力不良。

加速度耐力不良主要表现为视物模糊、周边视力丧失、中心视力丧失，严重时可引起意识丧失。

加速度耐力不良的预防措施是以提高飞行员的加速度耐力为原则，包括：①合理的体能训练。通过短跑等爆发力训练提高心血管系统快速反应调节能力；加强腹部及下肢肌肉训练，可促进+G_z加速度作用时血液的回流；防止过度的有氧训练，避免高强度的有氧训练使迷走神经紧张度过强。②离心机检查。通过离心机检查对飞行员的加速度耐力进行评估，选拔耐力良好者。③消除诱因。避免或消除身体、操作和防护等引发加速度耐力下降的因素。

（黄美良　刘　晶）

móníqìbìng

模拟器病（simulator sickness）

使用飞行模拟器训练引起的运动病。主要表现为头晕、上腹部不适、恶心、呕吐、出冷汗、面色苍白等生理功能紊乱反应。发病率与模拟器的结构、性能、训练强度有关。

简史　克莱蒙特（Claremont）于1931年从运动病因学角度最先提出感觉冲突理论；伍德（Wood）和格雷比尔（Graybiel）于1970年提出中枢神经递质系统

功能失平衡理论；姜正林于1992年提出大脑皮质等高级中枢失调控假说；埃弗斯曼（Eversmann）等1978年提出内分泌功能假说等。阿姆斯特朗（Armstrong）曾报道在第二次世界大战期间，飞行学员前10次飞行中的发病率为10%～12%，飞行人员在训练中的发病率为50%，在极端不利条件下空运人员的发病率高达70%。英国的资料显示，飞行人员约有40%发病，飞行学员中发生严重影响操纵飞机的空晕病占其所有发病的15%～18%，大约有1%的飞行学员因本病停飞。模拟器病即使是在有经验的飞行员中其发病率也高达70%。

病因及发生机制 有多种学说，比较公认的有神经不匹配学说。视觉、前庭、本体感觉系统的输入信息与中枢储存的经验信息不匹配。在中枢系统内有某种形式的储存记忆，同时对上述3个系统输入的信息进行互相对照比较。在地面自然运动环境中，从各感受器来的输入信息与储存的"期望"信息一致，则反应正常。但在新的或不熟悉的运动环境中，输入信息与"期望"信息不一致，即发生不匹配而发病。

临床表现 ①广泛的视觉系统症状，如视物模糊、对焦困难、视觉疲劳。②平衡功能障碍，如头晕、倾斜、步态不稳和手眼不协调等。③相应的自主神经紊乱症状，如恶心、呕吐等。多数人症状在1小时内消失；少数人症状可持续24小时以上，称为"长时间模拟器后效应"，可妨碍飞行训练，影响飞行安全。

防治措施 ①反复模拟器适应性训练：反复适应性训练后获得的适应会消退，应根据职业需要进行不定期训练。②平衡功能

训练：主要适应于军事人员。包括体操训练、运动器材训练和专用训练器训练。通过训练降低发病率、减轻症状。③前庭适应训练：在一定条件下经长期或定期前庭刺激作用的人，其前庭反应可逐渐减弱，这种现象为前庭适应或习服。前庭适应是前庭功能锻炼的生理学基础，有养成、保持和转移的特性。a. 养成，所需时间个体差异很大，锻炼累积时间一般为8～53小时，前庭反应严重者需要时间长。影响养成获得的因素有信心、意志、身体状态、锻炼制度。b. 保持和消退，适应养成后5～7天可出现消退，可存在数周至数月。c. 转移，经体育锻炼已养成的前庭适应在飞行等实际有前庭刺激的条件中是否适应即前庭适应的转移。其特点是半规管与耳石器各自养成的适应转移性差；各半规管间养成的适应转移性差；一侧前庭器的适应可转移至对侧；顺时针旋转养成的适应性不会影响逆时针旋转养成的适应，故适应性具有方向性。参与适应的不是感受器而是各级中枢（前庭核、网状结构、基底核、中脑、上丘、下丘、小脑和大脑）。前庭适应的养成是感受器接受刺激，向中枢发放神经冲动，这些冲动受到中枢的整合和抑制机制的作用，而不能扩散到运动和自主神经中枢。严重时药物干预。

（刘庆元 郭睿）

pēnqìjī zōnghézhēng

喷气机综合征（jet syndrome）

乘坐飞机跨越多个时区后，人体生物钟无法适应目的地时间而出现的躯体和精神疲惫、功能紊乱病症。又称时差效应、飞行时差反应。

病因与发生机制 地球的昼

夜变化，使生物界普遍存在着接近24小时的功能变化，人的各种功能也有这种类似的昼夜节律，称为生物钟。生物钟与太阳光的明暗周期同步，形成人体的觉醒-睡眠周期，人体的体温、心率、激素分泌、睡眠甚至情绪都受生物钟控制。由于生物钟的重新设置较慢，在快速跨越时区后，目的地时区的时间调定因素，如光线、社会活动、时间点等与机体原有的生物钟不同步，造成人体的昼夜节律无法适应目的地时间及生活时间表，出现相应反应。

喷气机综合征的严重程度和持续时间与多种因素有关：①跨越的时区数。通常跨越4个时区以上就会在多数人中引起时差效应，跨越的时区越多，昼夜节律的失调现象越明显。②飞行的方向。向东飞行人体的生物钟落后于目的地时间，即当地时间比生物钟超前，向西飞行则相反。人体的昼夜节律周期不是24小时整，而是略长于24小时，因此向西飞行白天时间相对延长，人体的适应性略好，向东飞行适应性较差。③睡眠缺失情况。如果睡眠状况差，已有相当程度的累积性睡眠丧失，则症状明显。④对当地作息的适应能力。暴露于目的地日光下将有助于生物钟的重新调置，如在到达目的地后是白昼，在户外自然阳光下活动，能尽快帮助消除时差效应。⑤对昼夜节律失调的耐受程度。每个人的耐受程度不同，反应程度不同。随着年龄的增长，这种耐受程度逐渐下降。

临床表现 表现为失眠和白天困倦感，也可出现心情烦躁、头痛、疲劳加重、体力下降、认知力减退或胃肠功能紊乱。

检查与诊断 喷气机综合征

与跨越多个时区的长途飞行史密切相关，详细询问发病过程对诊断极有帮助，结合临床表现的症状特点即可诊断。

治疗原则及预防措施　多数人经适当休息调整即可恢复，不需治疗。症状严重者需药物治疗。通过行为调整和药物辅助可以达到治疗或预防效果：①生物钟的尽快调适。选择最佳的光线暴露时间可以更快地适应当地时间，向西旅行应当选择接触夜色，向东旅行相反。②合理安排睡眠。在出发前，根据目的地作息将睡眠时间前调或后调1~2小时有助于缩短喷气机综合征的持续时间。由于跨昼夜飞行、机舱条件限制等原因，旅行者都存在睡眠缺失的问题，在到达目的地后，一般需要1~2天恢复睡眠。但在随后的时间里，应尽量减少白天睡眠时间，改为短时间小睡，增加白天接触日光的时间。③药物治疗。褪黑素可以协助生物钟的调适。短效安眠药可以缓解喷气机综合征患者的失眠问题，同时还可改善跨夜飞行中因机舱条件限制导致的失眠现象。保醒提神剂如咖啡因的摄入可以缓解喷气机综合征的白天困倦嗜睡现象。但后两种药物的不适当使用可能会引发其他问题。

（刘　晶　于东睿）

fēixíngyuán kōngzhōng shīnéng

飞行员空中失能（pilot inflight incapacitation）　飞行员飞行中受到不利因素影响而出现身心功能障碍，丧失对飞机正常操控能力的状态。又称飞行失能。此是飞行事故的常见医学原因之一。早在19世纪60~70年代人类从事航空活动的初期，就因高空寒冷、缺氧、低气压的威胁，付出过生命代价。时至今日，虽然航空技术高度发达，采取了密封增压座舱，航空防护装备和座舱环境不断完善，对飞行员进行了规范而严格的体格检查，但飞行环境因素出现了新特点，飞机机动性增加、跨时区长时间飞行、飞行人员体力和脑力负荷加重等问题更为突出，空中失能对飞行安全的潜在威胁依然存在。空中失能的表现形式多种多样，可分为部分失能和完全失能两类，前者应变能力降低、反应时间延长、判断能力受损、操纵能力下降；后者出现晕厥前症状，甚至虚脱及意识丧失，操纵能力完全丧失。

导致空中失能的原因很多，主要可分为以下三类：①飞行环境因素影响，如高空缺氧、高空减压病、加速度晕厥、飞行错觉、情境意识丧失、晕机病等，座舱和飞行防护装备故障、飞行强度过大、飞行疲劳、飞行动作不当等常为诱因。飞行员生理心理状态不佳，容易产生飞行应激障碍，增加航空病患病易感性。飞机座舱空间狭小、密闭，仪器故障、失火、燃油泄漏、化学战剂等产生的有毒气体被飞行员吸入可造成气体中毒，出现失能。②飞行员患病，如飞行中发生冠心病、心律失常、癫痫、脑血管病、晕厥、眩晕、头痛、腹痛、肾绞痛等，均有可能导致空中失能。③飞行员滥用药物，特别是服用对神经系统和心血管系统有影响的药物，可影响飞行员注意力和判断力，降低飞行耐力，导致空中失能。

空中失能以预防为主，主要措施包括：①建立科学的飞行员医学选拔制度，完善高性能战斗机飞行员选拔方法。②提高飞行员疾病诊治水平，完善飞行员航空医学鉴定标准。③加强飞行员防失能训练，完善防护装备。④做好飞行员体检和飞行医学监督，完善航空卫生保障措施等。

（郑　军）

shǎnguāngmáng

闪光盲（flash blindness）　人眼受到高强度闪光刺激引起的暂时性光敏感度下降，导致视力下降或缺失的病理状态。闪光盲为一种暂时性的功能性障碍，经过一段时间可以自行恢复，无后遗症。闪光盲对一般人员影响不大，但对指挥、飞行和观测等作业人员操作会产生暂时性影响，特别是一些驾驶舱室内的人员（如飞机驾驶员），由于面对透明的座窗，两眼经常注视，较易发生闪光盲，发生后会在短时间内影响对仪表的观察和操纵，会直接危及飞行安全。

形成过程　闪光盲的发生主要是强光导致视网膜感光色素漂白引起的。人的视网膜对环境光线有一定的适应性。当外来光线的强度超过视网膜所适应的强度时，视网膜上的感光色素在光的作用下漂白分解，视力遂下降或丧失。强光消失后随着色素的重新合成，视力又逐渐恢复。高能量光源可在视网膜上产生与光源形状相同的余像。人所感到余像的亮度可能与感光色素漂白的量有关。随着色素的重新合成，余像的亮度逐渐减弱。闪光盲的程度通常用恢复时间表示，即强光作用后，视力恢复到某一特定水平所需的时间。闪光盲持续的时间与闪光强度及暴露时间等因素有关。闪光越强，暴露时间越长，视觉恢复也越慢。闪光强度为50 000勒克斯（lx），暴露时间为0.15秒时，所引起的闪光盲可持续0.2~0.8分钟。核爆炸时，闪光与火球表面的亮度可达几百万熙提，相当于太阳表面亮度的十几或几十倍。这样大的强光，通过大气层可传至很远的距离，作用于人员的眼睛后，可导致闪光盲。激光武器也可引起闪光盲，激光的亮度比太阳高 1000 万 ~ 100 亿万倍，当激光被避开或突然关闭时，引起光逗留和视觉丧失，发生闪光盲。

治疗原则 闪光盲是暂时性的视力障碍，轻者在几秒至数分钟可自行恢复，严重者要数小时才可以恢复。轻者不需要特别治疗。对于严重的闪光盲，应进行眼科检查，患者散瞳休息，给予维生素、酶制剂、能量制剂等，积极恢复视力。

防护措施 预防闪光盲的基本方法是减少进入眼内的强光亮度和缩短强光作用眼睛时间。一般采用个人护目镜，或飞机采用带色的窗罩。对投掷核弹的飞行人员可用固定透光率的护目镜，核弹爆炸后摘除。在战争条件下，由于难以预测闪光时间，可以佩戴具有自动防护功能的护目镜，如锆（Zr）、钛（Ti）、酸铅（Pb）、镧（La）透明陶瓷晶片（简称PLZT）护目镜（图1），这

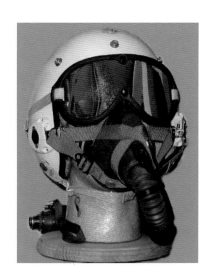

图 1　飞行员核闪光护目镜

种护目镜在无核闪光时，有良好的透光率，而遇核闪光后，通过电光装置，透光率可以迅速降低，从而达到遮光防护效果。

（陈良恩）

fēixíngyuán shénjīngzhèng
飞行员神经症（pilot's neurosis）

发生在飞行员身上的一组病因、发病机制、临床表现、病程预后及治疗方法非一致的功能性精神障碍。其共同特征包括：起病常与素质和心理神经因素相关；病前多有某种性格特征；临床表现为精神和身体方面的多种症状，但无相应器质性基础；意识清楚，与现实接触良好，人格完整，无严重行为紊乱；病程较长，自知力完整，要求治疗。此类病症是飞行人员最常见的精神障碍性疾病之一，国内飞行人员患病率调查尚无结论性数据，但是由神经症引起的疾病停飞率很高，约占医学疾病停飞总人数的 6.3%。

职业特殊性在飞行员神经症的发病过程中起到重要作用，如跨时区飞行导致长期昼夜节律紊乱，经历飞行事故或处理各种险情造成心理打击，紧张、频繁的飞行任务和机型转换引起精神紧张，飞行活动的特殊空间及高空缺氧等。飞行人员特别是军事飞行人员是一个高应激群体，需要承受巨大的环境和精神压力，遭遇各种负性事件的概率高，尽管在招飞时进行了严格的心理选拔，飞行人员的神经症仍不容忽视。飞行人员神经症的发病年龄集中在 31~40 岁，是技术成熟的黄金时期，也是事业和家庭生活压力最大时期，应格外关注。飞行人员中较为常见的神经症包括神经衰弱、焦虑症、恐怖症等。

（崔　丽）

fēixíngyuán shénjīng shuāiruò
飞行员神经衰弱（pilot's neurashenia）

飞行员精神容易兴奋和脑力容易疲劳，常伴情绪和心理生理症状的神经症。表现为易激惹、烦躁、紧张，伴有肌肉紧张性疼痛和睡眠障碍等生理功能紊乱。神经衰弱一直是中国空军飞行员最常见的精神障碍，占疾病停飞之首。

病因与发病机制 神经衰弱的病因是综合性的，即有家族遗传倾向，持续、强烈的情绪冲突，敏感、多疑、主观的性格特征，飞行应激等职业因素以及社会环境变化等，均在发病过程中起重要作用。一般认为，个体在易感素质的基础上，承受较大心理压力又不能有效应对时，其精神活动的调节受到影响，则会产生神经衰弱症状。飞行人员从事高强度脑力劳动，执行持续久、强度大的飞行任务，构成了神经衰弱的重要易感因素，加之人格特征和负性事件，使飞行人员成为高危人群。

临床表现 主要有：①精神易兴奋、脑力和体力易疲劳。精神活动极易发动，兴奋阈值低，周围一些轻微甚至无关刺激也能引起较强烈或较持久的反应，因而注意力涣散，不自主联想和回忆增多，注意力难以集中。由于非指向性思维长期处于活跃兴奋状态，大脑无法得到必要、充分的松弛和休息，脑力容易疲劳，出现反应迟钝、记忆力减退。同时也有疲乏、困倦、无力等躯体症状，即使适当休息或消遣娱乐后仍难以恢复。②情绪症状。神经衰弱突出的情绪症状是易激惹、易烦恼和易紧张。由于情绪启动阈值降低，情绪自制力减弱，表现为易激惹、冲动、发怒、后悔、

伤感、委屈、烦恼、紧张等。③心理生理症状。心理因素引起某些生理障碍，如紧张性头痛、睡眠障碍、心悸、气短、腹胀、食欲减退等。

诊断 鉴于其症状的非特异性，诊断应谨慎，关键是排除可以出现神经衰弱症状的所有躯体疾病和其他精神障碍。否则，只能诊断为神经衰弱综合征。①符合神经症的共同特征。②以脑功能衰弱为主要临床表现，至少有下述中的三项，衰弱症状、兴奋症状、情绪症状、紧张性疼痛、睡眠障碍。③不符合其他任何一种神经症的诊断标准。

治疗原则及预防措施 心理治疗是最基本和有效的治疗方法。强调促进飞行人员的认知转变，帮助飞行人员调整对工作生活的期望，减轻精神压力。放松疗法对缓解紧张有一定的作用。在飞行训练间期合理开展体育锻炼、文娱活动、疗养等可以缓解飞行人员的精神压力与紧张情绪。可酌情使用抗焦虑剂、抗抑郁剂、镇静剂、止痛剂和促进脑代谢剂治疗。

（崔　丽）

fēixíngyuán jiāolǜzhèng

飞行员焦虑症（pilot's anxiety） 飞行员以反复发作或持续性情绪焦虑和精神紧张为主要表现的神经症。常伴明显的自主神经症状，其紧张或惊恐程度与现实情况不符。临床分为广泛性焦虑与惊恐发作两种主要形式。飞行人员中广泛性焦虑较常见。

病因与发病机制 病因不明，存在遗传、生化、心理、社会等方面因素。血缘亲属中同病率高。神经生物学研究集中于肾上腺素能活动增加、5-羟色胺释放增加、γ-氨基丁酸功能不足等。自信不足、谨小慎微的性格特征也是发病诱因之一。

临床表现 主要症状为焦虑的情绪体验、自主神经功能失调及运动性不安。①广泛性焦虑：又称慢性焦虑症。起病缓慢，常无明显诱因，主要表现为持续无明确对象和固定内容的担心或害怕，对现实生活中可能发生的事情过分担忧、焦虑，与现实状况不符。常终日心烦意乱，坐卧不宁。注意力难以集中，记忆力下降，缺乏兴趣，以致严重影响工作和学习。过度警觉，对外界刺激易出现惊跳反应。伴自主神经功能紊乱症状。②惊恐发作：突然出现强烈恐惧、濒死和失控感，每次持续数分钟至数小时，可反复发作，伴呼吸困难、心悸气短、眩晕呕吐等自主神经功能障碍的表现。

诊断 ①符合神经症的共同特征。②以持续性原发性焦虑症状为主，并符合以下两点：经常或持续无明确对象和固定内容的恐惧或担忧；伴自主神经症状和运动性不安。③排除甲状腺功能亢进、高血压、冠心病等躯体疾病继发的焦虑；排除兴奋药物过量和药物依赖戒断后伴发的焦虑；排除其他类型精神疾病或神经症伴发的焦虑。

治疗原则及预防措施 包括药物治疗和心理治疗。苯二氮䓬类是临床广泛使用的抗焦虑药物，但易产生耐药性，飞行人员应避免应用。可以选择抗抑郁剂或非成瘾抗焦虑药物如丁螺环酮等。心理治疗强调放松，使生理警觉水平降低，心率、呼吸、脉搏、血压、肌电等生理指标出现与焦虑状态逆向变化。松弛不仅有生理效应，亦有相应的心理影响。其他如生物反馈、音乐、瑜伽、静气功疗法在治疗及预防方面具有一定作用。

（崔　丽）

fēixíngyuán kǒngbùzhèng

飞行员恐怖症（pilot's phobia）

飞行员对某些特定事物、情境或与人交往时产生强烈、异乎寻常恐惧或紧张不安的病症。常伴显著的自主神经症状。由于飞行职业的特殊性，特别是战斗机飞行员在其职业生涯中不可避免地耳闻目睹飞行事故或处理各种险情，在严重的应激环境中可能诱发恐惧症，即飞行恐怖症，表现为产生难以解释、无其他情绪症状的恐怖和焦虑，并伴有由于恐惧飞行而产生的多种回避行为。

病因与发病机制 恐怖症可能存在家族聚集性，受遗传因素的影响。患病前性格多胆小、羞怯、被动、依赖、高度内向，容易焦虑、恐惧，并有强迫倾向等，提示存在素质因素。

临床表现 恐怖症临床表现多样，文献记载的恐怖对象多达数百种，常以恐惧对象作为疾病名称，临床归纳为场所恐惧症、社交恐惧症和单一恐惧症。患者对外界某些环境、物体或与人交往时产生异乎寻常的恐惧与紧张不安，可出现脸红、气促、出汗、心悸、血压变化、恶心、无力甚至昏厥等，因而出现回避反应。

诊断 ①符合神经症的共同特征。②以恐惧症状为主要临床表现，符合以下特点：对某些客体或处境有强烈恐惧感，恐惧程度与实际危险不符；发作时有焦虑和自主神经症状；有反复或持续的回避行为；知道恐惧过分或不必要，但无法控制。③对恐惧情境和事物的回避必须是或曾经是突出的症状。④排除焦虑症、疑病症和精神分裂症。

治疗原则与预防措施 行为疗法是恐惧症的首选治疗，系统脱敏、暴露、冲击疗法效果良好。基本原则，一是消除恐惧对象与焦虑恐惧反应的条件性联系，二是对抗回避反应。三环类抗抑郁剂对恐惧症具有一定疗效，并能减轻焦虑和抑郁症状。5-羟色胺再摄取抑制剂也可部分缓解恐惧症状。苯二氮䓬类与普萘洛尔因可缓解焦虑而有效，尤其是可增强患者接受行为治疗的信心。应注意培养飞行人员健康的行为模式——正视困难并设法解决，还应塑造其坚韧、顽强、沉着、豁达、泰然的性格。

（崔 丽）

hángkōng xīnlǐxué

航空心理学（aviation psychology） 研究在航空活动中人的心理规律和行为机制，以增进飞行安全和效率的应用性学科。早期又称飞行心理学。心理学的分支之一。随着学科的发展和壮大，研究对象以飞行人员为主体，已从单个飞行员扩大到飞行机组、航空管制人员、飞机维护维修人员和普通乘客。研究领域也从能力和智慧拓展到知觉与注意、个性或人格、动作行为、情绪情感、思维与决策、群体心理等，日益关注人在航空人-机-环境系统中的心理变化和能力增强。也可以说，航空心理学是根据心理学和生理学研究人在大气飞行环境中，以及处于训练和飞行单位的社会系统中，如何发挥飞行人员掌握飞行技能和进行飞行活动达到最佳效能的学科。

简史 起源于第一次世界大战，一直深受军事航空的影响。①关注军事飞行员选拔：1914年，德国的洛维（A. Loewy）和普拉切克（S. Placzek）发表的《海拔高度对飞行员心理生活的影响》被《美国医学会杂志》摘要转载。美国的厄尔·奥文顿（Earle L. Ovington）读此摘要后发表了《飞行中的心理因素》，描述了自己临空4000m高度飞行中的视觉现象和心理感受。同年意大利的卡洛·莫里齐奥·贝利（Carlo Maurizio Belli）发表《空中和海上飞行驾驶员体格与心理要求》。1915年，德国建立第一个心理检测中心，随后用来选拔军事飞行员。1916年，法国学者博伊尔（J. Boyer）发表《飞行员选拔：法国航空勤务队候选者心理动机检查》。1917年，美国学者耶克斯（R. M. Yerkes）组织编制了陆军甲种测验，用于辅助选拔军事飞行员。1918年停战以后，军事飞行员的规模和航空心理学的研究迅速减少，民航业开始兴起。1920年，德国政府在柏林大学建立由里弗特（J. B. Rieffert）牵头的心理研究指导中心，为选拔培训军官服务。1939年，德国心理学家在保罗·门茨（Paul Mentz）指导下专为空军研制了一套心理选拔程序，美国开始在国家科学研究会心理委员会指导下广泛推动航空心理研究。1941～1945年，美国学者约翰·弗拉纳根（John C. Flanagan）牵头负责陆军航空心理学项目，结果形成19卷本研究报告，推出150题的心理资格考试和20组的飞行人员分类测试，提出标准九分制综合计分法，其影响一直持续到今天。②关注飞机驾驶舱人机界面：第二次世界大战期间，由于飞行员误读仪表等人的失误导致飞行事故增多，英美国家开始研究设备设计中的心理学问题。1940年，英国剑桥大学建造模拟座舱开展应用实验心理学研究。1943年，巴特利特（F. C. Bartlett）完成皇家空军《仪表控制与显示——高效人力操作》研究报告。1946年，美国的保罗·菲茨（Paul M. Fitts）发表《航空设备设计中的心理学要求》，1947年主编形成陆军航空心理学项目中的《设备设计心理学研究》报告。后来，美国空军明确提出飞机人员子系统概念，极大地推动了工程心理领域发展。美国的罗斯·麦克法兰（Ross McFarland）的《航空运输人的因素》（1953）、韦斯利·伍德森（Wesley Woodson）的《设备设计人体工程指南》（1954）、欧内斯特·麦考密克（Ernest McCormick）的《人体工程》（1957）等著作发挥了重要作用。③关注整体和系统：1968年，美国的冯·贝塔朗菲（L. Von Bartalanffy）提出一般系统论。1973年，美籍以色列裔学者丹尼尔·卡尼曼（Daniel Kahneman）提出注意有限资源理论。1977年，美国学者乔治·恩格尔（George L. Engel）提出生物-心理-社会医学模式。1984年，英国学者霍金斯（F. H. Hawkins）提出航空人的因素"积木模型"理论（图1），指出人的失误源于硬件与人（H-L）、软件与人（S-L）、环境与人（E-L）、人-人之间（L-L）的失匹配。人在有限资

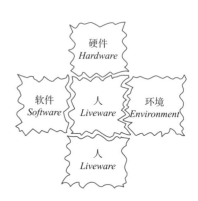

图1 积木模型

源、复杂系统中的综合绩效与安全受到重视。航空心理学在多学科交叉、多领域并重、人与系统融合的大趋势下进一步蓬勃发展和壮大。美国罗斯科（S. N. Roscoe）的《航空心理学》（1980，1982，1986，1990）、威肯斯（C. D. Wickens）和麦卡利（J. S. McCarley）的《应用注意理论》（2007）等著作是这一时期的代表作。

在中国，空军航空医学研究所陈祖荣教授是中国航空心理学的奠基人。1954年，空军航空医学研究所成立，下设航空心理研究组，先后针对飞行学员心理选拔、飞行错觉调查和预防、歼击机仪表设计与判读问题做了研究。1978年，心理学检查和五项纸笔检查首次应用于飞行人员心理选拔。1987年后，空军开始深入研究飞行员心理选拔，开展了智能效率测验在飞行学员心理选拔中的应用、心理会谈在招收飞行学员中的应用，以及心理素质的测量方法、飞行人员个性特点的问卷法（FWG）等研究，反映了"筛选-控制"选拔体系新变化。2002年，国家军用标准《歼击机飞行员心理品质检查方法与评定》（GJB 4424—2002）正式发布。20世纪80年代，开展了歼击机座舱仪表的工程心理学、电/光显示汉字的瞬时视觉量与排列格式、模拟歼击机主仪表板各视区视觉效果等研究，航空工程心理学受到重视。21世纪初，结合新机研制，开展了新型歼击机平视显示器不同显示方案、地空数传指令显示方案的工效学等研究。

研究内容　主要包括感觉与知觉、学习与记忆、思维与语言、情感与意志、人格与个体心理特征，还扩展到群体心理、心理健康、工程心理等。

心理选拔　包括飞行学员心理学合格检查和心理学分类，目的在于提高录取学员的质量和提高飞行训练效率。在招收飞行学员和开始飞行训练以前的各学习阶段，应根据对学员进行心理品质检查的结果和心理特性观察所见，预测其学习飞行的能力，决定是否录取和准许参加飞行训练；在合格的基础上，再按学员心理品质和心理特性的不同，提出每个学员适合学习的飞行专业。第一次世界大战结束后，研究得出三条结论：①任何单一的心理检测都无法预测飞行员的职业成功，心理选拔需要评估多种因素。②由于考官打分不一致、评定分数差别小，其他因素混杂其间，飞行分数通常不是好的效标。③智力对于飞行员的成功是重要的。这些结论至今有效。见飞行人员心理学选拔。

心理训练　有效运用心理学中的学习理论，通过飞行训练、模拟练习或体验培训，以获得知识增长技能的过程。包括基本心理技能训练和飞行技术心理训练，内容涵盖胆识信心、注意能力、记忆能力、思维能力、情绪调控能力、意志力、应变处置能力、空间定向能力等。习得的知识和技能能够在实践中发挥出来、运用好，才能说心理训练达到了预期的效果。教员与学员的关系对保证训练成效非常重要。教员对自己的心理特性、教学方法等应有适当的自我评价，注意发挥自己的长处，克服不足，对学员则要"因材施教"。采用计算机程序化教学、专项任务仿真器械、模拟训练设备或虚拟现实训练技术，对飞行人员进行理论培训、地面模拟飞行或教练教学是目前航空心理训练的主流趋势。见航空心理训练。

心理卫生　当飞行人员体质变弱、耐力降低或生理功能减退时，其心理功能往往亦有改变。在飞行人员定期体格检查，或在其他需要进行体检的情况下，如年龄大飞行人员是否可以继续飞行、飞行人员自诉有神经症症状、病愈后准备恢复飞行以及改换高性能机种等情况下，都应同时进行详细的心理学检查，以确定其在感知觉、记忆、思维、动作反应及情绪等方面是否适合继续担任飞行工作。心理因素，特别是情绪反应和性格特点，与飞行疲劳和神经症的发生有密切关系。防治飞行疲劳和神经症，除要采取合理组织飞行，注意劳逸结合和积极休息等措施外，还须用解释、劝慰和暗示等心理卫生措施，解除引起情绪紧张和思想顾虑的原因。见航空心理卫生。

工程心理　研究如何使飞机显示控制设备人机界面设计符合人的知觉、思维和动作特点，形成良好人机适配。例如，平视显示器、多功能显示器分时显示哪些信息，采用何种字符、颜色、大小、标识，怎样分开、组合形成综合画面，如何适时添加、删除显示元素，增强飞行员情景意识，在设计时都应经过心理学试验。驾驶杆（或驾驶盘）、脚蹬和油门是操纵飞机的主要设备，随着飞机性能的不断提高，其他操纵开关、按钮、手柄等也越来越多，在座舱里也靠得很近。为了避免用错，在颜色和形状方面应使其有明显区别。开关和手柄的扳动方向，应考虑人的动作习惯，例如"向前扳动"一般都表示"增加"，"向后"表示"减少"等。在飞机性能不断提高，高新技术不断涌现，飞行员面临信息浪潮冲击时，优化工程心理设计，促进人机融合效率，是航空心理学面临的新课题。

人的错误　飞行人员已经做出但并非出于本意，或不受规则允许，或后果超出限度的事情，就像飞行中的"错、忘、漏"那样，是对正常目标或意图的偏离。飞行事故调查发现，因空间定向障碍可解释有人驾驶飞机15%~30%的亡人事故。在多人机组中，大部分事故与事故征候都涉及机组资源管理问题。这类问题主要包括沟通不畅、团队决策不妥当、领导不胜任、情景意识下降或丧失、工作负荷分配不均和运行资源管理不当等。因此，空间定向障碍、情景意识丧失、机组资源管理等也是本学科的重点研究内容。

研究方法　除调查法、观察法外，主要包括：①试验法。设定因果关系，控制研究条件，对照获取变化数据，验证试验假设。包括实验室试验、模拟试验和自然试验。②准试验法。与试验法类似，但现场研究中包含各种复杂因素，无法控制部分条件，难以随机选择被试。优点是研究更加接近实际，可应用性比较高。

同邻近学科的关系　①与航空医学：航空心理学研究者都是先进入航空医学，再结合开展工作。许多研究项目也是在医学名义下获得资助的。但工程心理、系统绩效并非航空医学研究领域。②与工程心理学：航空心理学仅关注飞机座舱和航空设备设计中的心理学问题。③与人机工效学：人机工效学（或人的因素）是研究系统中人与其他各组成部分间相互作用的一门科学，是将有关理论、原则、数据和方法运用于

设计以增进人类福祉和系统绩效的专门职业。人是航空心理学研究的唯一关注对象，既是出发点也是落脚点，但人机工效学研究关注的是整个系统，人必须是系统中的一部分，即使从人出发但落脚点是整个系统。

应用和有待解决的问题　①应用成效：在中国，1978年心理选拔首次用于招收飞行学员，之后虽历经几次变革但一直使用至今，使飞行学员成材率提高了8%。1990年前后，工程心理学成果逐渐用于国产飞机设计，提高了设备设计满足飞行员心理学要求的程度。心理卫生工作取得实效。②需要重点关注的问题：应持续深化研究空间定向障碍与飞行错觉形态，建立反向抑制或逆转训练方法。应加强飞行人员态势感知（亦称情景意识）、机组资源管理问题研究，提出优化解决措施。还应进一步规范航空心理应激应对、心理负荷调整等系统性航空心理训练，探索飞行人员分类定岗、人机功能动态分配的最佳途径等。

（郭小朝）

fēixíng cuòjué

飞行错觉（flight illusion）　飞行人员在飞行过程中对飞机的空间状态、位置和运动状况产生的错误认知。仪表飞行和复杂气象、飞行经验少与仪表飞行技术差及身心状况不良等更易发生飞行错觉。

飞行错觉的发生机制学说较多，概括起来其要点是：错误的感觉信息传入大脑（输入错误）与大脑对正确感觉信息知觉错误（中枢错误）和两者相互作用是发生飞行错觉的原因。

其发生率受气象条件、仪表飞行、飞行经验、心身状况等因

素的影响。因视觉、前庭觉和本体感觉向大脑传递错误信息可产生各种飞行错觉，如前庭本体性错觉、视性错觉、前庭视性错觉等，严重时导致飞行事故，故制定预防和克服错觉的措施是航空医学的重要内容。在海上飞行时，气象条件尤为复杂，飞行错觉的发生率高达93.7%。

飞行错觉的分类：①按主观体验到的错觉表现形式分为倾斜错觉、俯仰错觉、方向错觉、倒飞错觉、反旋转错觉、速度错觉、距离（高度）错觉、时间错觉和感觉不到飞机状态变化。②按感觉分析器分类，有前庭本体性错觉，包括"矫正"性倾斜错觉、躯体旋动错觉、躯体重力性错觉、科里奥利错觉；视性错觉，包括假天地线错觉、光线引起的错觉、视性距离错觉、自动性错觉、相对运动性错觉、辨认错觉；前庭视性错觉，包括眼旋动性错觉、眼重力错觉、压力下眩晕引起的错觉。③按认知水平分3种类型，Ⅰ型为飞行员不能认知型；Ⅱ型为飞行员可认知型；Ⅲ型为飞行员前庭动眼失常型。

飞行错觉的预防：一是加强飞行员的心理卫生教育，保持心身健康，使其认识到飞行错觉是在一定条件下任何人都可以发生的一种生理心理现象；二是提高仪表飞行技术，加强仪表认读能力的训练，巩固和锻炼仪表空间定向能力；三是开展飞行员空间定向障碍训练，防止严重飞行事故的发生。

（韩学平）

qiántíng běntǐxìng cuòjué

前庭本体性错觉（vestibulo-proprioceptive illusion）　飞行中飞行人员因视觉定向信息受到限制，前庭本体感受器受加速度作

用产生的错误定向知觉异常突出而产生的对飞机状态的错误知觉。1978年英国学者本森（Benson）报告这一类飞行错觉的发生率为95.0%。中国严重飞行错觉住院鉴定的飞行员中，这类飞行错觉占84.7%。

该类错觉的产生与前庭本体感受器的下列知觉反应特点有关：①只能正确感知线加速度和角加速度运动，而对匀速、减速和复合的线性加速度与角运动不能正确感知。②具有一定感觉阈值，对于阈值以下的运动感受不到。③对于重力与加速度引起的惯性力不能区分两者各自作用，只能感受二者合力作用，会误将合力方向知觉为重力方向。由于上述知觉特点，飞行中出现各种加速度作用时，前庭本体感受器可能会产生与实际运动状态不符的知觉，这种错误知觉信息传入大脑并处于主导地位，就导致飞行员产生前庭本体性错觉。

该类错觉一般在复杂气象条件下，视觉定向信息受限时容易发生，常表现为"矫正"性倾斜错觉、躯体重力性错觉、躯体旋转性错觉、科里奥利错觉等形式。

针对前庭本体错觉的预防与克服主要需做好以下工作：①针对发生错觉的机制进行宣教。使飞行人员了解错觉发生的机制和场景，避免做容易诱发飞行错觉的飞行动作。②有计划地反复进行飞行生理心理训练。有地面模拟错觉训练、空中模拟飞行错觉训练和视觉空间认知训练等，使飞行人员获得和保持较高空间定向能力，预防飞行错觉发生。③提高仪表飞行能力。通过反复仪表飞行训练，使飞行人员熟练掌握仪表飞行，在发生飞行错觉时，能够把手动操纵飞机改为自动驾驶操作，可有效避免发生飞行错觉。④加强检测和鉴定。加强对飞行人员飞行错觉的鉴定和错觉水平的定期心理学检查也是降低飞行错觉发生率的有效措施。

（董 燕）

Kēlǐ'àolì cuòjué

科里奥利错觉（Coriolis illusion） 飞行中飞行员受到科里奥利加速度作用所发生的前庭本体性错觉。又叫交叉旋转错觉。在仪表进场着陆飞机下滑转弯阶段，飞行员频繁转动头部查看座舱仪表和设备时多发。当人体绕垂直轴（Z）旋转的同时，头绕纵轴（X）倾动，可产生绕第三轴即绕横轴（Y）交叉力偶旋转错觉，这种错误的滚转知觉叫作科里奥利错觉，是一种十分严重的飞行错觉，使人产生强烈的自主神经反应，眩晕感、旋转感、翻转感等，常使飞行员不知所措，因而易导致严重飞行事故。

在实际飞行中当飞机作横滚、螺旋、筋斗或盘旋改变坡度的同时，飞行员又作低头、仰头、左右旋转头或弯腰动作时，最易发生科里奥利错觉。

形成机制有多种，比较公认的是半规管理论。以飞机恒速盘旋为例，飞行员的水平半规管围绕头足垂直轴向进行恒速旋转一定时间后，由于受刺激的半规管内的内淋巴与头部具有相同的角速度，水平半规管内的壶腹嵴胶顶回到静息位置，旋转的感觉消失。此时如果让飞行员低头，水平半规管就离开旋转平面，而垂直半规管则进入了旋转平面。水平半规管内的内淋巴由于惯性，仍然具有一定角速度，使得壶腹嵴胶顶偏移，产生与原先旋转方向相反的旋转感觉，而垂直半规管则进入旋转平面，产生滚转的感觉，这两个半规管产生的感觉叠加就形成了科里奥利错觉。

预防与克服：飞行前，对飞行员进行科里奥利错觉教育，采用电动转椅或其他旋转装置，对飞行员进行地面科里奥利错觉模拟体验训练，教育飞行员在飞机盘旋或滚转的时候，应尽量避免动头，以预防飞行中科里奥利错觉的发生。若飞行中飞行员在动头后产生倾斜、滚转或翻转的科里奥利错觉时，其克服措施是立刻转入仪表飞行，坚信仪表指示，按仪表操纵，不要按自己的感觉驾驶飞机，如无法控制自己的感觉，可向飞行指挥员报告，寻求帮助，双座机飞行员则可将操纵交给他人。

（谢溯江）

gǔnzhuǎn cuòjué

滚转错觉（roll illusion） 飞行中飞行员受到角加速度作用所产生的对飞机滚转姿态错误判断的前庭本体性错觉。

形成机制与前庭半规管系统对角运动感知特征有关，即前庭半规管对阈值下角运动感知不到，对旋转运动突然停止时产生反旋转感觉。最常发生于复杂气象气流不稳条件下，由于气流扰动使飞机急剧向左侧滚转，此时飞机的角加速度值在飞行员前庭半规管的感受阈值之上，飞行员感知到飞机发生了向一侧的滚转。扰动气流消失后，由于飞机本身的横侧安定性作用，飞机自动缓慢地恢复平飞，角加速度值在飞行员感觉阈值以下，这时飞行员感知不到飞机已恢复了平飞，仍感到飞机处于左坡度。尽管飞行员看航行仪表，仪表指示为平飞，但也难以完全消除这种感觉。另外一种引起滚转错觉的情况是飞机做横滚运动突然停止时，飞行员产生与原横滚方向相反的反滚转感觉。为控制这种反滚转错觉保持平飞，飞行员一般会下意识操作飞机进入原来滚转状态，甚至进入螺旋，导致飞行事故发生。

飞行前对飞行员进行前庭体性错觉知识教育，在错觉模拟器上进行滚转错觉的模拟演示训练，在飞行中指导飞行员坚信仪表指示，按地平仪与平显操纵，不要按自己的感觉驾驶飞机，进入螺旋后要根据罗盘、升降速度表、转弯侧滑仪、高度表等定向仪表将飞机改出，可有效预防与克服滚转错觉飞行事故的发生。

（贾宏博）

qūtǐ zhònglìxìng cuòjué

躯体重力性错觉（somato-gravic illusion） 飞行中飞机作直线加、减速度或径向加速度运动时，产生的惯性力作用于飞行员前庭耳石器和本体感受器所引起的错误知觉。常发生在起飞、着陆，视觉信息受限时，可导致飞机失速、撞地、进入螺旋等，对飞行安全有一定威胁。澳大利亚运输安全局调查了1979年1月~1993年5月澳大利亚的35起暗夜起飞飞行事故，其中15起（43%）与此类错觉有关。

该错觉产生的机制在于，飞行中线加速度作用产生惯性力，飞行员常误将惯性力与重力合力方向知觉为重力方向，遂产生对飞机状态错误判断。不同飞行状态，躯体重力性飞行错觉发生机制及表现不同。①直线运动时：飞机在直线飞行中突然加速或减速，产生前后方向惯性力，其与重力合力方向指向后下或前下方向，飞行员常将此合力作用方向误认为重力作用方向，产生对飞机状态错误判断。平飞状态下突然向前作加速飞行，可产生"上

仰错觉"，特别在视觉信息受限情况下，飞行员会向前推杆以便减少"过度上仰"的感觉，实际结果导致飞机下俯，该错觉通常发生于起飞的低空环境，处理不当会导致飞机撞地。反之，在平飞突然减速飞行，可产生"下滑错觉"，能导致飞行员不自觉地拉杆以防止飞机"俯冲"，实际结果会导致飞机上仰，处理不当可导致飞机失速发生事故。②曲线运动时：飞机转弯时，飞行员受到转弯产生的惯性离心力和重力共同作用，这种合力作用方向与飞行员身体垂直轴一致，作用于耳石器产生上升感。合力还沿着身体垂直轴把飞行员紧压在座椅上，臀部受到较大压力。飞行员根据以往的飞行经验判断，当飞机上升时，臀部受压最大。在这种情况下，飞行员认为飞机是在上升而不是转弯，从而产生该错觉。在视觉受限或其作用减弱的条件下，飞机做协调转弯时，飞行员就感到飞机不是在转弯而是上升。相反，当飞机从转弯改为平飞时，飞行员又感到飞机在下滑。处理不当可导致飞机进入螺旋，导致事故。

针对躯体重力错觉的预防与克服主要需做好以下几个方面工作：①针对发生错觉的机制进行宣教。②有计划反复进行飞行生理心理训练。③提高仪表飞行能力。④加强检测和鉴定。

（齐建林）

chāo G cuòjué

超 G 错觉（G-excess illusion）

飞行员前庭耳石器受飞行中过载作用所造成的对自身与飞机姿态错误判断的躯体重力错觉。该错觉发生机制与耳石器在过载作用时所受切线力作用有关。耳石器于正常1G时感受人在空间的位

置状态知觉，主要由耳石器囊斑所受切线力作用后耳石膜发生的位移所决定。在过载环境中，头部处于与1G环境下同样的位置，也就是耳石器处于同样的位置，受到的切线力却不同，耳石膜位移也不同，依此位移信息判定自身的体位状态就产生了错误的知觉。例如，飞行员于1G时头前倾90°与2G时头前倾30°相比，椭圆囊囊斑所受切线力都为1G（$1\times\sin90°=2\times\sin30°=1G$，假设椭圆囊囊斑处于水平面内），所以在2G头前倾30°时就会产生前倾90°的错觉，产生了对身体姿态的错误判断，即发生了超G错觉。根据是否动头可分为两种情况，一种称为瞬态超G错觉，飞行员在过载环境下动头产生；另一种为有过载时飞行员虽然没有动头，但也造成了对飞机倾斜角的错误估计，称为稳态超G错觉。其基本特征是都发生在具有一定过载条件下，错觉的方向总在动头的平面内。

该错觉最典型的表现是在低空盘旋时，飞行员可能会由于任务需要如观察地面目标等而动头，这时可能会发生超G错觉，对飞机坡度产生错误判断。若以此错误感觉修正坡度，可导致灾难性后果。

预防与克服：①针对发生错觉的机制进行宣教。②进行飞行生理心理训练。③提高仪表飞行能力训练。④对发生超G错觉的飞行员进行生理心理检测与鉴定。

（董燕）

shìxìng cuòjué

视性错觉（visual illusion） 飞行中飞行员利用视觉感受器接收的信息进行空间定向时所产生的错误知觉。由于光线明暗不同，太阳、月亮在空中的方位以及外

界环境、景物状况（如海、湖、江河水面，云状，树木，地貌等）等通过视觉通道引起的各种形态的飞行错觉，均属视性错觉。主要原因是视觉器官向大脑提供了错误的信息或提供的正确信息被大脑进行了错误的解释。视性错觉在错觉导致的飞行事故中约占15%，是危及飞行安全的重要原因之一。常见的视性错觉主要有假天地线错觉、透视错觉、光线明暗不一引起的错觉、视觉性距离（高度）错觉、自动性错觉、相对运动性错觉、辨认错觉等。其主要表现为飞行员目视飞行时对飞机的姿态、速度、距离、高度等产生了错误判断。

对视性错觉的预防措施包括加强对飞行员视性错觉的理论宣教，使其掌握常见视性错觉的表现；飞行员在飞行中不要相信舱外视景提供的信息，要坚信仪表指示，按地平仪与平显操纵驾驶飞机，随时注意高度，不要做仪表和目视的混合飞行。

（谢湘江）

biànrèn cuòjué

辨认错觉 （identification illusion）

飞行中飞行员对地面、水上或空中目标物等辨认错误的视性错觉。可由此引起对飞机姿态、方位等错误判断，产生倒飞等错觉，若处置不当会导致严重后果。发生机制与视觉信息的处理加工过程密切相关。视觉处理过程有两种不同方式，中心视觉方式和周边视觉方式，一般来说，中心视觉是用于目标识别，周边视觉是用于空间定向。辨认性飞行错觉是由于中心视觉对信息错误识别引起。多发生于夜间飞行，还可发生在复杂气象飞行、海上飞行等，可表现为误认星星为飞机的航行灯；将地面灯光误认为天上的星星；将水中的星星投影误认为空中的星星等。

针对辨认错觉的预防与克服主要需做好以下几个方面工作：①针对发生错觉的机制进行宣教。飞行错觉知识宣教可以使飞行人员了解错觉发生的机制和场景，避免做容易诱发飞行错觉的飞行动作。②有计划反复进行飞行生理心理训练。例如，地面模拟错觉训练、空中模拟飞行错觉训练和视觉空间认知训练等可以使飞行人员获得和保持较高空间定向能力，预防飞行错觉发生。③提高仪表飞行能力。通过反复仪表环境下的飞行训练，使飞行人员熟练掌握仪表飞行，特别是夜间仪表飞行训练对于克服辨认飞行错觉具有重要意义。④加强检测和鉴定。加强对飞行人员飞行错觉的鉴定和错觉水平的定期心理学检查也是降低飞行错觉发生率的有效措施。

（董燕）

jùlí gāodù cuòjué

距离（高度）错觉 （distance and altitude illusion）

飞行员对距离和高度的错误判断引起的视性错觉。在海上飞行其发生率为67.0%，陆上飞行发生率仅为0.4%~1.7%。发生原因与人体视觉定向机制有关。

形成机制 飞行员对距离的判断与双眼视差、调节、辐辏、物体在视网膜上的成像大小，线条透视、空气透视、物体重叠、运动视差等有关。物体在视网膜上成像的大小是引起距离飞行错觉的主要因素之一。当注视的物体大小相同而距离不等时，距离近的物体在视网膜上的成像就大，反之在视网膜上的成像就小，由此形成一种"物体大，距离近""物体小，距离远"的条件联系。

例如，在海上飞行时，海浪在视网膜上成像的大小成为距离知觉的主要线索时，海浪的大小成为判断距离的依据，在同一高度上可因海浪的大小而发生高度判断错误；海浪大误认为飞行高度低，海浪小则误认为飞行高度高。当海浪很小而飞行高度较高时，由高度变化而引起视像大小的变化不明显，则可产生高度不变的错误知觉。在编队飞行中，长机突然改变飞机状态，使其在僚机飞行员的视网膜上印象突然变大，僚机飞行员便会有突然接近长机的感觉；反之当视网膜上印象突然变小，则有与长机距离突然增大的感觉。此外，物体的亮度是距离知觉的又一种要素。依据空气透视原理，当物体距离越远，其所反射的光线被空气吸收得越多，因而远处的物体看起来会感到暗淡模糊，近处的物体看起来则会感到明亮清楚。由此形成一种"亮与近""暗与远"的条件联系。若在海上能见度好、太阳西下或雪地上空飞行时，由于环境亮度发生变化，而飞行员又以亮度作为判断距离的依据时，就容易发生"误高为低""误远为近"的错觉。在飞行中，尤其是在那些缺少可靠、明显的视觉定向物为参考的条件（如海上、夜间、沙漠上空、云中，10 000m以上高空）下飞行时，人的双眼视差、调节、辐辏等生理作用明显减退，在这种条件下飞行，主要依据孤立或单调变化的目标物（如海浪）大小、光线明暗、运动角速度变化等因素判断距离和高度，这时就易发生距离（高度）错觉。飞行员要熟知特殊环境飞行的有关感觉现象，严格保持仪表飞行，避免对距离误判。一旦发生错觉，按仪表保持状态。

预防与克服 针对距离（高度）错觉的预防与克服主要需做好以下几个方面工作：①针对发生错觉的机制进行宣教。飞行错觉知识宣教可以使飞行人员了解错觉发生的机制和场景，避免做容易诱发飞行错觉的飞行动作。②有计划反复进行飞行生理心理训练。例如，地面模拟错觉训练、空中模拟飞行错觉训练和视觉空间认知训练等可以使飞行人员获得和保持较高空间定向能力，预防飞行错觉发生。③加强检测和鉴定。加强对飞行人员飞行错觉的鉴定和错觉水平的定期心理学检查也是降低飞行错觉发生率的有效措施。④提高仪表飞行能力。通过反复仪表环境下的飞行训练，使飞行人员熟练掌握仪表飞行，在发生飞行错觉时，能够把手动操纵飞机改为自动驾驶操作，可以有效避免发生飞行错觉。同时要避免飞行中过分自信，长时间不注视仪表状态，这对于距离（高度）错觉的预防和克服具有重要的意义。要在飞行中养成注视仪表飞行间断时间不应超过 5 秒，凝视外界注视点的时间不应超过 9 秒，特别是在夜间着陆飞行时，不要过早看跑道及探照灯，要重视仪表飞行能力训练，使飞行人员熟练掌握和习惯于仪表飞行。

（齐建林）

jiǎtiāndìxiàn cuòjué

假天地线错觉 （false horizon illusion）

在自然天地线模糊不清或不明显时，一些视觉信息可形成看似天地线的虚假天地线，飞行员将虚假的天地线当作自然天地线，并按虚假天地线去定向操纵飞机的视性错觉。此现象可使飞机进入危险状态。

形成机制 正常飞行过程中飞行人员一般要不断地参照水平面，如地平线或云层的顶部。但是，视觉系统有时可能感知到一个事实上并非水平的平面参照。如果云层实际上是有坡度的，飞行员可能会不自觉地带某种程度的倾斜飞行以便保持他们认为的直线平飞，爬升穿过云层并发现在云层上面时飞行员便很容易产生定向障碍。夜间带有角度接近海岸线与坡度地平线情况类似，飞机的飞行路线与灯光形成的线有个角度，采用灯光作为水平参考并非是一条可靠的直线，如果飞行员参考其进行飞行，便很容易发生空间定向障碍。

表现与影响 常见表现形式主要有：在起飞和着陆过程中，将城市或海岸排成一行的灯光认为是自然天地线，由于其与自然天地线高低不同，会导致飞行员对飞机高度和俯仰状态产生错误判断；在巡航飞行中，当带斜坡的云层比自然天地线更突出时，飞行员易将其作为自然天地线，导致飞行员对飞机坡度产生错误判断。另外一种典型的天地线错觉发生在 15 000m 以上高空飞行时，此时目视天地线比在这一高度以下目视天地线低 4°，由于目视天地线在机翼下方，飞行员容易产生把平飞的飞机误认为是带坡度或是有俯仰角的错误知觉。夜间在 15 000m 以上高空飞行时，由于看到的星星、月亮"低于"天地线，而这种情况只有在飞机倾斜、倒飞时才发生，所以飞行员会将平飞的飞机误认为"倾斜"或"倒飞"状态。

预防与克服 针对假天地线错觉的预防与克服主要需做好以下几个方面工作：①针对发生错觉的机制进行宣教。飞行错觉知识宣教可以使飞行人员了解错觉发生的机制和场景，避免做容易诱发飞行错觉的飞行动作。②有计划反复进行飞行生理心理训练。例如，地面模拟错觉训练、空中模拟飞行错觉训练和视觉空间认知训练等可以使飞行人员获得和保持较高空间定向能力，预防飞行错觉发生。③加强检测和鉴定。加强对飞行人员飞行错觉的鉴定和错觉水平的定期心理学检查也是降低飞行错觉发生率的有效措施。④提高仪表飞行能力。通过反复仪表环境下的飞行训练，使飞行人员熟练掌握仪表飞行，在发生飞行错觉时，能够把手动操纵飞机改为自动驾驶操作，可以有效避免发生飞行错觉。同时要避免飞行中过分自信，长时间不注视仪表状态，这对于距离飞行错觉的预防和克服具有重要的意义。要在飞行中养成注视仪表飞行间断时间不应超过 5 秒，凝视外界注视点的时间不应超过 9 秒，特别是在夜间着陆飞行时，不要过早看跑道及探照灯，要重视仪表飞行能力训练，使飞行人员熟练掌握和习惯于仪表飞行。

（齐建林）

hēidòng jìnchǎng cuòjué

黑洞进场错觉 （black hole approach illusion，BHI）

飞行员在缺乏足够周边视觉线索着陆时，以跑道轮廓灯和标志灯等为主进行着陆判断，产生飞机飞行高度高于实际情况的视性错觉。导致飞机的实际下滑轨迹低于飞行员主观认定的下滑通道，飞机下降高度过低、进场速度过大，如果飞行员不能及时察觉到这种异常状况，飞机很可能会在跑道近端数公里处撞向地面。

美国空军 1990～2004 年空间定向障碍 （spatial disorientation，SD） 事故分析表明，在夜间发生事故有 23% 与 SD 有关，2002 年另一项关于 2582 名飞行员的调查研究表明，黑洞错觉在飞行员常见错觉中排在第三位。1947 年，维纳克（Vinack）详细描述了飞行员所经历的这一种错觉，但并未使用黑洞这一词汇。1950 年，卡尔弗特（Calvert）在探讨怎样改进跑道照明系统时描述了一种在进场时常见的空间定向障碍。随后在 1954 年的美国航空论坛他开始使用 BHI 一词。人类视觉的生理局限是导致这种错觉出现的一个重要原因。在暗弱光线环境中，人主要依靠视网膜上的视杆细胞形成视觉。在"黑洞"环境中，飞行员直接依靠视觉做距离判断将会出现很大误差（图 1）。

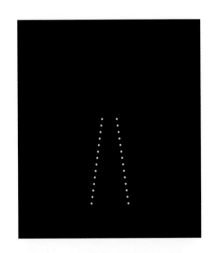

图 1　飞行员黑洞进场错觉示意

黑洞进场错觉主要表现为飞行员错误估计自己的着陆高度和角度，实际操纵飞机着陆高度和下降角度过低，下滑轨迹低于正常着陆要求。飞行员感觉跑道在运动或处于错误的位置状态，似"漂浮"在空中、向一定方向倾斜或立起来等。

预防措施：①保持警觉，随时观察跑道与飞机之间的距离和高度差，避免仅仅依靠目视在无特征平坦地域上空做长距离直线

进场飞行。②在飞机上推行安装近地告警系统、仪表着陆系统和测距装置，在机场上安装目视进场下滑指示灯等设施后，对此错觉的预防起到了显著作用。③通过地面的错觉模拟器，可对此类错觉进行预防性的模拟训练。

（姚钦）

zìdòngxìng cuòjué
自动性错觉（autokinetic illusion）

飞行中在视觉中背景物体稀少的条件下，飞行员长时间注视某一固定目标所出现的目标在视野中自行移动的视性错觉。最早由德国自然学家、自然地理学家亚历山大·冯·洪堡（Alexander von Humboldt）于 1799 年观测星空时发现该现象，直到 1857 年才由德国心理学家施魏策尔（G. Schweitzer）确认为是一种主观体验的错误现象。1912 年美国心理学家亨利·福斯特·亚当斯（Henry Foster Adams）将其发表在《心理学专论》杂志上，1945 年美国海军开始着手研究其与飞行的关系。自动性错觉在夜间编队飞行时容易发生，发生率尚无明确报道，在 10%～20%。从开始注视目标到出现虚假运动的平均潜伏期为 9 秒，可感觉出目标向任一方向的运动，速度和位移角度不大，随意抑制这种运动的能力极为有限，如从目标上移开视线，可减少自动性错觉。

自动性错觉的发生机制尚不完全清楚。有研究表明，可能是眼外肌痉挛性张力改变，使眼球发生迅速而紊乱的运动，引起视物的错误知觉；也可能在夜间视野中缺少刺激物的条件下，黄斑部受光线刺激不足，使眼球以反射性地向各方转动，以寻找适宜的强光刺激所致。

主要表现与影响：在实际飞

行中，尤其在夜间飞行时，可发生僚机飞行员向从云缝中透射过来的一颗星星去"编队"，或飞行员把某一颗星星当作目标机而去追击（图 1）。这种错觉现象所导致的飞行员的一些行为的改变可能会造成严重的失误甚至飞行事故。

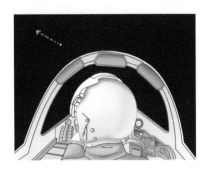

图 1　自动性错觉

主要防护措施：①在凝视过程中注意频繁转移，避免注视点过久停留在光源上。②可通过以一个固定的建筑物或地理标记作为参照来观察目标物。③通过眼球、头部、身体的运动来消除这种错觉。④随时观察飞行仪表。

（刘旭峰）

xiāngduì yùndòngxìng cuòjué
相对运动性错觉（relative motor illusion）

对物体在空间位移的判断发生的错误知觉。此为在空间环境中诱发的一种自动运动的知觉，可以是一种线性的自动运动（线性相对运动错觉，图 1a），也可以是一种角度性的自动运动（角度相对运动错觉，图 1b）。

海上飞行和云中飞行时较为常见。在有淡积云的天空飞行时，由于云可呈一堆堆云块散在天空中，飞机持续一段时间的入云和出云状态后，当飞机再向云块接近时，飞行员会感觉云块迎面飞来；在大面积云中或黑夜飞行时，

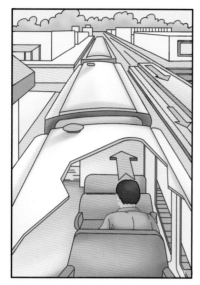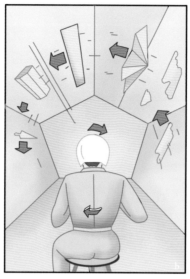

a. 线性相对运动错觉；b. 角度相对运动错觉。

图1 相对运动性错觉

可产生飞机好似停在空中不动的感觉。

形成机制：当个体给予了视觉焦点过度的定向加工需求，周围环境视觉则可能得不到充足的定向线索或者周围环境视觉能从视觉焦点处接收到强烈的定向线索但这个线索又不正确，在这样的情况下就极容易造成相对运动错觉。当周围环境视觉接收到的定向线索是误导或曲解时，周围环境视觉本身就可以形成定向错觉。可能在这类错觉中最受关注的就是相对运动性错觉。

表现与影响：常表现为速度判断错误和对物体位移方向判断错误。线性相对运动错觉会给编队飞行造成极大困难，飞行员不能确定自己的飞行器或领队或僚机是否感觉到了相对运动。而当周围环境视觉线索传达出个体正在转动的信息时，则会产生角度相对运动错觉。

预防措施：①通过制造角度相对运动错觉在模拟器中训练以适应飞行中的角度旋转。②通过眼球、头部、身体的运动来消除这种错觉。③通过监控飞行仪表来阻止或解决任何知觉冲突。

(刘旭峰)

fāngxiàng cuòjué

方向错觉（direction illusion）
飞行员在飞行中主观认定飞行方向与实际航向不符的错误知觉。可分为倾斜错觉、俯仰错觉、倒飞错觉等。

根据 1999～2008 年中国军队飞行员错觉发生率统计，倾斜错觉发生率为 72.7%～99.6%，俯仰错觉发生率为 52.9%～84.4%，倒飞错觉发生率为 4.1%～58.4%。

形成机制：方向错觉产生既受外界视觉刺激点的影响，也受到个体自身认知加工能力局限性的影响，比较典型的就是倒飞错觉。倒飞错觉一般发生在高空飞行或海上飞行过程中，由于缺乏有效的环境视觉刺激及标志物，个体往往难以分辨天空的方位；同时由于前庭感觉有自身的阈限，在有些飞行姿态的转换中难以觉察姿态的缓慢变化。两个因素单方面或同时的作用都可能导致倒飞错觉的产生。

表现与影响：方向错觉的危害性非常大，还是以倒飞错觉为例。在海上飞行时，本来是正飞状态，如果发生倒飞错觉，飞行员如果不能根据仪表正确判断飞行状态，会将飞机调整成事实上的倒飞状态。在随后的飞行中，飞行员如果做出飞机提升的飞行动作，由于处于倒飞状态，反而变成下降动作，飞行员不能及时发现错误的话将直接导致飞机跌入海中，造成严重的飞行事故。

鉴于方向错觉的严重危害，需采取以下措施加以应对：①加强地面飞行模拟器中的模拟训练，使飞行员了解方向错觉的表现形式。②增强飞行员依靠仪表来校正视觉定向及前庭定向偏差的意识。③增强心理训练，增强飞行员心理素质的稳定性以及应变能力。

(刘旭峰)

qīngxié cuòjué

倾斜错觉（lean illusion） 飞行中飞行员对飞机坡度错误判断所致的飞行错觉。此错觉是最常见的飞行错觉，几乎所有的飞行员都有经历。

形成机制 产生倾斜错觉的原因主要有视觉和前庭觉两个方面。视觉方面主要是由于"上明下暗"的感觉"定势"或其他错误的视觉线索诱导引起，即飞行员总是将光线较亮的方向认为是向上的方向，由此在飞行中可能会导致对飞机姿态错误判断。例如，当在暗舱仪表飞行中，若未把暗舱罩遮严，可能会造成座舱一边较亮，另一边较暗，飞行员就会感觉飞机在向暗的一侧倾斜；云中飞行时，也可能造成座舱两侧明暗不一的类似情况，同样会诱发倾斜错觉；在云上飞行时，大片的倾斜的云面也会使飞行员出现倾斜错觉；夜间飞行飞机一侧有地面灯光点，夜间在江、湖水面上空飞行，沿海岸线飞行，沿着云团斜的云缘飞行，海上飞行顺机翼俯视海面，对着由雾气构成的"天地线"飞行等，许多视觉因素都可以引起倾斜错觉。前庭方面的因素通常是由于前庭本体感受器受重力惯性力作用对实际重力垂直线产生错误知觉、或前庭半规管系统对飞机坡度变化知觉错误而引起。例如，复杂气象条件下长时间盘旋时，由于重力惯性力与飞行员身体保持一致，飞行员可能会感觉为平飞，此时如将坡度改为水平，飞行员会对此改平动作形成较强知觉，误认为是飞机进入了相反方向带坡度的飞行，由此导致倾斜错觉。这种倾斜错觉在复杂气象或夜间编队飞行时的僚机飞行员最容易发生。因为僚机飞行员的注意力集中在长机，容易忽视飞行仪表显示，所以前庭本体系统产生的错误感觉很容易成为定向线索。此外，由于气流颠簸，飞机以非常慢的速度偏离平飞状态（如左坡度），这种偏离在飞行员的前庭半规管感觉阈值以下，所以觉察不到这种变化，飞行员观察仪表发现这种变化后按仪表改平，但是由于改平时的加速度在感觉阈值以上，这时其前庭感觉系统会向中枢传递这种刺激信号，出现向反方向（向右）带坡度的感觉，若仪表技术好，可以很快依靠仪表信息战胜感觉，错觉消失，否则可能发生严重的精神和心理反应，甚至导致事故。飞行中还可以发生相反的情况，即当某种原因如大的剧烈的气流扰动使飞机急速向一侧倾斜，在飞行员感觉阈值以上，飞行员会感觉到此坡度变化，扰动气流等影响因素消失后，由于飞机本身所具有的横

侧安定性，飞机自动缓慢地恢复到了平飞状态，但由于此时坡度恢复变化非常缓慢，在飞行员的感觉阈值以下，所以飞行员感觉不到这种变化，如果不注意仪表，未觉察到飞机已经恢复了平飞，仍然感觉飞机在带坡度平飞。座椅坐垫不平、两侧伞带松紧不一致对本体感觉产生一定影响，造成双侧感觉不平衡，也可形成倾斜错觉。

表现 倾斜错觉可以表现为飞机有坡度时感到在平飞或平飞时感到带坡度；对坡度过估或低估；感到坡度方向与实际方向的相反等。

预防与克服 针对倾斜错觉的预防与克服主要需做好以下工作：①针对发生错觉的机制进行宣教，使飞行人员了解错觉发生的机制和场景，避免做容易诱发飞行错觉的飞行动作。②有计划进行飞行员生理心理训练。有地面模拟错觉训练、空中模拟飞行错觉训练和视觉空间认知训练等可以使飞行人员获得和保持较高空间定向能力，预防飞行错觉发生。③提高仪表飞行能力。通过反复仪表飞行训练，使飞行人员熟练掌握仪表飞行，在发生飞行错觉时，能够把手动操纵飞机改为自动驾驶操作，可以有效避免发生飞行错觉。④加强检测和鉴定。加强对飞行人员飞行错觉的鉴定和错觉水平的定期心理学检查也是降低飞行错觉发生率的有效措施。

（董 燕）

fǔyǎng cuòjué

俯仰错觉（pitch illusion） 飞行中飞行员对飞机俯仰状态错误判断所致的飞行错觉。陆上飞行中发生率为 4.7%～12.6%，海上飞行发生率为 33.9%～39.8%。

此错觉可以由飞机加减速时产生的惯性力重力合力作用于前

庭本体感受器所致，也可以由各种错误视性线索引起。常表现为，飞机平飞时突然加、减速，飞行员可感到飞机处于上仰或俯冲状态；夜间或能见度不良时加速起飞时，飞行员出现上升仰角过大的错觉；转弯中突然减小或加大坡度，或在额状面内倾动头部，飞行员将出现俯仰飞行错觉。飞机向太阳、大海、江面、湖面飞行时出现上升感觉；向浓、暗云团飞行出现下降感觉；低空海面飞行顺机头俯视海面出现俯冲角过大错觉，在前后亮度不同的云中飞行等也易发生俯仰飞行错觉。

针对俯仰错觉的预防与克服主要需做好以下工作：①针对发生错觉的机制进行宣教。飞行错觉知识宣教可以使飞行人员了解错觉发生的机制和场景，避免做容易诱发飞行错觉的飞行动作。②有计划反复进行飞行生理心理训练。例如，地面模拟错觉训练、空中模拟飞行错觉训练和视觉空间认知训练等可以使飞行人员获得和保持较高空间定向能力，预防飞行错觉发生。③提高仪表飞行能力。通过反复仪表环境下的飞行训练，使飞行人员熟练掌握仪表飞行，在发生飞行错觉时，能够把手动操纵飞机改为自动驾驶操作，可以有效避免发生飞行错觉。同时要避免飞行中过分自信，长时间不注视仪表状态。④加强检测和鉴定。加强对飞行人员飞行错觉的鉴定和错觉水平的定期心理学检查也是降低飞行错觉发生率的有效措施。

（齐建林）

dǎofēi cuòjué

倒飞错觉（inversion flight illusion） 飞行员在飞行中感觉飞机倒飞的错误知觉。倒飞错觉是一种非常危险的错觉，可由前庭本

体或视性因素刺激引起。

由前庭本体刺激导致的倒飞错觉，最常发生于飞机以弧形飞行轨迹爬升迅速达到规定高度然后改平飞的过程中。爬升时飞行员受到从脚到头的离心力的作用，飞机改平飞后，空速急速增加，又产生了从胸到背方向的惯性力作用，在离心力和惯性力以及飞行员重力共同作用下，就形成了方向朝向飞行员后下方的重力惯性力合力。人体的前庭耳石器官不能区分重力与重力惯性力，将重力惯性力方向误以为重力方向，导致飞行员产生向后翻转的错误感觉。视性因素导致的倒飞错觉，最常发生于夜间飞行时，飞行员把地面的城市灯光当成了天上的星星；也可发生在海上飞行时，飞行员将有月亮或星星倒影的海面误以为是天空；还可发生在云中飞行时，如果上层云暗，下层云亮，飞行员就会错误地将平飞的飞机误以为是倒飞。

前庭本体刺激所致倒飞错觉，飞行员如果未意识到，常会猛推操作杆，试图改变这种错觉，想改平飞，结果就使飞机进入俯冲状态，导致飞行事故发生。视性因素导致的倒飞错觉，往往会使飞行员天地颠倒或海天颠倒，如果飞行员按错觉状态去修正飞机状态，会使飞机处于真正的倒飞状态而危及飞行安全。

为预防和克服倒飞错觉的发生，需要在夜间海上或特技飞行前对飞行员进行倒飞错觉的知识教育，要在飞行中指导飞行员不要按自己的感觉驾驶飞机，要及早转入仪表飞行，按仪表操纵飞机，如飞行员无法控制自己的感觉，可向飞行指挥员报告，寻求帮助，或转入自动驾驶。

（谢溯江）

shíjiān cuòjué
时间错觉（time illusion）

在高空单调飞行环境或远海飞行中，飞行员感到飞行时间较实际时间长的错误知觉。据 1999~2008 年中国飞行员错觉发生率统计，时间错觉发生率为 55.1%。

形成机制：时间有一个客观的长度，在人的心里，又有一个相对的长度，这个相对的长度往往和客观的长度有出入。这就是人心理的主观性决定的。人的心理是复杂的，在不同的情绪和心态下，对时间的知觉会表现为过快或过慢。

表现与影响：受各种因素的影响，对时间的估计时长时短。活动内容丰富，时间估计偏短；活动内容单调，时间估计偏长。情绪愉快时，时间估计偏短；情绪不佳时，时间估计偏长。期待愉快的事情时，觉得时间过得慢，时间估计偏长；希望不愉快的事情不要来临时，觉得时间过得快，时间估计偏短。飞行员在高空或海上飞行过程中，外来刺激非常单调，往往会使飞行员产生不愉快的情绪。在这些情绪的影响下，个体会对经历的时间有一个较实际时间长的心理估计，认为这段时间很难熬，反过来又强化了不愉快情绪。在事故症候或事故发生时，飞行员处于高度应激状态，往往会由于剩余时间估计不足而慌乱操作。这种与时间飞行错觉共生的紧张、不愉快等负性情绪会给飞行员的工作效能产生不良的影响，不利于飞行工作的顺利完成。

预防与克服：①加强地面模拟训练，使飞行员熟悉时间错觉并积累克服该错觉的经验。②加强心理训练，增强飞行员的情绪调节能力，降低伴随错觉而产生

的不良情绪对工作效能的影响。③对于产生严重飞行错觉而无法进行有效自我适应调整的飞行员，要及时停飞，并进行相应的专业干预。

（刘旭峰）

qiántíng shìxìng cuòjué
前庭视性错觉（vestibulocular illusion）

前庭本体感受器受到加速度作用，引起前庭-动眼反射运动，向大脑传送错误定向信息，以视觉形式表现出的飞行错误知觉。即飞行员"看到"飞机状态或外界环境不一致。主要包括眼重力错觉和眼旋转性错觉等。前庭信息可经两条通路转换为视觉信息，一是中枢通路——直接经皮层到丘脑弧转换；二是周边通路——经肌肉、本体感受器到中枢，再到视觉中枢。对于这一类飞行错觉，在什么条件下前庭错误信息可转换为视觉信息的机制还有待研究。

（董燕）

yǎn xuánzhuǎnxìng cuòjué
眼旋转性错觉（oculogyral illusion）

飞行中前庭半规管受到角加速度刺激，在引起躯体旋转感觉的同时，引起半规管-眼动反射（即眼震），使所观察物体发生虚假运动而产生的前庭视性错觉。此飞行错觉是躯体旋转错觉在视觉方面的表现。

形成机制　该错觉的发生机制主要与半规管-眼动反射有关。飞机开始作旋转运动时，角加速度刺激半规管感受器，引起眼球震颤，其快相与旋转方向相同，如睁眼注视周围物体，则产生物体顺旋转方向旋转的知觉；当退出旋转时，产生与开始旋转时相反方向的角加速度，产生的眼震快相与原旋转方向相反，睁眼注视物体，则有周围物体逆原旋

方向旋转的错觉。其产生机制与躯体旋转性错觉相类似，但又有所不同。躯体旋转性错觉主要以躯体感受形式表现出来，而眼旋转性错觉则主要以视觉形式表现出来。

表现与影响　眼旋转性错觉主要表现为发生错觉的人产生看到目标物在旋转的错误感觉，而不是人体自身旋转的错觉，或自身不旋转的错觉。引起眼旋转性错觉的角加速度刺激阈值比引起躯体旋转性飞行错觉的阈值低，在夜间飞行中角加速度值较小的情况下，可以不产生躯体旋转性飞行错觉，而只产生眼旋转性飞行错觉。眼旋转性错觉在夜间、海上、云中和沙漠等视野中刺激物较少的情况下容易发生。飞行员会感到视野中稀疏灯光或星光等会旋转起来，可误认为是飞机在运动。在昼间一般气象条件下，飞行不容易发生眼旋转性错觉，由于外界目标物多，与躯体旋转性错觉同时出现的眼旋转性错觉会很快受到抑制。

预防与克服　针对眼旋转性飞向错觉的预防与克服主要需做好以下几个方面工作：①针对发生错觉的机制进行宣教。飞行错觉知识宣教可以使飞行人员了解错觉发生的机制和场景，做好预防飞行错觉发生的心理准备，降低发生错觉后应激水平。②有计划反复进行飞行生理心理训练。例如，地面模拟错觉训练、空中模拟飞行错觉训练和视觉空间认知训练等可以使飞行人员获得和保持较高空间定向能力，预防飞行错觉发生。③提高仪表飞行能力。通过反复仪表环境下的飞行训练，使飞行人员熟练掌握仪表飞行，特别是夜间仪表飞行训练对于克服辨认飞行错觉具有重要

意义。④加强检测和鉴定。加强对飞行人员飞行错觉的鉴定和错觉水平的定期心理学检查也是降低飞行错觉发生率的有效措施。

（董　燕）

yǎn zhònglì cuòjué
眼重力错觉　（oculogravic illusion）

飞行中加速度惯性力与重力共同作用于飞行员前庭本体感受器而引起的以视觉形式表现的前庭视觉性错觉。常表现为在惯性力发生改变时，目标物相对于飞行员的位置未发生变化，飞行员通过视觉却感到目标物出现明显移动。一般认为是躯体重力错觉在视觉方面的表现。

形成机制　其发生机制认为可能是由于惯性力的大小和/或方向发生改变，引起飞行人员前庭动眼反射，为保持视觉固视所引起。如在夜间向无光区突然加速度平飞时，飞行员看舱外，可产生机头上仰的错觉，在引起上仰错觉的同时，由于同时产生前庭眼动反射，出现眼球的垂直方向运动，飞行员视野中物体出现向上移动的错误知觉；反之，飞机突然减速可产生机头下俯的错觉，还可以出现被注视的正前方物体向下移动的错误知觉。

表现与影响　眼重力错觉与躯体重力错觉，方向常相互矛盾。例如，当飞机突然加速时，躯体重力错觉使飞行员产生飞机"上升"的感觉；而眼重力错觉因飞行员注视的正前方物体上移，提示飞机在"下滑"。在外界视觉信息定向目标物稀少时，这种矛盾现象更为突出，以致影响飞行员的操纵。当外界视觉信息定向消失时，则躯体重力错觉成为主导性知觉。

眼重力错觉的一种特殊形式是升降机错觉。飞行员在稳定下

降状态下突然急速拉平的瞬间，$+G_z$ 瞬间增加诱发耳石器的前庭动眼反射，使两眼球下移，飞行人员为把目标物稳定在一个相对固定的位置，会感到目标物似乎在向上移动的错觉。在飞机稳定上升后拉平出现的与他正好相反的效应，感到物体下降的飞行错觉。

眼重力错觉一般发生在看不清天地线的云中或夜间飞行中，由于视野内没有明显的固定的定向目标，只有前方机头看得清楚，所以多在飞行员离开仪表指示，而去看机头前方时发生。仪表不伴有其他明显的视觉异常现象。常见的是"看到所注视的前方物体（如仪表板、天地线）在向上或向下移动"，值得注意的是，在穿云下降出云后，可出现"看到"跑道"倾斜"或"直立"的眼重力错觉。

预防与克服　针对眼重力错觉的预防与克服主要需做好以下几个方面工作：①针对发生错觉的机制进行宣教。飞行错觉知识宣教可以使飞行人员了解错觉发生的机制和场景，避免做容易诱发飞行错觉的飞行动作。②有计划反复进行飞行生理心理训练。例如，地面模拟错觉训练、空中模拟飞行错觉训练和视觉空间认知训练等可以使飞行人员获得和保持较高空间定向能力，预防飞行错觉发生。③加强检测和鉴定。加强对飞行人员飞行错觉的鉴定和错觉水平的定期心理学检查也是降低飞行错觉发生率的有效措施。④提高仪表飞行能力。通过反复仪表环境下的飞行训练，使飞行人员熟练掌握仪表飞行，在飞行中要注意避免凭感觉的粗猛修正动作，降低诱发飞行错觉的概率。

（齐建林）

zhōngshūxìng cuòjué

中枢性错觉 （central illusion）

飞行人员大脑调整知觉过程的机制受到限制，不能合理使用飞机定向信息产生的错误知觉。

形成机制 中枢性错觉形成中的大脑机制的受限通常不是疾病所致，不同的错觉类型机制并不相同，但均为飞行任务中对体力和脑力负荷的异常行为反应。

表现与影响 中枢性错觉的表现主要包括闪光性眩晕、迷惘、方位错觉、巨手现象、脱离现象等。

闪光性眩晕：在航空中，闪耀有时是由于直升机机翼或低速飞机螺旋桨遮蔽直射的阳光产生，或在少数情况下由于防撞灯不规则的闪动也可引起闪耀。这种闪耀会引起一些飞行人员出现烦恼、易激惹、心烦意乱甚至眩晕。闪光性眩晕是由于机翼或机上旋动信号灯造成旋转性阴影或旋转性照明带引起角相对运动错觉所致。

迷惘：在飞行人员的飞行任务中有新的或难度高的要求时，他们往往会把注意力集中在这些方面，而对其他方面就不怎么注意。如果注意力过度集中就会使飞行员对应该进行反应的重要信息视而不见，听而不闻，这种状态就称为迷惘。例如，在负荷程度特别高的仪表飞行时飞行员不是扫视各个飞行仪表，而是盯着一个飞行仪表，将注意力都投到精确飞行信息上，而忽视了其他工作，如在降落中如果发生迷惘有时尽管清晰地听到警报器的报警，仍然以大速度着陆。研究发现，感觉障碍型的迷惘不仅在工作负荷比较高的情况下可以发生，而且在工作负荷很低和单调乏味的环境中也可以发生。它与 G 负荷下发生的管状视觉不是一回事。

预防与克服 针对中枢性错觉的预防与克服主要需做好以下几个方面工作：①针对发生错觉的机制进行宣教。这对于中枢性错觉的预防尤为重要，通过宣教可以提高飞行人员对飞行错觉本质、原因和发生条件的认识，降低飞行错觉的发生率，显著缓解错觉发生后飞行人员的心理生理应激反应。②有计划反复进行飞行生理心理训练。例如，地面模拟错觉训练、空中模拟飞行错觉训练和视觉空间认知训练等可以使飞行人员获得和保持较高空间定向能力，预防飞行错觉发生。③加强检测和鉴定。加强对飞行人员飞行错觉的鉴定和错觉水平的定期心理学检查也是降低飞行错觉发生率的有效措施。④提高仪表飞行能力。通过反复仪表环境下的飞行训练，使飞行人员熟练掌握仪表飞行，在飞行中要注意避免凭感觉的粗猛修正动作，降低诱发飞行错觉的概率。此外，保持飞行人员良好的健康状态，尽可能避免在高负荷或单调乏味的环境下长时间飞行，要通过增加信息刺激量如不断转移注意力、加强与地面指挥人员的沟通等对于预防中枢性错觉也很重要。

（齐建林）

jùshǒu xiànxiàng

巨手现象 （giant-hand phenomenon）

飞行中飞行员感觉到飞机不能按照自己操作做出相应反应，似乎有一个"巨手"在作用于飞机，与自己的操作相对抗的错觉现象。其产生与飞行员的觉醒与紧张状态，注意力分散，飞机惯性力作用和飞行员手动操纵等多个因素有关。据报道约35%的飞行员发生过此现象。

发生机制：与飞行员生理和心理状态对姿态反射影响有关，在惯性力作用下前庭脊髓反射导致的不同肌群肌肉紧张度变化是重要原因之一。

表现：每一个试图将飞机操纵到一定状态的操作动作似乎总是被一个相反的操作所对抗，即飞机似乎有保持固定的状态不变的倾向。发生滚转轴向错觉（如倾斜或坟墓螺旋）的飞行员可能会感觉到一种力量——"巨手"总是试图将一侧机翼推向并固定在那里。而发生俯仰轴向错觉（如躯体重力错觉）的飞行员则会感觉到一个类似的力量在将机头推向下方。第一次发生这种现象的飞行员往往会感觉到迷惑，难以识别，有时可能怀疑是飞机机械问题所导致。

预防与克服巨手现象主要需做好以下几个方面工作：①针对发生错觉的机制进行宣教。②有计划反复进行飞行生理心理训练。③加强检测和鉴定。④提高仪表飞行能力。

（齐建林）

tuōlí xiànxiàng

脱离现象 （break-off phenomenon）

飞行员在高空或其他单调环境中（如海上）飞行时，感到自己与其操纵的飞机脱离的一时性感觉分离状态。脱离现象多发生在单调、高空、长时间的飞行中，如远程轰炸机和运输机长时间平直飞行。1978 年，英国学者本森（Benson）报告其发生率为 $14.0\% \sim 35.0\%$。

发生机制：可能与长时间单调飞行使大脑进入"低觉醒状态"，反应的准确性降低有关。

表现：发生脱离现象时飞行员感觉自己"脱离"开自己的飞机，似在看着自己在飞的感觉，少数人有"魂不附体"的感觉和感到飞机不稳，似在"针尖上"

"小船上漂荡"等感觉。在高空飞行中也有人感觉到与地球分开、隔离感觉或身体与地球隔开的感觉。产生脱离现象后，飞行人员会产生兴奋、安详或其他愉快的感觉，也有人会体验到抑郁、孤独、恐惧或不安、出汗等。在脱离现象出现后，如果继续进行单调的平直飞行，症状多持续存在；如果飞行环境中出现明显的视觉定向目标，或进入云中被迫改为仪表飞行，则症状可能消失。

预防与克服：设法转移对症状的注意力，如与机上其他人员谈话，也可能使症状减轻。脱离现象对于飞行员操纵飞机的能力不会构成明显的影响，但对首次做高空飞行的单飞人员，应该向其讲述这种现象发生的原因和性质，平时加强仪表飞行，进而在出现脱离现象时保持镇静，消除消极情绪。

（董 燕）

qíngjìng yìshí sàngshī

情境意识丧失（loss of situation awareness）

人对围绕自身的情境形成的心理模型和知识状态缺失。又称情境意识错误。工作领域不同，涉及的情境也千差万别。在航空、核能和化学加工、汽车、空中交通管制、医疗和健康系统、电视制作、火车、太空活动、维修和先进的制造系统等复杂和动态的环境中，优良的情景意识是安全和高效操作的必要前提。

形成机制 影响情境意识的因素主要包括系统因素、操作者个体因素和环境因素三个方面。系统因素有系统能力、界面设计、系统复杂性和自动化；操作者个体因素有个体认知能力、应激和工作负荷、知识经验和训练、目的、预期水平等；环境因素有温度、光线强度、振动等。系统能力和界面设计差、操作环境恶劣、操作者信息加工能力差、应激及工作负荷过高和过低、经验和训练缺乏，都会导致情境意识丧失。

为形成情境意识，第一步就是感知环境中相关元素的状态、特征和动态变化。这包括相关的系统参数，特征和其他个体的活动，以及外部环境的特征。在许多机器系统中，操纵者需要的基本信息没有呈现或者被掩盖。或者，虽然信息被清晰地呈现，然而由于操作者的扫描模式，注意狭窄和分心等原因导致信息未能得到有效的注意。记忆错误和最初的错误感知也会导致知觉水平（水平一）的情境意识错误，容易使操作者出现此类错误的系统设计会导致低水平的情境意识。仅仅知道系统的参数值是不够的，水平二的情境意识是指根据个体的目标，理解这些元素的意义，决策者把水平一的数据整合起来形成一个对情境的整体印象，并形成对事件和客体的意义的理解。这个水平的情境意识是随着时间的进展基于对系统的动态变化的观察而形成的（观察变量如何在彼此的相互关系中不断变化）。使用错误的心理模型以及过于依赖心理模型中的默认值（也就是通常所说的预期）会导致信息感知综合的失败。

水平三也是最高水平的情境意识，是在前两个水平的基础上，形成的对环境中相关元素的下一步行动的预测。对于系统下一步如何发展的预测使得操作者在应对系统时能主动采取行动。形成水平三情境意识需要高水平的专业知识。糟糕的心理模型和对当前趋势的过度预测会导致预测的失败。

表现与影响 情境意识丧失，轻者会导致系统操纵过程中的"错、忘、漏"，严重的则会导致机毁人亡的惨剧。在驾驶活动中，一些小的偏差和失误本身并不致命，但如果驾驶人员对这些问题没有充分的意识，没有采取相应的处理措施，其会随着时间推移而越来越严重，最后演变成对驾驶安全的一个严重威胁。以往的大量飞行事故调查结果表明，飞行事故中，人的因素占事故原因的80%。而人的因素中情境意识缺乏或不足是重要原因。

预防与克服 提高操纵者的情境意识主要从人机界面设计和人员选拔训练两个方面入手。飞机座舱人机界面设计可以极大地改善飞行员的情境意识，在复杂技术系统中，情境意识已成为评价新型显示器效用的一个重要指标。美军标 Mil-std-1787 规定，飞机显示器的显示字符设计和评估中必须根据相关情况，采用适当的情境意识评估。选拔高情境意识潜力的操作者也是避免情境意识丧失的重要手段。同时，系统的训练是全面培养情境意识的重要手段。

（郝学芹）

fēixíng rényuán xīnlǐxué xuǎnbá

飞行人员心理学选拔（aircrew psychological selection）

用心理测量方法将被选拔对象按飞行职业所需的心理品质进行区分，并分类安置或录取适宜者的活动。主要目的是进行职业选拔，以降低培训成本、提高培养成才率和飞行绩效，保证飞行安全。其中，飞行人员是指从事飞行职业者，包括飞行员、空中领航员、空中武器操控员等。首次学习飞行或空中领航等专业者称为飞行学员，飞行学员心理学选拔又称招飞心理选拔。

简史 飞机刚问世的早期，人们首先发现身体条件的重要性，随后又认识到心理品质才是影响培训合格率和降低飞行事故率的更重要因素，由此产生了对飞行职业选拔认识的飞跃，开始和发展了飞行人员心理学选拔研究与实践。

1916 年，美、法、德、意等国开展了心理选拔，最早是采用简单仪器或纸笔问卷测量反应速度、运算水平等基本能力。到了1930 年，代表方法是动作协调反应检测、运动功能检测、机械理解能力检测等。1945 年，美空军制定出包括智能效率和心理运动测验的《飞行人员分类、检测方法》，使停飞率从 60% 下降到25%。20 世纪 80 年代后，美空、海军的主要心理选拔方法有基本飞行技能测试、空军军官资格考试和阿姆斯特朗实验室飞行个体量表等。俄空军选拔方法庞杂，包括档案、观察、面谈等方式的主观考查，纸笔测验，人格问卷，心理健康量表，以及动作协调和情绪紧张、反应速度、心理运动等仪器测量。德空军选拔持续时间近 2 年，包括军官资格、IT-70智力、KBT 注意力考试的初选，ICA-90 仪器协调、SMT 多重任务、ERT 决策反应时、履历表调查和面试的主选，以及 1 年初级军官学校训练、FPS-80 模拟飞行检验、70 小时航空理论学习和18 小时 F-33Beechcraft 飞行筛选。

新中国飞行人员心理学选拔是以空军招飞为主要发展脉络的，其研究最早始于1958 年，由空军航空医学研究所提出了招飞-预校-航校三级选拔设想，进行了纸笔测验、仪器检查和自然观察等多项心理测量方法的准备。

在 1978 年的招飞中应用了注意广度、视觉鉴别、运算能力、地标识别和图形记忆的 5 项纸笔心理测验。1987 年后，心理品质明确成为录取条件。此后的心理选拔方法不断得到改进和完善，历经"筛选-控制"系统和数代"招飞心理选拔测评系统"，与世界先进国家空军同步发展，并制定了国家军用标准《招收飞行学员心理检查要求与方法》（GJB 3725—99），海军和陆军航空兵也均遵循此标准。空军招飞心理选拔包括认知能力和人格检测、动态操控能力检测、模拟飞行检测以及综合面试四个步骤。除招飞外，空军试飞员选拔、机种改装选拔、航天员初选、空中战勤人员选拔等方面也都应用了心理测量的方法与手段。民航系统自改革开放后与空军分离，其招飞心理选拔研究开始于 20 世纪 80 年代后期，最早也以空军招飞方法为基础，后来民航管理部门、飞行学院以及各航空公司通过自主研发、引进或与国外民航组织的合作，构建了各自的体系，但未把心理品质作为明确的淘汰指标。

方法与技术 建立心理选拔方法的过程主要包括飞行职业对人的心理品质需求分析、心理测量手段的设计和配置、心理测量手段性能的实证评价、评分选拔标准的确定。

飞行职业所需心理品质 包括感知、记忆、注意分配、学习、思维、领导、操控、身体协调等能力品质，以及情绪可控性与稳定性、人际相容与团队协作性、动机、意志品质、价值观、态度倾向等非能力品质。

实际心理测量手段 以任务行为测量为主要手段，可分为客观仪器测量、主观面试测量以及两者结合。客观测量包含静态思维性任务和动态操控性任务；主观测量通常由资深飞行专家和心理学专家担任考官，对候选者进行观察与晤谈；主、客观结合的有模拟飞行或实际飞行任务检验。①静态思维性任务：通过标准化考试或问卷调查进行，如文化知识考试、智力测验、人格量表等，主要用于分解测量各种认知能力和个性因素，以及调查态度和经历等。它们既可以传统的纸笔方式进行，也可以计算机人机对话方式进行。②动态操控性任务：通过计算机或心理运动仪器进行，通常是与飞行活动相似或相关的综合性任务。例如，通过手脚的协调操作实现对视觉运动目标的连续跟踪控制，并要求同时完成附加任务，综合考察精细操控能力、手脚协调能力、工作记忆容量和思维反应能力。也可同步采集生物电、呼吸、眼动等信号测量其情绪生理反应。③行为观察：包括考官对被选对象室内外作业表现和人际互动过程的观察。例如，动作模仿、器械或球类的游戏与运动、团队活动等，主要观察学习能力、反应灵活性、身体协调性、注意力、语言表达能力、思维判断能力、领导组织能力、情绪稳定性和意志力等。④晤谈：包括考官与被选对象间结构化的或自由的问答与互动。一般通过家庭环境、成长经历、学校生活等基本问题导入，形成初步印象，了解智力水平，进行跟进提问，挖掘性格、兴趣、价值观、社会态度等深层特征，综合分析，作出准确判断与评价。⑤模拟飞行检验：通过完成飞行模拟器上的逼真飞行任务，结合飞行参数和飞行教官观察，综合考查被选对象的飞行潜质。⑥实际飞行检验：

以同乘、带飞、单飞等形式，在真实的飞机上考查被选对象的飞行适应性、胆识、学习能力等。带飞或单飞需要经耗时较长的事先训练。

心理测量手段的性能指标 心理选拔的效果主要通过以下指标衡量。①区分度：包含两层含义，一是测量任务情境能否充分展现个体的心理和行为过程，二是测量结果能否有效区分不同个体的心理品质。为使心理测量具有较高的区分度，要求测量任务情境对被测群体有适当的难度或通过性，也要求测量值有足够大的动态范围或相对精度。②信度：反映了测量的可靠性和随机误差大小。高信度意味着多次测量同一种心理品质有较高的结果重复性与一致性。③效度：反映了测量的准确有效性。高效度意味着测量结果可真实预测飞行绩效。一般通过 3 种方法计算。一是符合率，即未来实际合格人数占录取人数的比例；二是区分法，即用心理测量区分的人员其实际绩效是否也差异显著；三是相关法，以心理测量分数和实际绩效分数的相关系数作为效度指标。

评分与选拔标准 心理选拔的评分采用相对标准，即根据被选对象心理测量原始分数在整个被选群体原始分数分布中的排位，来决定他的标准评分，通常使用标准九级分。作为背景的整体原始分数分布称为常模，是通过采集大样本数据获取的，常模需要根据被选群体的变化逐年修订。最后，根据录取率确定选拔标准。

（邓学谦）

hángkōng xīnlǐ yìngjī

航空心理应激（aviation psychological stress）

航空活动中人察觉自身处于威胁或挑战情境，做出适应和应对的过程。包含应激源、应激中介变量、应激反应 3 个方面。飞行活动中个体将面临各种复杂、残酷的状况，解决突如其来的困境和威胁。需要动员机体各个方面功能对应激源作出适应性反应，有效应对产生积极效应，过度应激导致负面影响。

简史 19 世纪中叶，法国生理学家克劳德·伯纳德（Claude Bernard）提出"内环境"的概念，并且描述了机体通过与外环境的斗争来维持内环境的恒定和平衡。20 世纪 20 年代，美国生理学家坎农（Cannon）研究发现内环境稳定的神经-内分泌基础，将机体在面对环境变化时保持内环境的过程称作"内稳态"。20 世纪 30 年代，加拿大生理学家塞里（Selye）首次提出了应激的概念，并将其定义为机体对任何需要所引起的非特异性反应，在各种不同的严重干扰性刺激下，个体会通过一些非特异性的反应过程来适应，并称之为一般适应综合征（general adaptation syndrome, GAS）。塞里认为 GAS 是机体通过兴奋下丘脑-垂体-肾上腺轴对有害刺激所做出的防御反应的普遍形式。他将 GAS 分为警戒期、阻抗期、衰竭期三个阶段。塞里应激学说对应激理论研究有重要意义。随着应激理论研究的发展和深化以及系统论和控制论在各学科的渗透，大量研究发现心理应激不是简单的因果关系或刺激与反应的过程，而是个体同刺激情境中多因素相互作用的结果。中国学者姜乾金提出"应激多因素系统"理论，认为应激是由应激、应激反应和其他许多有关因素所构成的多因素之间相互作用、反馈调节和控制的系统。相关因素包括生活事件、认知评价、应对方式、社会支持、人格特征、心身反应及其他有关心理、社会和生物学因素等。随着应激相关研究不断发展，应激理论得到不断完善的。

基本内容 应激是个体"察觉"各种刺激对其生理及社会系统刺激所作出的反应，它是一个连续的动态过程。应激包括 3 个部分：应激源是指引发应激反应的各种刺激因素。应激中介变量包括认知评价、应对方式、社会支持、个性特征。应激反应是个体对所受刺激而产生的一系列心理、生理、行为反应。航空应激过程有它特殊的职业特点。

航空应激源 任何对个体内环境的平衡造成威胁的因素都称为应激源。飞行职业的高风险、飞行活动复杂性，使飞行员除面对人们在现实生活中出现的应激源外，还将面对各种复杂、特殊的应激源。①飞行中意外事件：发动机突然停车、无线电通信故障、进入浓云中失方向、迷航、油量不足、与其他飞行无相撞、飞行事故等。②特殊情况下飞行：夜间复杂情况下飞行、海上飞行、超低空飞行、高空飞行、跨时域飞行等。③飞行战斗：面对地面火炮、地空导弹、常规防空火力和敌机的威胁。④其他应激源：工作负荷大、辐射、噪声、过冷、过热、慢性疲劳、机型转换、结束职业生涯、人际关系紧张、家庭生活困难等。

航空应激中介因素 应激事件对人们的影响是非直接的，通过一些中介变量起作用。认知评价、人格特点、应对方式、社会支持等都是影响应激反应的重要中介因素，个体因这些因素上的差异而表现出不同的风格。而航空应激的中介因素中，飞行技术能力是至关重要的影响因素。①飞行技术：是影响飞行过程中的一项重要因素，高超的飞行技术是应付各种特殊飞行状况的最有效手段。②认知评价：指个体对遇到的生活事件的性质、程度和可能的危害作出估计。被认为是应激作用过程的关键性中介因素，与应激反应的程度密切相关。③应对方式：是个体解决生活事件和减轻事件对自身影响的各种策略。④支持系统：指个体可利用的具有减轻应激作用的外部资源，如家庭支持、朋友支持、其他人支持。任何社会支持对人都是有益的。⑤人格特征：个性可以影响个体对应激事件的感知，也影响应对方式。

航空应激反应　个体对所受刺激而产生的一系列心理、生理、行为反应。①情绪反应：表现为焦虑、恐惧、抑郁、愤怒。②行为反应：表现逃避与回避、退化与依赖、敌对与攻击、无助与自怜、物质滥用。③生理反应：主要通过神经-内分泌及免疫系统起作用，表现为心神不宁、坐卧不安、易激惹、多汗、心率加快、血压升高、口干、胸闷、气短、头晕、乏力、恶心、食欲下降、尿频、肌肉紧张、颤抖、失眠及噩梦等症状。

航空应激障碍　个体在各种应激情境下所表现出的影响飞行活动的认知行为异常反应。①认知能力改变：注意力范围呈锥形收缩、缺乏综合信息能力、过滤掉一些工作内容等。②行为反应：遗漏、失误、倒退、肌肉紧张、逃避等。③飞行恐惧症：接到飞行任务时恐惧不安、紧张害怕、夜不能眠、回避退缩。④急性应激障碍：在受刺激后几分钟或数小时发病，表现为强烈恐惧体验

的精神运动性兴奋，行为有一定盲目性或情感迟钝的精神运动性抑制，可有轻度意识障碍、事后部分遗忘。⑤创伤后应激障碍：延迟出现的强烈和持久的严重心理反应。表现为对创伤事件的重复体验、持续性警觉性增高、持续性的回避行为、对创伤性经历的选择性遗忘、对未来失去信心，病程可达数年。

理论应用　①心理危机干预：对处在心理危机状态下的个人或群体采取明确有效的措施，消除各种心理行为的异常反应，使心理功能恢复到危机前水平，并战胜危机，学习应付危机事件的策略与手段，重新适应生活。干预策略主要是帮助个体正确理解和认识自己的危机；合理疏泄和释放被压抑的情感；学习应对方式；传授危机消除策略；建立新的认知-行为模式，有效应对危机。②飞行事故调查：飞行失误与飞行过度应激有密切相关。飞行人员的紧张程度与飞行效率有一定对应关系，只有适度的应激才能保证飞行能力的发挥，保证飞行安全。过度应激会影响飞行员的认知能力和行为反应，威胁飞行安全。因此，飞行事故调查中不可忽视应激对飞行人员生理-心理-行为的影响，为飞行事故评估与预防提供有价值的信息。

（万　愫）

hángkōng xīnlǐ wèishēng

航空心理卫生（aviation mental health）　应用航空心理学的理论和原则保持与促进飞行人员心理健康各种活动。航空心理卫生是航空心理学重要组成部分。其研究在飞行环境下飞行人员个体与群体心理健康维护的一般规律，指导飞行人员适应航空环境变化、讲究心理卫生、培养健全人格，

预防和防止各种心理疾患或行为问题的发生；帮助飞行人员调整心理状态，提高心理健康水平，保持良好的飞行能力。

心理卫生包括了三种含义：即心理卫生学、心理卫生工作和心理健康状态。飞行人员心理卫生的工作是一种促进飞行人员心理健康工作的实践，是促使飞行人员讲究心理卫生的工作，是研究飞行人员在飞行活动中个体和群体如何预防、防止各种心理问题和心理障碍、心身疾病的产生，同时指导飞行实践过程中怎样培养健全的人格，以适应各种飞行训练活动，增进飞行人员的身心健康。

简史　心理卫生的思想起源最早可以追溯到古希腊时代，古代医学的奠基人希波克拉底（Hippocrates）即论述过心理卫生问题，他指出心理卫生即意味着保护心理健康。

现代心理卫生起源　现代心理卫生运动兴起于20世纪初，是在人们认识和处理心理障碍问题的过程中提出来的。1908年，美国一位名叫比尔斯（Beers）的大学生根据自己的感受和体会发表了名著《一颗失而复得的心》（*A Mind That Found Itself*），得到美国著名心理学家哈佛大学教授威廉·詹姆斯（William James）的高度评价。美国精神病学家阿道夫·迈耶（Adolf Meyer）指出该书所述就是"心理卫生"（mental hygiene）。1909年，美国成立了"美国全国心理卫生委员会"。1930年国际心理卫生委员会成立，1948年在联合国教科文组织主持下，成立了世界心理健康联合会（WFMH）。

中国心理卫生运动　20世纪30年代起步，1936年4月在南京

成立了"中国心理卫生协会",翌年抗日战争爆发,实际未开展工作而名存实亡。直到1979年冬在天津召开中国心理学会时提出恢复"中国心理卫生协会"的倡议。经积极筹备,于1985年9月在山东泰安召开了中国心理卫生协会首届全国代表大会,通过了会章,成立了理事会,提出了研究任务,并出版了中国心理卫生杂志。随后,在中国许多省、市也相继成立了心理卫生学术组织。围绕飞行能力为主线的心理选拔与心理保障工作,中国航空心理卫生的发展大致经历了3个阶段。

认识和初期开展工作阶段 20世纪50年代,中国空军航空医学研究所陈祖荣教授等开始航空心理研究工作,注重理论与实践结合,解决飞行人员及其在飞行活动中的主要心理学问题;60年代研制的"五项纸笔试验"用于飞行人员选拔研究。1978年开始在招收飞行学员时进行纸笔检查法,全面开展了应用心理选拔,包括纸笔测验、空间定向、仪器操作和心理会谈四大项检测内容。心理检查对提高训练水平、减少事故发生成效显著,人们认识到了心理素质及心理健康在航空事业中的重要地位和作用。

重视和起步研究阶段 空军大连疗养院于1986年2月首先组建了飞行人员心理室,空军各疗养院相继建立了心理卫生机构,开展心理卫生工作,建立了空勤疗养心理学模式,编制了"军事飞行人员心理健康量表",标志着航空心理卫生工作进入了一个新的阶段。该量表通过了中国心理学会专家委员会的鉴定,填补了国内飞行人员心理健康评价空白。1991年《空勤疗养的心理学模式研究》获得军队科技进步二等奖,

成为军队历史上首个心理学高等级科技成果奖。以空军航空医学研究所为核心的中国航空心理学研究与应用工作不断深化,指导航空领域开展心理卫生工作,更新迭代飞行人员心理选拔标准,研发各种心理选拔工具,极大地推动了中国航空心理选拔工作的发展。

直接服务与发展阶段 总后卫生部与吉林大学于1999年联合举办了全军首个应用心理研究生课程班,为全军部队卫生系统培养了113人的专业队伍。全军心理卫生工作人才建设得到发展。2003年,总后卫生部又在大连组建了"全军航空心理医学研究中心",标志着中国航空心理卫生工作进入了新的深化研究与应用的新阶段。2005年,空军航空医学研究所成立了"空军心理疏导中心",并成为心理咨询师国家职业资格鉴定试点单位,在空军范围内开展了国家心理咨询师培训工作,进一步推动了航空心理卫生事业的发展。2008年总后卫生部在大连又建立了"军队心理咨询师培训基地",2009年总后卫生部召开了全军卫生服务大会,2010年在3个军医大学和军事医学科学院、解放军总医院、空军航空医学研究建立了6个"全军心理卫生研究中心",在军兵种或军区总院建立了4个"全军心理卫生指导中心",在专科医院或疗养院建立了3个"全军心理卫生服务中心"。至此,中国军队心理卫生工作得到蓬勃发展。

这一时期航空心理卫生工作直接服务于飞行人员尤其活跃,其特点突出了帮助飞行人员解决各种心理问题及心身疾病。当然,航空心理卫生工作的发展还不平衡,在理论研究上还远远不够,

还有待进一步完善航空心理卫生保障的体系。

研究内容 航空心理卫生的根本任务,是促进飞行人员在航空环境及日常生活中,讲究心理卫生,培养健全人格,提高自我调控能力,保持心身健康,提高飞行能力。航空心理卫生研究内容应围绕促进飞行人员心理健康开展各项工作。

飞行人员心理健康研究 航空心理卫生的目标着重是飞行人员心理健康。飞行人员职业在年龄上跨越了青年、中年的不同阶段,心理健康成为确保飞行生涯的重要条件。研究从事航空活动人员基于职业适宜性相匹配的心理健康标准,以及构成心理健康的生物学基础、心理学基础和社会学基础,掌握飞行人员不同时期的心理卫生特点与规律,成为航空心理卫生的重要研究内容。

航空环境应激与风险控制研究 航空环境是高危环境,存在多种应激源,处于高心理负荷、高应激状态下的飞行活动,直接给飞行人员带来各种压力反应,并对飞行安全带来潜在威胁。研究不同飞行阶段、不同飞行状态、不同飞行环境的应激源及应激反应特点、重大事件后飞行人员心理危机发生规律,以及飞行人员对各项风险的控制与管理策略,对减少飞行事故,保持飞行人员心理能量具有重要意义。

飞行人员心理健康维护技术研究 依据高危、高风险航空环境特征,以及航空器快速发展对飞行人员心理能力特征带来新的需求,研究维护飞行人员心理健康技术,成为迫切的亟待解决的问题。研究心理能力保持技术、快速心理调控技术、心理疾患的防治技术,最大限度减少飞行人

员严重心理问题、心理障碍、心理疾病的发生率和康复率。同时，研究建立飞行人员心理防护体系，通过物联网技术手段，实现专业心理技术工作者与飞行员近距离的心理保障。

研究方法 分为实验法和非实验法两类。

实验法 对某一变量进行系统的操作，研究这种操作对于心理、行为或生理过程的影响规律。实验法通常用刺激变量和反应变量来说明被操作的环境因素和所观察记录到的心身变化，同时还应严密注意控制变量的影响。实验法一般分为实验室实验、模拟实验和现场实验。①实验室实验：在实验室条件下进行，严格控制各种无关变量，借助仪器和设备，精确观察和记录刺激变量与反应变量，分析和研究其中的规律。实验变量可以是自然变量如光、声等刺激，也可以是生物变量如刺激脑特定区域、注射某些生物活性物质或改变某些脏器状态，可以是细腻的（行为的）如心理紧张刺激，甚至可以是社会情景设计等。反应变量可以是生物如血压、体温、皮肤电、心电、脑电等反映内脏功能改变的指标，也可以是心理行为的如记忆、情感、操作等变化指标，甚至是社会活动功能的变化指标等。实验室实验最大的缺点就是心理活动作为一种变量时，易受许多因素的影响。②现场实验：在训练或某些生活情景中，对研究对象的某些变量进行操作，观察其有关的反应变量，以分析和研究其中的规律。例如，飞行活动中对某些生理指标的记录，观察不同任务刺激下心理活动规律；对事故后人群实施连续干预措施，记录其有关心身变化量，并与未干预

组做比较，证明心理干预方法对飞行员恢复心理能力的重要意义。③模拟实验：由于航空环境和影响因素的特殊性，需要采用模拟仿真的方法，才能弄清楚它们对人心理的影响。例如，缺氧对人心理的影响与防护的研究，要采用低压舱模拟缺氧环境。对飞行人员在作战条件下心理稳定性的研究，就要采用虚拟现实的环境。

非实验法 ①个案研究法：是一种通过对一个独立个案进行详细分析来研究社会现象的方法。个案可以是一个人、一个群体、一个事件、一个过程、一个社会或者社会生活的任一单位。这种研究依赖于所研究的个案得出的假设具有相同事物的代表性，所以通过详尽的分析能够得出普遍性的东西使用于同类的其他个案。个案研究的资料可以从不同渠道获得，如文件（正式报告、公文、演示文稿资料等）、档案记录、访谈（开放式或封闭式问卷）、直接观察、参与观察以及实体的人造物（如技术的装备、一个工具或仪器、一件艺术作品或是其他实体的证据）。②事件访谈法：是通过研究者与被研究者的直接接触、直接交谈的方式来收集资料的一种研究方法。访谈，可以直接了解到受访者的思想、心理、观念等深层内容，了解被访谈者对"事件的认知、记忆、感受、意见"等。与他"谈心"是为了找到问题的解决方案或者疏导被访谈对象的心理不同，质性研究的访谈在访谈中不可以有任何形式的诱导性，而是做一个忠实的听众。访谈的资料收集一般根据不同的访谈类型，以不同的形式收集。结构式访谈主要是指研究者在访谈过程中运用一系列预先设计好的固定的问题进行资料搜集

的过程。这样做的目的是对所有被访谈者都采用一种问题进行刺激，研究者能够较好地接近主题，把握研究方向。半结构式访谈是介于结构式访谈和无结构式访谈之间的一种资料收集方式，研究者在访谈前，根据研究的问题和目的，设计访谈大纲作为访谈的方向或者提示。在访谈实际进行过程中，访谈者可以依据实际情况，对访谈问题做弹性处理，不局限于大纲的访谈程序。研究者对访谈结构具有一定的控制作用，但同时也允许受访者积极参与和提出自己的问题。无结构式访谈是一种不需要设计一套标准化的访谈提纲作为访谈的引导指南进行的访谈。这种方法，较为灵活具有较强的适应性，在各种情况下，都能够最大限度挖掘深度，很好地发挥了访谈者和被访谈者的创造性和主动性，随时可以就新的思路和发现进行适度的追问。多用于探索性访谈研究和大型调查预期研究。主要形式有重点访谈、深度访谈和非引导性访谈。③问卷与心理测验法：问卷法是采用事先设计调查表或问卷，当面或通过邮寄供被调查者填写，然后收集问卷对其内容逐条进行分析研究。问卷调查的质量决定于研究者事先对问题的性质、内容、目的和要求的明确程度，也决定于问卷内容设计的技巧性以及被试的合作程度。心理测验法是指以心理测验作为心理或行为变量的主要定量手段。测验法使用经过信度、效度检验的量表，如人格量表、智力量表、症状量表等。心理测验种类繁多，必须严格按照心理测量科学规范实施，才能得到科学的结论。

应用 航空心理卫生已经得到广泛的应用，其理论与实践体

系日益完善。1993年"空军航空心理康复中心"的组建，标志着从组织层面对航空心理卫生工作的高度认可；1995年《航空心理测验法》著作的出版，标志着这一学科所涉及的分支已经完善自己的理论体系；特别是在20世纪末，在军事航空领域组建了若干支"航空心理卫生支援分队"，进一步提升了航空心理卫生学科应用实践的地位，随之由解放军出版社组织专家编写的航空心理卫生支援分队教材，更加细化了学科内容。

航空心理卫生支援分队在5·12抗震救灾心理救援出色的作用，在运用航空心理卫生理论技术中，开展的心理健康教育、心理调控训练，以及飞行事故后心理危机干预等实践运用都已证明，航空心理卫生学科的不断成熟与发展。

(宋华森)

hángkōng dúlǐxué

航空毒理学 （aviation toxicology） 研究航空活动中有毒物质对人体的危害及其毒性作用机制和防治的学科。毒理学的分支，航空医学的组成部分。研究航空毒理学及其防护技术，对保障飞行安全，维护空、地勤人员和旅客的健康，开展飞行事故调查与环境保护等具有重要作用。由于航空工业不断采用新的材料和燃料，航空毒理学问题亦不断出现，并涉及工业毒理学和环境毒理学等范围。

简史 毒理学是一门既古老又崭新的学科，分为萌芽期、形成期和发展期。学科萌芽期为公元前3000年~15世纪，是对毒物及中毒现象观察记录的时期。中国古代医药学文献如《神农本草经》《黄帝内经》《洗冤集录》等，以及古埃及、印度、希腊、罗马和阿拉伯等国家的有关文献中，都有关于植物、动物和矿物毒物及其解毒剂的记载。形成期以16世纪瑞士医生帕拉塞尔苏斯（Paracelsus，1493—1541年）建立毒理学的基本概念为开端。意大利内科医生丰塔纳（Fontana）发展了靶器官毒性概念，认为中毒症状是毒物作用于特定器官的缘故。19世纪梅根迪（Megendie）和贝尔纳（Bernard）等对士的宁和箭毒、一氧化碳、甲醇等许多化学物质的毒性及作用机制进行了研究。20世纪是现代毒理学开始发展的标志，西班牙医生奥尔菲拉（Orfila）首创系统利用实验动物开展毒理学研究，并发展了在组织和体液中鉴定毒物的化学分析方法。1930年实验毒理学的第一本专业期刊《毒理学档案》（*Archives of Toxicology*）创刊。1937年引起急性肾衰竭和死亡的"磺胺事件"，促使美国成立食品和药物管理局（FDA）。1955年，莱曼（Lehman）和他的同事共同出版了《食品、药品和化妆品中化学物的安全性评价》。1960年后出台了许多新的法规，创办了一些专业期刊，成立了许多毒理学协会。毒理学开始出现分化，形成多个分支学科如卫生毒理学、军事毒理学、法医毒理学、临床毒理学、环境毒理学、职业毒理学与药物毒理学等。

航空毒理学随航空活动的发展应运而生，航空毒理学源于军事毒理学与环境毒理学。从20世纪50年代末期，中国空军航空医学研究所开始了航空毒理学研究工作。首先从飞机座舱有害气体调查入手，60年代后侧重于航空燃料、添加剂、润滑油、液压油、退漆剂、浸渍剂与交联剂等化合物的毒性评价，80年代以来先后对座舱软盖固定胶与化学驱鲨剂等进行了较深入的毒性研究，此后又对蛇毒等药物进行了分离和毒性鉴定，开展了新机种飞机座舱有害气体研究工作。

研究内容 ①防止有毒物质污染座舱造成飞行人员及其他舱内人员中毒。②防止航空与空间工业及机场地勤作业中的职业性毒物危害。③防止航空中有毒物质污染环境，危害居民健康和生态平衡。④参加飞行事故调查及研究工作。据军用和民用航空的事故原因调查资料，约有半数以上事故是由于"人的因素"所致，其中由于毒理学原因者又占半数以上，故应加强对飞行事故原因的航空毒理学研究。

研究方法 毒理学研究方法主要有体内实验法、体外实验法、人体观察与流行病学研究。体内实验法多用于检测外源化学物的一般毒性，包括急性毒性试验、亚急性毒性试验、亚慢性毒性试验与慢性毒性试验等方法。体外实验法利用游离器官、培养细胞或提取的细胞器，对机体急性毒作用进行初步筛选以及作用、机制和代谢转化过程的深入研究。人体观察则是通过中毒事故的处理和治疗与人体志愿者试验，对毒物的临床表现、治疗方法与作用机制等进行研究。流行病学研究主要是开展描述性流行病学调查与分析性流行病学调查。

同邻近学科的关系 航空毒理学是毒理学的分支学科，又是航空医学的基础学科，是航空卫生防护和飞行安全的重要技术基础，与航空人体与环境工程学、航空药理学、航空事故学、工业毒理学有深度的合作和密切的学科交叉。

应用及有待解决的问题 航空毒理学主要有以下几个方面的应用。

制定卫生标准 卫生标准是进行卫生监督的依据。制定卫生标准所依据的指标有三种。①最高容许浓度（maximal allowable concentration，MAC）：指每个工作日 8 小时、每周 6 个工作日，长期接触的工作场所空气中有毒物质所不能超越的最高浓度。在这种浓度下，不致产生用现代检测方法所能发现的任何病理改变。中国采用的就是最高容许浓度标准。制定最高容许浓度的工作原则是准确确定阈浓度（剂量），MAC 总是应低于慢性阈浓度（Limch），落在无作用剂量范围之内；合理地选定安全系数。Limch 与 MAC 之比称"安全系数"。它表示 MAC 与 Limch 间的距离。确定安全系数的一般原则是，凡毒性愈大，挥发性愈强，毒作用带愈窄，蓄积作用愈强，或"三致"作用可能性愈大的化学物质，其安全系数应愈大，即 MAC 应订得更低一些。安全系数是一个相对的数值，只有在同一种毒物中可以比较其安全性的大小，不可用做两种毒物间安全性大小的评价指标。②阈限值（threshold limit value，TLV）：指每个工作日 8 小时、每周 5 个工作日，所接触的工作场所空气中，有毒物质的容许平均浓度，在这种浓度下反复接触不会产生有害影响，其基本含义与 MAC 大致相同。阈限值是美国联邦政府采用的标准。③紧急暴露限值（emergency exposure limit，EEL）：指一次临时性接触时的容许标准。此值比 MAC 宽，但除规定浓度外，还有接触时间上的限制。

进行环境监测 根据上述卫生标准，不间断地进行环境监测，以便做好预报工作，及时采取措施，预防或减轻环境污染所造成的危害。环境监测的主要对象是空气和水。弄清环境是否受到污染，污染物的种类，污染范围的大小，程度的轻重，以及时间的长短（暂时性或永久性污染），为评价环境质量提供依据，为保护环境所采用的措施指出方向，为不断修订各种卫生标准提供有价值的参考资料。

控制污染源 有毒物质的生产过程应尽量自动化和密闭化，减少工作人员与毒物接触的机会。生产场所应加强通风，排除有毒气体与蒸气，降低空气中毒物的浓度。及时处理"三废"，尽可能减少对环境的污染。

利用防护装备 充分有效地利用个人防护装备，如防毒面具、防护眼镜和防毒服装等。

搞好卫生保健措施 经常进行卫生宣传教育，加强卫生指导。对接触毒物的工作人员应合理补充营养，定期进行健康检查。

（余志斌 詹 皓）

fēixíng láodòng wèishēng

飞行劳动卫生（flight labor hygiene，flight occupational hygiene）

从卫生学的角度研究飞行劳动条件对人体身体健康、工作能力和生命安全的影响，并采取各种医学预防措施使人体免受或减轻其影响和伤害的理论与技术。又称飞行职业卫生。属于预防医学范畴，航空卫生学的组成部分。研究对象是飞行员、航天员和从事航空航天飞行保障的其他专业人员，对于保证飞行安全、增进飞行人员健康、预防伤病、提高飞行劳动效率和部队战斗力有重要作用。

形成过程 随着航空事业的发展，飞行劳动卫生经历 3 个发展时期：第一次世界大战前后（1910~1940 年）、第二次世界大战前后（1940~1960 年）、载人航天飞行前后（1960 年至今）。随着飞行器不断发展更新，自动控制系统日益完备，飞机性能大大提高，但飞行安全依旧是关注重点，飞行疲劳、飞行人员的能力水平及飞行工作效率等问题更加受到重视。新中国成立初期，限于当时的历史条件，航空医学沿用苏联模式，大大缩短了从无到有的形成过程。20 世纪 50 年代中期，在军医大学设立了航空医学系，空军组建了航空医学研究所，专业性航空医学教育和研究机构的成立，加速了中国飞行劳动卫生的发展。

基本内容 包括飞行劳动、飞行劳动的影响因素、飞行疲劳和飞行卫生保障四个方面。

飞行劳动 飞行过程中飞行人员采取的各种体力劳动和脑力劳动。随着飞行器和飞行自动控制系统的不断发展，飞行人员主要从事的是带有较高技能的形象思维型的劳动，属于脑力劳动范畴，但伴有相当大的体力消耗。飞行劳动具有强度不一、环境复杂、在空中进行、影响因素多、情绪反应重等特点。为适应飞行活动的需要，飞行人员必须有强健的体魄和必要的体能训练，以适应飞行技能的要求。

飞行劳动的影响因素 包括物理因素、化学因素、生理心理因素（图1）。飞行劳动的影响因素的大量存在是引起飞行人员健康损害的首要原因。按预防医学中的三级预防原则，消除飞行劳动条件下有害因素的存在和扩散，切断或减少其与飞行人员个体的接触，增加个体的健康水平，以

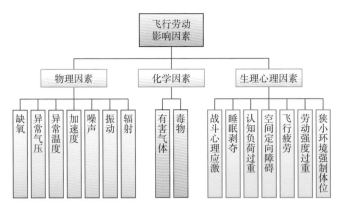

图 1　飞行劳动影响因素

提高抗御危害因素的能力。

飞行疲劳　经过一定时间和强度的飞行劳动后，飞行人员工作能力暂时性降低，不能在给定的飞行劳动强度下继续飞行的现象，是一种正常的心理生理功能状态。飞行疲劳可表现为飞行人员感觉迟钝、反应迟钝、注意力下降、精力缺乏、无法正确应对特殊情况。以飞行劳动负荷引起机体的反应和后果分类，飞行疲劳可分为急性疲劳、慢性疲劳和过度疲劳。造成飞行疲劳的原因主要包括飞行负荷和飞行强度太大、飞行前的睡眠和休息不好、精神情绪因素（如明显的情绪变化、过度紧张）等。飞行疲劳问题是制约飞行员效能发挥、影响飞行安全的重大问题。评定飞行疲劳的方法大致分为四类，即观察法、生理学方法、生物化学方法、心理学方法。为防止和消除飞行疲劳，可采取卫生教育、专项训练、保证睡眠、合理营养、严把身体放飞关等措施。见军事飞行疲劳。

飞行卫生保障　飞行各阶段中，主要由医务工作者对飞行人员采取的各种组织管理和医学技术措施。目的在于维护飞行人员健康，提高飞行效率，保证飞行安全。飞行卫生保障工作是航空兵部队卫生工作的中心，是围绕《航空卫生工作规则》而展开的一项经常性工作，包括组织实施飞行三个阶段的卫生保障，高性能战斗机改装训练的卫生保障，不同飞行条件（如炎热季节、高原山地、海上）的卫生保障，不同机种（歼、强击机）的卫生保障等。

理论应用　包括飞行劳动卫生保障措施和飞行疲劳预防措施。

飞行劳动卫生措施　主要包括：①组织管理措施，如飞行人员职业选拔、健康教育，建立飞行体检、鉴定、医疗、疗养、事故调查等体系，建立航医室、场站医院、空勤科、疗养院等应急救护组织，建立飞行人员健康档案，制定和严格实施各种航空卫生法规等，对飞行劳动环境、飞行劳动负荷、适应性锻炼、劳动保护等实施卫生监督。②工程技术措施，如密封增压座舱、航空供氧系统、弹射救生座椅、降落伞、异常飞行参数报警系统、通信联系系统等，运用工程及卫生技术手段，改进飞机装备、改善劳动环境，消除有害因素的来源。③职业训练措施，如理论学习、体能训练、专项能力训练（缺氧训练、加压呼吸训练、抗荷训练、抗空间定向障碍训练等）、飞行模拟器训练、离心机训练、恶劣气候飞行训练、恶劣环境（高原、海上、沙漠等）飞行训练等，对飞行劳动环境各种有害因素进行适应性训练，锻炼提高飞行人员生理心理素质。④个体防护措施，如抗荷服、头盔、手套、靴子、眼镜、加压供氧面罩、急救包、急救药品、生理参数记录仪、异常生理参数报警系统等，对难于消除的有害因素进行防护。⑤卫生保健措施，包括日常生活监督、飞行体检、健康观察、定期大小体检、伤病治疗、健康疗养、航空医学鉴定等，规定合理的劳动制度、起居作息制度、健康状况检查制度、保健预防制度等，及时消除飞行有害因素对飞行人员造成的不良影响。

飞行疲劳防护措施　主要包括：①充分睡眠，飞行人员每天7~9小时的高质量睡眠可使身心放松和轻度疲劳恢复，若处于战时则睡眠可能得不到保证，此时小睡（20分钟~2小时）也是疲劳快速恢复的较好方式。②科学的飞行训练，除了安排周密系统、不间断的飞行实践（飞行科目、飞行任务和空域训练）外，还包括航空生理训练（缺氧体验、加压供氧锻炼、视性旋转性错觉体验、抗荷训练等）和航空心理训练项目。③改善飞机设计的工效学要求，研究人-机-环境三者间最优化的匹配关系，使系统中的人能健康、舒适的工作，减轻飞行负荷，如控制器位置选择（操作者手的功能可达，控制器的位置安排优先权）、枯燥驾驶环境的定时变化设计（包括照明、颜色、空气环境等方面）、循环呼吸调节的座舱压力和供氧制度的定时变化、改善肢体循环的新型抗荷按摩裤的设计等。④应用物理疗法和传统按摩治疗技术（热水疗法、穴位中频电刺激、生物反馈放松疗法以及吸氧疗法），改善血液循环，调节自主神经及内脏功能，放松肌肉，安抚紧张情绪，加快疲劳恢复。⑤应用抗疲劳药物和营养食品，如在战时紧张和生物节律紊乱状态下，合理应用镇静催眠药和兴奋用药，可调节飞行人员的睡眠、消除飞行疲劳。在越南战争和对利比亚空袭行动中，美军飞行人员均使用了司可巴妥钠（速可眠）以调节睡眠。⑥做好飞行卫生保障工作，包括合理营养及饮食卫生管理，组织体育训练和缓解精神紧张的各种活动，合理安排作息制度，控制飞行负荷量，合理用药、禁烟戒酒，航空生理卫生知识的宣传教育等。

（常耀明 任 杰）

fēixíng láodòng fùhè

飞行劳动负荷 （flight work-load）

在完成飞行任务中，飞行员对飞行任务要求和环境影响等所引起的操纵质量、功能反应和主观感觉。又称飞行工作负荷。飞行人员为完成特定飞行任务所付出的努力程度，因飞行任务要求、环境影响因素等不同，所产生的作业绩效、功能反应和主观感觉有所不同。飞行活动是以飞行器为作业平台，以静态工作为主要特征，以认知活动为主体的一种劳动，飞行人员受多种物理因素的影响，具有明显的情绪反应，并伴有相当大的体力消耗，飞行人员完成飞行活动属于脑力劳动范畴。

简史 随着航空器的发明以及技术的更迭，飞机操控性能的好坏以及需要飞行员付出的努力程度成为飞机设计中的一个需要着重考虑的问题。1969 年，美国科学家库珀（Cooper）和哈珀（Harper）提出了"负荷"的概念，将其定义为"为完成特定任务所需要的体力和脑力的综合努力"。1973 年，滕斯泰特（Tennstedt）认为飞行负荷就是"飞行员为适应飞行的需要而进行的知觉、判断、行动过程的总和"。随着飞机性能的提升，飞行时间有所延长，1975 年，布朗（Brown）等更加强调时间因素，他们认为"飞行劳动负荷是操纵飞机所需时间的总和与飞行员在执行飞行任务时所能得到的时间之比"，但这个定义忽略了任务难度要素。1973 年，扬斯（Jahns）将飞行劳动负荷分为任务要求、操作者的努力和工作结果三个要素，并从广义上提出"飞行劳动负荷是操作者为执行任务而付出的努力程度"。中国学者根据系统论和信息论的观点，将飞行劳动负荷定义为"飞行员在完成飞行任务中，机体对飞行任务要求和环境影响等所引起的操纵质量、功能反应和主观感觉的总和"。通过多年的调查和实验研究，1982 年，中国国洪章等提出对飞行劳动负荷的系统概念应该从其性质、定义和评定方法等三个方面加以考虑。

基本内容 主要包括飞行劳动负荷分类、评定方法及影响因素等。

分类 根据飞行劳动负荷的性质和机体反应的特点分为三类。①体力负荷：主要来源于环境因素的影响，如座舱噪声、振动、加速度、高温、低温、持续飞行时间长等，这些物理因素对身体的负荷以及引起的机体反应是非常明显的，但能量消耗是低的。研究表明，驾驶直升机或轻型固定翼飞机的体力消耗为轻体力负荷等级，战斗机飞行员在机动飞行时体力消耗仅相当于轻微体力劳动。②脑力负荷：主要来源于任务要求，以及对飞行过程中瞬息变化的感知、判断、决策等心理和行为过程。它在飞行中起主导作用，并引起机体一系列功能变化。③情绪负荷：主要来自对周围事物和现象的体验，如对飞行感到兴奋、欣快、焦虑、恐惧，抑或紧张忙乱等。其在飞行活动中不占主导地位，但有时会影响飞行质量。

评定方法 由于飞行劳动负荷包含了工作效率和操纵准确性的变化、机体系统功能状态的改变以及主观感觉的变化等不同要素，因此在评定飞行劳动负荷时一般将不同方面相结合进行综合评定。①主观评定方法：仍是飞行劳动负荷最为常用的方法。库珀-哈珀量表是基于对飞机操纵性能评价的主观评定法，认为飞行负荷与任务以及飞行员做出的努力程度有关，并按可耐受性为标准进行评价。在此基础上发展的飞行劳动负荷主观评定十级分类法易于被飞行员接受，可靠性高。1988 年，由哈特（Hart）等人开发的美国国家航天航空局任务负荷指数量表（NASA-TLX）是一个多维脑力负荷评价量表，涉及 6 个负荷维度，即脑力需求、体力需求、时间需求、业绩水平、努力程度和受挫程度。总脑力负荷值为 6 个维度的加权平均值，分值越大，表示脑力负荷越大。该表的使用范围已从航空领域、飞行人员、英文语种扩大至各作业领域、不同人群、不同语种。②生理学评定方法：人的觉醒状态和机体的自稳作用是飞行劳动负荷生理学评定的理论基础。生理学评定方法中主要关注心血管系统、呼吸系统和神经系统指标，这些在实验室模拟条件下广泛应用，常用指标包括心率、心率变异性、呼吸频率、血压、脑电图、眼动图、语音等。随着生物医用工程技术的不断进步，生物信号的监测技术已可以方便应用于实际飞行活动中，如飞行中可实时检测飞行人员的心率、心率变异性、呼吸频率，并可对空地通话录音中的语音信号进行频谱分析等。③生物化学评定方法：可进行生物化学测定的指标一般是与应激状态相关的指标，如17-羟皮质甾酮、肾上腺素、去甲肾上腺素、尿素和钾钠的排泄量以及血浆磷脂等。但由于这些指标存在取样不便，多为有创检查，检验方法较为复杂等特点，真正应用于飞行现场测定的仍然较少。④任务绩效评定方法：这一类方法通常在实验室进行，其特点是试验条件可精确控制、结果测量准确、经费节约、试验安全可靠。常用的方法有附加任务条件下的负荷评定以及认知心理学推崇的斯特恩伯格（Sternberg）选择反应时试验。⑤基于飞行活动的综合评定法：中国学者根据简便实用原则，提出了包括飞行时间、飞行强度、飞行密度、飞行间隔时间4项内容的综合评定飞行劳动负荷的方法。这四者既有独立的意义，又在某些时候彼此相互联系着。从4个方面加以具体分析，才能全面的评价飞行负荷对机体的影响。

与飞行劳动负荷有关的因素　除了正常的飞行活动必备要素，如飞行时间、飞行强度、飞行密度、飞行间隔时长以及座舱环境因素外，还有其他一些因素能够或多或少的影响飞行劳动负荷。

①人的似昼夜节律：人的各种功能存在接近24小时的功能起伏变化。似昼夜节律与飞行劳动负荷有密切关系。当飞机跨时区飞行时，向东飞行人体的似昼夜节律落后于新到地点的时间，向西飞行正好相反。跨越4个时区以上就会使多数人发生节律脱节综合征，表现为胃肠功能紊乱、头痛、眼调节能力下降、呼吸不畅、白昼精神不振、入夜难以入睡等。如果航线飞行员反复经受似昼夜节律脱节的影响，特别是睡眠受到干扰，易发生飞行劳动负荷过重的影响。不作跨时区飞行而是昼间飞行转入夜间飞行训练，特别是实施下半夜飞行训练时，也会引起似昼夜节律脱节，如不注意相应保障，也能使飞行劳动负荷过重。②睡眠与休息：保证充足的睡眠和休息有利于消除飞行疲劳。但过度的飞行劳动负荷引起睡眠质和量的下降，睡眠的欠缺又会加重飞行劳动负荷，由此易造成恶性循环。鉴于此，国外对连续多日飞行情况下制订了相应的值勤时间限制。③情绪因素：飞行活动常伴有较明显的情绪变化。飞行中的适度紧张和责任感可提高工作效率，但易移行到过度紧张，甚至出现飞行后持续的紧张和兴奋。日常工作、生活中遇到困难或挫折若不能保持正确的态度，易引起消极情绪，对飞行能力和耐力不利，使神经系统处于不良状态，干扰睡眠和休息，成为促使飞行劳动负荷过重的条件。

应用　飞行劳动负荷评价是评价飞机的设计、座舱显示和操纵部件的设计是否得当的重要指标，是评价飞行活动组织实施是否适宜的重要方面，因此飞行劳动负荷的研究在航空兵部队卫生

保障、航空工效学中极为重要。减轻飞行负荷的措施主要从飞行设计方面、飞行的训练以及提高人的能动性方面着手。①飞机设计方面：随着飞机设计理念的更新，人机工效问题在飞机设计环节受到关注。自动改平系统降低了飞机在不良操纵状态下飞行员的驾驶难度，座舱视觉、声音告警信号的优化减轻了飞行员飞行活动中的劳动负荷。②飞行人员训练方面：飞行训练的熟练程度与飞行劳动负荷密切相关。模拟器训练可以提高新飞行员真实驾驶操纵的技术水平，从而减轻飞行负荷。不间断的飞行，周密而系统的飞行训练，与飞行训练有机结合的模拟器训练是减轻飞行负荷的最重要途径。③飞行人员能动性方面：主要是采取增强体质、提高飞行耐力和消除疲劳的有效措施。

（郭　华）

jūnshì fēixíng pílao

军事飞行疲劳（fatigue in military flight）　军队飞行人员在飞行活动多种因素综合作用下产生的疲乏不适和工作能力降低的状态。飞行劳动是一种脑力负荷突出、情绪反应明显、体力消耗较大的复杂作业活动。飞行疲劳是体力、脑力和情绪疲劳三者同时存在的混合疲劳，根据机种和飞行任务的不同，三者所占比例不同。轻度的飞行疲劳是机体正常的生理心理反应，过度的飞行疲劳则是一种病理状态。飞行疲劳的发生存在明显的个体差异性。不同机种、不同课目、不同航程发生飞行疲劳的概率不同，复杂特技、高载荷、低空超低空以及夜间飞行更容易发生。飞行疲劳严重影响飞行工作能力、威胁飞行安全，已成为直接或间接导致飞行事故

的重要原因。

简史 早在 20 世纪 20 年代，人们就认识到长时间执勤和觉醒对飞行技能的不良后果，30 年代早期人们开始注意到快速时差转换对飞行员身体健康和认知能力的影响以及对飞行安全的危害。为了减轻飞行员疲劳，学者们提出了飞行时限、停留期限、睡眠安排等具体措施建议。第二次世界大战期间提出"技巧疲劳"的概念，认为飞行疲劳本质上不是以体力损耗为特征，而主要表现为不能保持注意力集中和发挥飞行技能。第二次世界大战后，航空医学界对飞行疲劳提出了新的概念，认为飞行疲劳是飞行条件下，应激发生发展造成的心理生理不平衡状态。随后几十年，随着对飞行疲劳原因、表现、后果进行的科学系统的调查研究，人们对疲劳、睡眠、倒班、生物节律等有了更全面的理解和认识，提出了限制飞行时间、合理安排睡眠和休息、飞行中小睡、飞行前/后调整生物节律、合理安排体育锻炼、科学营养膳食，以及催眠药与兴奋药应用等一系列行之有效的对策措施，开发了多种疲劳风险管理系统，并在相应的飞行条例和规章制度中得到了贯彻落实。

形成机制 造成飞行疲劳的原因有多种，通常是多种因素综合作用的结果。

飞行劳动负荷大 造成飞行疲劳最基本、最直接的原因。飞行劳动负荷与飞行时间的长短、飞行课目的难易和危险复杂程度等密切相关。

座舱环境因素影响 如噪声、振动、低氧、低压、高低温、高过载、照明不良，以及活动受限、被迫姿势和座舱设施设备人机工

效不合理等，加重飞行员工作负荷，在某些情况下可能是造成飞行疲劳的主要原因。

睡眠和休息不足 致使体力和脑力不能得到有效恢复，最终将导致或加重疲劳。跨时区、跨昼夜和夜间飞行等常造成昼夜节律紊乱，出现一定程度的功能障碍，产生一系列的时差效应。

情绪变化 如驾驶飞机的高兴和愉悦，或者复杂飞行任务前以及长时间等待时的焦虑不安等，容易造成过度兴奋或紧张，成为促使工作负荷加重和导致飞行疲劳的诱发因素。

飞行人员个人内在因素 如体能状况、健康状况、意志和情绪、心理素质、年龄与性别、饮食情况、生活习惯、机组成员人际关系、家庭关系等，常常成为导致或加重飞行疲劳的重要因素。按飞行疲劳的程度及其发生发展进程，通常可将其分为急性、慢性和过度疲劳 3 类。急性疲劳由短时大强度的飞行负荷所引起，特点是飞行结束后才出现疲乏感，飞行过程中的疲劳症状受到精神高度紧张、注意力高度集中以及意志力的作用而被掩盖，虽然某些工作能力水平略有下降但飞行效率不降低，睡眠不受影响，短时休息即可恢复正常功能状态，无须改变日常作息制度。反复多次受到较强飞行负荷的作用而不能得到良好的休息和恢复，就可能发生慢性疲劳，特点是飞行工作开始前和飞行过程中经常出现明显的疲乏感，主客观疲劳特征明显，只有经过持续数日的较长时间休息才能使机体功能状况和工作能力得到恢复。过度疲劳是由于长时间高强度的飞行负荷造成的病理性功能状态，特点是疲劳感为非一过性的，飞行质量、

效率急剧下降，甚至发生严重的飞行错误，不能完成飞行任务，需要治疗和实施全面的康复措施才能恢复正常。

表现与影响 与日常生活工作中的疲劳相比，飞行疲劳除了表现出倦怠乏力、全身酸痛、反应迟钝、记忆力减退、萎靡不振、情绪低落、睡眠障碍等一般疲劳的症状体征外，还有其职业特点。在躯体症状方面表现为颈肩、腰背酸痛，双腿发软。在感觉认知方面表现为警觉性下降、注意范围缩小、精力不集中，观察仪表速度减慢，在判断飞行高度、速度、航向等信息时容易出现认读错误，各仪表信息的综合判断能力降低，容易发生空间定向障碍和飞行错觉。在操控能力方面表现为操纵反应迟钝，动作的顺畅性、协调性、精确性下降，动作过大或过小，多余动作增加，飞行操作动作的"错、忘、漏"增多。在心理行为方面表现为对飞行产生厌倦情绪、个性变得冷漠、言语减少、兴趣降低或者过度兴奋、易激惹。在感官疲劳中，视觉疲劳最明显，表现为眼睛干涩、胀痛、怕光等，特别是在夜航或低空超低空大速度飞行时，由于频繁交替观察舱内舱外，导致视力调节变慢，眼球运动障碍，视物模糊等。高载荷飞行后着陆出舱时出现汗珠满面、汗流浃背的现象。对缺氧、加速度、振动等因素的耐受能力下降。由于飞行环境和飞行活动的复杂多样性、人体生理心理的复杂性和个体差异性等诸因素，每个人的表现不尽相同。

评定方法 常用方法主要有主观评定法、生理学方法、生物化学方法、心理学方法、作业绩效评定法等。飞行疲劳表现的多

样性和差异性，需要采取多种方法进行综合评定。

主观评定法 采用问卷、量表等方式通过收集和分析受试者的主观感受来判断疲劳程度。主观评定法受主观因素的影响较大，信度（可靠性）和效度（准确性）较低。由于主观感觉不适是飞行疲劳的重要表现形式，因此仍被广泛使用。

生理学检测法 主要有脑电图、事件相关电位、心率变异性、眼动反应等，具有实时、无创、客观的特点，但个体差异较大，且易受多种因素的影响。面部表情特征识别、眼动红外记录、头部三维坐标位置分析、腕部活动电子监测等则是新发展起来的飞行疲劳实时监测技术，但应用到实际飞行作业场所前还需通过严谨的科学实验，进一步证明其有效性。

生物化学检测法 通过测定血液、唾液、尿液等体液中的激素及其代谢产物等物质含量的变化来判断疲劳程度。常用的有唾液淀粉酶、尿蛋白以及血、尿、唾液中的皮质醇和肾上腺髓质激素等。

心理学检测法 通过测验受试者记忆、认知、联想、知觉等心理运动反应能力来评价疲劳，主要有视（听）-运动反应时测验、双手协调能力测验、计算能力和记忆力测验、临界闪光融合频率测量等，可利用反应时间和错误次数评价脑力和体力疲劳。

作业绩效评定法 通过测定受试者在一定的工作要求和环境下完成某种特定任务或达到某个特定目标的操作成绩来评定疲劳。该方法的理论依据是假定工作效率下降是疲劳的表现。实际上，工作效率是否降低以及下降程度

受许多主客观因素的影响，因此采用此类方法时需尽量控制影响因素，增强结果的可信度。

预防与克服 预防和缓解飞行疲劳需要多种手段综合运用，可分为药物和非药物措施两类。方式上可采取作业制度改进、休息-睡眠和生物节律调节、抗飞行疲劳药物应用、营养饮食和体育锻炼以及座舱、座椅舒适性改进等手段。

作业制度改进 主要是防止飞行量多大，避免连日安排多次飞行任务，尽可能缩短夜间和凌晨时段的工作时间。为防止飞行负荷过重，一些国家民航和军队航空兵对飞行员每日、每周、每月和每年的飞行时间都有具体的强制性规定和限制，考虑了航线性质、起降次数、时差效应等因素的影响。

休息-睡眠和生物节律调节 高质量的睡眠是预防和缓解飞行疲劳最有效的方法。应设法保证飞行员在飞行前和飞行后都能够得到充足的休息和睡眠。如有可能应安排午睡。如果在飞行前无法获得长时间的睡眠，在夜间飞行前或长途飞行中（限多成员机组）有计划地安排预防性小睡或座舱中小睡是睡眠之外最佳的抗疲劳措施。跨时区长距离飞行使体内生物钟与外界不同步，产生睡眠-觉醒周期紊乱，导致白天思睡、晚上睡不着，可根据向东或向西飞行方向的不同采取提前或推迟睡眠的方法，以便与当地时间同步。

抗飞行疲劳药物应用 给飞行人员服用短时速效镇静催眠药如三唑仑、司可巴比妥钠（速可眠）、替马西泮（羟基安定）等，使其在昼夜任何时间都能获得高质量的睡眠，确保体力、脑力得

到有效恢复。服用中枢兴奋药如咖啡因、莫达非尼、苯丙胺等，使其在飞行中保持较高觉醒水平、提高认知能力，以对抗疲劳带来的影响。这对于因军事行动而无法保证足够睡眠或需要在生物节律低谷期维持作业能力的人员是一种非常有效的抗疲劳措施，已在现代高技术局部战争如英阿马岛战争、美军空袭利比亚、海湾战争等成功应用于飞行人员，成为战时飞行卫生保障的重要措施。应注意为确保飞行安全，飞行人员用药有严格、特殊的规定。

其他方法 科学的饮食搭配、良好的饮食习惯有助于预防和缓解飞行疲劳。体育锻炼是增强体质、提高耐力、对抗疲劳的重要手段，经常锻炼的飞行人员除了身体耐力好以外，适应时差变化和调整节律的能力也较强。采取积极性的休息策略如适量的文体活动也是消除飞行疲劳的重要方法之一。热水疗法、生物反馈放松疗法、全身按摩等许多合理利用光、电、磁、热的物理疗法都具有较好的快速消除飞行疲劳的效果。

（刘保钢）

hángkōng rèfùhè
航空热负荷（thermal stress in aviation） 航空活动中，环境、飞行器与飞行人员配穿特殊装具的作用，使飞行人员受到的高温影响。

形成机制 为保持正常的生理功能，人体体温必须维持在一定的范围之内。正常体温的维持除了依靠自身的生理调节功能外，还要依靠改造周围环境，使人体能够在变动较大的温度环境中生活。航空飞行活动的温度环境与地面相比差距较大，在某些特殊情况下，飞行人员可能遭遇更极

端的温度环境。现代军用飞机座舱虽然已装备性能较好的环境控制系统，但在炎热地区夏季低空飞行时，由于太阳光照射、座舱温室效应、气动力加热、电子设备产热等原因，座舱环境温度较高。此外，作战训练配穿的各种特殊防护服装阻碍了人体正常的散热过程，也会使人体遭受较大的热负荷。当热负荷超过人体体温调节能力，可造成飞行人员工作能力降低，甚至影响飞行安全。

表现与影响 热负荷会对机体产生多方面的影响，对人体水盐代谢、循环、呼吸、消化、神经和泌尿系统等均有影响。在飞行活动中，飞机座舱具有一定程度的温控能力，故导致飞行人员失能的高温负荷很少见。但较轻的高温负荷亦有可能在生理心理应激较高的飞行活动中明显影响工作能力，包括体力、智力和技巧作业。高温负荷对技巧作业能力的影响要比对智力和体力工作能力的影响更大，而飞行劳动又以技巧作业为主。凡需要高度警觉、肌肉协调和注意力分配得当的复杂操纵阶段，比常规操纵动作更易受高温影响。高温所致变化还包括简单反应时延长、注意力狭窄、错误率增加以及对非常规事件反应能力下降等。由于飞行活动中飞行人员的失误可能造成极为严重的后果，故飞行人员可接受的热负荷水平应限制在较低水平。在飞行活动中，高温负荷还可能降低机体对高空缺氧的耐力，其原因与高温作用下身体皮肤和内脏器官间血液重新分配引起内脏相对缺血，血液酸碱平衡改变影响血红蛋白与氧的结合、解离，以及组织代谢加强引起氧耗量增加等因素有关。在炎热季节，即使在5000m高度以下短时

间飞行时，也必须在地面起飞时实行严格供氧要求的规定。高温还会降低机体对加速度的耐力。高温时身体失水量增加和血管的紧张度下降，导致循环血量减少、下肢血液潴留和回心血量降低而影响机体对$+G_z$的耐力。在高温条件下进行大机动和高过载飞行时，采用个体制冷装备和充分补充液体是在其他抗荷基础上进一步防止加速度耐力降低的有效措施。除上述影响外，高温还使飞行人员易于疲劳，亦可增加航空运动病的发生率。

防护措施 对于温度负荷的防护，原则上应从以下3个方面着手：①提高机体对异常温度环境的耐力，如热习服锻炼、合理营养，甚至使用某些药物等。②改善环境条件，限制热负荷。例如，改善建筑物的温度环境条件，进出机场使用交通工具与座舱安装空调装置等。③使用个人温度防护服装或装备，如航空活动中应用通风服、液冷服等。此外，一些简便易行的措施也可以增强机体对温度负荷的耐力，包括合理饮水和制定合理的作息制度等。

(余志斌)

hángkōng wèishēng bǎozhàng

航空卫生保障 (aviation medical support) 各级航空卫生部门运用组织管理与医学技术手段等综合措施，直接对航空兵部队、训练基地、飞行院校飞行人（学）员维护健康，提高飞行适应能力，防治伤病，保障顺利飞行和战斗力的各种实践活动。又称航空卫勤保障。航空卫生保障是航空兵卫勤部门的基本任务之一，飞行卫生保障是航空卫生保障的重点，也是航空兵训练、作战保障的重要组成部分。

基本内容 主要涉及以下几个方面。

飞行人员医学、心理学选拔和健康鉴定 招收飞行学员体检；飞行人员的体检，包括定期和不定期大体检、小体检、飞行体检、改装体检；健康鉴定结论与健康等级划分；实施身体原因改换机种和停飞。

飞行卫生保障 见飞行卫勤保障。

日常卫生保障 ①飞行人员健康教育，包括卫生防病、自救互救、平时和飞行生理心理卫生、不良飞行因素的预防与克服等。②营养与饮食卫生，包括保证营养平衡，制订食谱并检查执行情况，进行食品卫生监督，分析营养状况，进行营养调查，提出营养改进意见。③体能训练，包括运动医学知识教育，选择训练项目，监控训练强度，以及飞行专项体能训练，及时处理外伤等。④卫生防疫，包括对部队公共场所、飞行作业、飞机座（机）舱等进行卫生监督和监测，开展飞机座（机）舱和防护救生设备消毒、杀虫、灭鼠等，实施机场卫生流行病学侦察，指导部队飞行人员疾病监测、预防和控制。⑤飞行人员伤病治疗，充分利用先进的医疗技术和设备，早期发现疾病，正确诊断，及时治疗，分在队治疗和住院治疗；组织飞行人员健康鉴定结论随访。

飞行人员疗养 飞行人员疗养分为健康疗养和康复疗养。健康疗养每年1次，每次30天。康复疗养期限为1个月，视疗养效果可延长，最长不超过2个月。战时条件允许，可就地疗养。

飞行人员航空生理心理检查与训练 组织实施飞行人员航空生理、心理检查与训练，指导体

能训练，实施训练的医学监督。

遇险受伤飞行人员的医疗救护 各级卫生部门在上级机关的统一指挥下，对遇险受伤飞行人员负有医疗救护的责任。实施伤情观察与记录、现场救治和医疗后送。

弹射和跳伞训练卫生保障 在弹射跳伞训练时，对飞行人员进行有关卫生教育，根据健康状况确定参训人员，准备急救药品器材，了解飞行人员身体反应，防止外伤及受伤后的检查、救护、送院等。

飞行事故的医学调查与处理 发生飞行事故时卫生部门参加事故的医学调查，查明是否存在与该次事故相关的身体原因，为正确做出事故结论提供依据，并提出预防飞行事故的措施与建议。

飞行人员卫生防护 在遭受敌核、化、生武器袭击时的卫生防护，包括开展核、化、生武器损伤卫生防护知识宣传教育，制订卫生防护预案，快速检测食品、饮水沾（污）染情况，提出消除、减轻措施，划定沾（污）染范围和警戒、检疫区域，协同管制与封锁，实施个人剂量测定，指导消洗，指导伤员救治和废物、废水处理。

航空卫生人员的专业培训 对各级从事航空卫生工作的人员进行理论素养、业务水平、实践技能再提高的培训活动。包括任职训练、在职训练和提高训练。

基本方法 军队各级卫勤机关、单位和人员，包括各级卫生机关、航空兵部队、训练基地和飞行院校的场站医院（卫生队）、航医室、军队医院、航空医学研究所、航空医学鉴定训练中心、各级体检队、防疫队等以及各级医务人员和航卫保障人员，按职

能、任务分工负责，相互协同，共同构成航空卫生保障工作体系。贯彻预防为主，维护身心健康，确保飞行安全的原则，实施连续全方位的卫生保障。航空兵部队的一线航空卫生保障主要由航空军医与所驻场站医院（卫生队）共同配合完成。

基本要求 ①在航空卫生保障中，认清飞行劳动是一种带有较高技能的形象思维型的劳动，明显的情绪反应是飞行劳动最突出的特点，飞行劳动是在空中进行的，受许多物理因素（高温、加速度、噪声等）的影响；飞行劳动负荷按飞行劳动负荷的性质可分为身体负荷、脑力负荷、情绪负荷3类，按飞行劳动负荷的持续时间可分为即刻工作负荷、飞行工作日负荷、长时间工作负荷3类；产生飞行疲劳的原因主要包括飞行负荷和飞行强度、睡眠和休息、主观能动性等3个方面，其判定方法主要分为观察法、生理学方法、生物化学方法、心理学方法；在观察中应注意飞行员的主诉、生活作息情况、观察飞行状态、就诊情况与发病率、分析外伤和事故的原因等5个方面；在生理学方法中主要采用视觉运动反应时的测定、肌肉耐力测定、肌肉稳定性实验、脑电图等方法评定；搞清合理作息的重要性以及睡眠剥夺对脑功能、情绪、工作能力的重要影响。②在飞行环境条件对飞行活动的影响及其卫生保障中，针对各种条件下飞行的环境特点，在做好通常卫生保障的基础上搞好特殊环境的卫生保障；针对各代飞机座舱环境不同对人体的生理心理影响，开展有针对性的卫生宣教及生理心理防护工作。③在空勤营养及食品卫生保障中，针对缺氧（消

化腺分泌功能、胃肠运动功能、味觉等）、大气压力降低（高空胃肠胀气等）、飞行动力因素（胃肠功能障碍、消化道症状等）等对消化功能的影响，飞行因素对代谢如热能代谢、蛋白质代谢、脂肪代谢、糖代谢、维生素代谢的影响，结合空勤人员热能供给量偏高、热源质配分比例特殊、维生素补充多样与足量、禁止空腹与饱腹飞行等特点，制定空勤人员独特的合理膳食标准；针对特种人群如肥胖、高脂血症、高血压等开展营养矫治。④在特种防护装备的卫生保障中，须熟知航空供氧装备和抗荷装备的生理卫生学要求，帮助飞行人员选配适体的加压供氧服装装具，加强地面加压呼吸训练及地面抗荷训练（如离心机训练）的医学监督。⑤在地面机务人员的卫生保障中，在了解其作业特点（露天作业；工作时间长，昼夜节律被打乱；作业强度大，易致疲劳；专业性强，危险性大）的基础上，熟知作业环境的各种危害因素对人体的影响，如物理危害因素中的高温环境、寒冷环境、噪声与振动、紫外线、微波等，化学危害因素中的有害气体、铅、汽油等，从营养卫生、作息制度、保健制度等方面制定符合地面机务人员的卫生保障计划。

（张建杰）

fēixíng wèiqín bǎozhàng

飞行卫勤保障 （flight medical support） 运用航空医学理论与医学技术对执行飞行任务的飞行人员实施伤病防治、维护健康与能力的各种活动。又称飞行卫生保障。主要任务是掌握飞行人员健康状况，把好身体放飞关，防止或减轻飞行中不良因素对人体的影响，保证飞行安全和飞行任

务的顺利完成。目的是提高飞行人员出勤率，保证飞行安全。

简史 第一次世界大战初期，飞行人员因身体原因造成飞行事故的伤亡数远远超过战斗伤亡数，引起了许多国家军队对飞行卫勤保障的重视。1915年，英国军队建立专门的飞行卫勤保障机构，对飞行员实施卫勤保障。1918年，美国和苏俄军队开始向航空兵部队派出航空军医，专门从事飞行卫勤保障。此后，各国军队陆续在航空兵部队配备航空军医。中国人民解放军在1950年组建航空兵部队时即编配有航空军医，实施飞行卫勤保障，到21世纪初，已建立有一支具有相当规模的航医队伍。各航空兵团（大队）设立航医室，对飞行人员实施生理、心理监测，伤病预防等方面的卫勤保障。

基本内容 飞行卫勤保障内容包括飞行4个阶段的卫生保障、不同条件下飞行卫勤保障、遇险受伤飞行人员的医疗救护和飞行事故的医学调查与处理。

飞行各阶段卫勤保障 飞行4个阶段包括飞行预先准备阶段、飞行直接准备阶段、飞行实施阶段和飞行讲评阶段。飞行卫勤保障主要根据飞行组织实施程序，针对飞行4个阶段工作内容和飞行人员活动的特点，采取相应的保障措施。①在飞行预先准备阶段，航空卫勤保障的主要内容是进行健康观察和放飞把关，询问和观察飞行人员的身体状况和精神状态，逐个检查体温、脉搏、血压等，从身体方面提出安排飞行强度的意见，并在飞行计划表上签名。②飞行直接准备阶段，航空卫勤保障的主要内容是随时观察、了解和检查飞行人员的身体情况；对飞行前饮食、作息、体能训练等进行卫生指导和监督；协助检查或抽查飞行防护救生装备；派出外场救护组，做好外场救护准备。③在飞行实施阶段，航空卫勤保障的主要内容是掌握飞行人员的身体状况，做好卫生指导和监督，组织外场救护。④在飞行讲评阶段，航空卫勤保障的主要内容是了解飞行人员飞行后的身体反应，及时采取医疗预防措施，做好资料记载，总结经验教训，改进工作。

不同条件飞行卫勤保障 针对不同条件和课目的飞行（包括高空平流层、低空超低空、复杂气象、夜间、海上、炎热条件下飞行等），对飞行人员宣传飞行特点和对人体的影响，提出相应的措施；指导飞行人员正确使用防护救生装备；对飞行人员的饮食营养、起居作息、体育锻炼，进行卫生监督。

飞行意外情况的医学处置 由外场飞行现场救护组和航空军医组织实施对受伤、遇险飞行人员的救护工作；航空军医参加飞行事故和事故征候的医学调查，分析发生的原因，从医学、心理学方面提出改进措施。

遇险飞行人员的寻找救护 建立军地联合救护网络，划分救护区，规定统一的遇险飞行人员呼救信号和识别标志以及通信联络方法，依靠战区部队、地方政府和民众共同做好遇险飞行员的寻找救护。各场站医院或卫生队派出卫生人员，配备药材，参加场站寻找救护组执行救护任务。

（安瑞卿）

gāoyuán fēixíng wèishēng bǎozhàng

高原飞行卫生保障 （plateau flight medical support） 根据高原飞行对人体生理心理影响特点和功能要求，对飞行人员所采取的针对性卫生保障措施。高原低压缺氧和高寒干燥的恶劣环境，对飞行人员健康和作业能力影响突出。从平原机场转场高原机场飞行，飞行人员健康状态变化及作业能力的降低，与海拔高度、进入高原方式和训练时间等因素有关，应针对高原飞行环境特点对飞行人员实施有效医学指导和卫生保障。

高原飞行特点 高原地区低压、低氧、低温、低湿环境，给飞行人员生理心理带来不良影响，涉及身体健康和飞行劳动负荷两方面。

对身体健康的影响 高原环境会导致飞行人员呼吸、循环、血液、消化、泌尿及神经系统等出现一系列适应性调节和改变。若不能正常调节适应，则可导致早期的急性高原适应不全症的发生，甚至出现慢性高原适应不全症。①低压缺氧造成动脉血氧饱和度下降，会发生头昏、头痛、恶心、呕吐、心悸、气短、乏力、注意力减退、烦躁不安、食欲减退、失眠等一系列高原反应症状，并随海拔高度的升高而加重。还会出现代偿性的血压升高及红细胞数量增多的现象。②高原辐射强，防护不佳会引起日光性皮炎；高原积雪反射产生强烈的光辐射刺激眼睛，可造成雪盲、白内障。③干燥、风大、寒冷导致气温多变，易引起上呼吸道感染、皮肤干裂、鼻黏膜出血、咽干口渴等。④高原气温随海拔增高而降低，各地年平均气温多在10℃以下，昼夜温差可达20～30℃，容易发生上呼吸道感染和冻伤。

对飞行劳动负荷的影响 高原气象条件和低压缺氧对飞行操纵有显著影响。①高原飞行时，强烈变化的气流使飞机的动力性能减弱，增加了飞行人员操纵飞机的难度，导致身心负荷增加，容易发生飞行疲劳和晕机反应。②高原稀薄的空气，使得弹射时产生的冲击性加速度增大、降落速度加快，发生外伤的可能性增大。③高原低氧环境下，不能如平原一样开展大强度体育训练，可能导致人体肌肉含量减少、脂肪含量增加，对抗荷耐力的保持不利。

工作组织　进驻高原飞行卫生保障，按准备、转场和驻训3个阶段组织实施。

准备阶段　①针对高原飞行任务特点，提前掌握高原飞行卫生保障需求，及时向飞行人员介绍进驻机场的环境、气候特点，以及疫情及地方病，提出卫生学防护要求，使飞行人员了解急慢性高原病防治常识，并根据需要完成预防注射和药物预防。②应根据高原飞行的航程、时间、季节和飞行人员的健康状况，以及进驻机场的环境、气候特点和流行病学情况，制定高原飞行卫生保障计划，请领携行药品器材等。

转场阶段　①在航空医师随同飞行人员高原转场的情况下，在中途机场停留时，应仔细观察、了解飞行人员的健康状况，应特别注意有无急性高原反应症状。②要做好停留期间飞行人员地面用氧、用药保障的卫生指导和监督。③无论有无转场飞行伴随保障，中途停留所属机场需做好转场停留期间的卫生保障工作。

驻训阶段　①到达高原机场后，应及时与进驻机场卫生机构对接，相互介绍情况，共同开展工作。②进驻机场卫生机构向驻训单位航空医师介绍驻地卫生保障资源及航空卫生保障特点，询问和了解保障需求，积极支持帮助其展开工作。③如果驻训单位没有航空医师伴随保障，要派出卫生人员承担航空卫生保障工作。

工作内容　针对高原飞行特点及其对飞行人员的影响，飞行卫生保障主要应从以下几个方面开展工作。

卫生教育　组织进驻飞行人员学习高原卫生保健知识，了解高原环境的生理影响和飞行负荷特点，掌握高原飞行饮食卫生、高原病及其他常见病的预防、救治的要求及注意事项等高原健康维护技能。

健康检查　进入高原前，应按照高原体检标准进行体格检查，而进入高原后1个月组织体检，之后每3个月组织一次，重点观察呼吸、心血管系统和血液系统的变化，并注意是否存在急慢性高原病。其中，对体检不合格或缺氧耐力不佳者，应禁止其参加高原飞行，并查明原因做出进一步处置。

习服训练　在进驻高原机场之前，应组织飞行人员开展低氧预习服训练，以保证飞行人员进驻高原机场后能够快速适应高原飞行环境。

供氧保障　进驻高原机场后，应保证飞行人员夜间睡眠用氧和体能锻炼期间用氧，并准备好便携式氧气瓶等供氧器材，保证高原飞行用氧需要。

锻炼监督　加强飞行人员高原体育锻炼指导监督，要求专项体能锻炼必须在富氧环境中进行，并要注意控制锻炼的强度，避免过度疲劳和严重高原反应发生。

营养卫生保障　在保障必要的蛋白质和脂肪供应之外，进驻高原后要多吃糖类食物，副食以清淡、高维生素的蔬菜和水果为主，吃热饭、热菜、热汤。可以适量补充必要的维生素。另外，晚餐不宜吃得过饱。

疲劳预防和消除　飞行之后，通过放松训练和理疗干预手段进行自我放松、恢复，以调整自主神经功能、保持情绪稳定、控制高原反应程度、提高工作效率，消除飞行疲劳，而体育锻炼应以保持体力为主，不要从事过于剧烈的运动。

具体要求　高原飞行卫生保障应遵守下述要求：①在进驻初期，航空医师应密切观察飞行人员的身体反应，在确认其获得良好的高原适应后，方可参加飞行。②合理控制飞行强度，以每周参加2~3个飞行场次，每个场次2~3个架次为宜。③高原驻训期间，飞行人员的睡眠休息时间不能少于10小时。如果飞行人员睡眠不足，应及时给予处置，必要时进行飞行把关。④加强对飞行人员健康观察和医疗保健，严格执行飞行体检制度，并根据高原飞行保障要求实施放飞把关。

（焦志刚）

yuǎnchéng fēixíng wèishēng bǎozhàng

远程飞行卫生保障（long-haul flight medical support）　航空兵部队的航空军医与所驻场站医院（卫生队）运用医学技术措施和管理手段对执行续航时间超过4小时飞行任务的飞行人员实施的伤病防治、维护健康的保障活动。又称远程飞行卫勤保障。目的在于维护飞行人员健康水平，增强远程飞行适应能力，提高健康出勤率，保障飞行任务的顺利完成。

远程飞行特点　①身心不适感增加。不适感主要来源于长时间同一坐姿、操作单调及长时间穿戴高空防护装备等。②自主神经张力和情绪变化明显。在实际远程飞行过程中，飞行员在平飞阶段，自主神经功能系统的紧张度通常不高，而在飞行起飞、着陆和空中加油等重要阶段，飞行员的紧张度升高。③操作能力和飞行耐力下降。远程飞行中，飞行员会感到身体疲劳，视觉灵敏度降低，观察仪表困难，容易出错，夜间视力下降，注意力分配和转移能力下降，抗荷能力下降以及食欲下降。④因疲劳积累和生物节律紊乱影响飞行。飞行员会出现睏倦、疲乏，影响操作。

工作内容 ①续航时间长的防护：远程飞行续航时间超过4小时，长时间飞行会对人体的"似昼夜节律"产生影响，跨越1个时区飞行人员基本不受影响，跨越7个时区飞行到达后精力难集中，反应时延长，到达4天后体温调节与当地环境昼夜节律才重新建立同步，身体其他功能重建同步的关系需更长的时间。航空活动中似昼夜节律失调的主要表现为工作效率降低、睡眠障碍与生理功能障碍等，如疲劳、失眠、自主神经功能紊乱、性功能障碍、胃肠道症状等。②噪声防护：航空环境中的噪声主要是飞机动力系统和空气紊流所产生。不同种类飞机的噪声强度和频谱有很大差别。喷气式飞机噪声主要来源于喷气、涡轮旋转及飞机表面与气流相互作用而产生的湍流。其绝大部分噪声是在喷气口后面，是一种特有的宽频带随机噪声源。高速飞行时的空气动力性噪声对飞机内、外声场都有影响。强击机座舱内总声压级几乎取决于空气动力性噪声和座舱空调系统噪声。喷气式飞机在地面发动时，舱内噪声总声压级可达96dB，舱外噪声总声压级可达130~140dB（以近尾部的135°处

噪声强度最大）。噪声的危害是全身性的，如听力损伤、中枢神经系统不良反应，大脑皮层的兴奋和抑制过程平衡失调，条件反射异常，脑血管功能紊乱等，主要症状有头痛、头晕、耳鸣、多梦、失眠、全身无力、易激惹、情绪波动、记忆力减退等。噪声还可降低工作绩效、影响语言通信等。③振动防护：振动是远程飞行中对人体具有明显影响的动力环境因素，振动损伤与暴露时间存在明显的相关性。振动病发生率随暴露时间的延长而增加，其严重程度随暴露时间延长而加重。空气紊流（主要频带位于0.1~10.0Hz，往往在0.2~1.0Hz具有谱峰，这种1Hz以下的极低频振动）可引起人体非常严重的不良反应；颠簸（低频率、高振幅、无规则的随机振动）可严重影响飞机运动轨迹，主要刺激前庭器官，以及仪表判读困难，操作受阻碍等。振动控制对低空高速飞行尤为关键。根据振动作用于人体的部位和传播方式，分为局部振动和全身振动，二者对人体的危害、发病过程、临床特征以及医疗预防措施方面均有很大不同，如全身性振动会引起广泛的生理效应，涉及前庭器官、神经系统、循环系统、呼吸及消化系统、内分泌及免疫系统等，并能产生不良的心理效应。在振动强度较高时，可产生胸痛、腹痛、呼吸困难和全身极度不适等症状；在紊流中长时间飞行后，飞行员常报告的是疲劳、肌肉疼痛以及背痛和头痛，尤其在飞行中采用不适当的姿势者为甚；振动对工效的影响主要表现为视觉干扰、通信干扰、神经肌肉性干扰等。④飞行空间定向障碍防护：高性能战机远程飞行承受高认知负荷、高

过载负荷的时间、概率增多，飞行空间定向障碍的发生概率必然增加，对飞行人员的生理心理必然产生极大影响，严重危及飞行安全及飞行人员的身心健康。

具体要求 ①向飞行员讲解远程飞行的特点，飞行疲劳发生的原因、预防和消除的方法，进行预防飞行错觉的教育。②保证飞行员在飞行前有充足的睡眠和休息时间。③监督做好陆地、海上救生装备的准备，进行遇险救生卫生教育，练习救生物品的使用方法。④飞行前调节进餐时间和食物品种，对机上口粮和饮料进行卫生检查，续航超过4小时，要安排机上进餐，防止空腹飞行。⑤携带航空食品，监督机上饮水卫生。指导飞行人员空中进餐方法，预防缺氧和呛咳。⑥教育飞行员在远程飞行中采取适当措施，减轻脑力和体力疲劳。对有明显疲劳症状的飞行人员要查明原因，采取相应措施。⑦督促飞行人员认真遵守远程飞行的用氧规定，非密闭座舱飞机在4000m以上飞行时必须用氧，在3000~4000m高度持续飞行4小时以上必须用氧。机上进餐时须降到4000m以下始可脱下面罩。⑧建议飞行员穿着排尿装备。

(张建杰)

tèjì fēixíng wèishēng bǎozhàng

特技飞行卫生保障（aerobatics medical support） 依据航空医学原理，对飞行人员高过载飞行采取的一系列医学保障措施。又称高过载飞行卫勤保障。目的是有效预防、及时控制和消除高过载飞行的不良反应，保障飞行人员身心健康与飞行安全，维护飞行能力，提高作战效能，由航空医师实施的医学保障。

理论基础 盘旋、特技等飞

行产生的从头到脚或从脚到头的纵向加速度力作用于飞行员身体，造成身体血液向脚部或头部流动。向下流动，会出现心脏水平血压下降，导致头部供血不足，发生灰视、黑视，严重时会发生加速度所致空中意识丧失（G-LOC）。向上流动，会出现红视。盘旋、特技等飞行还会影响飞行状态信息的快速识别、判断和决策，空间状态感知不易，甚至发生空间定向障碍或情景意识丧失，飞机易进入复杂状态。循环系统达到高载荷代偿状态的调节时间会滞后，易降低抗荷耐力，加重飞行疲劳，长期反复高过载飞行易导致慢性颈肌、腰肌劳损等伤病。严重影响飞行安全，甚至导致严重飞行事故。因此，必须采取一系列防护措施，确保飞行安全。

航空医师实施医学保障的主要作用是：实施飞行体检，避免因身心功能状况不佳参加飞行；实施空中生理参数检测，监测身体状况和抗荷能力；使飞行人员采取措施，有效预防加速度性灰视、黑视、晕厥和正确处置空间定向障碍；有效控制飞行强度，减轻飞行疲劳；开展航空生理训练和指导专项体能锻炼，提高和维持抗荷耐力；实施颈腰部慢性伤病的矫治，延长飞行年限。

工作内容和方法 在航空兵部队卫勤领导的领导下，航空医师依据飞行计划组织实施以下保障工作。

生理卫生教育 对飞行人员进行加速度生理卫生教育，包括飞行加速度生理影响和威胁；抗荷对抗动作防护机制和正确方法；抗荷服、抗荷正压呼吸装备防护机制及正确的使用方法；加强体能训练和航空生理心理训练的意义等。双座飞行时，要加强协同，

避免因被动飞行引发黑视或晕厥；采取正确坐姿，防止颈、腰部损伤和空间定向障碍的发生；当发生空间定向障碍要及时改为平飞，或判断高度及时接通自动改平模态，防止飞机进入复杂状态。出现明显疲劳感觉，应当降低载荷值，防止引发黑视或晕厥。长航时飞行做特技动作之前，先做低载荷飞行动作，或做抗荷动作，提升循环系统兴奋性，以对抗高过载。

体检与监测 飞行阶段做好飞行体检，防止飞行人员在睡眠不足、疲劳、心理失衡、患病等情况下飞行。对间断飞行时间较长或伤病痊愈后恢复飞行的人员，要根据具体的情况提出带飞检查和合理安排飞行强度的建议，利用飞行员飞行生理参数记录检测仪进行空中心血管系统功能的监测（见飞行员飞行生理参数记录检测仪）。

卫生监督与处置 飞行阶段指导飞行人员选择、调配抗荷服，督促按规定使用抗荷装备。防止空腹或过饱飞行，及时查明与消除引起飞行人员加速度耐力不良的因素。对飞行中反复出现黑视或发生晕厥的飞行人员，及时进行检查与治疗，要详细记载发生黑视、晕厥与晕机反应的情况。

航空生理训练与体育锻炼 日常工作中指导飞行人员进行抗荷动作训练，按规定进行载人离心机抗荷耐力检查和训练。协同有关部门开展体育锻炼和专项体能训练，增强颈、腰腹部及下肢肌肉力量和飞行人员的抗荷耐力。

健康维护 对飞行中发生晕厥或反复出现黑视的飞行人员，要及时送医院检查矫治，查明有无其他原因，必要时进行载人离心机抗荷耐力检查、专项训练和矫治。日常工作中实施颈、腰腹

部肌肉劳损等伤病的康复治疗。

具体要求 按照航空卫生工作规则要求做好保障工作。飞行现场航空医师及时询问飞行人员抗荷耐力和健康状况，对重点观察对象实施空中生理参数检测，依据《飞行员医学临时停飞标准》评定身体放飞条件。飞行人员积极配合航空医师，做好飞行体检、健康监测和卫生监督工作。发生灰视、黑视、空间定向障碍和身体不适感觉要及时向航空医师反映。飞行指挥员认真听取航空医师的意见和建议，合理安排飞行计划和强度，严格执行作息、饮食制度，确保身体条件符合放飞标准。场站医院（卫生队）密切协同航空医师做好医疗保障工作。

（周亚军）

hǎishàng fēixíng wèishēng bǎozhàng

海上飞行卫生保障 （oversea flight medical support） 航空兵部队的航空军医与驻场站医院（卫生队）运用医学技术措施和管理手段对执行离开海岸线在海域上空飞行任务的飞行人员实施的伤病防治、维护健康的保障活动。又称海上飞行卫勤保障。目的是为了维护和促进飞行人员生理、心理健康水平，增强海上飞行适应能力，提高健康出勤率，保障飞行任务的顺利完成。

海上飞行特点 ①飞行难度大：海上飞行主要在海空，与陆空飞行相比，缺少地标，天水一色，海天难辨，加上海面眩光的刺激，飞行员极易发生错觉，更易出现疲劳。水上飞机和舰载飞机的起降不在平整的人工跑道上，而是在波涛涌浪和颠簸狭小的甲板上，容易发生工作失误，因此，对飞行员的体格条件和生理、心理素质要求高，对卫勤保障要求也高。②飞行强度大：未来海上

作战航空兵频繁起飞，飞行强度加大。飞行员主要在海空飞行，精神高度集中，心理负荷加重。舰载航空兵长期生活在舰上，生活环境的影响可导致飞行员体质下降，这需要科学周密的医学保障，航空军医直接担负着保护飞行员身心健康，增强体质，提高飞行耐力，延长飞行年限，保证飞行安全的重要任务，责任重大。③机种类型多：海上不仅有歼击机、强击机、轰炸机、运输机，还有直升机、水上飞机、舰载机等机种，专业技术复杂，战术技术要求高，飞行员在海空完成各种训练和战斗任务，这种特殊环境给飞行员带来很多不利因素，如高空缺氧、低气压、座舱内有害气体、噪声和加速度等，努力做好各类机种飞行员卫勤保障，使飞行员具备健康的身体素质和优良的生理、心理状态，对提高飞行人员战斗力具有重大意义。④远海飞行和超低空飞行频繁：根据作战任务的要求和装备的不断改善，远海飞行和超低空飞行将日益增多。远海飞行远离海岸和陆基，活动范围广阔，海上超低空飞行允许的飞行误差范围很小，飞行事故、战损、跳伞难以预测，一旦发生意外，寻找、救护遇难飞行员极为不易，使援救落水飞行员卫勤保障不但范围广阔，而且难度加大，比陆地更具特殊性。

工作内容 ①预防发生错觉和迷航：在辽阔的海域上空飞行，由于缺少参照物及海面的镜面反射作用，海天颜色相近，难以区分海天线，对飞行员判断飞机的位置和保持飞机状态增加了一定困难，加上浪、涌的影响，不易判断高度和距离等，容易发生错觉和迷航。②预防疲劳：海上飞行必须按仪表操纵飞机，增加了飞行人员的精神负荷，加上外界环境单调，容易引起疲劳。③救生装备使用训练：被迫跳伞离机后动作多要求在一定高度，按规定顺序完成向救生背心、救生船充气，适时跳伞、着水等一系列动作。由于时间紧，加之飞行员精神紧张，容易发生错、忘、漏动作，给自身安全带来威胁，甚至造成严重不良后果。④海上生存教育：飞行员应急落入海中，尤其在远离海岸时，很难判断自己所处的方位。在有海雾时，能见度更差，对观察目标、辨别方向更为不利；海上风大浪高，通常风力为 3～4 级，大风时可达10 级以上；落水飞行员必须迅速解脱降落伞，防止被伞缠住发生溺水。飞行员在大风大浪中颠簸、漂泊，容易筋疲力尽，产生眩晕、恶心等症状；海水温度低，海洋表面水温年平均不超过 20℃，有13%的海洋表面水温在 4℃ 以下，水温越低，人在水中存活时间越短。穿着轻便服装的人浸泡在接近 0℃ 的水中，一般只能存活几分钟。在没有穿着不漏水的外套情况下，人体浸泡在海水中的存活时间很短；缺乏淡水，飞行员必须预先备有一定量的淡水或具有取得淡水的能力。必须指出，任何情况下都不要饮用海水，否则只能加速脱水的发生。鲨鱼的危害，在较暖的海域有鲨鱼存在，鲨鱼性情凶猛、嗅觉灵敏、喜欢明亮的白色而厌恶深色，人在水中容易被鲨鱼咬伤。海中其他生物也常会给跳伞人员带来威胁。⑤遇险飞行人员寻找救护：寻找救护较困难。由于海域辽阔，受海风、浪涌和潮汐的影响，落水人员容易漂离着水点，给营救带来困难；当跳伞人员抗浸服损坏

时，受海水长时间浸泡，将导致冷损伤；又由于缺乏淡水饮用，可导致机体脱水。

具体要求 ①进行海上飞行卫生教育：讲清海上飞行的环境特点及对人体的不利影响；海上飞行发生错觉的原因及预防方法；海上救生的注意事项及救生物品使用方法。②加强游泳训练和海上救生训练的卫生指导：使飞行人员熟练掌握海上跳伞动作要领，掌握自救互救的方法；组织海上飞行前，要针对海上跳伞动作多，救生装备复杂等特点，组织飞行人员利用江、河、湖、海进行海上跳伞训练，使他们熟练地掌握海上跳伞动作，并学会正确使用海上救生装备和救生物品。组织营救人员进行水上营救训练，使他们学会海上寻找、打捞及急救的方法。③检查或抽查海上救生物品：海上飞行必须携带海上救生物品，平时定期对保管质量、有效期进行抽查检查，及时补充更换。④协助制订海上飞行救护方案：进入海上飞行训练前，航空兵师卫生主任和场站卫生队长，要协同有关部门做好海上救护准备，制订海上救护方案，划分救护区，安排救护力量，做好物资准备。海上的营救工作必须和有关部门协同完成，通常以海军为主，统一领导，分区负责，组织海上救护网。

(张建杰)

zuòzhàn fēixíng wèishēng bǎozhàng

作战飞行卫生保障 （operational flight medical support） 航空兵部队的航空军医与所驻场站医院（卫生队）运用医学技术措施和管理手段对执行战时飞行任务的飞行人员实施的伤病防治、维护健康的保障活动。又称作战飞行卫勤保障。目的在于维护和

促进飞行人员生理、心理健康水平，增强空中适应能力，提高健康出勤率，保障飞行作战任务的顺利完成。

作战飞行特点 ①在场时间长，飞行强度大。战时飞机活动频繁，起落架次增多，夜间出动机会增多，巡航时间延长，飞行强度增大，多机种、大机群的协同作战，要求飞行人员操纵精确，注意力高度集中，飞行人员精神高度紧张。空战中高难度的复杂特技动作多，飞行员承受较大的加速度负荷，体力消耗大，容易产生疲劳。②情况多变，生活不规律。战时部队战略、战役意图明显，根据战场形势随机应变。升空作战受到气象条件等多种因素的影响。飞行人员的正常作息与体育锻炼时间无法保证，生活不规律，容易发生空、饱腹飞行。③转场较频繁，环境变化大。前线机场内各类作战、保障人员多于平时，生活保障任务重，后勤保障设施相对紧张，加之战时部队人员精力和体力消耗大，体质下降，抵抗力降低，易造成传染病流行。④飞行人员遇险机会多。飞机再次出动的准备时间仓促，战斗出动频繁，战场形势严酷，时有战场减员，飞行安全形势严峻，飞行人员遇险被迫跳伞、迫降的概率必然多于平时。

工作内容 ①实施作战飞行卫生保障，坚持从作战实际出发，以飞行人员为中心，以提高飞行作战能力为目标，按照"预有准备、主动保障、灵活机动、持续高效"的原则，采取综合性航空卫生保障措施，积极维护飞行人员身心健康，提高部队战斗力。②开展战时航空卫生知识教育，实施飞行人员战前体检和航空医学训练。③开展参战飞行人员卫生防疫防护、伤病治疗和心理卫生服务。④指导飞行人员遇险生存、战伤自救互救和核、化、生与高技术武器伤防护教育和训练。⑤对战时飞行人员营养卫生、起居作息、体育锻炼及防护救生装备使用进行卫生监督和指导。⑥开展遇险受伤飞行人员医疗救护和后送。⑦总结战时航空卫生保障经验，及时准确上报有关情况。⑧必要时，组织参战飞行人员的疗养。

具体要求 根据各个阶段进行卫生保障。

作战准备阶段 组织临战前体检，对健康不良确实不能胜任紧张的战斗任务者，建议部队暂时免除参战任务，提出送院或随队治疗的处理意见；实施卫生宣传教育，内容包括救生装备的性能与使用方法，跳伞、迫降注意事项，着陆和着水的基本生存技能、求救和联络方法，五项抢救技术，新驻地的医学地理信息等；做好卫生防疫工作，对飞行人员实施预防接种和药物预防；协助有关部门检查防护救生装备，做到齐装、适体、配套，急救包、电池、救生口粮等应注意有效期并及时进行补充；制订各种条件下的救护预案，并适时组织卫勤演练，使各类人员明确任务分工及工作程序，落实各种条件下的救护方案。

作战实施阶段 落实战时飞行卫生保障各项措施，根据作战进程，及时调整保障计划，灵活开展飞行体检及鉴定。在保证飞行安全的前提下，可适当放宽身体放飞条件；根据各种条件下作战飞行特点，强化航空生理、心理教育。督促检查飞行人员正确使用防护救生装备；充分利用飞行人员飞行生理参数检测仪等专用装备，严密观察飞行人员身体反应，随时了解身体和精神状态，及时向上级和飞行指挥员报告；指导营养卫生人员做好战时飞行人员营养卫生工作，主要加强参战飞行人员生活环境、饮食卫生、休能锻炼的卫生监督和指导，防止传染病流行，以及食物中毒和体育外伤的发生，注意避免空、饱腹飞行；协调和建议有关部门，营造良好的休息环境，保证飞行人员充足睡眠，必要时按照上级有关规定和要求使用催眠、促醒药物调节，改善飞行员睡眠和工作质量；参加遇险受伤飞行人员的医疗救护和后送，采取专业性营救分队与群众性救护网相结合，航空营救与地面营救相结合的方法，组织实施遇险飞行人员的营救工作；协同组织飞行人员战时体检和心理卫生工作，对因身心状态不适宜继续参加作战的飞行人员加强在队治疗，对短时间不能治愈归队的，提出后送治疗建议，按照有关规定后送体系医院或疗养院；核化生条件下战斗飞行，航空军医应协同防化部门对飞行人员进行防护教育，按照专业分队和群众性防护相结合，制式防护器材和简易防护器材相结合的原则，适时给飞行人员服用抗辐射或抗军用毒剂的预防药，指导在受染地域值勤的飞行人员正确使用个人防护器材，督促其遵守有关的安全规定。详细记录航空卫生保障情况，及时上报战时有关航空卫生资料和问题建议。

战斗结束阶段 了解部队归建计划，做好转场飞行卫生保障；对飞行人员健康状况进行全面摸底，重点人员进行检查，并制订伤病矫治方案和疗养计划；按照上级要求协调参战飞行员进行疗养；调整、补充航医人员，健全外场医疗救护组织，请领、补充药材，尽快恢复保障能力；补充完善各类登记、统计资料，总结上报作战航空卫生保障情况。

(罗永昌 张建杰)

zhíshēngjī fēixíng wèishēng bǎozhàng

直升机飞行卫生保障 （medical support to helicopter aircrew）

航空兵部队卫生部门针对直升机作业环境和飞行活动特点，综合运用医学技术措施和管理手段对飞行人员实施伤病防治、健康维护和遇险搜救的保障活动。又称直升机航空卫生保障。目的在于维护和促进飞行人员身心健康，提高飞行效率，保障飞行安全。对有效发挥直升机的作用与功能具有重要意义。

直升机飞行特点 直升机飞行卫生保障，需要紧密结合直升机飞行特点，采取相应的保障措施，直升机飞行特点主要有以下几点。

执行任务多变，野外起降频繁 直升机具备灵活机动、快速高效、地域限制小、垂直起降等特点，既能够遂行突击、防御、封锁等作战任务，也能够执行反恐维稳、抢险救灾、警戒安保等非战争军事行动，担负任务多样，角色转换快速，为达成军事目的，需要在野外环境频繁起降，面临基础条件有限、卫生资源补给困难、卫生防疫形势严峻等问题。

任务紧急突然，影响因素复杂 从直升机部队遂行的非战争军事行动来看，主要以应对紧急事态的飞行任务为主，如应对突发自然灾害的抢险救灾行动，应对突发社会安全事件的反恐、维稳、处突行动，应对重大突发公共卫生事件的应急救援行动，应对重大活动安全威胁的应急警戒行动等。这些任务紧急突然，影

响因素复杂，直升机部队需要迅速出动，相关准备时间极短，造成飞行人员起居、作息、饮食不规律，体力消耗多、精神负荷大，容易产生飞行疲劳，影响飞行能力和水平。

飞行作业环境特殊，飞行疲劳问题突出 由于直升机特殊的结构特点，对机体产生不良影响的主要因素有噪声、振动、温度负荷、高空缺氧、座舱污染等。例如，直升机座舱内的噪声可以达110dB以上，振动以 $2 \sim 250Hz$ 的低频振动为主，座舱温度在 $-30 \sim 50 \text{℃}$，并且高原飞行存在持续性缺氧问题。在这种特殊的飞行作业环境下，容易造成空间定向障碍、颈肩腰背痛综合征、脑力负荷大等问题的发生，导致飞行疲劳不断加重，影响飞行作业能力，威胁飞行安全。

飞行险情多，遇险搜救难 直升机部队担负多样化任务，出动频繁，飞行时间长，任务强度大，飞行难度高，特别是在遂行应急处突等多样化军事任务时，面临应急准备时间仓促、飞行环境陌生、保障条件有限等困难，空中飞行险情增多，飞行人员一旦遇险，伤情伤势复杂，迫降地域分散。同时，遇险迫降可能会在各种复杂气象、地形条件下发生，从而造成搜索和救护工作更加困难。

工作内容 直升机飞行卫生保障是直升机部队卫生工作的核心内容，是作战任务的重要组成部分，基本任务是：①进行飞行人员医学和心理检查、选拔和健康鉴定。②实施飞行各个阶段和各类飞行条件下的卫生保障工作，开展日常健康教育和卫生监督工作，督促飞行人员落实饮食卫生、体育锻炼和起居作息等制度。

③开展飞行人员卫生防疫和伤病防治工作，指导飞行人员正确使用防护救生装备。④组织实施飞行人员疗养。⑤组织实施飞行人员因身体原因改换机种、停飞（停学）的申报工作。⑥组织实施飞行人员航空生理、心理训练。⑦参加遇险飞行人员的营救，开展遇险飞行人员的医疗救护工作，实施飞行事故的医学调查。⑧开展航空卫生人员专业技能培训和卫勤训练，组织航空医学科学研究。

工作方法 直升机飞行卫生保障以巩固和提高飞行人员战斗力为目标，按照"统筹兼顾、持续伴随、灵活高效"的原则，不断更新保障观念、完善保障体系、转变保障模式、拓展保障手段，积极维护飞行人员身心健康，促进部队战斗力的有效提升。主要内容依阶段有所区别。

飞行准备阶段 组织实施飞行前体检，询问和观察飞行人员的身体状况和精神状态，逐个检查体温、脉搏、血压等，对主诉不适或疑有疾病者进行必要的检查和治疗，对因身体原因确实不能完成飞行任务者，应提出合理处置意见，并向飞行指挥员报告；采取适当形式，实施必要的卫生教育，包括正确使用防护救生装备，空间定向障碍的处置方法，高空用氧注意事项，水上救生和水下逃生的基本技能，野外生存求救的基本方法等；组织实施外场救护值班，检查救护车及相关医疗器材和药品的准备情况；协助有关部门检查防护救生装备，飞行头盔要做到适体配套，急救包、救生口粮要做到及时进行补充更换。

飞行实施阶段 针对不同飞行课目的进程，灵活进行卫生指

导和监督，随时了解身体和精神状态，对主诉或飞行中出现不良反应的，应及时妥善处理，必要时可依据《飞行员医学临时停飞标准》，建议指挥员取消其飞行任务；督促指导飞行人员正确使用防护救生装备和严守高空用氧规定；坚持餐前食品尝试，对飞行人员外场进餐、饮水、体育锻炼等进行指导和监督，防止食物中毒和训练伤的发生，避免空腹或饱腹飞行；建议飞行指挥人员合理安排飞行人员进、退场时间，保证飞行人员得到充分休息，减轻飞行疲劳；参加飞行意外情况的医学处置，外场救护组和航空军医要组织实施对受伤、遇险飞行人员的救护和后送工作。

飞行讲评阶段　了解飞行人员飞行后的身体状况，对重点人员进行必要的检查，并及时采取医疗干预措施；分析不良反应的原因，研究并制订有效的预防措施；检查飞行卫生保障计划的落实情况，总结经验，积累资料，做好记录；及时补充和更新药品器材。

具体要求　直升机飞行卫生保障要精心组织，细致管理，扎实工作，基本原则与要求如下：

坚持标准、落实制度，实施全方位的飞行卫生保障。直升机飞行员执行转场、任务和作战飞行时，常常面对海上、高原、山丘、沙漠等陌生地域，以及大雾、灰霾、严寒、炎热等复杂气象气候，要求飞行人员必须保持良好的体质和旺盛的精力，才能满足全天候执行飞行任务的需要。飞行卫生保障必须坚持标准，落实各项卫生制度，如《陆军航空兵航空卫生工作规定》、飞行前体检规定、飞行饮食规定、《飞行员医学临时停飞标准》、飞行人员防疫

规定等，指导和监督飞行人员做好日常生活、营养与饮食卫生、救生装备使用、体能训练等，保证飞行人员有充足的休息和睡眠时间，满足不同飞行的营养需要，杜绝和防止空饱腹飞行，减少、防止运动外伤。及时发现飞行人员心理压力和飞行疲劳问题，积极采取心理疏导、疲劳快速恢复等措施，保证飞行人员心理状态稳定，合理控制飞行强度。

预防为主、过细工作，实施不间断的卫勤保障。直升机飞行保障工作贯穿飞行人员选拔、训练、成长直至停飞全过程，是飞行安全的重要保障，飞行卫生保障工作必须贯彻"预防为主"的思想，过细工作，实施不间断的卫勤保障，维护飞行人员身心健康，促进飞行能力的有效提升。航空军医要结合飞行任务特点和进驻机场情况，根据不同地区、不同季节和疫情变化，持续实施卫生宣传教育，增强飞行人员卫生观念；进行救生装备性能和使用方法、迫降着陆（水）基本生存技能、空勤急救包使用和自救互救训练，提高飞行人员航空医学知识水平。在此基础上过细工作，如加强健康观察，深入飞行人员宿舍、课堂、体育场、飞行外场等活动场所，观察飞行人员精神状态、飞行耐力，发现异常，仔细询问。

因地制宜、措施得当，实施多层次的卫勤保障。直升机飞行人员执行任务时，常常面临各种艰苦的野外环境，交通不便、人迹罕至，缺乏基本的生活和卫生保障设施，飞行人员生活不规律，飞行任务重，飞行时间长、强度大，飞行疲劳现象突出。直升机飞行卫生保障必须从大卫生观角度出发，充分利用军地各级卫生

资源，完善协调机制，形成"全域覆盖、梯次搭配、运行顺畅、高效便捷"的新型直升机飞行卫勤保障体系。同时，还要以军事需求牵引装备发展，不断加强救护直升机、搜救直升机、夜间视觉训练、水上救生和水下逃生、空间定向障碍等各类航空卫生装备的研发，为直升机飞行保障提供多层次的技术支撑。

（李　全　肖海峰）

zhuānjī fēixíng wèishēng bǎozhàng
专机飞行卫生保障（medical support to special airplane flight）

专机部队和途中经停场站医院（卫生队）及航医室，对专机机组飞行人员、空中乘务人员健康维护、身体监测和放飞把关，以及对专机机舱进行卫生监督监测和卫生防疫处置等综合卫生服务保障措施。又称专机航空卫生保障。

专机飞行特点　①属国家、军队政治任务，标准要求高。②任务保密性强，准备时间紧。③飞行人员计划性强，身体放飞把关难度大。④机舱环境卫生、机上食品卫生安全要求高。⑤外出执行任务多，经转军、地机场多，航医无伴随，实行机长负责制。

基本内容　专机飞行任务下达后，专机部队航空医师要根据飞行人员个体生理、心理特点和身心状态，向飞行指挥员提出合理搭配机组和担负专机飞行任务的意见建议，协助制订专机飞行计划。场站医院（卫生队）要检查监测机舱卫生状况，并进行机舱消毒、杀虫、灭菌以及其他防疫工作，确保清洁卫生，无蚊蝇，无异味，无灰尘，无油垢；根据专机任务特点为机上药箱增补必要的药品器材；协助保卫和军需部门对机上食品、饮料进行检查、

把关和留验，保证食品、饮料来源清楚，新鲜卫生，安全可靠；指导空勤灶为正、副驾驶员尽可能配备不同餐食，如配备同一种餐食，要督促正、副驾驶员间隔一小时进餐，确保飞行人员空中饮食安全万无一失。

具体要求 执行专机飞行任务前，针对专机飞行的具体情况：①制订严密的卫生保障计划。②根据专机预定航线的地区或国家的自然环境和疫情，对机组人员进行必要的卫生教育，并采取相应的预防措施。③专机部队航空医师要在航医室对计划担负专机任务飞行人员进行飞行体检，内容包括询问身体状况，查体温、脉搏，必要时查血压或其他有关项目，体检后飞行人员、航空医师分别在飞行体检记录上签字，并由航空医师签发《机组飞行健康许可证》，交由专机机长携带。如发现身体状况不适宜飞行或违反饮酒、用药规定及睡眠不足者，航空医师要建议飞行指挥员给予更换。④航空医师要根据飞行人员身体状况和飞行任务情况，审查飞行计划并签字。专机部队和途中经停场站飞行管制人员在办理有关手续时，要对《机组飞行健康许可证》进行审核，确认有效后方可放飞。⑤对出境执行任务返回的飞行人员，了解其健康情况，必要时进行检疫。

场站医院（卫生队）应做好：①检查机上药箱，根据任务增补必要的药品。②对机上食品进行卫生检查。③协助有关部门检查候机室、餐厅的卫生状况。④检查机上卫生设备和机舱卫生状况，必要时进行机舱消毒。

执行专机飞行任务中，途中经停场站医院（卫生队）要负责专机飞行人员停留期间的医疗和营养卫生等服务保障工作，重点要对专机飞行人员身体健康状况进行询问和观察，必要时进行体检，并填写《机组飞行健康许可证》。机组人员不在空军机场期间或在地方机场执行任务时，实行机长责任制，由机长督促机组飞行人员做好饮食卫生和合理作息等自我保健，督促当地专机保障部门做好飞行人员医疗保健和营养卫生等服务保障，并负责机组飞行人员的身体放飞把关。

（王生成）

nǚfēixíngyuán fēixíng wèishēng bǎozhàng

女飞行员飞行卫生保障

（medical support to female pilot） 根据女飞行员生理心理特点和飞行活动要求，对其飞行所采取的针对性卫生保障措施。与男飞行员相比，女飞行员的身材相对矮小、肌力较弱，导致高过载耐力差和运动病易感性高等，对承受战斗机的高载荷和高机动不利，尤其是月经期和妊娠期等特殊生理期的影响突出。但是，女飞行员情绪稳定、操作细腻的特点，又是飞行所需的优良品质。因此，女飞行员的飞行卫生保障有自身的特点和要求。

理论基础 由于女飞行人员生理心理特点，担负运输机任务较多，相对于驾驶运输机而言，特别是与男飞行员相比，女飞行员驾驶战斗机时的抗荷、错觉、高体力和高认知负荷等问题更为突出，要求女飞行员必须能耐受特技飞行产生的持续性高加速度、良好的空间定向能力和飞行操纵能力，以及特情处置能力。月经期女飞行员运动病的易感性增加，腹压增加也会导致出血量增加，工作能力下降；在妊娠初期，妊娠反应有可能导致失能；妊娠后期，因体重逐渐增加，易于飞行疲劳。再有，严重缺氧、减压及噪声等飞行环境因素，还可能对胎儿均造成不良影响，都是女飞行员飞行卫生保障必须重点关注的问题。

工作组织 根据女飞行员的生理心理特点，在女飞行员医学选拔和各种体检组织实施过程中，应从飞行适应性和特殊生理期健康维护等两个方面开展工作。

招飞选拔时 根据招收飞行学员计划要求，开展女飞行学员选拔工作，分为初检、复检和定检三个阶段，由招飞机构负责组织实施，医学专家承担各个专科的体检任务，并按照体检标准作出选拔是否合格的结论。

年度体检时 按照飞行卫生保障要求，女飞行员全面系统的年度体检分为定期年度体检和不定期年度体检，由承担飞行人员医疗保障的医疗机构负责实施，并作出飞行结论。其中，定期年度体检每年一次，不定期年度体检依任务需要或飞行员身体状况而定。

半年体检时 按照飞行卫生保障要求，对女飞行员半年体检通常每6个月进行1次，逾期未做半年体检者不能参加飞行，半年体检由基层医疗单位承担。其中，如果有高原飞行、作战飞行、跳伞训练以及其他重要任务前，若距前次体检超过1个月，应视情组织体检。

工作内容 女飞行员飞行卫生保障应结合机种和飞行任务，针对女性身心特点实施科学保障，包括女性生理心理教育、专项体能训练和改进飞行装备等多种手段，特别是针对女飞行员特点的医学选拔和各种体检工作。

医学选拔内容 依据招收飞

行学员体格检查标准，按照外科、皮肤科、内科、神经精神科、眼科、耳鼻咽喉科口腔科、妇产科等内容实施体检，必要时可增加妇科专科检查项目。

年度体检内容 依据飞行人员体格检查标准，按照外科皮肤科、内科、神经精神科、眼科、耳鼻咽喉科口腔科、妇产科等内容实施体检。其中，特殊检查项目应包括全套血液生化，性激素，乙肝五项，丙肝抗体，心电图，脑电图，胸部和脊柱 X 片，心、肝、胆、脾、双肾彩色超声，运动试验，立位耐力试验，前庭功能，视野，暗适应和心理测评等；必要时可视情增加专项检查项目，如妊娠试验等。

半年体检内容 依据飞行人员体格检查标准，按照内科、外科、五官科、妇科、心电图、胸透、三大常规化验等内容实施体检。必要时，可增加妇科专科检查项目。

工作方法 因为月经期女性身心功能状态和机体抵抗力呈下降趋势，对飞行应激因素适应能力降低、影响飞行训练，所以对女飞行员生理期卫生保健、防止经期感染、合理飞行把关，以及增强飞行适应性是飞行卫生保障的重点。

注意经期卫生防护 通过卫生知识教育，使女飞行员了解月经期间身心反应的特点，正确对待月经期飞行训练；预防经期感染主要是合理控制飞行强度，防止身心过度疲劳，导致机体抵抗力下降，引发妇科炎症。一旦发现影响正常飞行训练的身心异常，要及时采取医学临时停飞把关措施，确保飞行安全。

增强抗荷能力锻炼 通过专项体能训练，加强女飞行员的抗荷耐力和平衡能力，主要是组织开展抗荷肌力训练，同时辅以适量的有氧锻炼，以维持良好的飞行耐力。另外，根据女飞行员身材特点，改进抗荷装备设计，以充分发挥装备的抗荷性能。

加强特情处置训练 为增强女飞行员特情处置能力，开展飞行与心理认知、空间定向、特情处置及心理放松等知识教育训练，使女飞行员掌握特情处置方法和心理调控手段。

具体要求 飞行安全医学把关是女飞行员飞行卫生保障的难点，需要特别重视。①女飞行员如果出现痛经、闭经、乳房胀痛和增生等异常症状，均需及时地予以检查和治疗。②月经期第 1～3 天并伴有痛经或经血量增多、有影响飞行操纵的乳腺疼痛症状、飞行前服用了对飞行安全有影响的妇科药物而作用未消失等情况，均予以医学临时停飞。③处于妊娠期和哺乳期的女飞行员，应按照飞行员体格检查标准，予以飞行把关。

(焦志刚 王 玉)

fēixíng rényuán hélǐ yòngyào

飞行人员合理用药（rational use of drug in aircrew） 以药理学、航空医学和临床医学等相关学科的理论知识为基础，指导飞行人员安全、有效、适当使用药物的理念与方法。由于飞行职业的特殊性，飞行人员自行用药或因其他原因使用了影响神经、心血管等系统功能的药物会降低飞行操作能力和飞行耐力，而合理用药对维护飞行人员身心健康、保障飞行安全具有重要作用，是飞行职业的特殊要求。

简史 早期的航空活动，因受航空器机动性能的限制，其任务性质、特点与现代航空有明显差别，较少出现飞行人员的用药特殊要求。第二次世界大战期间，因飞机机动性能的提升和战斗应激，飞行人员通过服用药物以提高对缺氧、加速度、低温等应激因素的耐受能力和预防空晕病。1961 年，美国施密特（Schmidt）提出了航空药理学的概念，并对第二次世界大战期间飞行人员的用药问题进行了分析总结。1982 年，英国空军在马岛战争中，使用替马西泮调节生物节律紊乱和情绪紧张条件下飞行人员的睡眠和促进疲劳恢复。1986 年，美国空军对利比亚空袭的军事行动中，因跨昼夜连续飞行 13 小时，飞行人员服用苯丙胺以振奋精神和抗飞行疲劳。1991 年，法国空军在海湾战争中使用了新型中枢兴奋药莫达非尼作为飞行人员的抗疲劳药物。20 世纪 80 年代中期以前，飞行人员的抗高血压药仅限于利尿剂和 β 受体阻断剂，且高性能喷气式战斗机飞行人员只能服用利尿剂。20 世纪 80 年代后期，钙拮抗剂和血管紧张素转换酶抑制剂被推荐到飞行人员中使用，1991 年，血管紧张素转换酶抑制剂被获准在英国空军飞行人员中使用。2007 年，美国克拉茨（Kratz）报道了患有经前精神抑郁症和间断服用舍曲林的女飞行员治疗经验，这是首例放宽服用抗抑郁药物体检鉴定标准的美国陆军飞行员。

20 世纪 80 年代初期，中国空军航空医学研究所科研人员对航空药理学的概念、研究内容和飞行人员合理用药的重要性及相关药物的应用进行了综述。1998 年，中国正式出版了首部《航空药理学》专著，对军事和民用航空飞行人员的用药现状及合理用药原则进行了系统介绍。中国《民用航空飞行人员体格检查鉴定标准》（GB 16408.1—1996）中规定飞行人员高血压应首选噻嗪类利尿剂。2002 年，中国民用航空总局飞行标准司颁布的《民用航空人员体检鉴定和体检合格证管理程序》中规定，飞行人员高血压可使用的药物为噻嗪类利尿剂、血管紧张素转换酶抑制剂、钙离子通道阻滞剂及 β 受体阻滞剂。

基本内容 主要包括飞行人员合理用药的一般原则、飞行人员常用药物的指导原则，以及飞行人员药物滥用的防治措施。

飞行人员合理用药的一般原则 飞行人员在飞行前和飞行中原则上不用可能影响缺氧耐力、影响意识活动和知觉、降低血压、引起变态反应等不良反应的药物。飞行人员首次应用的药物和新药在飞行前、飞行中慎用，最好禁用，必须用药时应在地面观察一段时间（通常 24 小时）以排除可能出现的副作用。

飞行人员常用药物的指导原则 以下简要介绍八类常用药物的指导原则。

解热镇痛类药物 飞行人员口服低剂量阿司匹林，非用于解热，无须停飞，但治疗风湿热需长期较大剂量用药，用药以及疾病本身均不适合飞行。服用含抗组胺药的复方解热镇痛药应注意其中枢抑制作用，用药后应停飞 24 小时。飞行人员如果发热不能飞行，使用解热镇痛药后即使体温降到正常也不能飞行，因为这些药物是通过扩张皮肤血管、增加出汗、加速散热过程而降温的，会降低 $+G_z$ 耐力。若无发热，小剂量解热镇痛药不会引起皮肤血管扩张，不增加出汗，对 $+G_z$ 耐力无明显不良影响。此外，应强调对发热病因的治疗，注意此类药物对飞行人员的胃肠刺激及其他副作用。

呼吸系统药物 镇咳药可待因和二氢可待因在一般剂量时耐受良好，偶有恶心、呕吐、便秘及眩晕等，用药后应停飞 24 小时；甘草、甘草流浸膏及糖浆对飞行的副作用较小，因为这些甘草制剂仅为局部作用，咽下后作用即消失。恶心性祛痰药可引起恶心、呕吐，其他祛痰药亦有特殊气味及消化系统刺激作用，用药后至少应停飞 12 小时。要注意飞行员呼吸道分泌物多少及通畅如何，以免累及上呼吸道或耳咽管通气功能。平喘药中 β 受体激动剂、茶碱类、抗胆碱药均有不同程度的副作用，如心血管系统兴奋、增加心肌耗氧量等，用药后至少停飞 24 小时，某些气雾剂吸入后也应至少停飞 12 小时。色苷酸二钠的不良反应较少，既往无不良反应史者用药后可以飞行。

消化系统药物 由于助消化药无明显副作用，飞行人员用药后可以飞行。制酸药中注意含碳酸根的药物与胃酸中的盐酸中和时产生二氧化碳，容易致飞行人员胃肠胀气，影响高空飞行，用药后应停飞 24 小时。其他制酸药用后无须停飞。由于胃肠解痉药主要是抗胆碱药，用药后可引起口干、视力障碍和心跳加快等不良反应，用药后应停飞 24 小时。服用含阿片的制剂应停飞 24 小时，因其常引起消化系统的不良反应，而三硅酸镁、氢氧化铝对飞行的副作用较少，用药后可以飞行。

抗高血压药物 飞行人员被确诊为原发性高血压应接受治疗，暂时停飞。随着大量安全、有效的抗高血压药物的出现，许多过去因患原发性高血压而丧失资格的飞行员，现在仍能参加飞行，因为良性高血压对一般卫生措施（如运动、低盐低脂等）和服用 1~2 种降压药物有良好反应。总体上，利尿剂、β 受体阻断剂较为安全。20 世纪 80 年代以来，钙离子通道阻滞剂和血管紧张素转移酶抑制剂亦被获准在军事飞行人员中应用。非高性能战斗机的飞行人员可选择性应用利尿剂和 β 受体阻断药，其中化学结构亲水性的 β 受体阻断剂的中枢副作用相对较小。血管紧张素转移酶抑制剂是一类较好的抗高血压药物，但高性能战斗机及特技飞行的飞行员慎用。

抗生素类药物 大部分抗生素本身对飞行工作能力无明显影响，但需要抗生素治疗的飞行人员大多因为疾病需要停飞。使用青霉素类药物应注意过敏反应，平时杜绝滥用和局部应用，必须使用时先做皮试，用药后应停飞 12 小时以上，凡间断用药 1 天者，均需重新做皮试。氨基糖苷类药物可损害第Ⅷ对脑神经——前庭蜗神经，导致听力下降和前庭功能紊乱。此类药物还有似箭毒作用，阻滞神经肌肉接头的介质传递，降低肌张力，影响 $+G_z$ 耐力，呼吸肌麻痹可造成缺氧。飞行人员若使用氨基糖苷类抗生素，应停飞 48 小时以上。氯霉素对造血系统影响较大，可致粒细胞减少、再生障碍性贫血，飞行人员应慎用。局部使用抗生素一般不影响飞行。

维生素类药物 维生素是维护人体健康所必需的一类低分子有机化合物，在调节物质代谢、促进生长发育和维持生理功能等方面起重要作用，维生素包括水溶性维生素（维生素 B_1、B_2、C、B_6、烟酰胺和泛酸）和脂溶性维生素（维生素 A、D 和 E）两类。通常将营养素的用量超过生理需要量（RDA）5 倍即视为药物。为了满足飞行活动时机体的代谢需要和保障飞行人员健康，中国和苏联常把几种（甚至十几种）不同维生素混合在一起，制成多种维生素制剂（其剂量一般略大于 RDA）供飞行人员定期或不定期服用。服用维生素类药物一般不影响飞行。

五官科局部用药 眼科常用药物包括抗生素、抗炎药、治疗青光眼的药物和其他诊断、治疗用药等。抗生素、抗炎药配成的溶液或膏剂局部使用，很少发生不良反应，既往有此类药物用药史或正在使用者，用药后可以飞行。治疗青光眼的药物包括拟胆碱药，如毛果芸香碱能使房水外流增加而降低眼内压；作用于肾上腺素能受体的药物，如受体激动剂肾上腺素、β 受体阻断剂普萘洛尔；碳酸酐酶抑制剂，如乙酰唑胺能有效地抑制房水生成。40 岁以上飞行人员的青光眼发病率增加，大多为开角型青光眼，在队用药不宜使用缩瞳剂，以防降低远视力，多选用肾上腺素能受体激动剂和 β 受体阻断剂，既可控制眼压，又不缩小瞳孔和影响睫状肌功能。乙酰唑胺需口服或静脉注射，往往产生全身性副作用，用药后应停飞。滴鼻药、滴耳药、含漱液及含片等用药后无明显不适者，用药后可以飞行。

皮肤科外用药 治疗皮肤病的药物及其制剂种类繁多，对此类药物无过敏史和其他明显不良反应者用药后可以继续飞行。中枢兴奋药物、镇静催眠药物、抗空晕病药物、抗缺氧药物的用药指导原则可参见相关词条。

飞行人员药物滥用的防治措施 飞行人员药物滥用指某些飞行人员为达到愉悦欣快的意识状态、满足对欣快感的强烈渴求而非医疗目的自行反复、大量使用麻醉药品或其他精神活性物质，又称飞行人员物质滥用。不论是出于好奇、社交还是治疗需要，飞行人员仅偶尔使用这些药物，而且没有对身心健康和社会功能产生不良影响，视为成瘾药物不当使用。①类别：飞行人员药物滥用的种类主要包括麻醉药品，如阿片类、可卡因类；精神药品，包括中枢兴奋和抑制药物（如苯丙胺类药物、镇静催眠药）以及致幻剂（如麦司卡林）；吸入性有机溶剂，如汽油、打火机燃料、涂料溶剂等；烟草，其主要成分尼古丁长期使用可成瘾；酒精。②危害：飞行人员药物滥用的危害主要包括三个方面，一是对个体身心健康产生不良影响。当用药剂量过大或用药时间过长对身体产生毒性作用，常伴有机体功能失调，如嗜睡、感觉迟钝、定向障碍等；突然终止用药或减少用药剂量后发生戒断反应，如吗啡戒断后出现兴奋、失眠、流泪、流涕、出汗、震颤、呕吐、腹泻、甚至虚脱、意识丧失等；药物滥用可致精神障碍与变态，吸毒最突出的精神障碍是幻觉和思维障碍，行为特点是不顾一切和不择手段去寻求毒品以满足欣快感、避免出现戒断症状，这是戒毒难的重要原因。二是对家庭、社会产生不良影响。药物滥用不仅导致自身家庭经济困难，甚至亲属离散，并且会扰乱社会治安、诱发违法犯罪活动，而控制药物滥用会耗费巨额的社会财富与资源。三是对飞行安全构成严重威胁。③防治措施：广泛开展药物滥用危害性的宣传教育，提高飞行人员的自律性和防范意识；加强飞行人员合理用药指导和麻醉药品、精神药品的监管，建立健全飞行人员药物滥用监测体系，深入开展飞行事故医学调查的药物滥用因素分析鉴定；对药物滥用者积极进行药物及行为干预治疗，开展飞行资格评定。

应用和有待解决的问题 飞行人员合理用药有利于该群体常见病、多发病的治疗，维护身心健康。民航飞行人员飞行年限较长，高血脂、高血压等病症较为常见，合理用药需求更加突出。合理用药可保持和提高飞行人员的工作能力，这在军事航空医学领域更加重要。飞行人员合理用药与飞行安全关系密切。通过航空药理研究可为制订飞行人员在队合理用药原则、规定提供科学依据，同时有关药物、毒物的分析鉴定有助于飞行事故的医学调查与预防。

待研究解决的问题主要包括两个方面，一是加强飞行人员合理用药知识的普及和用药观念的宣教，提高飞行人员对合理用药的认知度和依从性；二是深化和拓展航空药理研究，并进一步规范飞行人员合理用药的管理模式、方法和机制。

（詹 皓）

kàngkōngyūnbìngyào

抗空晕病药（anti-airsickness drug） 对航空活动中因受到异常加速度、视觉或本体感觉刺激不能适应时发生的头晕、恶心、呕吐、面色苍白等一系列前庭-自主神经反应有预防和治疗作用的物质。又称抗晕机病药。服用此类药物可预防空晕病的发生和促进飞行学员早期飞行训练中前庭系统的习服能力，有利于维护空中作业能力与到达飞行目的地后的正常工作。

药理作用 空晕病和其他运动病（晕车病、晕船病和航天运动病）的发病机制相似。在前庭核与网状结构等处存在去甲肾上腺素能神经元与乙酰胆碱能神经元，两种神经元交互作用并混杂在一起。有效的前庭刺激可激活乙酰胆碱能神经元，引起空晕病；去甲肾上腺素能神经元也被激活，抑制空晕病的反应。当乙酰胆碱能系统活动超过了去甲肾上腺素能系统的活动，两者失衡，可能引起空晕病。抗胆碱药物和/或拟交感神经药具有抗空晕病药物。空晕病的发生机制复杂，还涉及其他中枢神经递质系统，抗组胺药、γ-氨基丁酸（GABA）激动剂等亦有一定的抗空晕病作用。由于抗空晕病药物呈现多元化的特点，下面简要介绍几类常用药物的药理作用。

抗胆碱药 代表药物东莨菪碱。防治空晕病效果首推东莨菪碱，其药理作用机制为抑制或阻断因前庭刺激对中枢乙酰胆碱能神经元的激活效应。东莨菪碱最初为口服片剂，虽然起效快，但作用时间短；后来发展为东莨菪碱透皮释药系统，该系统由一个承载药物的贴膜和东莨菪碱药物贮库组成，贴于耳后乳突部，敷药后大约 7 小时起效，作用时间可持续 72 小时；东莨菪碱鼻喷雾剂在用药 30 分钟内即可起效。抗胆碱药用药后会出现嗜睡、视物模糊和记忆力受损等不良反应。

拟交感神经药 应用较广泛的拟交感神经药物有苯丙胺、麻黄素等。药理作用机制为促进神经末梢的交感神经递质释放，加强交感神经活性，但单独使用对心血管和中枢神经系统的副作用较大。由于抗胆碱药具有中枢抑制作用，因而常常与拟交感神经药物组成复方制剂从而显著提高其抗空晕病效果、降低镇静等方面的不良反应。

抗组胺药 抗组胺药物根据其化学结构大致可分为六类，即氨基乙醇类、烷基胺类、哌嗪类、咪唑类、吩噻嗪类及吡啶乙胺类，代表药物分别为茶苯海明、氯苯那敏、美可洛嗪、阿司咪唑、异丙嗪、倍他司汀。此类药物的抗空晕病机制包括中枢镇吐、镇静作用和对抗组胺 H_1/H_2 受体介导的前庭神经元兴奋作用，某些非选择性 H_1 受体阻断剂还具有抗胆碱作用。

γ-氨基丁酸（GABA）激动剂 代表药物巴氯酚、地西泮。前庭核有 $GABA_A$ 受体和 $GABA_B$ 受体分布，$GABA_B$ 受体激动剂可产生镇静效应，降低空晕病的敏感性。

钙离子通道阻滞剂 代表药物氟桂利嗪和桂利嗪，其作用机制与阻止内耳细胞钙离子内流、降低机体对前庭刺激的敏感性有关，可通过扩血管作用，增加脑组织（包括前庭系统）的血液供应，提高机体对前庭刺激的耐受能力。此外，钙离子通道阻滞剂的前庭抑制效应还与抗组胺或抗胆碱作用有关。

胃动力药 代表药物多潘立酮。基于空晕病的临床表现，应用胃动力药减轻胃肠道症状成为治疗和缓解空晕病症状的一个有效途径。多潘立酮通过阻断外周多巴胺受体，增强胃肠蠕动，加强食管下段括约肌张力，协调胃窦和幽门括约肌的运动，使幽门舒张直径增大，促进胃的排空，减少胃内容物向食管的反流，增进十二指肠和空肠的蠕动，缩短内容物通过消化道的时间。

中草药 代表药物生姜。生姜味辛、性温，具有发表散寒、温中止吐等功能。古代医家孙思邈誉其为"呕家圣药"，可单用或其他药物配伍用于中寒腹痛、呕吐等治疗。现代药物学研究表明，生姜含姜醇、姜烯、姜萜酮、姜辣素等化学成分，生姜制剂对空晕病症状具有明显抑制作用。

功能作用 对空晕病具有预防作用。飞行学员预防性服用抗空晕病药，有助于适应在飞行训练中可能诱发空晕病的新奇环境，并防止发生条件反射性的空晕病，也可减少学员因发生空晕病而产生抑郁，而抑郁可使空晕病发展成自身难以解脱的恶性循环。

临床应用 抗空晕病药物以预防用药为主，正确的使用方法是提前 30 分钟或 1 小时空腹服药，若需长时间旅行，可每隔 4~6 小时加服 1 次。空运后送的伤员可视情口服或肌内注射用药。关于用药种类，轻中度空晕病的预防可选用茶苯海明、异丙嗪等抗组胺药，重度空晕病的预防可选用东莨菪碱等抗胆碱药。特殊作业群体空晕病的预防可联合用药。联合用药一方面可减少单一用药时剂量过大而导致的不良反应，另一方面可产生药物累加、协同或互补作用。美国国家航空航天局给"阿波罗"号飞船和太空实验室装备了两种抗空晕病的复方制剂，一种是东莨菪碱氢溴酸盐和苯丙胺，另外一种是盐酸异丙嗪和盐酸麻黄碱。两者比较，前者疗效好且中枢镇静的副作用更小。

考虑到抗空晕病药对中枢功能的不良影响，不同人群的用药原则存在一定差别。民航旅客与空运后送伤员可视情选用相应的抗空晕病药物，但飞行人员和空降兵等特殊群体应慎用。飞行学员倘若需要，一般分两阶段给药，即在飞行训练开始时和进入特技飞行时分别服用药物 2~4 训练架次，用药应严格限制在双座飞行情况下，既不单独控制飞行，也不负责空中的关键任务，以确保飞行安全。非驾驶员的其他机组人员的用药可视情适当放宽。在恶劣天气作长时间低空飞行时，空降兵服用抗空晕病药有助于克服空晕病反应，使其能保持旺盛的战斗力到达战区执行任务。

（詹　皓）

抗缺氧药 （anti-hypoxia drug）

能提高机体对低氧环境耐受力的物质。理论上，凡能提高肺泡气氧分压，减少机体对氧的需要，或者有兴奋呼吸作用的药物，均可提高机体的缺氧耐力。氧对维持机体生命活动十分重要，但氧的获得和利用是一个复杂过程，包括外呼吸、气体运输和内呼吸，是由许多系统（如呼吸、循环、血液）共同完成的，其中任何一个环节发生障碍均会引起缺氧。合理应用抗缺氧药物有助于改善飞行人员的组织代谢功能，提高飞行耐力。

药理作用　主要简介作用于中枢神经、泌尿、循环系统的抗缺氧药物以及具有提高缺氧耐力的中药等药物的药理作用。

作用于中枢神经系统的药物　代表药物为尼可刹米和二甲弗林。尼可刹米可直接兴奋延髓呼吸中枢，增加通气量，同时也能刺激颈动脉体和主动脉弓化学感受器，反射性地兴奋呼吸中枢，使呼吸加深加快，并提高呼吸中枢对二氧化碳的敏感性。二甲弗林对呼吸中枢有较强的直接兴奋作用，用药后肺换气增加，动脉血氧饱和度提高，二氧化碳分压降低。

作用于泌尿系统的药物　代表药物乙酰唑胺。通过抑制远端肾小管和集合管管腔细胞内碳酸酐酶活性，影响钠-氢交换、减少钠、水的重吸收，产生较弱的利尿作用。由于眼睫状窦内有碳酸酐酶，此酶的活性被抑制后可及时眼房水现场，降低眼压。碳酸酐酶尚分布于人体其他组织，如中枢神经系统和肺组织，急性高山病时发生高碳酸性碱血症，出现体液潴留，诱发肺水肿和脑水肿症状。乙酰唑胺对以上症状具有预防与治疗作用，有助于调节人在高原环境中的情绪变化和睡眠状况。

主要作用于循环系统的药物　代表药物为甲基地高辛和普萘洛尔。甲基地高辛为具有强心作用的苷类化合物，可直接作用于心肌细胞加强心肌收缩力，抑制肾小管钠-钾-ATP 酶活性，减少肾小管对钠的重吸收从而呈现轻微的利尿作用，有利于改善高山反应症状。普萘洛尔为 β 受体阻断剂，具有拮抗交感神经递质儿茶酚胺的作用，减少心肌耗氧量，还可促进氧合血红蛋白解离，增加组织供氧，因而具有一定的抗缺氧作用。

中药　20 世纪 60 年代以前，苏联科学家发现远东的一些植物药能提高机体对缺氧、高低温、辐射等不利环境因素的耐力，使机体的生命活动保持在正常水平，并将这些具有提高机体非特异性抵抗力的药物称为"致适应剂"。人参、红景天、刺五加等天然药物具有致适应原样作用。人参的主要有效成分为人参皂苷，在高度缺氧条件下，有明显的保护脑皮层神经元的超微结构免受缺氧损害作用，它还能促进肝糖原异生，使脑、肝及肌肉中果糖及葡萄糖磷酸化，提高血糖水平，改善机体对糖的利用，增强肾上腺皮质功能，增强机体对非特异性刺激的防御能力。当归、枳椇、葛根、沙棘等药物均具有一定的抗缺氧作用。以祖国传统医学理论为指导，结合现代药学技术研制的复方中药制剂效果更佳。根据缺氧性疾病主要是气血虚弱的特点，研制的复方党参、复方人参等具有补气、活血、养阴等功能，可提高机体的缺氧耐力。

功能作用　主要包括两方面的作用，一是调节机体的中枢神经、心血管、呼吸等系统功能，提高对低氧环境的适应能力；二是调节机体心、脑等重要生命脏器的组织代谢，增强对低氧环境的耐受能力。

临床应用　作用于中枢神经系统和循环系统的抗缺氧药物主要用于临床治疗和急救。作用于泌尿系统的抗缺氧药物主要用于青光眼的治疗和高山病的防治。随着现代航空工业的发展和飞机供氧技术的进步，飞行人员的缺氧问题相对不明显，而且抗缺氧药物存在一定的副作用，因而限制了其在飞行人员中的应用。但在急进高原驻训、飞行疲劳等情况下，飞行人员服用中药类抗缺氧药物可以提高机体的缺氧耐力。

（詹　皓）

抗飞行疲劳药 （anti-fatigue drug for aircrew）

有助于缓解或对抗飞行疲劳症状与促进飞行疲劳恢复的物质。人体正常的功能活动有赖于中枢觉醒状态。在睡眠不足或正常生物节律紊乱、中枢觉醒度降低以及其他原因造成飞行疲劳的情况下，飞行人员合理应用中枢兴奋药可促进觉醒、振奋精神，产生抗疲劳作用，有利于飞行任务的完成。因高度情绪紧张和生物节律紊乱影响睡眠觉醒功能时，在飞行任务前或工作间隙，飞行人员合理应用短效类催眠药物有利于提高睡眠效率、改善睡眠质量，可预防、减轻飞行疲劳发生与促进飞行疲劳的恢复。因此，抗飞行疲劳药物包括调节睡眠和促进觉醒的两类药物。

药理作用　主要简介常用中枢兴奋药和镇静催眠药的基本药理作用。

中枢兴奋药　能提高中枢神经系统功能活动的药物，包括咖啡因、苯丙胺和莫达非尼等。咖啡因可阻断腺苷受体和抑制磷酸二酯酶活性，提高细胞内信使物质环磷酸腺苷含量，产生中枢神经系统和心肌兴奋效果，并作用于肾脏发挥利尿作用。苯丙胺可进入中枢神经系统增加儿茶酚胺类递质释放、抑制单胺氧化酶活性以及直接的拟儿茶酚胺样作用而产生明显的中枢兴奋作用。但其成瘾性等副作用较大而受到严格限制。莫达非尼是一种非苯丙胺类的新型中枢兴奋药，具有兴奋中枢 α_1 受体，增加脑内兴奋性递质含量等作用，而且毒副作用较小。

镇静催眠药　通过抑制中枢神经系统而达到缓解过度兴奋和引起近似生理性睡眠的药物，因所用剂量的不同而出现不同的药理作用，小剂量时引起安静和嗜睡状态，表现为镇静作用，随着剂量加大，依次出现催眠、抗惊厥和麻醉作用。不同类别的镇静催眠作用均与其激活中枢抑制性的 γ-氨基丁酸（GABA）受体有关，该受体为氯离子通道的大分子复合物，具有 14 个不同的亚单位，因药物结构的差异对中枢部

位的 GABA 受体位点作用不同，呈现出药理效应的差别。巴比妥类药物是传统的镇静催眠药，习惯将其分为长效、中效、短效及超短效四类。此类药物可缩短快速眼动相（REM）睡眠，停药后REM 睡眠反跳延长，伴多梦，患者不愿停药容易出现药物依赖。苯二氮䓬类药物种类繁多，均有一定抗焦虑和镇静催眠作用，对REM 睡眠影响较小，而且失眠常常由焦虑引起，已经基本取代巴比妥类药物而应用广泛。新型镇静催眠药不断问世，如唑吡坦、佐匹克隆、扎来普隆等，具有起效快、代谢快速、副作用较小等特点。

功能作用　主要包括两方面的功能，一是中枢兴奋作用，振奋精神、消除嗜睡与降低疲劳感；二是镇静催眠作用，促进睡眠与改善睡眠质量，加速疲劳恢复。英、法等国空军在马岛战争、海湾战争等高技术条件下局部战争的战例充分证实，在战时高度情绪紧张和正常生物节律紊乱条件下，合理使用抗飞行疲劳药物是保持和提高飞行工作能力的重要航空卫生保障措施。

临床应用　分别按中枢兴奋药和镇静催眠药两类进行介绍。

中枢兴奋药　临床上咖啡因主要用于对抗中枢抑制状态，如严重传染病引起的昏睡及呼吸循环衰竭，还可配伍解热镇痛药治疗头痛。莫达非尼主要用于自发性嗜睡症和发作性睡眠症。苯丙胺的毒副作用大而被临床限制使用。飞行人员平时应慎用，尤其是自行应用中枢兴奋药物，但战时和其他特殊情况下可以合理用药。以饮料、食品形式摄入咖啡因可参加飞行。航空医师给飞行人员应用此类药物时应考虑到用

药的时机仅限于特殊状态；合适的剂量和短时间应用；药物并不能代替正常休息睡眠，充分的睡眠即使是小睡也是极其重要的，用药只是一种应急措施；需按规定严格管理药物，防止滥用。

镇静催眠药　临床上镇静催眠药主要用于治疗失眠、焦虑，但不同类别的药物其适应证有明显区别。飞行人员平时应慎用，尤其是自行应用镇静催眠药物，但战时和其他特殊情况下可以合理用药。对于患神经衰弱与失眠症的飞行人员，应根据不同特点（入睡困难、早醒等）短期、低剂量使用有关药物，而且注意次日的后遗效应。航空医师给飞行人员应用此类药物时应考虑到引起失眠的原因及非药物催眠的方法；药物的半衰期及后遗效应；药物的毒副作用特别是长时间持续用药可能出现依赖性和成瘾性；与其他中枢抑制药物（及酒精）的联合应用会使其作用加强；不同的飞行人员个体用药的差异；需按规定严格管理药物，防止滥用。

（詹　皓）

fēixíng rényuán liáoyǎng

飞行人员疗养（aircrew recuperation）　组织飞行人员利用各种疗养因子预防疾病、促进健康、增强体质和进行体检鉴定、航空生理心理训练的综合性医疗保健活动。在军队属特勤疗养，主要目的是维护和提高飞行人员航空作业能力。分为健康疗养和康复疗养。一般按照航空兵部队建制单位，统一计划安排，在军队疗养院或航空医学鉴定训练中心组织实施。

简史　军事飞行人员疗养始于苏联军队，第二次世界大战期间，苏联为了提高飞行人员的航

空作业能力、快速消除疲劳，开始有计划地组织军事飞行人员疗养。中国军队于1950年2月在青岛组建了第一所空军疗养院，1951年6月接收飞行人员疗养。1951~1953年，陆续组建8所空军疗养院和4所海军疗养院，开始大规模地组织飞行人员疗养。1952年7月，入朝参战部队飞行人员轮流进行为期1个月的疗养，以迅速恢复健康、提升战斗力，标志着中国军事飞行人员疗养制度开始形成。20世纪80年代以前，军事飞行人员和民航飞行人员都组织疗养，主要是健康休养、体检鉴定、疾病矫治和体能恢复。20世纪80年代中期，空军在大连、青岛、北戴河、东湖4所疗养院组建了航空生理训练科，军事飞行人员疗养增加了航空生理训练。进入20世纪90年代，随着飞行错觉对飞行安全影响认识的逐步深入，又开始增加了航空心理训练和空间定向能力训练。2009年总部将大连、青岛、杭州、临潼、都江堰5所联勤疗养院改建为空军飞行人员航空医学鉴定训练中心，承担军事飞行人员疗养任务。2018年，空军疗养机构进行了全面的改革整编，空军组建成立杭州、都江堰特勤疗养中心。飞行人员疗养保障对象为海军、空军和陆军航空兵部队的飞机驾驶、领航、通信、射击、空中机械师和空中战勤人员。

理论基础　飞行人员常年在特殊环境中担负着战备和训练任务，极易受到多种复杂环境因子的影响，如在飞行中受到低气压、加速度、缺氧、高低温、噪声、振动、座舱有害气体和长时间飞行等不良因素的影响。如果未能给予积极干预，导致这些不良影响的累积，再加上不良的生活方式如吸烟、嗜酒、偏食、作息不规律和精神紧张等因素，将会不同程度地影响飞行人员的健康。定期进行健康疗养有利于调整飞行人员生理、心理的不平衡状态，阻断和缓解特殊环境中有害因子的连续作用，增强飞行人员对军事航空作业环境的适应能力，预防疾病发生或抑制病理过程发展；有利于消除疲劳，提高工作效率；有利于早期发现和及时治疗疾病；有利于通过有计划的锻炼和各种生理心理训练等整体性综合手段，增强体质和延长航空军事作业年限，维护飞行人员身心健康。根据对自然疗养因子基本效应和疗养应答反应规律的研究，科学制定疗养周期和疗养时间可以达到预期的疗养效果。这种良好的身心效应还有显著的后续作用，飞行人员在疗养后的第3~4周疗养应答效应提高到最大值，进而可保持8~12个月。

基本方法　军事飞行人员疗养按照现行有关规定实行统一计划、定期安排、集体组织。飞行人员的疗养需求，由航空兵部队所在单位后勤机关卫生部门会同司令部机关作战、军训等有关部门提出，并按照建制逐级上报、审批。

飞行人员健康疗养　以采用疗养地各类自然疗养因子促进飞行人员身心健康为主，辅以其他医疗预防措施的综合性临床医疗保健活动。健康疗养的内容可概括为体格检查、健康鉴定、疾病防治、航空生理和心理训练、体能训练、景观治疗、营养膳食、文化娱乐以及科学的生活制度和疗养效果评定等。军事飞行人员健康疗养每年1次，每次30天。

体格检查　通过全面体格检查全面了解飞行人员的健康状况，为疗养期间制订个体疗养计划、做好疾病矫治、体能训练、航空生理训练、膳食营养和健康鉴定等各项工作提供科学的依据。飞行人员体格检查，由疗养院（鉴定训练中心）飞行人员体检组实施。参加体检的医护人员必须符合基本资质，各科体检结束后，体检医师需要确定飞行人员的专科情况是否达到航空作业岗位标准，并将专科飞行结论填入《飞行人员健康登记本》。

健康鉴定　疗养院（鉴定训练中心）飞行人员健康鉴定委员会对疗养期间完成年度体检的飞行人员所作的飞行结论。由飞行人员健康鉴定委员会主任委员主持召开有健康鉴定委员会成员、带队领导和随队军医参加的体检结论讨论会，根据飞行人员体检结果，按照相关飞行人员体格检查标准作出健康鉴定结论并划分健康等级，健康鉴定委员会主任在《飞行人员健康登记本》上签署健康鉴定结论。飞行人员健康鉴定结论通常分为飞行合格、暂时飞行不合格和飞行不合格。

疾病矫治　飞行人员疗养期间疾病矫治坚持早计划早治疗、抓重点全面矫治和科学选择综合矫治的原则。对飞行人员所患各科慢性疾病、疗养期间新发现和新发生的疾病充分运用自然疗养因子和其他疗养措施，如矿泉疗法、医疗体育、物理疗法、营养膳食和心理疗法等综合措施及方法实施积极治疗。将对健康危害较大和对军事作业影响较明显的疾病作为疾病矫治的重点予以关注，力争在疗养期间取得良好治疗效果。

航空生理心理训练　为提高对飞行环境变化的适应能力和正确使用相关的飞行装备，飞行人员在疗养期间，按照规定的训练项目和训练周期进行高空生理、抗荷生理和空间定向等航空生理心理训练，这对于保证飞行安全、增强飞行适应能力、提高航空兵部队战斗力具有十分重要的意义。

体能训练 疗养期间的体能训练是平时军事体能训练的延续，是飞行人员健康疗养的一项重要内容。疗养院（鉴定训练中心）应依据《军事训练大纲》，根据疗养计划、季节特点和气候变化情况，充分利用疗养地和疗养院所拥有的自然疗养因子，结合飞行人员的需求和兴趣，采用多种形式组织飞行人员开展训练。参训率和训练时间必须达到有关规定的要求。

营养膳食 合理的疗养膳食对补充特殊军事作业中营养的损耗，促进各种营养素的充足供应，避免维生素缺乏症，培养良好的饮食习惯，增强体质、调整生理功能、提高工作效能以及对军事训练、作战不良条件环境的适应能力具有重要作用。飞行人员疗养期间的膳食按照军队对空勤人员制订的膳食供给标准供应。

健康教育 疗养期间对飞行人员进行健康教育是军队疗养院（鉴定训练中心）的基本任务之一。通过健康教育，可以增强飞行人员自我保健意识，增进自我保健能力，改变不良生活习惯和行为，从而提高疗养效果。

文化娱乐 疗养院（鉴定训练中心）充分利用疗养地和自身资源组织开展景观治疗、音乐欣赏、工休同乐会等活动是提高疗养效果的有效手段，不仅具有促使飞行人员放松精神、消除疲劳和有益身心健康的调节作用，而且对提高飞行人员文化素质，促进疗养院文化建设具有重要意义。

生活管理 飞行人员疗养期间的生活管理是疗养效果的重要保证，其重要性不仅在于使飞行员感到生活上的舒适和物质上的满足，而是通过科学地安排疗养生活和合理的生活管理，在有限的疗养期间，保证各项疗养措施的落实，并充分发挥各种疗养因子的最大效能，从而获得最佳疗养效果。生活管理的主要内容包括入院教育、疗养活动安排、合理的作息制度等。

飞行人员康复疗养 飞行人员在航空作业活动中因接触有毒有害物质、环境和发生意外等所导致伤病经过临床治疗基本治愈后，再利用各类自然疗养因子及其他医疗预防措施的恢复体力和功能的综合性临床医疗保健活动。这类伤病的严重程度与其军事作业能力和军事作业资格密切相关，在疗养期间通过综合治疗和康复措施，以及专项生理、心理功能训练等，可以有效地促进这些特殊伤病的康复和疗养人员身体素质和心理素质的提高。康复疗养通常期限为 30 天，需要延长时，由疗养院（航空医学鉴定训练中心）根据康复情况确定，最长不超过 3 个月。

应用领域 飞行人员疗养应用于陆军、海军和空军军事飞行人员，航天员，同样也适用于民航飞行人员和其他行业各类飞行器飞行人员。其他特殊作业环境人员的疗养也可参考飞行人员疗养的内容、方法合理调整安排。

（马国庆 王 颉）

fēixíng rényuán jiànkāng jiàoyù

飞行人员健康教育

（ aircrew health education） 向飞行人员传授卫生科学知识和航空医学知识的活动。此是军队健康教育的组成部分。卫生防病的重要工作内容之一。以全体飞行人员为对象，从集体行为规范入手，通过研究日常和训练活动中的预防、干预疾病行为及有害健康行为的内在规律，促进飞行人员良好行为习惯的养成，强化各种环境条件下的适应能力和自我保健能力，目的是提高飞行人员身心素质、整体健康水平和飞行适应性能力。

工作组织 空军各级卫生机构设有相应的健康教育指导站、室，负责具体实施所属部队开展健康教育；各级医疗卫生机构都负有指导、协助部队开展健康教育的责任；部队各级卫生人员是健康教育的骨干。

工作内容 飞行人员健康教育的主要内容参照全军《军队健康教育方案》的要求和标准，其中飞行人员的专题教育部分主要为航空卫生知识方面的教育。①飞行环境与特性：包括飞行与大气、飞机座舱卫生、高空缺氧的防护、飞行加速度及其防护、温度负荷及其防护。②飞行卫生：不同条件飞行对人体的影响因素及防护、不同机种飞行环境因素对人体的影响及防护、飞行人员的健康鉴定、飞行人员的航空生理训练。③飞行人员的日常卫生：飞行人员的营养卫生、体育锻炼、日常作息、健康疗养、飞行疲劳、吸烟及饮酒与飞行安全、药物与飞行安全。④飞行人员的心理卫生：飞行人员的身心特征、心理健康的自我调适、飞行错觉、飞行人员的心理训练、飞行人员的心理鉴定。⑤航空救生：弹射离机、开伞与着陆、生存与营救。⑥常见航空性疾病预防：高空胃肠胀气、高空减压病、耳气压性损伤、鼻窦气压性损伤、空晕病、晕厥。

不同阶段，教育的重点有所

不同,飞行学院教育重点是卫生防病、心理卫生、自救互救、训练伤防护和航空环境对人体的影响及防护等;飞行训练基地的教育重点是预防和克服空中晕厥、飞行错觉和飞行疲劳等;航空兵部队的教育重点是各种条件下飞行的生理、心理卫生教育等。

工作方法 主要包括对飞行人员进行健康教育的具体方法和对健康教育进行的效果评价。

具体方法 包括教育计划的制订、健康教育的形式两种方法。①飞行人员健康教育计划的制订:在开展健康教育以前,应根据其目的、内容、对象、时间等不同而订出计划,并确定所要达到的目标及其对飞行人员健康的促进作用作为效果的评价。②飞行人员健康教育的形式:卫生课、健康演讲、健康讲座、卫生广播、卫生座谈会、健康咨询等语言形式;卫生科普报刊、图书、标语、板报等文字形式;卫生图册、模型、小品、短剧等形象化形式;幻灯、录像、录音、电影、多媒体、网络等电化形式;行政干预、舆论监督、督促检查、竞赛评比、奖励表彰等行为矫正管理措施。

效果评价 健康教育的重要环节,只有通过正确的评价,才能了解到教育的手段是否能达到使目标人群提高生存质量和职业适应能力的目的。①群体健康效果综合考核主要包括教育计划、教育形式、器材资料和制度落实情况、教育时间、人员、内容的落实情况;群体知识掌握和行为养成的考察。②个体健康教育效果评价主要包括个人卫生知识水平考核、卫生习惯和行为考察。③考核由各级卫生部门协调军训部门组织有关人员参加,逐级进行,每年 1 次。④考核应达到

"飞行人员健康教育方案"的要求。要求飞行人员航空卫生知识的知晓率为 100%。

具体要求 对飞行人员的健康教育同其他教育一样,需要遵循人的认识规律和现代教育学的学习原则。通常按以下原则进行。①科学性:健康教育的主要任务是向飞行人员传播预防医学知识、航空卫生知识,故不论在教育的内容和方法上都要遵循严格的科学性,内容确切无误、引用数据可靠、举例实事求是,切忌片面性与绝对化,以免造成飞行人员的误解。②针对性:健康教育要在调查研究的基础上针对飞行人员多发疾病的危害及其有关不良行为,有的放矢地进行卫生知识宣传,提高他们的身心健康意识和培养良好卫生习惯的自觉性。③连续性:为了保证健康教育的效果,飞行人员在各个阶段都应该接受健康教育,从飞行院校、飞行训练基地到航空兵部队均应接受健康教育,不同阶段教育内容的侧重点有所不同。④全面性:对飞行人员家属和与飞行人员相关的其他人员也需要进行卫生防病、饮食卫生、心理卫生和航空医学等常识教育。⑤启发性:飞行人员多为中青年男性,在这个时期易产生逆反心理,所以对他们进行健康教育不能依靠强制手段,而是要善于发现飞行人员的健康行为,加以肯定和巩固;发现不健康的行为加以矫正,并鼓励其行为改变;启发自觉的健康意识和养成良好的卫生、生活习惯。⑥灵活性:飞行人员的学识、能力、个性、嗜好各有不同。所以,进行健康教育要因人而异,按不同层次实施相应的健康教育内容和教育方法,切忌单调死板。

(张晓丽)

fēixíng rényuán jiànkāng dàng'àn

飞行人员健康档案 (aircrew health archives) 自招收飞行学员开始至停止飞行,飞行人员整个职业生涯期间所产生的各类健康及医学资料的总和。通常指飞行人员健康登记本及各类健康体检记录,涉及招收飞行学员、飞行院校、在队飞行、停飞等不同阶段,以及医院伤病矫治和疗养院健康与康复疗养、航空医学训练等各个时期的年度体检、半年体检、飞行体检、医疗、疗养和日常健康观察的记录,包括纸质、影像和电子等载体形式。其中,年度体检是每年定期或根据需要对飞行人员进行的全面医学检查;半年体检是每 6 个月对飞行人员进行的以外科、内科、眼科、耳鼻喉科、心电图、X 线胸部透视和血常规为主要内容的体格检查;飞行体检是飞行准备阶段对飞行人员进行的健康询问和体温、脉搏、血压等检查。

基本内容 飞行人员的健康档案由招收飞行学员、飞行学员和飞行人员 3 个阶段的档案组成,涵盖了各类体检、医疗、疗养和航空医学训练等相关保障记录。

招飞体检阶段健康档案内容 按照招收飞行学员体格检查标准和组织实施方法,依次将应招人员初检、复检、定检的体检结果进行登记管理。其中,初检的内容是既往病史和身长、体重、血压、视力、色觉;复检和定检的内容相同,包括外科皮肤科、内科、神经精神科、眼科、咽耳鼻喉科、口腔科和超声诊断科等内容。

飞行学员阶段健康档案内容 由飞行基础学校和飞行学院两部分的健康档案组成。其中,飞行基础学校健康档案主要包括入校和转校年度体检记录;飞行学

院健康档案主要包括接收学员阶段、理论学习阶段、飞行训练阶段、毕业或结业阶段的年度体检、半年体检及相关飞行体检、医疗、日常健康观察和航空医学训练等内容。

飞行人员阶段健康档案内容 自进入部队至停止飞行期间，飞行人员所有定期或不定期年度体检、半年体检及相关飞行体检、住院医疗、健康或康复疗养，以及日常健康观察和航空医学训练等相关内容的健康资料。其中，健康登记本记录的内容是档案的核心组成部分。

管理方法 飞行人员的健康状况直接影响着飞行作业绩效和飞行安全，而飞行人员健康档案是对其进行健康观察、健康鉴定和实施飞行卫生保障的基本依据，航空医师必须按照航空卫生保障规定进行有效管理和正确使用。

招飞体检阶段健康档案管理 在招飞体检实施过程中，招飞组织机构负责对应招对象初检、复检、定检 3 个阶段的体检记录的保存工作，当飞行学员进入飞行院校时，一并转交飞行院校卫生机构管理。

飞行学员阶段健康档案管理 学校卫生机构指派专职卫生人员负责检查接受招飞体检档案，为每名飞行学员正式建立健康档案，航空医师具体负责飞行学员不同训练阶段的健康观察和体格检查等卫生保障记录和档案移交工作。其中，移交单位的航空医师要整理好学员的健康档案，向接受单位如实介绍学员的健康情况及需要进一步观察的人员和项目；接收单位的航空医师要做好健康档案审查工作，全面了解学员的健康状况。

飞行人员阶段健康档案管理

根据不同飞行训练阶段的航卫保障要求，航空医师负责完成飞行人员在队期间的小体检、飞行体检等各类卫生保障工作记录和健康登记本上医务鉴定的填写，而医院和疗养院负责做好飞行人员大体检、住院治疗、疗养和航空医学训练及医学停飞等相关卫生保障情况记录及资料归档工作。

具体要求 飞行人员健康档案必须按照规定的格式认真填写，各类与健康检查相关的材料和检查均应如实记录，包括：①健康登记本要按照内部文件规定存放在航医室，由航空医师负责保管。②在飞行人员住院或疗养时，航空医师负责填写送院前医务鉴定意见，并将登记本密封后，交飞行人员带往所去医疗单位。③出院前，经管医师要在登记本上填写病历摘要、健康鉴定结论和相关注意事项，密封后由飞行人员带回或按照规定传递。④当飞行人员工作调动时，登记本要与其他档案材料一起转往新的单位。⑤飞行人员停飞后，登记本与其他健康资料一并上交至上级主管部门保存。

（丁　立　焦志刚）

fēixíng rényuán tǐyù duànliàn wèishēng jiāndū

飞行人员体育锻炼卫生监督

（health supervision of physical training for aircrew） 根据飞行人员职业特点和工作要求，按照规定对飞行人员体育锻炼进行的医学保障活动。飞行操作的复杂性和飞行载荷的特殊性，要求飞行人员必须具备良好的高空低氧耐力、抗加速度能力、平衡稳定能力、反应协调能力和长航时飞行耐力，可以通过有氧锻炼和无氧锻炼的结合，以及专项体育锻炼获得。但是，为了取得理想的

锻炼效果，飞行人员应当采取科学的锻炼方法，航空医师应对飞行人员的体育锻炼给予有效医学指导和卫生监督。

理论基础 飞行作为一种具有明显脑力负荷并需要相当体力付出的职业，要求飞行人员必须具备灵活协调而又强健的身心素质，才能应对各种飞行负荷。但是，单凭飞行本身并不能完全保证飞行人员的职业健康素质，还要通过针对性的体育锻炼来培养和巩固。事实上，飞行活动所需的能量来源于体内氧化过程，一旦有氧代谢不能满足需要，无氧代谢即成为能量来源的补充，并且只有运动强度增大到足以引起无氧代谢形成乳酸堆积时，才能有效地促进心肺功能及飞行耐力的锻炼和提高。同时，体育锻炼还有利于缓解和消除飞行疲劳、防治疾病、延长飞行年限。

工作组织 为保证飞行人员体育锻炼的针对性和实际效果，必须综合考虑健康状态、体能状况，以及年龄等因素，通常将飞行人员分为不同锻炼要求的 3 个组别进行监督指导。

一级锻炼组 临床检查确认无明显疾病，心血管功能良好，平时锻炼水平较高，年龄 35 岁以下。如果前 3 项条件较好，年龄限制也可适当放宽。

二级锻炼组 尽管临床检查身体有轻微疾病，但适合进行全面锻炼，心血管功能一般，平时锻炼水平不高，年龄 36 岁以上。

特殊锻炼组 在体育教员和航空医师指导下，将轻度平衡功能不良、加速度耐力不良和身体肥胖等飞行人员组织在一起，进行有目的体育锻炼矫治。

工作内容 根据锻炼目的不同，飞行人员需要参加不同方式

的体育锻炼，包括有氧锻炼、无氧锻炼和平衡功能锻炼 3 类。其中，通过无氧力量锻炼及适量的有氧锻炼，能够提高飞行员的抗荷动作效果及体能水平，增强抗荷耐力。

有氧锻炼 以有氧代谢供能为基础的体育锻炼方式，如中长跑、长距离游泳和踏车等，目的是提高心肺功能水平，增强飞行耐力。

无氧锻炼 以无氧代谢供能为基础的体育锻炼方式，如举重、负重深蹲、仰卧起坐等项目，目的是提高肌肉力量水平，增强加速度耐力。

平衡功能锻炼 通过刺激耳石器和半规管稳定性的适应性锻炼方式，如四柱秋千和阶梯式累加科里奥利加速度训练项目，目的是提高前庭功能稳定性和对抗晕机反应。

工作方法 飞行人员体育锻炼的效果，既取决于锻炼的针对性，也取决于锻炼的科学性，应在航空医师指导下，按规定的方式方法实施有计划、有控制的锻炼。

有氧锻炼监督 在体育锻炼中，提倡飞行人员开展高强度体育锻炼，以有效提升飞行人员的有氧能力。普遍采用的有氧锻炼方式是间歇训练法，即总的运动量不是一次完成，而是分为阶段进行，中间有间歇期。有氧锻炼的要点是每周 3 次，每次 20 ~ 30 分钟，锻炼时心率应维持在"（220-年龄）×（60% ~ 80%）"的水平。

无氧锻炼监督 飞行人员的无氧锻炼，应对抗荷动作涉及的上肢、颈部、胸部、腹部、下肢和呼吸肌等主要用力肌群进行全面锻炼，并加强各肌群的协调性训练，以提高抗荷肌群同步收缩

的协同效应。锻炼的要点是每个部位至少采用 2~3 个动作进行锻炼，每个动作 3~4 组、每组 12~15 次，锻炼量宜控制在最大力量的 85%~90%，训练动作的速度应保持均匀、缓慢。另外，力量锻炼可每隔 1~2 天进行 1 次。

平衡功能锻炼监督 通过开展前庭器官适应性锻炼，如四柱秋千和前庭功能稳定性锻炼，目的是提升飞行人员的平衡功能。①四柱秋千锻炼：以感到身体发热或轻微不适为终点，一直训练到耐受秋千摆动 15 分钟而无不适为止。考核标准是耐受秋千摆动 15 分钟，前庭反应呈 0 度、Ⅰ 度者为合格。②前庭功能稳定性锻炼：包括训练、巩固和测试三个阶段。要求每日训练一次，直至达到一个目标点再转入下一个目标点训练。当达到第四个目标点后，连续巩固 3 天后进行测评。依据转椅转速等级及各等级耐受时间，评定为 A、B、C、D、E、F 6 级，A、B 级者可不进行前庭适应性训练；C 级者只做主动性锻炼；D、E 级者必须接受适应性训练，当达到 C 级水平后可转入主动性锻炼；F 级者为不合格，应接受专门检查、矫治。

具体要求 飞行人员强调以全面锻炼为主，分为准备阶段、基本阶段及结束阶段，具体锻炼安排应遵循有利于提高飞行耐力，并适合机种、课目特点，以及疾病矫治的要求，锻炼负荷可由心率变化作出估计。①目标心率：在基本阶段心率应达到的最高水平，飞行日宜在每分钟 140~160 次；非飞行日，宜在每分钟 150~180 次。其中，40 岁以上在每分钟 140~170 次。②脉搏恢复率：即（运动前的 10 秒脉搏数/运动结束后 10 分钟时的 10 秒

脉搏数）×100%，飞行日宜在 75%~95%，非飞行日可 65%~85%。③课业密度：即锻炼时间占体育训练总时间的百分数，宜控制在 25%~80%。

（焦志刚）

fēixíng shìgù yīxué yùfáng

飞行事故医学预防（medical prevention of aircraft accident）防止飞行人员身心原因所致飞行事故而采取的医学预防措施。航空卫生保障的组成部分，各级航空卫生部门的重要职责。从影响飞行安全并导致飞行事故有关的飞行人员生理、病理、心理以及药理和毒理等各种医学因素着手，采取各种预防措施，防止飞行事故，保证飞行安全，对维护和提高航空兵部队战斗力具有重要的意义。

基本内容 飞行事故的医学预防包括：①做好飞行学员的医学选拔及飞行人员的医学鉴定工作。严格按照招收飞行学员医学选拔标准，把体格条件好、心理品质佳的健康应征青年招收为飞行学员，把好入口关。对飞行人员的整个职业生涯的身体健康状况进行定期医学鉴定，及时发现影响飞行安全的健康问题，做好医学鉴定结论，及时把好安全放飞关。②认真执行航空卫生保障条令、条例和各项规章制度。③做好飞行卫生保障工作。对飞行人员起居作息、训练作业、睡眠、娱乐、营养乃至家庭生活等方面给予医学指导。及时发现、消除影响飞行人员健康的不良因素。积极做好体育锻炼医学指导、定期体检、疾病防治和保健疗养等工作，使飞行人员经常处于良好健康状态。根据日常健康情况结合飞行负荷耐受限度的评价，以及主观感受和客观的医学检查，

正确掌握"飞行人员放飞"的条件，防止带病飞行。④加强航空医学安全教育和训练工作。通过理论教育和实践体验，使飞行人员掌握航空医学有关知识，了解人在飞行环境中可能遇到的异常环境因素的影响和人体生理耐限。了解和掌握供氧系统，弹射救生装备及个体防护救生装备的原理，进行使用方法的训练。通过航空特殊环境体验，提高飞行人员的空中应激处置能力。⑤开展航空功效学研究。对飞机上的仪表系统、操纵系统、座舱几何形状及布局、视觉照明条件等进行研究，使其既适合飞行的要求，又符合人的生理、心理活动特点，便于飞行人员判读、操纵，发挥人-机系统的最大效能，减少飞行人员操纵失误，以达到预防事故的目的。⑥加强飞行事故的医学研究。通过对飞行事故的医学调查，进行事故"人的因素"分析，积累有关飞行事故医学原因的资料，发现规律。分析事故中飞行人员及乘员损伤、死亡的原因和性质，也可为消除训练、工程等方面的不安全因素，改进有关设备，防止类似伤亡提供依据。

基本要求 各级航空卫生保障机构应做到：①熟悉并认真进行卫生指导和监督。②认真执行大体检的鉴定结论和医院、体检鉴定中心的医疗建议，做好平时的医疗保健工作。③要加强健康观察，善于发现并及时消除影响健康和飞行耐力的各种不良因素，以及可能造成飞行人员操纵失误的生理、心理缺陷。④积极防治飞行人员的各种伤病。⑤加强飞行人员体育锻炼和医疗性体育锻炼的卫生指导和监督，使飞行人员保持身心健康，精力充沛，能顺利完成飞行任务。⑥指导并认

真监督飞行人员正确使用供氧、防护装备。⑦加强对飞行人员的航空生理训练和卫生教育，使飞行人员了解有关的航空医学知识，自觉遵守飞行安全的各项规定。

（李金声）

fēixíng shìgù yīxué diàochá

飞行事故医学调查 （medical investigation of aviation accident）

运用医学知识和技术对飞行事故中相关的飞行员生理、心理因素开展调查，了解事故发生、发展过程，查明事故医学原因的活动。医学调查是飞行事故调查的基本内容之一。

简史 1903 年，人类第一架飞机升空后不久，就发生了一起严重飞行事故，机上唯一的乘员由于头部缺乏有效的防护措施而致命。之后，飞行员和其他机上人员开始使用各式具有一定防护功能的飞行帽。这可以看作是飞行事故医学调查最原始的雏形。第一次世界大战爆发后，美国军队调查发现，有 60% 的飞行事故，其原因中包含有飞行员身体方面的因素，开始重视从医学方面探讨发生飞行事故的原因。医务人员不仅要参加救护，还要参加事故调查分析。1934 年，德国空军开始对飞行事故遇难者进行病理解剖，寻找造成飞行事故的医学原因。其他一些国家军队也相继开展飞行事故的医学调查研究工作。1954 年，在英国"彗星号"客机事故的调查过程中，病理学家在尸检中发现了线索，证明座舱曾发生迅速减压，确定了事故的原因。这些活动确立了医学调查在飞行事故调查中的地位和作用。1961 年，北大西洋公约组织颁发了飞行事故医学调查手册，制定了飞行事故医学调查的军事标准协议，医学调查的制度及检

查方法逐步形成标准化。世界各国，不论是民用航空还是军事航空，都明文规定一旦发生了飞行事故，调查人员中要包含航空医学专业人员，开展医学调查工作。

基本内容和方法 医学调查的主要任务是查明与飞行事故相关的飞行员身心因素，分析机上人员伤亡情况，发现保障工作薄弱环节，提出事故原因的线索和改进防护救生及安全设施的建议，以便采取适当措施，预防今后类似事故或诱因的再次发生。基本工作内容有以下几方面。

现场调查 主要内容：①勘查现场。②检查伤情，分析死伤原因。③采集医学检材。④收集整理遗体。⑤收集物证，在现场也担负有抢救受伤人员的责任。

对事故飞行人员健康和有关情况的调查 主要内容包括：①事故飞行人员的性格特点，个人嗜好（烟、酒史及数量），婚姻状况，家庭情况。事故当日飞行人员的健康状况，飞行前医学检查和观察结果，是否符合身体放飞条件，近期个人生活中有何重大变故。②事故当日、事故前三天内事故飞行人员思想状态、饮食、睡眠、体育锻炼、起居作息、疾病及吸烟、饮酒、服药的情况，用以了解飞行耐力情况、是否疲劳、精力是否充沛、身体是否健康。③事故当日飞行计划及实施情况，飞行中有何不良反应，飞行员身体是否适应飞行计划的飞行强度。查阅飞行任务登记本、飞行员日志等有关记载。④既往发生飞行事故或事故征候的情况。⑤飞行防护救生装备的穿戴、使用和训练情况，航空生理训练情况。⑥最近一个月的飞行状况，包括飞行间断情况，夜间飞行的时间和原因，以了解飞行耐力和

技术熟练程度。⑦最近一次大、小体检情况，曾患过何种疾病，对飞行安全是否有影响。⑧收听分析事故飞行人员当日的空地通话录音，飞行参数记录、舱音记录回放等。若飞行人员在事故中存活，或者负伤住院，还应及时去医院探视和询问事故飞行人员，了解有关情况。

医学检查　主要内容包括：①体检。对事故中幸存的飞行人员进行全面的医学检查，弄清是否患有与事故有关的潜在疾病和生理、心理因素，并检查因事故而可能造成的损伤，尤其是症状不明显的损伤。②实验室检查。对采集的各种生物样本应尽速送往拥有资质的单位进行药理毒理学检查。③必要时对遗体进行全身骨骼 X 线检查，以查明骨折等损伤情况及损伤机制。对疑及身体原因或必须查明伤亡原因的事故，应进行遗体病理解剖检查，以确实查明有无潜在疾病和损伤情况，及其与事故的关联程度。

特殊检查及验证研究　主要内容有：①特殊检查。对死难人员服装、个人防护救生装备上或其身上的可疑痕迹（如油漆、色斑等）进行特殊的鉴定检查，对黏附在残骸上的可疑生物组织、血迹进行血痕检查和组织属性鉴定，对坠水的遗体进行内脏组织的硅藻检查等，以弄清某些问题，或验证所判断的事故原因的真实性和可靠性。②验证研究。根据现场调查和分析，在飞机上或试验设备上模拟空中发生健康不良的条件，使其再现，以供分析查找事故原因。

注意事项　在飞行事故医学调查中应注意的问题：①由于飞行事故的突发性，飞行事故调查（含医学调查）非常强调预先的准备工作，包括人员、装备、相关部门人员的联络方法等，平素都要保持就绪状态。②不论是在现场调查阶段，还是在后期的医学检查阶段，调查人员遭遇血液或体液传播病原体的可能性都是存在的，因此一定要做好自身防护工作，防止意外感染。③医学调查是飞行事故调查的一个有机组成部分，在达成最终调查结论之前，医学调查的阶段结果一定要和其他方面的调查结果相互参考和印证，切忌草率轻易下结论。

有待解决的问题　飞行事故医学调查正逐渐向一个内涵更加丰富的概念发展，即飞行事故人的因素调查。由航空医学专业人员开展的人的因素调查工作是飞行事故调查的重要组成部分，主要关注方面：①确认任何有可能诱发或导致机组人员能力受损的生理或心理不适。②发现任何有可能诱发或导致机组人员能力受损的特定环境因素。③发现任何有可能表明或解释机组人员能力或效率下降的医学的、辅助医学的和心理学的背景因素。④通过检查驾驶人员和相关机组人员的创伤情况，了解事故发生时他们的所在位置以及触地时刻他们的活动情况。

（刘　正）

fēixíng rényuán wèishēng fánghù

飞行人员卫生防护（aircrew health protection）　根据飞行作业特点，运用医学科学技术，预防与救治飞行人员核、化学、生物、新概念武器损伤的卫勤保障活动。工作重点是做好飞行前和飞行空域的防护工作。

简史　美、俄等军事大国对飞行员的卫生防护都开展了大量工作，在防护措施上有严格而明确的要求，如美国《空勤人员训练手册》对美军飞行人员卫生防护做了具体规定。中国飞行人员的核医学防护工作起步于 20 世纪 50 年代，结合空军执行大气层核试验任务，空军航空医学研究人员进行了大量相关研究工作，提出了飞行人员战时核辐射剂量限值规定和飞行人员核医学防护方案。20 世纪 90 年代，随着军队"三防"医学救援队的成立，空军筹建"三防"医学救援分队，飞行员的卫生防护成为救援分队的重要职责之一。

工作内容与方法　具体内容有以下几方面。

开展卫生防护教育　使飞行人员了解核、化学、生物、新概念武器的杀伤特点和防护知识，学会防护器材的使用，掌握自救互救技术及局部洗消、消除沾染的方法。

制订防护预案　建立卫生防护组织并进行演练，储备卫生防护药品，对防护设施提出卫生学要求。

核武器袭击防护措施　在遭敌核武器袭击时，要尽快判明杀伤范围和伤员数量，实施紧急现场救护。对于在核爆炸区域进行飞行的人员，起飞前督促航空机务人员挂好座舱遮光帘，飞行人员佩戴核闪光护目镜，防止光辐射造成皮肤烧伤和视觉损害。对于在核爆炸后放射性沾染空域飞行的人员，起飞前佩戴个人剂量仪、穿着防护服、服用抗核辐射药物。飞行中吸用纯氧，控制受核辐射照射的剂量，防止放射性灰尘进入人体和沾染皮肤，以减轻核辐射对身体的损伤。飞行着陆后，对体表沾染情况进行检测，超过容许标准时进行洗消。检查记录飞行人员的受照剂量，当飞行人员累积受照剂量接近容许限

值时，应限制继续在沾染空域飞行，对超过容许标准的送医疗部门治疗。

化学武器袭击防护措施 在遭敌化学武器袭击时，要尽快判明染毒性质、剂量和杀伤范围，提出处置措施。对于在化学毒剂沾染区域飞行的人员，飞行前穿戴好防化装具，服用预防药物，避免毒剂进入人体和沾染皮肤。飞行着陆后，进行沾染检测和洗消（图1），对有毒剂伤或复合伤的进行观察和治疗，必要时送医院诊治。

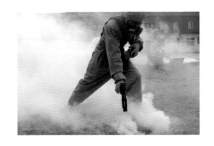

图1　空军防化兵洗消作业

生物武器袭击防护措施 在遭敌生物武器袭击时，要及时查明飞行人员活动地域生物战剂污染的程度和范围，采集标本，进行检验鉴定，确定生物战剂种类，对飞行人员进行清洁整顿以及预防接种或药物预防，对可疑感染人员进行医学观察和早期治疗。

激光武器袭击防护措施 对激光武器飞行人员个体防护的主要措施是佩戴激光护目镜（图2）或防护面罩，以减少进入眼内的强光亮度。微波武器、次生武器、粒子束武器等的个人防护也主要依靠佩戴个人防护器材。对于发生损伤的人员采取相应的对症治疗。

待解决问题 随着高技术武器的发展和向军事领域的广泛渗透，新概念武器将越来越多地出

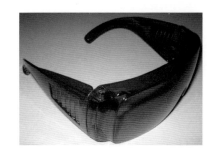

图2　飞行员激光护目镜

现在空中战场，这类武器的工作原理和杀伤机制不同于传统武器，具有较大的杀伤破坏作用，对飞行员的卫生防护提出了新的挑战，有待对其致伤的特点、规律以及防护、救治的原则和方法进行深入研究，以提高飞行员的卫生防护能力。

（陈良恩）

fēixíng rényuán héfúshè kòngzhì jìliàng biāozhǔn

飞行人员核辐射控制剂量标准（standard of nuclear radiation tolerance of aircrew） 规定飞行人员一次全身外照射剂量限值、多次全身外照射的年累积量限值以及全身外照射的总累积量限值的标准。飞行人员核辐射控制剂量标准是飞行人员组织实施卫生防护的基本依据，既可用于战时飞行人员受核辐射照射的安全评价，也可为飞行人员核辐射的防护提供重要参考。

苏联以及美、英、法等国对飞行人员核辐射剂量进行了大量研究并制定了相关标准。20世纪50年代，中国空军医学研究人员对核试验中进行穿核烟云取样的飞行人员核辐射剂量以及照射损伤进行了长期的医学资料跟踪分析，结合γ射线照射后对动物加速度耐力、行为和心理过程影响的实验研究，同时参照国内外战时核辐射剂量标准，1990年提出了中

国飞行人员战时受照剂量限值。此限值被列入国家军用标准，被国家核试验专委会接受并批准执行。

内容包括γ射线全身外照射剂量限值、早期放射性落下灰食入量限值、空气中早期放射性落下灰浓度限值和早期放射性落下灰在各种表面上沾染水平限值。γ射线全身外照射剂量限值规定，飞行人员连续30天内的累积剂量不应超过0.25Gy。多次全身外照射的12个月累积剂量不应超过1.0Gy。全身外照射的终生总累积剂量不得超过2.0Gy。早期放射性落下灰食入量限值规定，通过饮水和食物进入体内的放射性落下灰的累积活度应控制在$1×10^7$Bq以下；由于军事任务的特殊需要，经师以上指挥机关批准，少数人员在食入$1×10^7$Bq放射性落下灰一个月后容许再次食入$1×10^7$Bq的放射性落下灰。空气中早期放射性落下灰浓度限值规定，飞行人员在沾染地域内较长时间（数天）停留时，空气中放射性落下灰的吸入起始浓度一般不应超过$4×10^2$Bq/L；飞行人员在沾染地域内短时间（数小时）通过或停留时，空气中放射性落下灰浓度限值为$8×10^3$（Bq·h/L）除以吸入持续时间（小时）的商。早期放射性落下灰在各种表面上沾染水平限值规定，皮肤、内衣和手为$1×10^4$Bq/cm^{2}以下；伤口为$3×10^3$Bq/cm^2；炊具、餐具为$3×10^2$Bq/cm^2；飞行服、防护用品和建筑物、工事、车辆以及座舱内表面均为$2×10^4$Bq/cm^2。

（陈良恩）

gāokōng lìzǐ fúshè shēngwù xiàoyìng

高空粒子辐射生物效应（biological effect of altitude corpuscular radiation） 航空活动中，粒子辐射使人体所产生的生命

现象反应。反应的范围和程度取决于飞行高度和粒子辐射的强度。

形成机制 辐射源发射出的粒子，称"粒子"辐射，是电离辐射的主要来源。在航空活动中，粒子辐射主要来自太阳宇宙辐射和银河系宇宙辐射。太阳宇宙辐射即太阳粒子辐射，又称"太阳耀斑"，也称作"色球暴发"，是指"日冕"（或边缘）上局部区域突然变亮的现象，可持续几分钟至几个小时。它说明在太阳表面一个较小体积内突然有大量的能量释放出来。太阳宇宙线是指太阳耀斑出现时从太阳表面喷射出来的高能带电粒子流。太阳耀斑爆发时喷射出的粒子 90% 以上是质子，故太阳耀斑事件又称为"太阳质子事件"。其次是 α 粒子，余为重粒子，包括碳、氮、氧等粒子。太阳粒子辐射改变了地球周围空间和大气层的辐射环境，太阳宇宙线与大气中的原子核碰撞后多产生次级中子，其穿透能力强于质子，尤其在 15km 高度附近，中子的剂量当量在总剂量当量中占绝大多数。银河系宇宙辐射是指来自银河系的高能粒子流，它是从宇宙空间进入大气层的，是大气层内主要的宇宙射线，可分为初级宇宙线和次级宇宙线。初级宇宙线是指尚未进入大气层的宇宙射线，主要由已离子化的原子核所组成，包括约 85% 的质子；约 13% 的 α 粒子；约 2% 的重核、电子和光子等。次级宇宙线是指初级宇宙线进入大气层后，随着高度的降低，大气密度逐渐增加，大约在 50km，射入大气层的高能粒子流可沿其轨迹引起大气的分子或原子发生电离，形成离子对；也可直接与空气中的某一原子核发生碰撞，引

起核分裂，产生质子、中子、电子、介子、X 射线和 γ 射线等。次级粒子可依同样原理"增殖"出更多的次级粒子。

电离辐射损伤机制包括直接作用和间接作用。直接作用是指辐射直接作用于生物大分子（如核酸、蛋白质），使其发生激发、电离或化学键断裂，从而造成分子结构和性质的改变，导致细胞功能障碍和组织损伤。间接作用是指辐射作用于体液中的水分子，使其电离，形成化学性质非常活泼的一系列产物，这些产物再作用于生物分子而引起的损伤。

表现与影响 较长时间内多次受到超过容许剂量的粒子辐射，局部可引起皮肤发红、萎缩、毛发脱落甚至溃烂等，还可出现视力减退、视物模糊、眼睑干燥等现象，少数也可出现白内障等疾患。全身损害主要表现为神经系统功能与器质性的改变。远期效应主要表现为致癌作用和对遗传的影响。另外，在航空和航天活动中，辐射与其他应激因素相互影响可以产生复合效应。例如，辐射与低氧基本上是对抗作用，氧分压低于正常可提高辐射耐力，反之，则导致辐射耐力降低；寒冷与高温均可导致辐射病的加剧，降低机体对辐射的耐力；长时超重则导致辐射耐力降低，短时超重影响效果不确定，失重可增强辐射的生物效应。

预防措施 高空粒子辐射的预防措施包括：①给飞行器涂覆一些特殊物质，阻断或减弱粒子辐射对舱内生物体的影响。②舱内的工作人员可以穿着相应的防护服装，服用一些抗辐射的药物。③航空活动尽量避开太阳耀斑的爆发时期。

（葛朝丽）

高空电磁辐射生物效应（biological effect of altitude electromagnetic radiation） 航空活动中，电磁辐射使人体所产生的生命现象反应的总称。反应的范围和程度取决于飞行高度和电磁辐射的强度。

形成机制 电磁辐射是指在空间传播着的交变电磁场，主要来源于太阳电磁辐射、机载雷达、通信系统、激光武器及大功率电子设备等方面。电磁辐射根据其能量大小，可以分为 $12 \sim 10^{11}$ eV 的高能部分和 $10^{-9} \sim 12$ eV 的低能部分。高能部分为电离辐射区，包括 X 射线、γ 射线等。低能部分为非电离辐射区，包括紫外线、可见光、红外线、微波、无线电波。

航空活动中的电磁辐射以非电离辐射为主。其主要生物学效应是使组织中的分子发生旋转和振动，耗散能量的形式通常表现为发出荧光和发热。紫外辐射效应主要由其光化学反应所致。微波辐射可以产生致热效应和非致热效应。

致热效应是指电磁波辐射到生物体中，使其温度升高，由此而引起的生理、病理变化的作用。其机制包括：①温度升高改变了细胞膜的结构。②温度升高影响血液循环。③温度升高影响细胞分裂和增殖。④温度升高影响亲水蛋白质分子和 DNA 的构象或状态及其生化反应过程。

非致热效应并不是绝对无热产生，而是所产生的热量不足以引起生物体的温热感觉反应，但生物损伤效应依然存在。其机制尚不清楚，存在以下几种学说：①细胞产生电场振荡。②脑组织

的钙离子通道异常和钙离子浓度内外失衡。③振荡电场中细胞转动致伤。④在外加电场中细胞膜击穿（破裂）致伤。⑤自由基的损伤效应。

表现与影响 紫外辐射最常见的表现是皮肤出现红斑，红斑出现的快慢和程度的轻重与照射量的大小、被照者的敏感程度有关。长期受紫外线照射会加速皮肤老化，使皮肤干燥、粗糙、松弛和变黑。长期暴露于波长小于320nm的紫外辐射会增加皮肤癌的发病危险。过量的紫外照射可引起结膜炎、虹膜炎或角膜溃疡，严重的可致白内障。

微波辐射的表现包括局部作用和全身作用。局部作用主要指对皮肤、眼睛和睾丸的损害。过量的微波辐射可引起皮肤温度升高，产生热感和痛感；可导致晶状体蛋白变性、凝固、酶功能紊乱、代谢障碍乃至形成白内障；可引起男性性欲减退、暂时性不育和精子存活数暂时性减少等。在全身作用中，微波辐射的急性损伤极为罕见，仅见于事故或严重违章操作时。其职业照射常发生慢性危害，且无明显特殊表现，主要引起神经、心血管和血液系统功能性变化。一些微波作业者特别是长期工作人员，常表现出神经衰弱综合征、心血管功能失调和白细胞、血小板计数偏低现象。微波辐射作用于人体也会产生长期效应，可能发生畸变、突变和癌变。

预防措施 高空电磁辐射的预防措施包括：①给飞行器涂覆一些特殊物质，阻断或减弱电磁辐射对舱内生物体的影响。②舱内的工作人员可以穿着相应的防护服装，服用一些抗电磁辐射的药物。③对于舱内电子设备所产生的电磁辐射可采用物理隔离，并提高设备的电磁兼容性。

（葛朝丽）

hángkōng yíngyǎng
航空营养（aviation nutrition）针对航空环境对飞行人员营养代谢的影响，运用现代营养学和航空医学等的理论、方法，解决与飞行有关的营养问题。主要研究航空应激如高空低气压、低氧、加速度等飞行环境因素下，人体营养代谢特点和规律，制定飞行人员营养标准、营养卫生保障措施以及对飞行人员营养相关的疾病进行矫治等。

形成过程及简史 航空营养是随着飞行器对驾驶员能力要求的发展而形成的。20世纪上半叶，飞行器蓬勃发展，机动性越来越强，引发了一系列飞行人员适应性问题，低压缺氧导致飞行人员工作能力降低、机体营养代谢发生变化等。为了保证军事飞行人员在极端航空环境中保持旺盛的战斗力和充沛的体能，各航空工业大国开展了航空环境因素对人体代谢影响的一系列研究，以保证其飞行人员不因恶劣的航空环境因素而影响身体生理功能和战斗力。苏联在20世纪70年代开展了大量研究，证实在现代化战斗机的飞行员中蛋白质、氨基酸、脂质和维生素代谢均有明显改变。苏联和美国均制定了飞行人员的营养素供给量标准。中国军事飞行人员营养标准，经历了4个阶段：空军初建时期参照苏联制定标准阶段、20世纪60~80年代开展专题研究制定标准阶段、20世纪后期将营养标准衍化成营养素供给量和食物定量2个标准阶段、2010~2016年修订标准阶段。自60年代起中国空军对飞行人员维生素补充制剂进行研制，历经多种维生素丸、多种维生素片、空勤多维元素片三代制剂。1995年11月20日中国民用航空总局颁布了中国民用航空飞行人员每日膳食能量及营养素供给量标准，该标准规定了飞行人员每日膳食中热能、蛋白质、脂肪、维生素和矿物质的供给量，并对膳食质量提出了相应要求。

基本内容 研究航空环境对人体代谢的影响以及飞行人员的特殊营养需要，提高人体对飞行环境的适应能力，是航空营养的基本内容。主要包括6个方面。

飞行因素与人体代谢 飞行人员飞行作业时受到航空环境因素的影响以军用飞机最为典型和突出，现代军用飞机的飞行员坐在狭小的座舱里，在空间进行轨迹多变的飞行劳动，经常受噪声、振动、加速度、低氧低气压、温度骤变甚至电离辐射等因素的影响。特别是高性能战斗机更具有飞行速度高、航程远、续航时间长、作战半径大、载荷高、速度可变范围大、爬升率快、盘旋半径小等特点，在空中能作筋斗、盘旋、俯冲和横滚等特技飞行，对人体的营养素消化吸收和代谢影响都十分明显。①飞行对消化功能的影响：缺氧、加速度均会引起消化液分泌减少和胃排空时间延长。高空胃肠胀气能反射性地引起腹肌紧张，抑制唾液及胆汁分泌。严重胃肠胀气可引起剧烈腹痛、面色苍白、出冷汗、脉搏徐缓、呼吸表浅、血压下降等一系列晕厥前症状。②飞行与能量代谢：飞行动作能量消耗属中等强度的体力劳动。飞行人员全日能量消耗包括基础代谢、劳动消耗和食物特别动力作用3个方面，主要取决于飞行作业和体育锻炼的强度和时间。③飞行与三大营养素代谢：碳水化合物、脂肪和蛋白质是三大产能营养素，在飞行因素综合影响下其代谢也会发生一定变化。对飞行膳食中三大产能营养素的产能比有不同主张，苏联主张高糖膳食，美国主张高蛋白膳食，中国主张平衡膳食并适量增加膳食中蛋白质比例。④飞行与维生素代谢：飞行易造成几种维生素的缺乏，包括维生素 A、维生素 B_1、维生素 B_2 和维生素 C。

营养素与飞行耐力　补充营养素有助于飞行人员增强对飞行应激因素的耐受性，维护飞行人员的飞行耐力和工作能力。国内外对多种维生素提高机体急性缺氧耐受性的研究已得出肯定结论。苏联学者认为，加速度作用于飞行人员机体，可引起维生素 B_6 代谢紊乱。服用含有维生素 B_6 的复合维生素制剂可在某种程度上稳定前庭功能，预防前庭器官不良反应的发生。

飞行人员营养标准　对每日膳食供给飞行人员能量和各种营养素的适宜数量，以及对相应的食物品种和数量做出的具体规定，是计划和组织飞行人员膳食的基本依据，也是评价飞行人员膳食质量的基本指标和保障飞行人员合理营养的基本条件，包括营养素供给量标准（表 1）和食物定量标准（表 2）。

营养卫生保障措施　做好飞行人员营养卫生保障工作，对维护飞行人员身体健康、提高飞行耐力、延长飞行年限、保障飞行安全和完成飞行训练及作战任务具有重要意义。①日常营养卫生保障：包括建立食谱制度；贯彻合理的膳食制度，禁止空腹、饱腹飞行；禁止饮酒；加强饮食卫生监督。②各种飞行条件下营养卫生保障：包括高空飞行、夜间飞行、长途飞行、炎热条件下飞行、高原驻训飞行和严寒气候条件下飞行的营养卫生保障。③飞行人员营养状况评价：包括膳食营养评价、营养状况生化评价及体格营养状况评价。飞行人员膳食制度及能量分配见表 3。

飞行人员营养补充制剂　苏联是给飞行人员应用复合维生素制剂最早最多的国家，他们除给飞行人员直接口服维生素制剂外，还对各种口粮用多种维生素进行营养强化，常用的有谷氨维生素、航空维生素和翁捷维特。中国空军自 1966 年起为飞行人员供应多种维生素制剂并列入飞行人员食物定量标准，1982 年纳入药品管理。多种维生素丸是中国军事飞行人员最早使用的多种维生素制剂，含 5 种维生素，为褐色丸剂，1982 年获军内批准文号"军卫药准字〔1982〕第 1-084 号"；多种维生素片是第二代制剂，含 9 种维生素，为褐色片剂，批准文号为"（96）军卫药准字 X-07 号"；空勤多维元素片是第三代制剂，含 11 种维生素和 3 种矿物质，为褐色薄膜衣片，批准文号为"军药准字 Q2010001"。

飞行人员常见病的营养矫治　飞行人员患有与饮食营养有关的疾病，需要通过调节饮食，实施营养矫治，配合休养、疗养和适宜的体育锻炼，以达到恢复健康增强体质的目的。主要包括胃

表 2　现行飞行人员每日食物定量/克·人⁻¹·日⁻¹

序号	食物品种	定量
1	粮食	500
2	畜肉	200
3	禽肉	140
4	禽蛋	100
5	鱼虾类	240
6	牛奶	300
7	大豆	80
8	蔗糖	30
9	植物油	70
10	蔬菜	750
11	水果	300
12	食用菌（干）	15
13	干菜类	25
14	巧克力	20
15	复合维生素（片）	1
16	饮料	10%
17	调料	10%

1. 饮料、调料按折款供给，为表中 2~14 项食物折款总和的百分比。2. 维生素片可根据需要酌情补充。

表 1　飞行人员每日营养素供给量（GJB 823B—2016）

营养素名称	单位	供给量	营养素名称	单位	供给量
能量	MJ	13.0~15.1	镁	mg	410
	kcal	3100~3600	磷	mg	1000
蛋白质	g	120	维生素 A	μgRAE	1500
钙	mg	800	维生素 D	μg	15
铁	mg	15	维生素 E	mg	30
锌	mg	20	维生素 B_1	mg	3.0
硒	μg	60	维生素 B_2	mg	3.0
碘	μg	150	烟酸	mg	20
钠	mg	3400	维生素 B_6	mgNE	3.0
钾	mg	3000	维生素 C	mg	150

表3　飞行人员膳食制度及能量分配/%

能量分配	早餐	间餐（夜餐）	午餐	晚餐
非飞行日	25～30	—	40～50	25～30
春、秋、冬季昼航	20～25	10～15	35～40	25～30
夏季昼航	20～25	10～15	20～25	35～40
夜航	15～20	10～15	35～40	25～30

肠功能障碍、肥胖和血脂异常等的营养矫治。

理论应用　飞行人员维生素的需要量增加与飞行中缺氧、加速度、振动、噪声等因素以及精神紧张时固醇类激素代谢的改变有关，水溶性维生素大部分可参与组成辅酶或促进酶系统的活性，通过补充一定量的维生素可维护飞行人员身体健康、提高飞行耐力、保障飞行安全。给飞行人员补充维生素制剂在苏联和中国已有了很长的应用史。通过对飞行人员营养卫生保障工作的大量研究，苏联、美国、中国均制定了飞行人员营养素供给量标准，规定了合理膳食制度和不同飞行条件下的营养卫生保障措施，这些标准、制度及措施也已得到广泛的应用。

（罗丽华　杜　鹏）

bǎofù fēixíng

饱腹飞行（flight on a plump stomach）　飞行人员餐后30分钟内参加的飞行活动。这是临时停飞的医学指征之一。饱腹飞行易使飞行人员出现嗜睡、疲劳、高空耐力降低、加速度耐力降低和反应迟钝等现象，预防饱腹飞行对保障飞行安全具有实际意义。

饱餐后由于内感受器刺激，反射性引起呼吸不畅，加重晕机反应；餐后血液重新分配，腹部器官大量充血，脑部血流量减少，造成脑部相对缺氧；高空飞行时，饱腹飞行会加重胃肠胀气，引起腹胀、腹痛；特技飞行时，胃内食物受加速度作用会引起胃肠牵拉痛，严重者引起胃下垂。过量的食物使腹部膨胀、横膈上升、呼吸不畅，有的会产生大量气体，出现腹痛、腹胀、呕吐甚至胃肠穿孔而中断飞行。

造成饱腹飞行的主要原因：①部分指挥员、航卫人员及飞行人员缺乏对饱腹飞行危害严重程度的认识。②为了赶训练进度，制定飞行计划时未顾及安排适当的餐后休息时间。

预防措施：①航空军医对飞行人员进行卫生宣教，增强其对饱腹飞行危害的认识，从而在思想上引起高度重视；同时教育飞行人员学会自我管理，使其能够在紧张的飞行训练中尽力自行调整进餐时间，避免饱腹起飞。②指挥员应与航空军医密切协作，合理安排飞行计划，把好放飞关。③在训练任务重、飞行计划安排紧密的情况下，可采取分散餐次、减少进餐量的办法。④飞行人员进餐后应安排适当的休息时间，至少间隔30分钟才可放飞。

（王文岚　常耀明）

kōngfù fēixíng

空腹飞行（flight on an empty stomach）　飞行人员在4小时以上未进餐情况下参加的飞行活动。这是临时停飞的医学指征之一。预防空腹飞行对保障飞行安全具有实际意义。

造成空腹飞行的主要原因：①部分指挥员、航卫人员和飞行人员缺乏对空腹飞行危害严重性的认识。②为了赶训练进度，制订飞行计划时未顾及安排适当的进餐时间。③空勤灶的炊管人员未能配合飞行训练调整开饭时间，特别是间餐的安排不合理，导致部分飞行人员不能按需就餐。

空腹飞行时的饥饿感容易分散飞行人员的注意力，降低操纵能力；空腹飞行时血糖来源得不到及时补充，容易引起低血糖反应，出现全身无力、出虚汗、面色苍白和心慌等表现，降低飞行耐力，严重者会发生低血糖晕厥甚至导致加速度引起的意识丧失（G-LOC），影响正常操纵，危及飞行安全。

预防措施：①航空军医对飞行人员进行卫生宣教，增强其对空腹飞行危害的认识，从而在思想上引起高度重视；同时教育飞行人员学会自我管理，避免空腹起飞。②指挥员应与航空军医密切协作，合理安排飞行计划，把好放飞关。③飞行时间过长或待命过久时要补充间餐，空勤灶炊管人员要配合航空军医的工作，根据具体情况灵活掌握进场和退场时间。④飞行前一餐的膳食应做到高糖低脂和适量蛋白饮食，同时避免纯糖膳食。⑤在训练任务重、飞行计划安排紧密的情况下，可以采取分散餐次、减少进餐量的办法；飞行员餐后时间超过4小时或感到饥饿时，应及时进食。

（王文岚　常耀明）

fēixíng yuǎnháng shípǐn

飞行远航食品（foods for long-haul flight）　供飞行人员连续飞行3小时以上在飞行途中食用的专用口粮。属于军用食品范畴。具有携带方便、即食（或加热即食）、保质期长（多数为 24 个月）、营养丰富、接受性好等特点，特别是战斗机等座舱狭小的机种飞行员要求进食方便、一口一块、不掉渣，方便单手进食，不影响飞行操作。由于飞行员在空中进食，飞机座舱内海拔高度通常保持在 2000～3000m，远航食品中一般避免选用产气性食物，如大豆类和碳酸饮料等，以防止胃肠胀气。

简史 随着航空工业技术突飞猛进，具有远程作战能力的飞机得到飞速发展。一些飞机通过空中加油可以滞空 10 小时以上，空中进食提到日程。最早食用飞行远航食品的当属军用运输机、轰炸机飞行人员。这些大型飞机留空时间长，机舱空间较宽阔，机组人员进食环境比战斗机优越很多。

在第二次世界大战后期，日本空军研制的远航食品有特制米饭和肉肠等；美国空军也有多种罐头食品。20 世纪 50 年代后期，美军大型军用飞机上配备了烤箱，可以将提前制备的食品进行烤制。为适应 U-2 高空侦察机飞行员需要在 2 万 m 高空一刻不离氧气面罩情况下进食，美军研制了流体食品，以牙膏管状或塑料瓶作为包装容器，连接一个塑料吸管用来吸吮，该吸管穿过头盔面罩上的专用空隙与口连接完成进食。

中国空军于 1981 年研制成功并且定名为 81 型飞行远航食品，1993 年经改制调整食品组成后定名为 93 型飞行远航食品，分为Ⅰ、Ⅱ、Ⅲ三种型号。每餐份为一包，每包由奶油饼干、肉类罐头、水果罐头、口香糖和太空水组成。21 世纪初，大批高性能战斗机装备部队成为主战飞机，2003 年研制的 03 型飞行远航食品，以普通巧克力和流体攀司（paste）为基础配方。巧克力食品每餐份为两个包装，98g，热量 574kcal；流体攀司一个包装，100g，560kcal。2006 年将飞行远航食品分为战斗机远航食品和特种机（包括各种大型飞机）远航食品。战斗机座舱狭小，飞行员在飞行座椅上进食，高空飞行中需要佩戴飞行头盔和氧气面罩，对空中进食有特殊要求。较早设计的战斗机没有存放食品的装置，只能装在飞行服口袋中，新型战斗机陆续在座舱内设计了食品盒存放食品，食品设计时需要考虑与食品盒兼容配套。特种机为大型飞机，如预警指挥机、空中加油机、军用侦察机等。这类飞机座舱空间大，有食品加热装置和热水供应，食品多为以复合铝塑软包装的即时食品，品种丰富，有主食面条和速食米饭、即食菜肴、饮料、汤料和小食品等。

结构组成 食品构成有多种形式，均为方便即食食品。一般尽可能与日常饮食接近，每餐份包括主食类、菜肴、汤料、小食品等。每份飞行远航食品总能量大致按照飞行人员每日能量供给量的 1/3 设计，即 4800～5000kJ，其他营养素没有严格要求。主要分两大类，一类适用于战斗机等狭小座舱内飞行员，只能在座椅原地进餐。战斗机飞行中可能做翻滚动作，食物不能掉渣，否则食物残渣在座舱内四散，影响飞行。战斗机远航食品主要是棒状、一口一块型食品，便于进食操作，如巧克力、蛋白棒。也有流体食品，如美国空军 U-2 型高空侦察机配备的带有吸管的管状流体食品。另一类是各种大型飞机上食用的即食食品，形式多样，有些需要加热后食用。

功能用途 飞行远航食品主要补充飞行人员长时间飞行期间能量和营养素消耗。此外，还通过添加抗疲劳功能物质以缓解和消除长时间飞行中产生的疲劳感，包括静力性疲劳和脑力中枢性疲劳。美军使用的抗疲劳物质为咖啡因，加入口香糖或饮料中。中国飞行员抗疲劳物质则有植物提取物，如人参提取物和绿茶提取物等。

（杨昌林）

hángkōng yīxué xùnliàn

航空医学训练（aviation physiological training） 在航空医学理论指导下，利用航空环境模拟设备、航空生理心理训练装备与设施，对飞行人员进行提高专项身体素质、生理功能状态和心理品质素质等飞行适应能力的职业训练活动。又称航空生理心理训练。属军事飞行人员职业技能训练的重要组成部分，也是航空卫生工作内容之一。包括航空医学理论教育、航空生理训练和航空心理训练三部分。目的是使飞行人员了解各种航空异常环境对人体的影响，体验航空环境所致生理心理变化，学习防护救生装备的原理及使用方法，培养在紧张、危险、复杂的飞行环境中保持良好的身心状态的能力，以掌握应对复杂飞行因素和处置特情的技能及防护措施，提升并保持在极限飞行条件下的飞行耐力和技能，保证飞行安全。

简史 从 1918 年开始，人类才真正意义上把载人离心机、低压舱作为航空医学研究工具。第二次世界大战中，航空医学研究已初具规模，航空生理心理训练也相应被采纳使用，战争末，世界上已有 6 台以上载人离心机投入使用。从 20 世纪 40 年代起，美国就开展了载人离心机抗高过载训练和低压舱高空缺氧训练。60 年代，随发达国家空军战机更新换代，研发出一批模拟航空环境的训练设备，并陆续开展飞行人员航空医学训练。70 年代，美国空军针对飞行事故有针对性地开展了抗高过载训练。90 年代以来，美国在海外建立了多个航空生理心理训练中心，新型设备开始集中研发和使用，相应训练制度和标准逐步建立。法国建立有 5 个与飞行人员医学鉴定有关的中心，德国航空医学研究所专门设立了飞行员航空生理心理训练分部。北约国家达成飞行员航空医学训练遵循的标准化协议《飞行人员航空生理心理训练》。进入 21 世纪，随着第四代、第五代战机加速装备部队，航空医学训练更加系列化、规范化、制度化，一批新型载人离心机、低压舱、空间定向障碍模拟器已经系统用于针对高性能战斗机要求的航空医学训练中。

中国空军航空医学训练始于 20 世纪 80 年代中期，为适应歼-7、歼-8 等二代战斗机航空卫生保障需求，在 4 所空军疗养院开展了初级航空生理检查与训练。2006 年，原空军在航空医学研究所进行飞行人员航空医学鉴定训练中心试点，对 600 多名飞行员进行了训练，取得了明显的效果。2007 年，空军组建 5 所飞行人员航空医学鉴定训练中心，标志着中国军队航空医学训练体系已经形成，航空医学训练步入规范化轨道。航空医学训练在逐步完善的三级航空医学训练体系支撑下，通过加大研究力度，引进并研制世界先进的训练设备，颁布执行训练大纲，已经走向规范化、标准化的轨道。将训练与飞行训练模式机制相衔接，与执行训练任务、新机改装等相衔接，走军事飞行训练与航空医学训练相融合的路子。

理论基础 航空业的发展持续挑战人在飞行环境下的生理心理适应能力，航空医学特别是航空生理学心理学问题的研究为航空生理心理训练奠定了理论基础。①职业需求：从系统科学观点出发，航空活动中"人""机""环境"和"任务"四个环节是一个紧密联系并相互制约的整体，其中"人"是驾驭整个系统的关键因素。航空医学的基本任务就是以人为中心，研究解决飞行人员与飞机和航空环境相互适应问题，随着装备技术的不断进步，航空活动中人所处的环境越来越复杂，任务需求和飞机所具有的战术特性延长并增加了航空环境作用的时间和强度，低气压、高载荷、高载荷增长率、高角加速度等航空因素对机体生理心理的影响大幅度增加，对飞行人员造成的身心负荷达到甚至超过了机体的代偿和耐受极限，若不具备相应的机体心理适应能力和采取有效的防护措施，则可能出现各种生理功能障碍和心理问题，甚至引起损伤、病理改变，直至死亡。②条件具备：飞行职业所处的空中环境，如高空低压缺氧、加速度、各种飞行错觉、弹射等环境能够通过地面设备模拟出来，低压舱、模拟器、弹射台、载人离心机等训练设备在业内得到认可。③效果明显：多年研究与实践证明，飞行人员经过航空医学训练后，对低压缺氧、高过载、飞行错觉等航空不良环境影响认识加深，体验增强，学习掌握对抗方法与措施的效果明显，对提高防护装备效能和飞行技能效果突出，

可有效减少"人"的因素所致飞行事故的发生。

基本内容 各国空军航空医学训练内容，主要包括 8 个方面。

航空医学理论教育 航空医学理论是航空医学训练的理论基础，在飞行学习阶段，将航空医学基础理论列入教学大纲，对飞行学员进行教育；在训练初始阶段，对飞行人员进行训练方法指导培训。

高空生理训练 通过地面模拟高空飞行环境，使飞行人员体验高空飞行中低压、缺氧、压力迅速变化等各种因素对人体生理的影响，掌握加压呼吸的动作要领，熟悉供氧防护装备的性能和使用方法，增强对高空缺氧、迅速减压等危险情况的判断和处置能力。包括地面加压呼吸训练、低压舱迅速减压训练和高空急性缺氧训练等（图 1）。

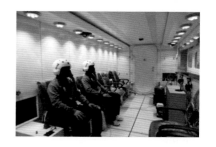

图 1 低压舱生理训练

抗荷生理训练 通过地面模拟航空加速度环境，使飞行人员体验飞行中高过载对人体生理的影响，掌握抗荷动作技术要领，熟悉抗荷防护装备的性能和使用方法，提高抗荷能力，减少因高过载引起的黑视、空中晕厥的发生，增强高载荷飞行信心。包括抗荷动作训练、抗荷正压呼吸训练、离心机训练等（图 2）。见抗荷生理训练条。

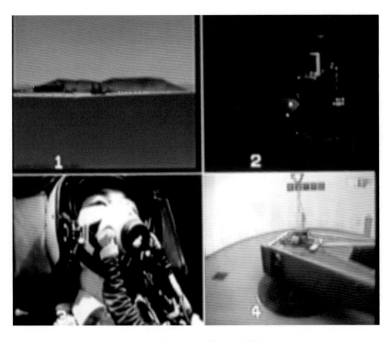

图 2　离心机抗荷生理训练

地面模拟飞行错觉训练　通过地面模拟飞行错觉训练设备诱发各种飞行错觉，使飞行人员了解人体前庭定向器官定向的局限性，增强座舱定向信息获取与分析能力，提高识别错觉的能力，掌握预防和克服飞行错觉的方法。包括空间定向障碍模拟器训练、电动转椅空间定向能力训练、视性错觉模拟训练和前庭错觉模拟训练等。

夜间视觉训练　采用夜间视觉生理训练系统，使飞行人员了解视觉生理，体验色觉丧失、夜视生理盲点、形体轮廓观察和眩光效应等夜视特殊现象，正确使用夜视镜，掌握应对因暗环境引起的视觉错觉的对应措施和方法。包括夜视模拟体验训练、夜视一错觉认知综合训练等。见夜间视觉训练条。

弹射离机训练　采用模拟弹射设备，使飞行人员学习弹射程序，掌握弹射时机和弹射离机姿势动作，体验弹射离机过载，增强应急弹射离机的信心和应急处置能力。见弹射训练条。

海上生存与救生训练　利用水上环境，训练飞行人员落水后求救、联络、生存能力及相关救生物品使用方法。

航空心理训练　见航空心理训练条。

基本方法　包括训练的组训形式、教练方法和实施方法。训练以个人、集体相结合，在队与集中相结合，通常分为初次训练和复训。初次训练内容全面，以学习和体验为主，全面掌握训练意义和方法。复训以巩固提高为目的，随项目不同，训练周期大致为 3 ~ 5 年。按照计划、准备、施训、总结的基本程序组织飞行人员进行训练。在掌握航空医学训练理论知识和技能的基础上，通过执行初/复训制度和初、中、高三级阶梯式训练模式，逐步提高训练强度。在复训中可针对飞行作战训练任务要求开展针对性的航空医学训练，提高飞行人员完成特定飞行任务的能力。

具体训练方法包含讲课、体验、演示、观摩、练习、演练等常用的军事训练方法。训练前对飞行人员讲授航空生理理论知识；训练中演示示范性动作方法，在进行观摩后，采用学习、练习和演练等教学、教练方法训练。沿用飞行指挥中的任务下达、讲评制度，将航空医学训练用飞行训练的教练方法予以实施，使训练更贴合飞行实际。

训练要求　飞行人员体质、体能是保证航空医学训练效果的基础，与飞行人员的教育和飞行训练紧密结合，与同期军事训练项目，特别是飞行训练课目一并进行。训练要注重实效、突出重点、打牢基础、确保质量。训练前，要完成航空医学理论学习和抗荷、预防飞行错觉专项体能训练，掌握航空医学训练的目的和各项训练方法；检查参训者健康状况，进行针对性的健康鉴定，结合鉴定结论和训练项目要求，对不适宜参加训练的应严格把关。训练中，要加强组织协同、分工负责、严格程序、从严训练，坚持标准、准确结论，要严格进行训练考核，用长效、标准的飞行安全评估机制来反映航空医学训练效果；要进行训练中的医学监督，安排专业医护人员在场，负责意外或突发情况的医学处置。训练后，要对训练情况进行讲评，对参训者逐一做出结论，提出个性化指导意见；要及时登记有关情况，并定期进行统计和分析。

（国　佳　吴　铨）

kànghé shēnglǐ xùnliàn

抗荷生理训练（anti-G physiological training）　飞行员利用体能训练器械、抗荷训练器和载人离心机提升其 $+G_z$ 耐力的一系列训练活动。航空生理训练的重要组成部分，包括理论教育、专项体能训练、抗荷动作训练、抗荷正压呼吸训练等。抗荷动作主要用于战斗机飞行员，是战斗机飞行员防护高载荷的重要措施，其技巧性很强，抗荷效果与训练水平有密切关系。抗荷正压呼吸由于改变了飞行员的自然呼吸方式，在吸气时面罩内压力高于胸内压，致使被动吸气，而呼气时则需要主动用力呼气以对抗面罩压，只有经过训练掌握正确的呼吸方式，才能发挥其抗荷效果。因此，抗荷动作和抗荷正压呼吸训练对提高战斗机飞行员抗荷能力具有重要作用。

简史 1942 年，德国研究提出，持续性收缩所有骨骼肌约增加 $+G_z$ 耐力 2.0G。20 世纪 40 年代，美国报道瓦尔萨尔瓦动作可以提高 $+G_z$ 耐力约 1.3G。1945 年美国将瓦尔萨尔瓦动作进行改进，提出"M-1"动作。1972 年，美国又提出了"L-1"动作。"M-1"动作和"L-1"动作都首先要求全身骨骼肌用力收缩，特别是腹肌和下肢肌绷紧，再配合用力呼气和换气，可平均提高 $+G_z$ 耐力 2.5G。1986 年，在不断改进和完善的基础上，中国空军又相继提出了 Q-G、M-3 及 HP 与 PHP 动作。关于抗荷体能训练，1964 年，中国空军航空医学研究所针对加速度耐力不良的飞行员开展了有计划的综合体能训练，包括提高心血管系统调节功能，加强呼吸动作的调节能力，增强骨骼肌的收缩力和紧张持久耐力等，训练 5 周后飞行员的基础抗荷耐力提高了 0.5～1G。1987 年，研究提出以锻炼肌肉收缩力、爆发力和持久力为目的的类举重训练可提升 0.5G 的基础 $+G_z$ 耐力，抗荷动

作效果增加约 2.0G，耐受时间平均增加 274%。随着战斗机性能的提升抗荷生理训练向系统化发展。20 世纪 80 年代后，苏联、美国及中国开始采用抗荷训练器对飞行员进行抗荷动作训练。1988 年，美国空军和海军联合发布了"提高飞行人员 $+G_z$ 耐力的生理训练方案"，全面规定了增强 $+G_z$ 耐力的训练方法、训练强度、训练频率等内容。1995 年，俄罗斯全面、系统报道了高性能战斗飞行员抗荷生理训练的主要方法。1997 年，抗荷生理训练的内容纳入俄罗斯军事医学科学院《飞行劳动生理学》教材。北约 2003 年则将飞行人员抗荷生理训练的要求以《飞行人员航空医学训练》标准化协议的形式发布，以利于北约各国参照执行。2007 年后，中国空军采用抗荷抗缺氧能力检测仪对飞行员进行 HP 与 PHP 动作训练。中国空军飞行员抗荷生理训练相关要求以《中国人民解放军体能训练大纲》和国家军用标准的形式颁布执行。

理论基础 一般飞行员松弛 G 耐力可耐受 3.5～4.5G，先进战斗机在做空战机动飞行时，产生的加速度过载值可达 9G，超出飞行员自然耐受过载值，通过体能训练、抗荷动作、正压呼吸、载人离心机训练和抗荷装备等综合防护措施才能达到防护加速度过载要求。通过对飞行员综合防护措施的训练可提高防护效果。

训练目的 ①通过专项体能训练增强战斗机飞行员肌肉力量，特别是腹肌和下肢肌的收缩力量和耐力，加强心血管系统的代偿适应能力。②通过地面专用设备上的抗荷动作和抗荷正压呼吸训练使飞行员正确掌握抗荷动作和抗荷正压呼吸动作要领。③通过

离心机训练使飞行员在模拟载荷环境中熟练掌握抗荷动作和抗荷正压呼吸方法，适应抗荷防护装备，增强机体对持续性 $+G_z$ 加速度的生理心理适应能力，进而提高飞行员的抗荷能力。

抗荷动作和抗荷正压呼吸的生理机制 ①抗荷动作是通过骨骼肌收缩减少血液在末梢血管及下半身的积聚，促使静脉血液向心脏回流，增加回心血量。②控制呼吸和正压呼吸方式提升胸内压，同时心跳代偿性加强，增加心排血量，使有效循环血量增加，升高心脑水平血压，提高抗 $+G_z$ 的耐力（见抗荷动作、抗荷正压呼吸）。

抗荷体能训练的作用 ①提高心血管系统的调节代偿功能。良好的心血管代偿功能是提高 $+G_z$ 抗荷耐力的基础，机动飞行中的 $+G_z$ 加速度是突发的短时高强度负荷，要求心血管系统有高水平的代偿能力和快速反应能力，这种能力和交感-肾上腺髓质系统紧张度直接相关。负重下蹲、短跑、速度游泳等类举重项目有助于提升心血管代偿能力和抗荷效率。②提升胸腹部和下肢肌群等长收缩肌力、耐久力以及协调性。胸腹部和下肢肌群在 $+G_z$ 加速度作用过程中持续高强度收紧，是抗荷动作和抗荷正压呼吸的基础。举重、类举重项目可有效提升相关肌群能力。③改善前庭平稳功能的稳定性。相关训练项目包括旋梯、旋转秋千等。④增强脊柱稳定性，防止 $+G_z$ 加速度导致的颈部和腰部损伤。利用阻力装置进行颈、腰肌群等长肌力训练，配合平板支撑、卷腹、站立伸展、俯卧伸展、俯卧挺身等徒手训练可有效增强脊柱稳定性。⑤维护身体健康。长跑和长距离游泳等

有氧训练可使人体氧运输能力增强，增强情绪控制能力，减少焦虑和抑郁等，对保持飞行员充沛体力和精力，维护身体健康，保持 $+G_z$ 耐力也很有帮助。但是，高强度的有氧耐力训练由于增强迷走神经张力，降低交感神经活动性，而使飞行员 $+G_z$ 的耐力降低。歼击机飞行员有氧训练量不宜过大。

基本方法 包括理论培训和抗荷体能训练、抗荷训练器训练、离心机训练。

理论培训 飞行员在开始进行地面抗荷训练器和离心机训练前，应完成理论培训，重点了解在飞行载荷作用条件下机体活动的生理特点，加速度引起的意识丧失（G-LOC）发生的机制，抗荷措施的生理学依据，抗荷动作与抗荷正压呼吸动作要领，以及抗荷装备的工作原理和使用原则，提高对飞行载荷的防护认识。

抗荷体能训练 飞行员抗荷体能训练应以无氧力量训练为主，有氧耐力训练为辅。无氧训练重点提高无氧代谢能力和交感神经紧张度；针对抗荷动作的用力肌群，如四肢肌、腰背肌、腹肌、臀肌、颈肌、呼吸肌进行强化集中训练，以发展肌力和爆发力；进行用力肌群的综合和协调收缩训练。可以采取训练器械进行的或是在缺乏标准器械的情况下徒手进行的训练项目有仰卧推举、负重深蹲、颈背拉、马步站桩、斜板仰卧起坐、俯卧撑、卷腹、引体向上、跳绳、摸高跳、跳远、蛙跳、提踵走、冲刺跑等。训练强度以最大力量或能够完成最多次数的 80%~90% 为最佳，每天训练 3~4 组，每组 10~15 次，每周训练 3 天，训练日之间至少间隔 24 小时。飞行员的有氧训练应

与无氧训练交替进行，可在无氧训练间歇进行中等强度的跑步训练，每天不超过 5km 或 30 分钟。飞行员初次进行有计划的抗荷体能训练，时间应不少于 12 周，训练成绩应提高 10%~20%；在飞行前 24 小时内应停止大强度的体能训练；在完全中断体能训练超过 2 周后应进行恢复性训练，训练强度以中断时最大训练强度的 80%~90% 为佳；每次体能训练前应进行 5~10 分钟的热身运动，以拉伸运动和慢跑为主，每次训练结束后也应进行 5~10 分钟的放松运动，以缓解训练后肌肉酸痛。

抗荷训练器训练 抗荷训练器是进行地面抗荷动作和抗荷正压呼吸训练的专用设备，主要是地面加压呼吸训练器和飞行员抗荷抗缺氧能力检测仪。利用抗荷训练器进行抗荷动作训练，可明显提高抗荷动作训练效率和准确程度。美军主要训练 M-1 动作和 L-1 动作，俄罗斯训练 T 动作，中国主要利用飞行员抗荷抗缺氧能力检测仪进行 HP 动作和 PHP 动作训练，飞行员在训练时不仅能够专注于肌肉收缩和呼吸动作的协调，还能实时得知动作的准确度和实施效果，及时调整抗荷动作和抗荷正压呼吸的实施强度。抗荷训练器训练的重点是，腹肌和下肢肌肉强有力的协调收缩，以及与呼吸控制的配合。地面加压呼吸训练器可以根据需求模拟不同的面罩压力梯度，一般用于专项抗荷正压呼吸训练。抗荷动作和抗荷正压呼吸训练通常在飞行员完成第三代战斗机改装后，于载人离心机训练前进行，并且在空军航空医学鉴定训练中心进行复训，以能够熟练掌握正确的抗荷动作和抗荷正压呼吸动作为

合格。

载人离心机训练 载人离心机是在地面模拟飞行中持续性加速度环境的大型专用设备（见载人离心机）。在离心机上进行抗荷训练可有效防护 $+G_z$ 引起的意识丧失以及缩短 G-LOC 相对失能期。各国采用的离心机训练方法和模式大体上相同。每个训练周期一般为 7 天，包括讲解高 $+G_z$ 的影响及防护方法；在离心机上检查飞行员的松弛和紧张 $+G_z$ 耐力水平；在一定 $+G_z$ 加速度负荷作用下训练对抗动作和跟踪射击能力；进行高 $+G_z$ 训练，体验模拟空战动作 $+G_z$ 模式等。训练要求载荷环境尽可能接近真实飞行条件。中国空军要求飞行员在改装高性能战斗前完成离心机训练。训练方案在上述训练模式的基础上进行了调整，每个训练周期为 5 天，依次进行理论培训、抗荷训练器训练和离心机训练，其中离心机训练是在 3 天的时间里，逐步完成 $+6G_z$ 持续 10 秒、$+7G_z$ 持续 10 秒、$+8G_z$ 持续 10 秒的训练。训练成绩考核标准以通过 $+8G_z$ 持续 10 秒为训练合格。

训练要求 飞行员进行抗荷生理训练前应做热身运动，充分拉伸躯干和四肢，以防训练中过度用力造成损伤。进行离心机抗荷训练前应对飞行员进行体检，身体情况达到规定的检查标准方可参训，包括：①无降低 $+G_z$ 耐力的各种病症。②训练前夜睡眠良好，时间超过 6 小时。③无空腹或饱腹、48 小时内饮酒情况。④24 小时内无大运动量运动。⑤24 小时内无服用降低 $+G_z$ 耐力药物的情况。离心机训练时设立医疗急救保障组对训练过程中出现训练意外的飞行员进行急救；训练中全程监测飞行员耳脉搏、

心电图等生理指标，每次训练间隙详细询问飞行员的自我感觉和视野变化情况。⑥战斗机飞行员载人离心机训练一般 2~3 年训练一次。

（邓 略）

gāokōng shēnglǐ xùnliàn
高空生理训练（altitude physi-ological training）

在地面模拟高空飞行环境中，提高飞行员高空适应性及飞行能力的体验和训练活动。高空生理训练是航空生理训练的重要组成部分。其目的是增强对高空环境的认识和体验，掌握危险情况分析、判断、防护和处置方法，确保飞行安全。训练内容及项目主要包括高空缺氧、迅速减压、过度换气和高空胃肠胀气体验训练，提高耳气压平衡功能和加压呼吸耐力训练，熟悉高空供氧装备使用和故障判断训练等。

简史 早在 20 世纪 20 年代就开始有军事飞行人员接受高空生理训练的报道。第二次世界大战期间，美军就开展了高空缺氧训练。战后高空生理训练得到了广泛的开展和应用。低压舱模拟高空缺氧训练成为大多数国家空军航空生理训练的一项基本内容。实践证明缺氧体验训练可提高空勤人员认识缺氧和成功处置缺氧危险情况的能力。根据美国空军的报道接受过低压舱缺氧训练的飞行人员，空中意识丧失的发生率仅为 3.8%，而未接受过训练的人员其发生率为 94%。20 世纪 60 年代，随着各国空军开始研发换代新的战机，高空生理训练的内容不断增加。20 世纪 90 年代以来，第三代战机广泛应用，高空生理训练也随之更加系统、规范，相应的训练制度和训练标准逐步建立实施。美国、俄罗斯、法国、德国和英国等世界发达国家空军，已成立专门的飞行人员训练机构，高空生理训练已经成为常规制度，有先进的训练设备和完善的训练体制，形成了一套完整、系统的高空生理训练规范和指南，建立了飞行人员高空飞行适应性能力评价指标体系和标准，包括高空生理训练在内的航空医学训练已纳入飞行人员职业训练的一部分。1985 年，中国在杭州、青岛、北戴河和武汉东湖等空军疗养院开展了初级的航空生理检查和训练，包括高空缺氧体验和加压呼吸训练。2006 年，在空军航空医学研究所建立了飞行人员航空医学鉴定训练中心。2007 年开始，该中心对三代机飞行人员进行了高空缺氧体验训练、迅速减压训练和离心机训练等，取得了明显的成效。2009 年，在青岛、杭州、大连、临潼、都江堰 5 所空军疗养院组建了飞行人员航空医学鉴定训练中心，已开展了上万人次飞行人员的高空生理训练，取得了显著效果。

理论基础 造成军事飞行事故的原因大致可分为人的因素、机械故障和环境因素三大类。其中人的因素约占 80%。飞行职业是对生命构成潜在威胁的高风险职业，高空生理训练对高空飞行带来的危险因素能起到重要的防护保障作用，主要内容包括 3 个方面。①高空缺氧是飞行环境中对人体生理功能和工作能力影响最重要的因素之一。战斗机座舱采用的是低压差制度，相对民航飞机座舱内压力更低，在正常飞行时飞行员即可处于一定的缺氧环境下。而各种机械和人为因素所致的座舱增压系统和供氧系统的故障、损坏，有可能使飞行员直接暴露于更严重的低压缺氧环境。缺氧时大脑皮层高级智力活动最先受到缺氧侵袭，失去正常理解、分析、判断能力。缺氧症状常常在不知不觉中发生，人体可能没有明显特异性的痛苦感觉。这种情况使飞行员容易低估其危险性或对缺氧不易觉察，丧失采取应急措施的时机。高空缺氧的症状和体征存在很大的个体差异，而人体工作能力减退的差异更大，这使得对缺氧的认识和预防更加困难。大多数缺氧引起的飞行事故往往归因于飞行人员对缺氧情形判断的错误。开展高空缺氧体验训练可使飞行人员体验高空缺氧对机体生理影响的特点，了解缺氧对人体工作能力的影响，熟悉自己在缺氧环境中的症状和自我感觉特点，熟悉供氧装备的性能、作用和使用方法，认识到严格遵守高空用氧制度的重要性，提高在遇到高空缺氧时准确判断和及时采取有效措施的能力。②现代高性能飞机都采用了增压座舱，飞机座舱内气体环境的压力较舱外高空环境大气压力为高。如果座舱结构由于工程技术或作战等原因突然发生破损，座舱内的气体压力可在很短的时间内降低到和座舱外高空环境大气压力相等的程度，称为"迅速减压"。这种情况是难以完全避免的小概率意外事件，会对人体的生理、心理和工作能力产生严重影响，飞行人员对这一危险情况往往缺乏特异的生理和心理准备。迅速减压体验训练使飞行人员体验减压的瞬间肺内气体膨胀、巨大声响、温度降低、舱内气雾形成和气流吹袭等对人体的影响，从而提高应急处理迅速减压事故的能力。③飞行员在执行 12 000m 以上高空飞行任务时，如座舱发生迅速减压，将启动加压呼吸供氧。加压呼吸改变了人体正常呼吸模式，其呼吸动作要领与常规呼吸大相径庭。机体的加压呼吸耐力与余压值、加压时间以及是否掌握加压呼吸技巧等因素有关，未经体验的飞行人员在初次加压供氧时往往产生紧张情绪和呼吸、循环系统不同程度的功能障碍。对飞行人员定期进行加压呼吸体验和掌握呼吸技巧的训练可使其掌握加压呼吸的动作要领，消除不必要的顾虑，提高机体对加压呼吸的耐力。

基本方法 首先要进行高空生理知识教育，内容包括高空缺氧、减压、加压呼吸等对人体的影响、防护措施、预防方法，具体训练的内容、程序、要求等。必要时可进行动物实验，增强对高空因素影响机体的认识。主要开展的训练内容有：①飞行人员高空缺氧体验训练。一般采用低压舱模拟上升到一定高度作为常规训练方法。但是受到条件的限制，以及低压舱训练可能带来耳、鼻窦气压伤及高空减压病的可能，也可以在地面采用吸入低氧混合气体模拟高空缺氧的方法进行。训练前要向参训人员讲解训练方法和注意事项，并进行连续递减数字计算1分钟，以便同训练中的结果对照，以观察缺氧对智力活动的影响。准备就绪后，参训人员佩戴飞行头盔和供氧面罩，记录训练前心电图和血氧饱和度。低压舱上升到预定高度或在地面开始吸入预定的低浓度氧氮混合气时开始计时，并立即开始递减计算。计算速度显著减慢、字体变大或紊乱、计算错误不知更改，计时结束训练。生理监测指标异常、有神志淡漠意识不清先兆或主诉不适，要及时终止训练。训练后主持人向参训人员详细讲解此项训练的意义，让受训者回忆、

记录自己训练中所出现的所有症状，观察倒写数字变化情况，以加深印象，提高认识。有急性上呼吸道、胃肠道感染、过度疲劳、睡眠不佳、饮酒、空腹和过饱等情况时禁止体验训练。②加压呼吸训练。该训练需要使用特殊的训练装置进行。训练前受训者排空尿便，在训练者指导下练习加压呼吸要领。训练分为两种，一种是非代偿加压呼吸训练，加压值较低，持续几分钟。受训者佩戴保护头盔和加压呼吸面罩，不穿代偿服，主要体验加压呼吸的影响，掌握正确的加压呼吸技巧。另一种是有代偿加压呼吸训练，受训者根据所飞机种，配穿不同的代偿装备。加压值由低到高逐渐增加，最大余压值根据所飞机种可加至 9.80～19.60kPa，持续时间 3 分钟。经过这种循序渐进的训练可明显提高加压呼吸耐力。训练中要连续监测心电图、血压、呼吸频率和主客观反应。训练过程中出现明显呼吸困难、心电图出现各种心律失常、心率突然由快变慢至正常以下、收缩压大幅度降低，以及出现头痛、头晕、恶心、乏力、面色苍白、出冷汗等晕厥症状时要立即终止训练。③迅速减压训练。在大型人体低压、迅速减压舱内进行，舱内配备有供氧防护装备，心电图机和血氧饱和度仪等生理监护设备。训练前向受训者说明训练目的意义、程序、注意事项等。受训者进舱，贴好心电图监护电极，佩戴供氧防护装备，上升前记录各项生理指标。以 30m/s 的速度上升到预定减压的终高度，短暂停留，确认供氧系统工作正常后下降到起爆高度，停留几分钟后诱导呼吸，在 1 秒钟内迅速减压到终高度，停留 1 分钟后下降到地

面。训练期间监测心率和血氧饱和度。

除了上述介绍的 3 个主要项目外，为了提高训练效率，国外也有采用高空生理综合训练。方法是按照规定的方案在低压舱内一次性进行高空缺氧、高空胃肠胀气、耳气压平衡功能、加压呼吸、缺氧对夜间视觉影响和高空供氧装备使用等综合性的检查、体验和训练，有不同的训练方案可根据所处飞行阶段和所飞机种进行选择。

应用领域 高空生理训练主要用于空、海军歼击机、轰炸机等军事飞行员，是军事技术训练的重要组成部分。由于直升机升限的提高，特别是进入高原飞行的直升机飞行员也应进行有针对性的训练。条件许可的情况下对民航和通用航空飞行员开展此类相关的训练对飞行安全也具有实际意义。

（郑晓惠 肖华军）

tánshè xùnliàn
弹射训练（ejection training）
飞行人员利用地面弹射训练器，学习掌握应急情况下弹射离机技能的训练活动。航空生理训练的组成部分，亦属于航空救生训练范畴。通过训练，飞行人员实际体验弹射冲击过载，熟悉弹射程序，掌握弹射动作，练习正确的弹射姿势，消除过度紧张情绪，增强弹射信心，提高紧急情况下快速离机的技能。对保障弹射离机安全，保存战斗力具有重要作用。

简史 各国十分重视包括弹射、跳伞、生存和营救四部分内容的航空救生训练。美国空军有完善的航空救生及训练体系。俄罗斯空军航空兵各级都编有伞勤主任，专门负责飞行人员的航空救生训练和指导航空救生技术勤

务保障。英国、德国和荷兰等空军都建有航空救生训练学校或机构。中国人民解放军在飞行院校设有航空救生专业，部队设有航空救生专业训练机构。其中，各国弹射训练多在设有特殊弹射训练设备的航空医学部门进行，跳伞、生存和营救训练则在航空救生训练基地（中心或院校等部门）完成。中国空军从 20 世纪 50 年代开始在航空救生训练基地开展弹射训练。

基本方法　通过利用地面弹射训练器，在地面创建模拟空中弹射离机过程的方法，开展弹射训练。训练时间没有统一规定，每个飞行员至少进行一次弹射训练。一般分两轮进行，第一轮 2~8G，第二轮 8~12G。训练的内容包括理论培训和技能训练两部分。

理论培训　飞行员在开始地面弹射训练前，完成理论培训，重点了解航空救生及航空医学相关理论知识、弹射座椅的性能和操作程序、弹射过载对人体的影响及弹射训练的目的意义及注意事项等。

技能训练　在弹射训练器上开展以下工作：①练习弹射操作动作和程序。②练习正确的弹射姿势，要领是弹射者端坐在座椅上，背及臀部紧靠椅背；腿勿外展，两脚紧踏座椅踏板（无踏板的由限腿带自动收回）；头部靠紧座椅头靠；全身肌肉紧缩；咬牙闭眼；两臂尽量内合夹紧，紧贴上身；用双手拉中央拉环弹射。③体验 1~2 次弹射过载。④检测参训人员的心率、血压、呼吸等生理指标，测试、记录弹射加速度等物理指标。

组织实施　一般由医学部门组织实施。训练部门组织实施时

需有航空军医参加。①训练前，制订训练大纲、设置训练（检查考核）课目、内容、顺序、方法、注意事项和要求。航空军医根据飞行人员健康情况，提出能否参加训练意见。②训练时，组织者担任指挥，掌握弹射控制开关。协助飞行人员坐上座椅，锁紧安全带。指导飞行人员保持正确弹射姿势，下达弹射口令，实施弹射，检查飞行人员的弹射离机动作和观察模拟器工作情况。③训练后，评定训练成绩，掌握飞行人员身体情况。对训练中发生外伤者实施急救处理。将训练中的身体情况记入健康登记本。

注意事项　训练应由浅入深，循序渐进。①先在座舱内练习弹射离机动作，然后再进行实际弹射；先进行小气压低 G 值的弹射，然后再加大气压，提高 G 值。②对参加弹射训练者均应进行体格检查，凡体检结论飞行合格者均可参加弹射训练。但有下列情况之一者，应禁止参加：病后未完全恢复健康者；患有明显的化脓性疾病者；大关节扭伤虽已痊愈，但参加弹射训练易引起再度损伤者；上肢、下肢骨折治愈 1 年以内者；有脊柱骨折病史者；女飞行人员在月经期、妊娠期和分娩后 3 个月以内者；精神过度紧张者。

（王志翔　丛　红）

hángkōng xīnlǐ xùnliàn

航空心理训练（aviation psychological training）　依据航空活动中飞行人员心理活动的规律和特点，采用心理科学方法，有目的、有计划地对飞行人员的心理过程和个性心理特征施加影响，使之符合职业心理品质需求的过程。又称飞行人员心理训练。航空心理训练为飞行教育与训练的

重要组成部分。

简史　心理训练最早是在体育运动中出现的，而后才逐渐应用到其他领域中。航空心理学始于第一次世界大战期间对飞行员的选拔。1909 年，美国军方开始在飞机上做实验，当时是愿意飞行的自我选拔。1918 年，美国航空心理委员会制定了一套标准的心理测验程序，在第一次世界大战中辅助选拔军事飞行员。直到 20 世纪 30 年代中期，欧洲的选拔和训练大部分集中在心理运动能力和性格特征变量上。1920 年，由美国芝加哥生理学家雅各布森（Jacobson）首创，编制了神经肌肉渐进放松程序，飞行员掌握这种放松训练本领可以消除体力和精神上的疲劳。20 世纪 80 年代，在贝克（Baker）等人建立了一套计算机化神经行为评价系统后，各国也在相继研究先进的飞行模拟器以及基于计算机平台的各类训练、测试及评价系统，如智能评价与训练系统进行心理训练等。

1995 年，中国将心理训练纳入了军事训练大纲，并颁发执行。2005 年，开始进行空军飞行员心理训练的研究。2007 年，将空军飞行人员心理训练纳入军事训练与考核大纲中。飞行人员应具有较强的飞行能力才能够胜任飞行工作，而飞行能力又是与飞行任务相关的多种心理品质的综合。20 世纪 90 年代前，在航空领域中基本上是处于胜任特征模型的理论研究，以及对心理选拔、心理测试的鉴定方法的研究中。从心理训练的方法手段看尚处于基础阶段，而航空心理训练方法的研究不够充分，且缺乏符合心理学要求的科学评估方法及标准的制定。

理论基础　航空心理学作为

心理学的一个分支，研究航空环境中飞行员的行为特点和航空设备设计中人的因素问题。维格曼（Wiegmann D.）等人对航空事故人的失误研究显示，在航空领域，人的失误占到了事故因素的70%~80%。苏联心理学家贝佩罗本（Beperobon）认为，飞行技巧有2个最重要的组成部分，即应变思维和预觉。应变思维是在缺少必要信息的情况下解决实际问题的能力；预觉是预见未来的心理定向过程，是一种在外界环境尚不具备充分根据时候的期望反应。美国心理学家罗斯科（Roscoe）把这两部分称为决策能力，它是指在必要信息不明确的情况下，能够预知未来并解决问题的能力。这种能力可以通过模拟情景训练得以提高。戈登（Gordon H. W.）等对专项认知功能的研究表明，个体视觉空间认知特征与飞行能力之间有内在联系及预测价值。军事飞行员选拔从一开始就有3个基本的理论要点：①心理运动能力/速度。②智力/才能。③人格/性格。测量方法是仪器测试、纸笔测试、观察/会谈。心理学家分析和研究了这方面的问题，提出飞机设计要和人的特点相适应的观点。当时英、美等国的心理学家对航空设备设计中人的因素方面的问题做了大量研究，推动了航空工程心理学的发展。战后，飞机向全天候、超音速、超高空、高过载等方向发展，提出了许多新的航空人-机系统的问题。

心理技能是通过学习、练习而形成的合乎法则的心智活动方式。航空心理训练方法是在心理训练活动中，提高心理活动水平、完成训练任务的途径和办法。飞行人员的心理技能如同飞行动作技能一样，也需要不断练习、实践才能掌握和提高。国内外常常运用飞行模拟器训练飞行员的飞行技巧，因为这是提高飞行能力所必备的条件。在对心理能力适应性进行训练应用比较多的方法有模拟情景、表象训练，缓解或消除心理障碍的方法，如生物反馈放松、肌肉放松，以及对认知功能方面的研究等。航空心理训练的目的主要是可以培养适应飞行的良好心理品质，提高心理活动水平，促进飞行技能的形成及发展，克服心理障碍、维护心理健康。其训练的意义是飞行职业活动的客观需要，有助于提高飞行训练质量和效果，是提高部队战斗力的重要措施之一，是保证飞行安全的一项重要工作。

基本原则 航空心理训练应遵循的原则有以下几点。

具有针对性 与飞行心理素质养成、飞行技能提高、适应战场环境、作战样式紧密贴近，与身体训练相结合。

循序渐进 每项心理训练集中解决一两个具体问题，按照从简到繁、从易到难的顺序逐步增加负荷。尽可能地设置分级的可量化的训练目标，以便评价心理训练效果。

长期训练 心理技能的提高是缓慢的，需要多次训练的潜移默化，才会在一段时间的积累后显露出来。心理训练应伴随飞行员整个职业生涯。

自我训练为主 心理特质存在明显的个体差异，所以飞行人员个体的心理训练应因人而异，重点应有所不同，在训练内容、方法和目标设置上有所区别，贴近个人实际。

全面发展 人的能力、性格、动机、情绪、自信心、意志力等各项心理品质相互关联和影响，既要注重单项训练，更不能忽视心理结构的整体性，注意心理品质的全面发展。

基本内容 主要包括以下几个方面。

心理能量控制训练 心理能量指心理的活力、强度和指向性，以动机为基础。心理能量有积极和消极之分，对飞行员能力有直接影响，与心理应激有密切联系。当心理能量由低向高变化时，是处在心理动员时期；上升到适宜高度时，便进入最佳能量区；若心理能量一再上升，导致心理衰竭状态，操作水平随之下降。采用坚持记心理能量日记，自我监测与量表评价，科学调整的方法，使自身处于最佳心理能量状态。

表象技能训练 表象指人的心理活动过程中产生的各种形象，分记忆表象和想象表象。记忆表象又有视觉表象、听觉表象、动作表象等下属类别。当再次清晰地表象经历过的情景时，仍能够体验到与当时相似的情绪反应，是表象的一个重要特征。飞行员在地面有意识地主动地在头脑中再现已形成有飞行活动表象训练。训练时全身放松、闭目，进入以神经过程抑制为特征的微睡状态。由于外部感官封闭，几乎停止一切有形肢体活动，身心能量消耗降低，使集中思维某点处于无干扰、高度敏感状态，根据需要回忆飞行过程，想象活动的情景和操作细节。再现的表象通常是视觉、动作、情绪表象相结合的综合表象。这种训练有利于建立和巩固正确动作的动力定型，加快动作的熟练，加深动作记忆。

注意技能训练 注意是心理活动对一定对象的集中和指向，是心理过程的共同特征。提高飞行员注意集中和注意分配能力的心理训练方法有视觉守点训练、听觉守点训练、监视作业训练和生物反馈训练等。注意分配能力训练专项训练有单通道双重任务训练和多通道多重任务训练。

记忆技能训练 记忆是人脑对过去经验的保持和提取。分为感觉记忆、短时记忆和长时记忆。记忆训练有多种不同的方法，如全体、分段、联合记忆法，连环记忆法，多通道记忆法，理解记忆法，强刺激记忆法，图解记忆法，联想记忆法，形象记忆法、趣味记忆法、歌谣记忆法等。

判断技能训练 判断在此是指飞行员认知、分析、评估关于人/机系统信息的一种心理过程。分为知觉判断、认知判断。影响判断的要素有飞行员的态度、飞机、时间与环境以及每个要素都可能产生的危险因素。训练理念概括为养成良好的态度行为，提高对危险因素有认知能力以及避免危险的决策处理能力，提高座舱信息综合管理能力及机组协调能力。

自信心训练 飞行自信心是飞行员对自身所具备的飞行能力的确信和对飞行成功的期望。分缺乏自信心、自信心过高和适宜自信心。训练方法有目标设置训练，通过设置完成任务具体目标，树立自信；设置挑战性目标激发飞行动机；设置现实目标掌控自己能力范围；设置具体目标，精确指导；设置短期目标不断获得鼓舞力，发现阶段性具体问题；结合大纲设置个人目标，把握可操作性。

人际交往和心理相容性训练 飞行员运用语言或非语言符号交换意见、传达思想、表达感情和需要的交流过程训练。目的是建立团队心理相容性。提高方法包括选配班子、教育训练和建立最佳人际交往模式。

不同飞行训练阶段的心理训练 一般性心理训练和专项心理训练贯彻到不同飞行任务、不同阶段和不同课目。

基本方法 航空心理训练的内容和方法应依据飞行人员心理品质的特点开展。《空军军事训练与考核大纲心理训练分册》中规定，飞行学员应具备的心理品质包括基本心理品质和综合心理品质2个方面，基本心理品质包括感知能力、记忆能力、思维能力、注意能力、情绪调控能力、意志力、操纵动作能力、飞行动机、自信心、人际协调能力10个方面。对于战斗机飞行员还应具备综合心理品质，包括应激对抗能力、挫折应对能力、空间定向能力、环境适应能力、应变处置能力、判断决策能力、胆识、团队精神8个方面。

实施心理训练，首先要制定心理训练方案。飞行主训者必须了解、掌握基本心理技能的理论和方法，才能有针对性地在训练中开展科学、实效的心理训练。先对受训者当前的心理技能水平作出评价，找出心理训练的靶目标，然后选用适合于该受训者的心理训练方法，确定训练时间和监控手段，心理教练应与受训者共同讨论方案。飞行人员基本心理技能训练要结合日常管理教育、共同科目训练、飞行训练训练等活动来进行，可针对不同内容采取不同的方式方法。基本方法包括基本理论教育、专项基本心理技能训练、结合空中飞行训练3个方面。飞行人员在掌握了科学的心理训练方法和技能后，可根据自身情况进行有针对性的自

主训练，并自觉地将心理训练方法融入飞行训练中去，对提高心理品质具有重要作用。在国内外比较公认的常用的心理训练方法包括心理能量控制训练、表象技能训练、心理暗示训练、放松训练、目标设置训练、合理归因训练、认知调节训练、行为强化训练、团队激励、情境设置训练、注意技能训练、记忆技能训练、判断技能训练、自信心训练、人际交往、心理相容性训练，等等。按照统一标准对受训者训练前后的心理技能水平作出评价，检验训练效果。

基本要求 实施航空心理训练的要进行心理训练需求分析，制订训练目标、训练方案；严密组织实施；训练过程监测，训练后总结。分为地面训练、飞行模拟训练和空中飞行训练。训练地点在飞行员所在部队进行。

(伊　丽)

fēixíngyuán yěwài shēngcún xùnliàn

飞行员野外生存训练 （pilot's survival training） 使飞行人员学习和掌握野外生存技能的专项培训。通常包括在水上、寒区、沙漠等各种不同的恶劣环境中独立求生的诸多技能学习和实践，以及和获得营救相关的知识技能，提高遇险后的生存能力。

简史 随着军事飞行的日益增加，敌对行动导致的被迫跳伞和迫降事例不可避免。长距离、大范围的机动飞行往往使失事而幸存的飞行员落入杳无人烟的荒野环境甚至敌占区。军用飞机的主要用途是作战任务，故飞机上严格的重量和体积限制不可能携带很多的生存装备。一旦发生意外，飞行员在野外跳伞或迫降后，生存技能的水平将直接影响其生命安全。因此，各军事强国便开

始了针对其军事飞行环境区域的飞行员野外生存训练。美军从1965年将其列入飞行员正式训练科目。从全球战略出发，在菲律宾、巴拿马、阿拉斯加等不同的环境区域建立了生存训练学校，是航空救生训练体系最完备的国家。联邦德国于1968年10月成立了海上航空救生训练队。英国空军设有冬季生存学校。印度设有丛林与雪地救生学校等。日本规模较大的海上生存集训主要在芦屋基地进行，集训对象是各部队选送的飞行人员。中国系统的开展飞行员专项生存训练的时间比美军晚了将近30年，以几个水上训练中心为主，正逐渐向专业基地转型。

基本内容和方法　野外生存训练一般分为基础训练和野外实践两个阶段，时间为2~3周。有的国家还将训练分成不同等级，满足适应不同恶劣程度的生存环境。通过野外生存训练，能使飞行员系统地掌握从应急跳伞、跳伞后的生存、求救到最后被救所必需的知识和技能。

基础训练阶段　使飞行人员掌握救生的理论知识，熟悉各种救生装备的性能，并掌握使用方法。课程内容有跳伞与弹射理论、个人救生装备、飞机营救装备、遇险救生信号、在各种情况下的生存方式、搜索与营救程序、特殊情况下人体生理与心理特征、自救与互救知识等。在水上训练阶段的训练课目有模拟乘降落伞入水、水中排除拖曳、解脱背带；游泳训练；水下判断方向训练；降落伞浸水后的处置；救生船的使用方法；直升机营救升降机的使用训练。学习有关野外吃、住、自救等方面的知识，并放映关于山野、丛林地带生活的电影、幻

灯来介绍作战区域的地理环境，以及可能遇到的动植物。通过学习使飞行人员了解寒冷、酷热、缺氧、脱水、饥饿、外伤、疾病、中暑、动物危害等威胁生存的因素；知晓急救、联络、隐蔽、找水、狩猎、采集、定向、徒步等基本的生存本领；消除恐惧心理；掌握一些特殊环境的跳伞技能。该阶段一般用时2周左右。

野外实践阶段　进行相应的野外生存训练。时间1周左右。训练中，飞行员通常被分为若干个小组，带着飞行时携带的救生包，进入到很有代表性的环境地域。在教员的带领下，飞行员们运用学过的理论知识，与来自各方面的威胁抗争。野外的环境恶劣，救生包内的食品、工具有限。飞行员们先建造或找到一个栖身之地，然后用救生包内的各种工具，获取能食用的动植物或饮用水，以补充救生包中的物品不足；在食品断绝的情况下，训练学员用简便器材猎捕野兔、野猪、蛇；用肩章、领带、针、骨头做成鱼钩来钓鱼；采食野果、野菜；依靠"钻木取火"和利用竹筒做饭等在应急条件下就地取食的技能；还要学会就地取材搭建临时的帐篷和床铺；利用野生药用植物医治伤病等；还要避开威胁生命的野兽和敌方搜索人员、飞机，最大限度的延长生存时间，等待营救；同时还要运用电台等信号联络装置求救，以招来营救飞机。教员还将指导学员怎样使用降落伞及怎样在海上乘单人救生船长时间生存。对于驾驶运输机、加油机和直升机等不用弹射座椅的飞行员，还要进行飞机着陆撞毁或空中跳伞时怎样迅速逃离飞机。训练时无特殊情况一周不联络，任其与严酷的大自然作抗争。

针对到不同地区执行飞行任务的飞行员，还要进行有针对性的救生训练。例如，寒区生存训练，在完成水上生存课目的训练后，还要在寒冷季节到寒区进行寻找食物及选择、搭建栖身地、取火、防冻伤等训练。热带丛林地区生存训练，到热带丛林地区生存并请当地的土著人指导学员掌握各种条件下的吃、住、自救等方面的生存技能。沙漠生存训练，学会减少身体水分丢失、找水、防晒、防中暑等技能。

军事飞行人员，还要进行逃避追捕和被捕后的对抗方式及逃脱的相关训练。随着军事作战样式的变化，有的国家还增加了城市战场环境的生存训练内容。

应用　飞行员野外生存训练适用于所有从事军事飞行任务的飞行人员。各国国情不同，训练的环境区域和训练水平差异很大。由于野外生存技能的实用意义突出，此类培训资源还被广泛地应用于户外运动、探险勘查、特种部队、救援人员、维和人员等的培训。

（贲　伊）

yèjiān shìjué xùnliàn

夜间视觉训练（night vision training）　对飞行员夜间视觉能力进行锻炼和强化的一系列技术活动。简称夜视训练。包括无辅助装置的裸眼夜视训练和佩戴夜视镜的夜视训练，是飞行员航空生理训练内容之一。

简史　20世纪30年代，发达国家的空军就开始了对飞行人员进行比较简单的夜间视觉训练。60年代中期，美国开始将这种训练应用于越南战场，随后得到迅速发展。直到70年代，夜视训练才正式成为飞行人员飞行训练的一个必要环节。80年代，以美国

ETC 和奥地利 AMST 公司为代表的两家公司分别研制了夜视训练系统，辅助飞行员进行夜视训练，对提高夜间飞行能力和保障飞行安全发挥了重要作用。中国空军从 20 世纪 90 年代开始开展裸眼夜视训练，近年来着手研发夜视训练系统。

理论基础 夜间飞行时，可见度显著降低，视觉功能严重受限，目标识别和跟踪困难使夜间飞行事故发生率明显高于白天。使用夜视镜，可以极大地提高在微光条件下的视觉功能，提高夜间低照度条件下执行任务的能力。但是，夜视镜所提供的并不是最佳视力，它不能向飞行员提供白昼条件下所具有的视场和图像质量。例如，视物不清、视物大小存在差别、距离判断上有误差、辨不清云层及座舱状态、照明与夜视镜亮度存在不协调等问题，这些问题均需通过训练能够提高裸眼或佩戴夜视镜的夜视能力加以解决。据文献报告，直升机飞行员使用夜视镜进行夜视训练的事故发生率为 9.0/100 000 小时，而不使用夜视镜时，昼间和夜间分别为 1.66/100 000 小时和 3.87/100 000 小时，表明佩戴夜视镜飞行时导致的事故，夜间远远高发于昼间。可见对飞行人员进行夜视训练的重要性。

裸眼夜视训练 目的是使飞行员了解夜间视觉的特殊性、局限性和潜在的危险性，体验夜间飞行时的一些特殊视觉现象，学会使夜间视觉能力达到最佳的技巧。包括夜间视觉生理训练、黄昏和月夜体育锻炼和夜间飞行模拟训练。夜间视觉生理训练又分为夜间视觉理论学习、夜间视觉体验性训练。夜视生理训练主要是利用多媒体讲授视生理知识，夜间视觉产生的机制，在暗室中体验裸眼视觉技能。黄昏及月夜体育锻炼和夜间飞行模拟训练主要是利用黄昏、月夜的暗环境和飞行模拟训练系统，开展体育锻炼和夜间飞行模拟训练。

夜视镜训练 佩戴夜视镜进行的夜间视觉训练。目的是使飞行员掌握正确佩戴和使用夜视镜的方法，能熟练地获得最合理的夜视镜图像。主要技术方法是借助夜视镜，利用沙盘、运动的物体、灯光变换等装置，让飞行员学习如何对夜视镜图像作出正确的判读，排除月光角度、亮度、人工照明的影响，体验夜视镜的图像质量和训练场景，认识佩戴夜视镜对所看到的景象产生错误判别的危害性，了解佩戴夜视镜的局限性和潜在的危险性，学习预防和规避这些潜在危险的方法。

应用领域 夜视训练可减少夜间飞行事故，保证夜间飞行安全而广泛应用于民航或军事飞行训练。但佩戴夜视镜进行夜视训练也会出现观察视野受限，对实际距离和高度的判断出现困难，夜视图像色感缺失，受地理地貌反光的影响较大等不利因素，引发工作负荷增加、疲劳及空间定向障碍等一系列问题。通过技术手段提高夜视镜的成像质量，缩小与实际图像的差别，完善夜视系统的训练过程是保障夜间飞行训练安全的有效途径。

(陈勇胜　王　颉)

hángkōng wèishēng zhuānyòng zhuāngbèi

航空卫生专用装备 （ aviation medical special purpose equipment）

用于航空卫勤保障的各种设备、仪器和器材的总称。主要包括用于飞行前身体把关和在队训练等满足航空兵部队的航卫保障装备，飞行员专项生理、心理和功能检查、鉴定装备，模拟航空环境进行科学研究、鉴定和训练的装备，飞行员遇险救护和空运医疗后送装备。

简史 航空卫生专用装备是随着航空武器的发展和航空卫勤保障的需要而逐步发展的。代表性的装备是模拟飞行环境装备。19 世纪，法国建造了世界上第一个可模拟高空低气压的低压舱。1935 年，美国建造了世界上最早的载人离心机。20 世纪 50 年代，美、英、法、德和苏联等国先后建造了各自低压舱和爆炸减压设备，为模拟高空低气压和高空缺氧环境提供了技术手段。20 世纪 90 年代，载人离心机由单轴向、低增长率发展为多轴向、高增长率，更加接近实际飞行的情况，对飞行员加速度耐力检测和训练具有重要的实用价值。

1952～1959 年，中国人民解放军先后建成了中国第一座混凝土低压舱和爆炸减压舱。20 世纪 60 年代，成功研制了金属低压舱、爆炸减压舱和载人离心机，在此基础上开始了系统的航空生理学和航空生物动力学研究，并研制了飞行员救生器材和心理检测设备。20 世纪 70 年代，为部队研制配发了航医包和航医室医疗箱组，为飞行学员的选拔，研制了多种心理检测仪。20 世纪 80 年代，研制了高温低压舱、生物反馈装置、心理测验装置、飞行员主要生理参数遥测监视装置、多种机型的空运救护装备和海上、高原、沙漠寒区救生器材等系列配套装备，为空勤疗养院研制并装备了配套的航空生理训练装置。20 世纪 90 年代，研制了新的飞行员心理选拔测评系统、运输机和搜救直升机机载救护装备等。21 世纪初，研制了适用于飞行和睡眠状态的飞行员生理参数记录检测装备，购置了多轴向载人离心机，实现了高性能战斗机飞行员的离心机选拔，建造了自动控制的人体低压舱组，低压舱升限高度达到40km；完成了具有三维自动控制的空间定向障碍模拟器、弹射训练器的采购和研制，使飞行员空间定向障碍的研究和训练更加贴近实际飞行；研制并装备部队了飞行员特殊视觉功能检查仪、飞行员前庭功能检查设备、飞行员飞行生理参数记录检测仪、飞行员睡眠状态生理参数记录检测仪、飞行员抗荷抗缺氧能力检测仪、飞行员错觉矫治仪、飞行员遇险救护设备、直升机医疗救护设备、运输机伤员空运后送附加装置、飞行员智能身心放松仪和航空医疗箱等第二代航空卫生保障专用装备。

分类与用途 航空卫生专用装备按照用途分为航空生理心理检测设备、航空卫生保障设备、航空医学训练和科研设备、空运后送救护装备和飞行员遇险救生装备。

航空生理心理检测与训练装备 用于飞行人员的身体检查与生理心理训练。主要包括飞行员生理状态检测与训练装备、飞行员飞行能力检测与训练装备和飞行员选拔心理检测装备。

飞行员生理状态检测与训练装备 用于飞行员重要生理参数的动态检测与功能训练。航空生理心理检测装备主要有：①飞行员飞行生理参数记录检测仪。采用记录回放的方法，对飞行中的飞行员进行呼吸、心率、体温和飞行加速度等参数的检测。通常由带传感器的检测胸带，专用背心和数据记录、传输、处理设备

组成。②飞行员睡眠状态生理参数记录检测仪。用于监测飞行员睡眠生理参数，可在不影响飞行员自然睡眠的情况下，监测心搏、呼吸、体动等生理参数，并提供被测飞行员的睡眠结构图，以及睡眠呼吸暂停事件检测结果，该装备由特制的床垫、信号转换盒、传输线和计算机等组成。③暗适应客观检查仪。主要用于飞行员主观和客观快速暗适应时间检查。主要由视动性刺激装置、信号放大器、眼震波检测装置等组成。④飞行员特殊视觉功能检查仪。用于检测飞行员或招收飞行学员的对比敏感度、快速暗适应、立体视觉、隐斜视等项视觉功能。主要由光学系统和计算机软件生成各种视标、虚拟光学系统、液晶屏幕和计算机控制系统组成。⑤飞行员前庭功能检查设备。集计算机虚拟光学、电子学等技术为一体的便携式前庭功能医学检查设备。用于高性能战斗机飞行员选拔、招收飞行学员选拔的前庭功能检查，飞行员严重飞行错觉、眩晕以及晕机病等诊断鉴定。主要由诱发、记录眼动的眼罩和进行信号采集、分析的便携式工控机及其配套软件组成。

飞行员飞行能力检测与训练装备 用于检测、训练飞行员的飞行能力。主要有：①低压舱。主要用于飞行员高空耐力和适应性的检测训练、航空供氧装备的鉴定检查以及高空生理研究。主要由密封的舱体、负压罐、真空抽气泵系统、生理检测系统和控制系统组成。②载人离心机。主要用于飞行员加速度耐力的检查训练、抗荷装备鉴定检查以及加速度生理研究。主要由旋转动力系统、固定在动力主轴上的臂架和模拟座舱组成。③空间定向障

碍模拟器（又称飞行错觉模拟器）。主要用于在地面模拟本体飞行错觉和视性飞行错觉环境与状态，对飞行员发生飞行错觉进行检测、鉴定、体验与对抗训练和科学研究等工作。主要由飞机模拟座舱、视景与音响系统、计算机控制系统和液压动力系统组成。④电动转椅。主要用于飞行员地面模拟飞行错觉的训练，由转椅、固视灯、视动转笼、眼震电图前置放大器和控制系统等组成。⑤飞行员抗荷抗缺氧能力检测仪。主要用于检测飞行员下肢蹬力、抗荷正压呼吸动作、供氧代偿加压呼吸、低浓度氧耐力、选配加压供氧面罩或密闭头盔时气密性检查，也可用于抗荷正压呼吸、供氧代偿加压呼吸训练。主要由蹬力测试系统、拉杆-抗荷加压呼吸系统、代偿加压呼吸系统、低浓度氧呼吸系统、计算机测试系统、座椅及机座等组成。

飞行员选拔心理检测装备 用于招收飞行员所进行的心理学检查。主要有：①基本认知能力检测设备。主要用于检测观察力、注意力、记忆力和运算能力等智力要素。主要由心理评测仪、显示器、键盒、幻灯机组成。②飞行员特殊能力检测装备。主要用于检测注意分配能力、手脚协调反应能力和空间方位判断能力等。主要由计算机、显示器、操作杆和脚蹬舵组成。③情绪稳定性检测装备。主要用于检查特定任务背景下的情绪特征及稳定性。主要由计算机、生理指标采集卡和传感器等组成。④飞行动机与性格检测装备。主要用于检测国防意识、飞行倾向、成就动机、价值取向和性格特征等。主要由计算机、按键盒等组成。

飞行员医疗救治装备 用于

飞行员的健康维护、伤病防治。主要有：①航医室诊疗设备。主要用于航空军医对飞行人员实施健康检查和伤病的矫治，通常配置在航空兵团或飞行大队。如心电图机、五官科检查仪、理疗设备等。②航空医疗箱。主要用于航空兵部队本场和异地开展航空卫生保障工作的便携式卫生设备。主要包括血压计、听诊器、五官科检查器和常用药品。

飞行员遇险急救装备 用于飞机迫降或失事后飞行员的综合营救。主要有：①飞行员遇险救护设备。主要用于飞机迫降后飞行员的应急离机和医疗救治。主要由拖车底盘、起吊装置、救援梯及吊板组成。②飞行员跳伞卫生急救器材。主要用于飞行员跳伞后的自我急救。通常与生存辅助用品、求救联络器材和救生用品组成飞行员跳伞救生器材。③飞机医疗救护设备。主要配置在搜救直升机上，用于跳伞飞行员的搜救和医疗救治。主要由急救复苏、心脏除颤监护和机上治疗护理三个功能系统组成。

机载救护装备 用于伤病员的救护和后送。主要有：①卫生飞机。用于中、重症伤病员空中后送和途中紧急救治（监护、紧急救命手术和生命支持），以及着陆后地面伤病员早期治疗。主要由重症监护、紧急救命手术、基本治疗、辅助诊断、医疗信息与通信和医疗保障等设备模块组成。②运输机医疗后送附加装置。用于伤病员空中后送和途中生命支持。主要由担架系统和飞机医疗救护设备组成。

应用和有待解决的问题 主要有：①航空卫生专用装备将应用更加先进的技术，提高装备智能化、信息化、集成化，增强保障能力。②在航空生理心理检测与训练装备方面将研制快速生理参数、飞行疲劳和神经功能检测装备。③在飞行员遇险急救装备方面将进一步研制与飞机救援相结合的综合飞机抢救装备。④在机载救护装备方面将研制适宜多种机型的模块化便携式机载卫生装备。

(张莉莉 韩学平)

hángkōng yīxué mónǐ zhuāngbèi

航空医学模拟装备 （aviation medicine simulation equipment）

模拟航空人机与环境因素的物理设备。用于航空航天医学科学研究。主要有高空缺氧环境模拟设备、加速度飞行环境模拟设备、空间定向障碍模拟设备、弹射训练模拟设备。

高空缺氧环境模拟设备：主要有低压舱、低压低温舱、低压高温舱、迅速减压舱。用于航空航天飞行人员等的高空低压、缺氧耐力检查和训练，航空供氧装备的防护性能鉴定，高空环境对人体的影响等试验研究。

加速度飞行环境模拟设备：主要有载人离心机和抗荷训练器。载人离心机用于飞行员及航天员加速度耐力选拔及训练、抗荷装备性能鉴定以及加速度生理研究。抗荷训练器用于对飞行员进行肌肉用力、呼吸协调和生物反馈等抗荷动作的训练。

空间定向障碍模拟设备：主要有空间定向障碍模拟器。通过在地面模拟产生飞行中的各种加速度刺激或给予一定的视景刺激，诱发飞行人员产生各种飞行错觉，让飞行人员体验、识别错觉，增强对飞行错觉的控制、抵抗和克服能力。经过检测，可以掌握飞行人员空间定向能力。经过训练后，使飞行人员能正确、及时识别飞行错觉，在模拟飞行错觉状态下，能按仪表要求保持平飞而不失控，并且无严重自主神经反应。此外，这些设备还可用于前庭功能、运动病等方面的研究。

弹射训练模拟设备：主要有弹射训练器，是地面模拟飞行员应急弹射的练习和实验设备。主要用于地面弹射训练，训练飞行员熟悉弹射程序，掌握操作要领，缩短弹射时间；练习正确的弹射姿势，减少弹射操作；训练飞行员体验弹射过载，降低弹射时紧张情绪；开展航空医学弹射救生生理实验及装备研究；航空医学教学体验。

(马月欣 肖华军)

zàirén líxīnjī

载人离心机 （human centrifuge）

通过电机驱动悬臂旋转产生作用于臂端座舱的惯性离心力，以模拟产生航空航天持续性加速度环境的地面大型人体试验与训练设备。又称人体离心机。航空航天医学专用装备之一。主要用于飞行员或航天员持续性加速度耐力选拔、鉴定、训练和研究，并用于飞机机载防护救生装备防护性能的研究与鉴定。

简史 载人离心机的发展可以划分为四代。第一代载人离心机建于1935年至20世纪70年代末80年代初，座舱可自由摆动，$+G_z$增长率较低。1935年，美国在怀特空军基地建造了美国第一台载人离心机。这台机器半径3m，可模拟$\pm G_x$，低增长率，机上安装有可记录血压和加速度的设备。同年德国在罗夫特沃夫的德国航空医学研究所内建造了一台载人离心机。离心机半径约6m，增长率为2G/s，最大$+G_z$值为20G。安装有可观察被试者的光学中央窥镜和生物医学测试设备和信号设备。第二代载人离心机建造于20世纪80年代中期以前，有一定的闭路控制功能，部分可能有万向架系统，但+G_z增长率只有1~3G/s。20世纪80年代中期以后，出现了第三代载人离心机，同样具有万向架系统，但+G_z增长率可达6G/s。21世纪初，研制出第四代载人离心机，仍具有万向架系统，+G_z增长率可达15G/s，可进行闭环控制的动态飞行模拟。载人离心机作为模拟飞机机动性能的地面设备，它的模拟性能随战斗机的机动性能提高而提高。以+G_z增长率为例，即随飞机+G_z增长率提高而提高。一、二代战斗机的机动性不高，当时发展的离心机+G_z增长率也比较低。第三代战斗机的出现如F-16，+G_z增长率高达6G/s，原先建造的载人离心机的+G_z增长率升级至6G/s，新建的离心机也均达到了6G/s。鹰狮（瑞典）、阵风（法国）和欧洲战斗机（英国）机动飞行时具有10~15G/s的+G_z增长/下降率，与其相适应的第四代离心机即具有15G/s的+G_z增长率。

基本原理 载人离心机利用电机驱动悬臂旋转，产生作用于臂端座舱的惯性离心力，以模拟战斗机机机动飞行和飞船起飞、返回阶段的持续性加速度环境。通过调整被试者体位或旋转座舱，可使其受到不同轴向的加速度作用；调整控制系统，可产生不同+G_z值、+G_z增长率和作用时间的加速度。

结构组成 一般由动力/驱动系统、机械结构系统、座舱系统、控制系统等组成（图1）。

动力/驱动系统 为载人离心机主臂、座舱旋转提供动力，包括配电设备、主电机、滚转/俯仰电机、刹车系统等。

机械结构系统 构成载人离心机主体，包括基座、主臂、万向架等。

座舱系统 为模拟飞机座舱，包括显示仪表、驾驶杆/舵/油门、座椅、空气/氧气源、视频/音频以及生理信号监测传输、通风空调等。

控制系统 控制和管理载人离心机运行，包括离心机控制台、计算机与网络系统、运行数据采集记录系统、安全监测及应急停机系统等。

基本性能 综合各国离心机性能情况，载人离心机基本性能参数通常包括：①最大+G_z值，一般在6~15G；+G_z增长率，1~15G/s。②主臂半径，5~10m。③座舱运动模式，分单自由度、多自由度。④运行控制方式，分飞行员主动控制（闭环控制）、控制台控制、计算机预编程控制。⑤座舱容积和承载。⑥物理/生理信号传输通道。

功能用途 载人离心机具有以下用途：①飞行员、航天员加速度耐力选拔与鉴定。②飞行员、航天员对抗高过载能力训练。③持续性加速度影响及机制、航空环境下其他因素复合效应研究。④飞行员、航天员防护救生装备生理学研究与鉴定评价试验。

（李宝辉 马月欣）

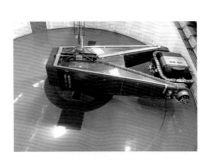

图1 载人离心机

díyācāng

低压舱（hypobaric chamber, altitude chamber）

模拟高空低气压环境的大型实验设备。又称气压舱、高度舱、减压舱。航空航天医学和高山高原医学领域重要实验设备之一。主要用于高空生理实验研究、飞行人员体检、训练，以及航空航天装备试验鉴定等。

简史 19世纪60年代，法国生理学家波特·贝尔（Paut Berr）制造了世界上首台低压舱，并应用低压舱进行人体和动物高空生理研究。20世纪中叶，随着航空与空间技术的发展，低压舱的发展很快并应用广泛。世界主要航空大国均建有低压舱，用于航空医学研究、飞行人员训练和机载设备的鉴定。1950年，苏联在中国辽宁省旅大市（现旅顺市）援建了国内首台低压舱；1953年，蔡翘教授在南京原第五军医大学自主研制中国第一台低压舱，受当时国内材料和工艺水平限制，该低压舱采用钢筋混凝土结构；20世纪70年代，中国在普通低压舱的基础上，又相继发展了各种专门类型的低压舱。现代低压舱技术的发展，在真实模拟高空环境的低气压、温度等因素基础上，还可以模拟航空航天环境中迅速减压、高速气流、重力加速度、空间定向错觉等复合因素，用于研究航空环境中多种综合因素的作用和影响。

基本原理 使用动力-抽真空设备将密闭舱室内的气体抽出，通过控制气体的抽出流量和速度模拟不同的气压高度和气压升降变化速率。

结构组成 一般由功能舱体、动力-抽真空设备、控制系统、通信系统、供氧系统、物理生理参数检测系统等组成（图1）。

功能舱体 一般是金属结构的一个或多个气密室。舱体外形和内部布局各异，一般为长方形、圆柱形或球形，根据使用目的不同可容纳1人至数十人。功能舱室一般设有过渡舱和主舱，过渡舱可在主舱气压高度不变的情况下实现工作人员或试验人员的进出。主舱室为主实验舱，内设有实验及辅助设施。功能舱室还可建有观察窗和舱内外传递小件物品、饮食的过渡传递口。

动力-抽真空设备 一般使用真空油泵或真空水泵。真空水泵功率大，但在18km高度以上时，气压变化将导致泵内水沸腾，只能用于设计高度18km以下的低压舱。设计高度18km以上的低压舱一般使用真空油泵。

控制系统 用于控制低压舱各系统按照预设要求协同运转。一般可分自动控制和手动控制。自动控制通过程序软件自动操作动力系统和管路中各阀门的启闭角度，实现低压舱的高度变化，也可控制低压舱在一段时间内按照预先输入的固定程序进行升、降和停留。手动控制是通过操作人员手动启闭动力系统和管路中的各阀门角度，实现低压舱的高度变化。自动控制方式劳动负荷小，但有一定延迟，对程序、软件以及微机、网络依赖程度高，手动控制方式控制准确、直接但劳动负荷大。一般采用自动控制方式同时配备应急手动控制功能的方式，以确保在断电、软件故障和微机、网络故障时的系统安全。

通信设备 用于舱内外人员通信交流。

供氧系统 一般配备航空供氧系统以保证舱内工作人员或试验人员的安全。设计高度低于10km的低压舱配备应急供氧装置，用于突发或应急情况下的急救供氧。设计高度10km以上的低压舱应配备加压供氧装备，可根据低压舱内高度变化进行高浓度氧、纯氧和不同压力的加压供氧，配合加压代偿服装可保证低气压环境的人体安全。

物理生理参数检测系统 用于监测并显示低压舱内的气压、高度、温度、湿度、升降速度、氧气浓度及其他环境参数，以及受试人员的心率、心电图、血氧等生理参数，防止发生意外。

功能用途 低压舱与生理实验技术的用途很广，主要有以下几方面应用。

科学研究与实验探索 实验研究高空低压缺氧环境因素对动物或人体各系统生理的影响，探索低压、气压变换与缺氧对机体损伤机制，确定高空供氧防护生理学要求；研究制定氧气系统和飞行员个体防护装备的工程设计参数；制定飞行员航空飞行卫生保障措施。

装备实验与鉴定 实验鉴定航空供氧装备的高空供氧防护性能，实施飞行员高空防护装备研制过程中的物理性能测试和生理实验鉴定。实验验证高空设备、仪表或物品的低气压性能。例如，航空氧气装备的调节性能，头盔和氧气面罩的呼吸防护性能，飞行员高空代偿服装的代偿性能，机载制氧设备的产氧性能，机载高空高原救生物品和三防物品的低气压性能等。

航空医学体检鉴定 对飞行人员进行缺氧耐力检查、升限检查、高空耐力检查、耳气压功能检查等。低气压和缺氧负荷条件下的各系统功能检查，有助于航空医学临床各科对飞行员进行体检鉴定。通过控制不同的高度范围，用低压舱还可以甄别空中缺氧、耳气压障碍等其他高空不良反应。

缺氧耐力锻炼 为了提高缺氧耐力，可以在3000～7000m高度反复上升，获得机体对高空缺氧的适应，如进入高原前的低压舱锻炼。对飞行员进行高空生理训练和高空体验，形成如10 000～12 000m综合训练、7500～10 000m

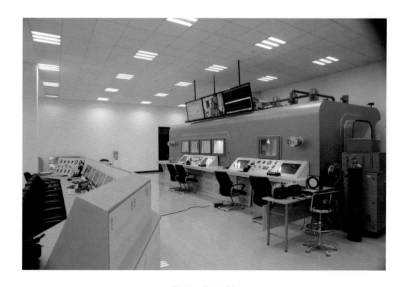

图1 低压舱

有效意识时间测定、1500～5000m夜间视力训练等训练方案。在能进行迅速减压的舱内还可对飞行员进行体验性的迅速减压训练。

低压医学治疗与保健　利用低压缺氧因素，研究和实施低压医学治疗和保健措施，如研究低氧放疗技术，低压治疗支气管哮喘、过敏性鼻炎技术，低气压保健等。

（殷东辰　肖华军）

xùnsù jiǎnyācāng
迅速减压舱 （rapid decompression chamber）

模拟飞行器在飞行中增压座舱失密封导致舱内气压迅速降低的设备。又称爆破减压舱、爆炸减压舱。迅速减压舱是为了特定任务或实现特定的研究目标而使用的一种环境模拟设备。

基本原理　先将负压筒抽至需要模拟的飞行高度，将减压舱抽至相对应的增压座舱高度，通过迅速减压机构使减压舱与负压筒快速相通，舱与筒内压力迅速平衡，以此模拟飞行器增压座舱在高空破坏时的迅速减压情况。模拟高度和迅速减压速率取决于减压舱与负压筒的容积比、舱筒之间连接通道长度与模拟爆破口直径。容积比越大、通道路径越短、模拟爆破口直径越大，则平衡时间越短，减压速率越快，平衡后的气压高度越接近外界飞行环境气压高度。舱、筒容积比不小于1：50时可较好的模拟高空迅速减压过程。通过舱、筒大容积比、短粗通道和大功率抽真空设备设计，实现缩短减压时间的目的，可使减压时间达到1秒以内。

结构组成　迅速减压舱一般由减压舱、负压筒、真空泵组、迅速减压机构、操纵控制系统、安全活门和仪表信号显示记录装置等组成。

迅速减压机构可分为破碎式和启闭式。破碎式可采用塑料尼龙或醋酸纤维制成薄片，也可采用钢化玻璃板，迅速减压时通过击针或撞击装置击碎舱、筒间的薄片或钢化玻璃板，实现舱、筒之间气压迅速平衡。启闭式采用相机反光板升降式结构将舱、筒隔断，迅速减压时通过机械结构使隔断门快速释放，实现迅速减压。破碎式迅速减压机构结构简单、建造成本低、减压时间短；缺点是受力部件强度有限，舱筒之间的气压差不能超过部件受力限值，且破碎后的碎片飞溅对设备和人员有潜在的损伤危险。启闭式迅速减压机构安全、可靠，可重复使用并无须更换隔断部件。缺点是结构复杂，技术要求和建造成本高。

功能用途　用于模拟高空增压座舱迅速减压过程，对航空供氧装备和某些机载装备进行迅速减压鉴定，实施飞行人员迅速减压体验和训练。

（殷东辰）

kōngjiān dìngxiàng zhàng'ài mónǐqì
空间定向障碍模拟器 （spatial disorientation simulator）

在地面模拟空中飞行错觉的设备。又称飞行错觉模拟器。主要用于在地面模拟前庭、本体和视性飞行错觉环境与状态，对飞行员进行飞行错觉的检测、鉴定、体验、对抗训练和科学研究等工作，降低空间定向障碍导致的飞行事故。

空间定向障碍模拟器根据座舱旋转半径的情况可分为无旋转半径、固定旋转半径、可调节的旋转半径三类。世界多数国家采用固定的旋转半径的空间定向障碍模拟器，旋转半径可调节、大视野座舱的空间定向障碍模拟器虽然结构较复杂，但功能强、模拟的错觉类型多、逼真度高，应用逐步增多。

基本原理　利用模拟器产生各种运动模式的角加速度、线加速度，结合座舱的视景环境，对人体前庭、本体感受器以及视觉器官施加刺激，诱发人体产生各种对自身（座舱）在三维空间中的状态及运动的错误知觉。空间定向障碍模拟器一般可进行科里奥利错觉、超G错觉、倾斜错觉、俯仰错觉、倒飞错觉等多种飞行中常见错觉的模拟。

结构组成　由座舱、旋转轴（包括主轴、旋转臂、翻转轴、旋转轴和滚转轴等）、控制系统等组成。其中，座舱一般按实际飞机座舱模拟设计，内有飞机仪表、飞行员操纵系统、视景系统和医学监测系统等，可产生模拟三维空间运动，是模拟器的核心。座舱运动可以由控制台操作人员控制或飞行员座舱内控制，控制台操作控制可采取手动控制，也可按预先设计储存在计算机中的程序自动控制（图1）。

功能用途　空间定向障碍模拟器的基本功能包括飞行错觉模拟演示、飞行员仪表视觉空间定向能力检测评估、飞行错觉识别控制训练、生理信号监测。空间定向障碍模拟器的主要用途是，通过在地面模拟产生飞行中的各种加速度刺激或给予一定的视景刺激，诱发飞行人员产生各种飞行错觉，让飞行人员体验、识别和克服错觉，增强对飞行错觉的控制、抵抗和克服能力。经过检测，可以掌握飞行人员空间定向能力；经过训练后，使飞行人员能正确、及时识别飞行错觉，在模拟飞行错觉状态下能按仪表保

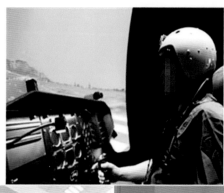

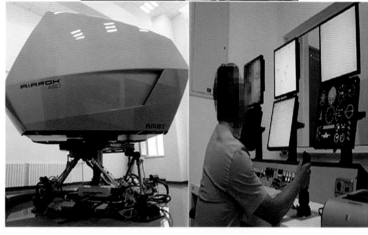

图1 空间定向障碍模拟器

持平飞而不失控，并且无严重自主神经反应。此外，这些设备还可用于前庭功能、运动病等方面的研究。

（姚 钦）

jiāyā gòngyǎng liànxíqì

加压供氧练习器（pressure oxygen trainer）

模拟飞机氧气系统在 12 000m 以上高度加压供氧呼吸的地面训练设备。又称地面加压呼吸锻炼器。

基本原理 一般供氧时，控制加压的氧气从手动加压器的调节活门排到外界，不能在服装和面具中形成余压；当顺时针旋转手动加压器旋钮进行加压供氧时，逐渐关小调节活门，输送来的氧气不能完全排出，按照服装压与面具压的比值，向高空代偿服和加压供氧面罩（或密封加压头盔）内提供氧气，随着氧气量的增加，压力将升高，其值分别由衣压表和面具余压表指示；反时针旋转手动加压器旋钮，逐渐开大调节

活门，氧气经此流出，随着活门开大，排出量增加，调节压力降低，使高空代偿服和加压供氧面罩（或密封加压头盔）中的氧气排出。训练过程中，当受训者呼吸紊乱或手动加压器故障时，应按压应急卸压器的泄压按钮，快速卸掉服装和面具中的氧气压力，防止对受训者造成伤害。高空加压供氧时，飞行员要在正压环境下呼吸，呼吸方式和呼吸节律与常规条件有很大不同，为了适应这种呼吸方式必须进行加压训练。

结构组成 加压供氧练习器主要由带开关氧气减压器、氧气调节器、氧气压力表、衣压开关、手动加压器、应急卸压器、流量指示器和输气管路等组成（图1）。其中，氧气减压器用来打开氧气通路并将氧源压力从较高压力减到较低压力；氧气调节器用来调节向高空代偿服和加压供氧面罩（或密闭加压头盔）输出氧气的流量；氧气压力表指示氧源的气体

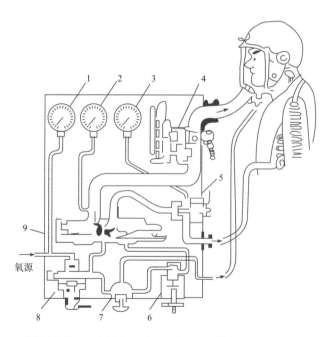

1. 氧源压力表，2. 余压表，3. 衣压表，4. 流量计，5. 衣压开关，6. 手动加压器，7. 应急卸压器，8. 带开关的减压器，9. 氧气调节器。

图1 加压供氧练习器原理

压力、服装中的气体压力和面罩（或密闭头盔）中的气体压力；衣压开关用来控制加压供氧过程；手动加压器用来控制加压值的大小；应急卸压器用来迅速卸掉服装和面罩（或密闭头盔）中的气体压力；流量指示器用来指示输出气的流量。

功能用途 主要用于训练飞行员适应高空加压供氧的呼吸方式，掌握加压供氧时正确的呼吸技巧，提高机体对加压供氧的耐力。

（臧 斌）

dīyǎng hùnhéyí

低氧混合仪（hypoxia mixing apparatus）

模拟产生含氧百分比低于常压下大气中氧浓度的氧氮混合气的地面实验设备。

基本原理 当两种气体环境的气管气氧分压相等时，其低氧效应近似等效，即只要在地面上吸低氧混合气时的气管氧分压等于某海拔高度上呼吸环境大气压时的气管氧分压，二者引起的机体缺氧反应相同。故可按缺氧程度要求，利用气管氧分压相等的原理，计算需要的低氧混合气体含氧量的百分比。计算公式为：

$$P_{O_2} = (B-47) \times F_{O_2}$$

式中，P_{O_2} 为气管气氧分压，mmHg 或 kPa；B 为大气压力，mmHg 或 kPa；47（6.3）为气管内饱和水蒸气压 mmHg（kPa）；F_{O_2} 为环境气体的含氧百分比。

配制低氧混合气的基本方法是根据道尔顿气体定律，总压等于各分压之和。

结构组成 主要由氧气源、氮气源、减压器、控制处理显示器、可控电磁阀、电源转换器、氧浓度传感器、气体混合腔、氧气调节器和氧气面罩等部件组成。

氧气源提供 0.98～14.7MPa（10～150kg/cm²）医用氧气，氮气源提供 0.98～14.7MPa（10～150kg/cm²）氮气。减压器将高压氧气（或氮气）减压为 0.588MPa（6kg/cm²）的气体。控制处理显示器为该系统的数据信息处理单元，用于氧浓度和氧气压力参数的输入和输出，并进行信号的解算和显示。电磁阀为控制执行部件，分别用于控制氧气和氮气的输出流量。气体混合腔用于将输送来的氧气和氮气进行混合并向外输出。氧气浓度传感器用于测量混合腔中混合气体的氧浓度，并输出给控制处理显示器。氧气调节器用于控制输出飞行员所需要一定压力的氧气。应急供氧开关用于向氧气调节器提供纯氧，在训练过程中出现异常缺氧时可打开此开关（图1）。

通过压力调节阀和流量调节装置将一定压力和流量的氧气（或压缩空气）和氮气进行混合，产生低氧浓度的气体供飞行员吸用。当需要不同高度的低氧分压气体时，通过调节氧气（或压缩空气）和氮气的输出压力和流量就可实现。

低氧混合仪在地面真实地模拟输出 1、2、3、4、5、6、7、8km 等高度层上不同含氧百分比的混合气（表1）。

表1 1000～8000m 高度上大气对应混合气的含氧浓度值

模拟高度/m	混合气含氧标准值/%
1000	18.5
2000	16.2
3000	14.1
4000	12.2
5000	10.5
6000	9.0
7000	7.7
7500	7.1
8000	6.5

功能用途 ①用于模拟高空低氧或缺氧的气体环境进行科学研究实验。②用于飞行员缺氧体验及耐力检测。

（臧 斌）

fēixíngyuán kànghé kàngquēyǎng nénglì jiǎncèyí

飞行员抗荷抗缺氧能力检测仪（apparatus evaluating pilot's anti-G and anti-hypoxia capacity）

战斗机飞行员加速度耐力与缺氧耐力的航空医学检测、训练装备。又称抗荷抗缺氧能力训练器。主要用于在加压呼吸和抗荷服充气条件下进行抗荷动作训练及缺氧体验，提高飞行员的抗荷能力和抗缺氧能力，确保飞行安全（图1）。

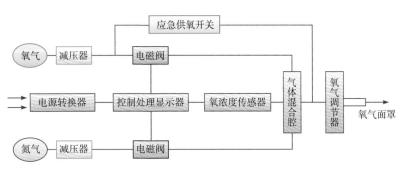

图1 低氧混合仪的组成示意

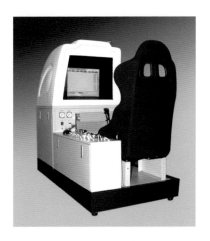

图 1 飞行员抗荷抗缺氧能力检测仪

简史 高性能战斗机的持续高加速度、高加速度增长率和高升限等特性对飞行员的抗荷耐力和抗缺氧能力提出了更高的要求。为了减少空中晕厥发生的次数，提高缺氧条件下的耐受能力，国内外都进行了相关方面的研究，开发了一系列地面训练设备。抗荷方面，20 世纪 80 年代，俄罗斯研制出了静态肌力器，其核心技术是蹬力监测，用该训练器对飞行员进行静态蹬力训练与测试，可提高其抗荷能力，但该仪器不具有抗荷服充气功能，不能进行抗荷正压呼吸。同一时期，中国空军也研制出了生物反馈抗荷训练器和肌力协调抗荷训练器。抗缺氧方面，俄、美、英等国空军都有低氧仪和加压供氧呼吸检查装置，由于世界各国装备的飞机机种不同，低氧/加压供氧呼吸的压力制度差异较大，没有通用性。中国在 20 世纪 70 年代研制出的YD-1 型地面加压器，适用于第一代、第二代战斗机飞行员加压供氧呼吸训练，不适用于第三代高性能战斗机飞行员。2007 年，中国空军航空医学研究所将抗荷和抗缺氧技术融合，研制出了新型的抗荷抗缺氧能力检测仪。

基本原理 飞行员穿戴抗荷服、供氧面罩，与抗荷抗缺氧能力检测仪相连接，可模拟出抗荷服、供氧面罩的供气环境。①服装与面罩压力环境模拟：飞行员操纵驾驶杆对抗荷服的供气压力进行控制，通过氧气调节器、地面加压器、压力比调节器、抗荷正压呼吸机构和电气比例阀等器件，形成抗荷正压呼吸、供氧加压呼吸所需要的成一定比例关系的面罩余压和抗荷、代偿服压力，模拟出不同加速度时抗荷装备、不同高度缺氧时供氧装备的供气压力状态。②低氧环境模拟：通过控制固定限流阀前的氧气和氮气的压力及流量来调节呼吸气的氧气含量，形成试验要求的低浓度氧合成气。飞行员可按照不同的课目开展训练，通过监测分析训练过程中的蹬力、心电等生理信号，对其抗荷抗缺氧能力进行测试评估。

结构组成 由座椅及基座、抗荷呼吸调节、加压供氧调节、低氧生成、蹬力测量、信号采集、显示控制等功能模块组成。其中：①抗荷呼吸调节依据飞机上氧气设备的工作原理设计，主要由氧调器、抗调器、压力比调节器、紧急卸压开关等组成，抗调器输出压力与氧调器输出压力比为5：1。②加压供氧调节器可分别模拟囊式抗荷服和管式抗荷服与面罩之间的压力比环境，前者比例关系为 3.2：1，后者为 10：1，核心部件包括压力比机构、加压器、程序供氧机构等。③低氧生成模块由可调管路、气体混合罐及连接管路等组成，可以产生不同氧浓度的气体，仪器存储了1000、2000、3000、4000、5000、6000、7000、7500m 等 8 个高度

的氧气、氮气压力值。④蹬力测量系统用于测量飞行员下肢静态蹬力，主要由左右蹬力板、力传送机构、力传感器等组成，单肢蹬力最大量程为 150kg。⑤信号采集系统用于收集被测的各种信号，并对信号进行加工处理，由传感器、信号调理电路和数据采集卡等组成，可测的信号包括蹬力、心电、服装压力、面罩压力、流量、氧气和氮气压力等。

功能用途 具有检测和训练两个用途。检测功能包括抗荷能力综合检测、抗荷正压呼吸检测、代偿加压呼吸检测、下肢蹬力检测、低浓度氧耐力检测。训练功能包括抗荷动作训练、抗荷正压呼吸训练、代偿加压呼吸训练、代偿快速加压训练、下肢蹬力训练、低浓度氧耐力训练。

（王海霞 耿喜臣）

tánshè xùnliànqì

弹射训练器（ejection trainer）

地面模拟飞行员应急弹射的练习和实验设备。飞行员在弹射训练器上练习弹射程序、体验弹射过载、练习弹射姿势，提高弹射离机技能。此训练器是保障弹射救生安全与成功率的重要训练设备，可配备到航空兵部队、训练基地、医学鉴定中心、飞行院校和研究所等，根据用途配备不同型号、规格的设备。

基本原理：采用弹射弹或压缩空气作为动力，弹射座椅连同被安全带固定的受训人员沿座椅导轨向上快速推进，模拟弹射瞬间过载情况，直到因重力作用停止向上前进为止。弹射过载值和过载增长率根据弹射筒行程或气压等动力源设置及受训者自重而定，按需可以调节。物理或生理信号用有线或无线设备进行记录。主要的性能参数：用于训练

设备最大弹射过载值 2~12G，增长率为 100~120G/s，作用时间 0.2~0.3 秒。

结构组成：由模拟座舱、钢架及导轨、模拟弹射座椅、动力源装置、安全装置、控制装置、测试记录装置等组成。座舱内几何尺寸、基本布局等模拟飞机座舱；钢架上的导轨装有齿条构成座椅上下滑动的轨道；模拟弹射座椅组件包括座椅和滑车，可重复承受过载作用力；气动装置采用特殊设计气缸，自动供气或放气；安全装置由逆向制动器、齿轮、齿条机构、下降电机和减速器等组成，保证弹射体停挂、复位和缓冲；计算机控制状态设置、数据显示、记录回放、弹射等；测试记录装置包括加速度、力传感器及记录系统。

功能用途：①地面弹射训练，训练飞行员熟悉弹射程序，掌握操作要领，缩短弹射时间；练习正确的弹射姿势，减少弹射操作。②训练飞行员体验弹射过载，降低弹射时紧张情绪。③开展航空医学弹射救生生理实验及装备研究。④航空医学教学体验。

(丛 红)

jǐngjī xùnliànqì

颈肌训练器（cervical muscle trainer） 提高颈肌强度、耐力和肌群间协调性，增强颈椎稳固性的航空生理训练装备。主要用于提高飞行员头颈部力量，减少高载荷和弹射救生时的颈部损伤。随着战斗机框架复合材料、推进系统、飞行控制和航空电子等方面科学技术进步，战斗机机动性能提高，空战空训中，飞行员不仅经受高 G 值和高 G 增长率，同时要承担头盔重量，加之头盔的附加装置（如夜视仪、瞄准具等）以及氧气面罩的负荷，加剧了飞行员颈部急、慢性损伤的问题。暴露于高 +G$_z$ 状态下引起飞行员颈部疼痛的问题已经成为特殊的职业健康问题。因此，通过提高飞行员颈肌强度来提高飞行员颈椎的稳固性和抗荷能力显得十分必要。安全有效的颈肌训练器是提高颈肌强度所必需的训练器械。

简史 为了预防飞行员颈部损伤，脊柱肌肉需要特殊的强度训练。英、美、日、俄、瑞典、澳大利亚等国家的飞行员都很重视颈部肌肉的强度训练。值得一提的是瑞典和美国学者报道，应用水压阻力测力计对 18 名男子进行每周 2 次 3 个月的训练。每一训练课目由屈、伸、旋转分别重复 12 次×3 轮组成，阻抗大小因人而定，每轮休息 1 分钟，训练前后对比最大等张扭矩和颈部旋转活动范围（range of motion, ROM），主观颈痛用 4 分级评定。结果表明，训练后最大屈、伸、旋转等张扭矩分别增大 18%、26% 和 44%，旋转 ROM 增加 16%，颈部疼痛减少。学者们认为如果为了获得对飞行有效适用的肌肉锻炼，进行最佳的阻抗训练是很重要的。另外，颈肌的热身运动对于滑行着陆是必需的，特别是对于年长的飞行员更是如此。为了保护足球运动员的颈部研制了大量的颈部训练器，美国军事学院应用这类设备对飞行员颈部进行了安全有效的全范围的阻抗训练，该训练方案由 6 个动作组成即耸肩、颈部旋转和 4 道颈部训练器（屈、伸、左和右侧屈），时间为 8 分钟，每周 2 次共 6 周。使颈部的相对强度增加 92%。颈部锻炼在足球运动员中减少颈部损伤的发生率，对于高性能飞机飞行员来说，保持颈部的生理健康和体育锻炼，亦能减少颈部损伤的发生率。每周 2 次的颈部阻抗训练能很快地增加颈肌的强度。在高加速度到来之前，减少头部运动，保持头部处于中立位，将头置于头靠上，对于减少颈部损伤也是可行的办法。

肌肉的抗阻练习的方法包括等张练习、短暂最大收缩练习、等长练习和等速练习。等速肌力训练的概念和原理，被研究者们认为是肌肉功能锻炼中的一项革命，广泛应用于四肢肌力的训练中，克服了前三种阻抗练习的缺点，保留了它们的优点。应用等速肌力训练这一原理，研究一种用于颈部肌力强化训练和测试的系统，将会取得像四肢等速肌力训练一样的效果，既能安全有效地进行颈肌训练，又能准确、安全、科学和客观地测试和评价肌肉的各种生物力学参数。中国空军航空医学研究所应用可变速度和可变阻力（variable velocity and resistance, VVR）肌力训练和等长训练原理，设计了 CME-1 型飞行员颈肌训练器，应用于飞行员颈部肌力训练和测试，实现"等长训练""可变负荷"和"可变速训练"，如果就在整个关节可动范围进行强收缩训练而言，本系统的训练与等速肌力训练有着相同之处，而且，VVR 训练即便在能源枯竭和乳酸生成引起的肌疲劳，致使被检验者所能发挥的肌力及运动速度降低的情况下，也能相应地自动调节训练负荷和训练速度，只要训练者继续进行训练，就能始终保持最适合的和最安全的训练条件。

基本原理 各种方法大都是通过阻抗训练增强颈肌强度，提高飞行员飞行中的抗过载荷能力。

国内外用于肌肉强度训练的理论是基于等长、等张、VVR以及等速四种模式。国内外用于颈肌训练的基本理论和技术是前三种。等长模式装置包括液压阻力计，美国军事学院使用的四通道颈肌训练器（屈、伸、左和右侧屈），及新加坡空军所用的等长模式颈肌测力计；等张模式装置包括德国的颈肌训练器和中国曾报道的等张颈肌训练器都是砝码提供阻力，这种颈肌训练器不能保证超负荷时颈部不受损伤，安全性是个问题。因为应用砝码进行颈肌强度的等张测量很难准确地添加适合的重量，精度上亦难以保证，并且操作上很麻烦。等长测量虽然不能提供颈部关节全活动范围的测量，但能在非常安全状态下对颈肌强度进行较精确的测量。由于人体的几何形态的不规则性，肌肉配布的不对称性，以及用力方向与测量方向难以达到完全的一致，所以这些测量方法都难以解决这些问题。因此，在精度上难以达到十分满意的程度。国内外现有关于飞行员颈肌强度测量和训练，测量的姿势与飞行员实际飞行状态不一致，对躯干部分没有约束，下肢是着地的，这样在测量和训练过程中躯干和下肢自觉或不自觉地用力对测量结果影响较大，所测量的结果可靠性值得考虑。中国空军航空医学研究所自行研究的CME-1型飞行员颈肌训练器解决了这些难题（图1），该训练器应用CVR训练原理，采用传感技术、语音提示、视觉和声反馈技术，其中视觉和声反馈技术能提高颈肌训练的兴趣，加速颈肌强度训练效果。这种训练器的应用结果表明，每周训练3次，共6周，可增加颈部各肌群的强度达50%~100%。

结构组成 CME-1型飞行员颈肌训练器由训练座椅、阻力机构、力传递机构、数据采集系统、生物反馈等部分组成。技术指标包括颈肌强度的等长测试和等长训练模式、可变速度和可变阻力测试和训练模式，以及测试和训练过程中的语音提示和视觉反馈，结果的实时显示、分析和打印。

功能用途 颈肌训练器最早用于足球运动员颈肌强度训练，属于体育运动器材。后来用于航空医学领域作为飞行员颈肌训练的专项训练器械，用于飞行员颈肌强度训练，提高飞行员颈部抗荷能力，预防和治疗颈椎病和颈部损伤、康复和疗效评估，也可用于脑瘫、偏瘫患者头颈部肌力和平衡能力训练，所以可以作为康复训练器材；还可用于体育领域如足球、摔跤、柔道等运动员的颈肌强度训练。

（成海平）

yèjiān shìjué shēnglǐ xùnliàn shèbèi
夜间视觉生理训练设备
（physiological training equipment of night vision） 用于夜间视觉生理训练，提高夜视能力的器材或设备。此设备是飞行员航空生理训练设备之一。

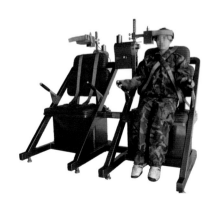

图1 CME-1型飞行员颈肌训练器

早在20世纪30年代，国外即有通过在全黑的房间里，人工控制室内照明亮度，模仿室外夜间训练的报道。20世纪80年代初，美国ETC公司、奥地利AMST公司相继开发研制了飞行人员专用夜视训练系统，该系统将夜视训练系统与夜视镜系统综合为一体，利用声光机电，通过计算机控制可产生各种仿真模拟效果，达到有效减少飞行员夜间飞行时的操作失误。美国DCS公司在基于计算机训练系统、网络训练系统基础上，又开发了高级分布式学习（ADL）技术应用于夜间视觉训练。

采用声光机电、计算机控制的虚拟现实技术，把与夜间飞行环境有关的真实地理、地貌虚拟呈现在飞行员面前，进行仿真模拟训练。例如，模拟从黄昏到拂晓，从地面到空中，光线强度从全日到星光及不同视角、云、雾气象时的夜航飞行环境。飞行员在此环境中虚拟体验夜航中出现的各种影响夜间视觉功能的现象，同时结合夜视生理学理论进行模拟训练，并对夜视训练做出反应。

以奥地利AMST公司研发的夜视训练设备为例，包括暗室、计算机控制系统、夜视镜、沙漠演示系统四部分组成。计算机除控制全部夜视训练系统外，还可演示与夜视训练有关的视觉物理与生理知识、训练程序、环境地理、地貌等内容。沙盘主要为视觉识别、地形、地貌，提供实物模拟参照。

该系统可让飞行员掌握正确的夜间搜索方法，提高暗环境下的夜视判断能力；了解夜视镜的性能和局限性，掌握夜视镜的正确使用方法，提高夜间作战和训练能力并预防飞行事故的发生，保证夜间飞行安全。

（陈勇胜　陈珊）

dòngtài fǎngzhēn jiǎrén cèshì jìshù

动态仿真假人测试技术（test techniques of dynamic anthropomorphic manikin）

以动态仿真假人为平台，在载荷环境中用于获取人体生物动力学响应数据的技术。人体的生物动力学响应特性与人体结构形态、惯性参数、组织力学参数相关，在动态仿真假人体内安装传感器，测试模拟人体对动态载荷环境的动力学响应，研究评估人在动力学环境中的安全性。

简史 为了记录弹射跳伞时弹射冲击力作用于飞行员脊柱的载荷，判断弹射系统能否安全救生，20 世纪 50 年代美国安德森研究所首次研制出世界上第一个实用的仿真假人 GARD-CG。其主要外形尺寸、重量和整体重心与人体一致，肩、肘、腕、髋、膝和踝关节能进行有限运动；60 年代该研究所又成功研制了用于汽车安全防护研究的 VIP 型仿真假人，其主要特点是对颈椎、腰椎和胸部进行了初步仿真，在头和胸部分别安装了三向加速度传感器，在大腿安装了力传感器。1972 年，美国汽车产业界与第一安全技术公司合作，研制出 Hybird Ⅱ 型仿真假人。由于 Hybird Ⅱ 型仿真假人具有良好的动态仿真能力，美国政府将其作为汽车碰撞试验用标准假人。1976 年，第一技术安全公司、美国机动车工程师协会及西方汽车产业界共同开发了 Hybird Ⅲ 型动态仿真假人，现已形成系列产品，包括成年人和不同年龄的儿童假人，Hybird Ⅲ 型系列动态仿真假人已被世界各国采用。随着技术的发展，飞机的

飞行速度越来越大，鉴于高速弹射时气流吹袭对飞行员的巨大伤害，1983 年美国研制了 LRE 动态仿真假人。1986 年，美国空军航空医学研究所和系统研究所牵头开始研制 ADAM 先进的动态仿真假人，1989 年 ADAM 研制工作完成，已用于第四代弹射救生系统验证计划中。ADAM 是世界上仿真程度最高、生理测量数据最丰富的假人。20 世纪 90 年代，在欧洲经济共同体的实验车辆委员会资助下，欧共体多国政府联合开发了侧碰撞假人 EUROSID。俄罗斯自行开发了斯基福仿真假人。日本本田公司于 1998 年开发了第一代仿真行人假人 POLAR-Ⅰ，2000 年开发了第二代仿真行人假人 POLAR-Ⅱ。仿真行人的假人其各关节特征与人体特征类似，而且可以测量头、颈、胸等全身八个部位的伤害值。2008 年，本田公司推出了 POLAR-Ⅲ 行人假人，其身体特征更加接近真人。

20 世纪 70 年代，中国研发了第一代弹射假人，其性能相当于美国 CG 假人的水平。为配合航天工程，中国于 1996 年完成的宇航员形体假人。主要模拟参数为身高 1.68m、体重 60kg、主要外形尺寸、14 个分段的重量、躯干与大腿夹角、大腿与小腿夹角、小腿与足的夹角。2006 年，空军航空医学研究所开发了符合中国飞行员特性的动态仿真假人，其主要技术指标为：①外形尺寸符合相应百分位飞行员人体尺寸。②假人整体及各分段质量、质心和整体转动惯量与相应百分位飞行员一致。③四肢关节活动范围与人体一致。④安装多种传感器，包括载荷传感器、加速度传感器、角速度传感器、角位移传感器、温度传感器等，所测信号为 55

路，可按要求进行扩充。⑤假人体内安装固态记录器，可实时记录体内信号。⑥假人强度能承受 1300km/h 的气流吹袭。

理论基础 动态仿真假人主要仿真人体外形、关节活动范围、整体及各运动段的惯性参数及关键部位的生理参数，根据人体在载荷环境中的损伤规律布置传感器，测试记录人体的动力学响应，从而判断载荷环境是否导致人体损伤。动态仿真假人的设计一般遵循以下基本理论。

外形相似性 动态仿真假人的主要外形尺寸与人体一致，保障人体防护装备试验的适应性需求，并符合对空气动力学响应的要求。

关节活动相似性 动态仿真假人的主要关节活动度与人体一致，保障人体各运动段的运动学需求。

惯性相似性 动态仿真假人整体及各运动段的质量、质心及转动惯量与人体一致，保障人体各运动段的力、力矩测试要求。

材料相似性 在满足设计强度的前提下，各部件尽可能选用与人体力学特性相近的材料，保障生物动力学响应要求。

基本技术 标准动态仿真假人的总体设计基础来源于人体解剖学、生理学、航空医学与工程学的知识融合，基本技术包括以下几方面。

人体仿真技术 研究确定人体主要外形尺寸、质量、质心、转动惯性及关节活动度作为动态仿真假人的设计需求，开发拟人的假人骨架，仿真皮肤肌肉分层设计，保障其力学性能。

人体动力学响应测试技术 根据人体冲击损伤规律的配置传感器并确定测量方案，传感器嵌

入骨架中，信号记录处理系统设计要适应人体结构特征与环境试验要求。

人体损伤评估技术 根据人体冲击损伤部位进行事故分析、动力学模型分析及人体试验，提出人体的损伤耐限与数据评价方法，对动态仿真假人的试验测试数据分析，确定人在冲击环境中的安全性。

应用领域 动态仿真假人是研制防护装备并对其进行鉴定试验的有效工具。仿真假人拟人程度和所能提供的测量参数是提高相关领域研究水平与创新能力的决定因素之一。动态仿真假人可用于各种与人生命相关的冲击环境，主要包括飞行器乘员的紧急逃生试验、直升机座椅抗坠毁试验、人用降落伞空投试验、运输机紧急迫降试验、载人航天器发射与回收试验、爆炸冲击对人体的损伤及防护试验、机动车碰撞安全测试、游乐设施安全性测试、运动损伤试验等。仿真假人下一步的发展是研制孕妇假人、提高脊柱的仿真水平、研制仿真内脏，提高肌肉及皮肤的仿真水平。

（柳松杨 吴铨）

fēixíngyuán fēixíng shēnglǐ cānshù jìlù jiǎncèyí

飞行员飞行生理参数记录检测仪（physiological parameters monitoring equipment for pilot）

监测记录飞行员飞行时的心电、呼吸、体表温度等生理参数的设备。属于航卫保障专用装备。该设备为穿着式，可用于飞行员飞行时的生理参数监测、身心状态及劳动负荷评估。

简史 飞行员飞行时的生理参数监测是一个世界各国普遍关注的问题。20世纪80年代初俄罗斯研制的小型化多功能生理监测仪，可对飞行员、航天员进行一系列呼吸循环系统生理指标监测。90年代初美国国家航空航天局爱密斯研究中心研制出 AFS-2 型生理指标监测仪，1992年在航天飞机上进行了实验。2002年，美国的一个公司研制成功民用穿着式生理参数监测系统，美国空军研究所与该公司合作开发研制用于战斗机飞行员生理参数监测的智能飞行服。

1958年，中国空军航空医学研究所研制成功8线生理示波记录装置，1964年研制成功6道航空生理遥测装置，1980年研制成功80型4通道多用途航空生理遥测系统。2003年研制出广泛使用的飞行员飞行状态生理参数记录检测仪。

基本原理 设备原理如图1所示。心电、呼吸、体表温度及加速度传感器安装在检测仪主带和主板上。生理信号经传感器采集后，经过放大、滤波等处理，再经数字采样后存储到存储卡或通过无线方式传输到计算机，然后由专用软件进行分析处理，输出结果。

结构组成 主要由三部分组成：①服装模块，包括胸带、背心。②数据记录、传输及回放模块。③数据接收和处理模块，含有生理信号检测和记录所需的电极、传感器、电子线路等。使用时飞行员将其穿戴在身上，通过与人体接触同步检测飞机过载值和飞行员的心率、呼吸率、体表温度等多种生理参数。穿着式飞行员生理参数监测装备具有使用方便、佩戴舒适且不影响飞行员操作飞机和日常活动的特点。

KF-1 型穿着式飞行员飞行生理参数记录检测仪（图2）是一个记录回放式装置，检测的数据记录到存储卡上，回放分析系统对记录在存储卡上的数据进行分析处理，评估飞行员飞行时的身心状态和负荷情况。KF-2 型穿着式飞行员生理参数检测装备采用记录盒与主带可分离结构，实现了防水功能；增加了短距无线数据传输功能，可与其他设备配合，

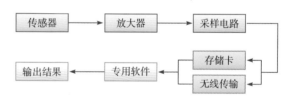

图1 飞行员飞行生理参数记录检测仪原理

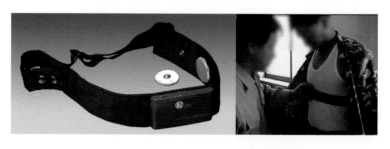

图2 KF-1 型飞行员飞行生理参数记录检测仪

实现对飞行员飞行全过程的生理参数实时监测。

用途 飞行员飞行生理参数记录检测仪有三种用途。

飞行员飞行生理参数回顾分析 通过同步获取飞行员飞行生理参数和载荷数据，分析飞行员空中心脏功能、抗载荷呼吸控制能力和脑力情绪负荷等生理心理状况。

飞行员生理参数实时监测 KF-2 型穿着式飞行员飞行生理参数记录检测仪具有短距实时监测的功能，通过与机载飞行数据链电台的连接，可将飞行员在整个飞行过程中的身体状态信息实时传输到飞行指挥中心，实现飞行员空中身体状态远程实时监测。飞行员遇险弹射跳伞后，飞行员飞行生理参数记录检测仪通过无线方式与救生电台自动连接，将遇险飞行员的心率、呼吸率、身体活动量、体位、体表温度等生命体征数据和气温、气压等环境参数传送到救生电台，救生电台再将这些信息传送到搜救飞机上的搜救电台。为搜救人员了解遇险飞行员的生命体征信息，客观评估遇险飞行员身体状态提供技术手段。在战时、飞行员失能和恶劣环境等情况下，有利于制订和实施最佳的援救方案。

构建飞行员数据记录器 飞行员飞行生理参数记录检测仪通过无线或有线方式将记录的飞行员生理参数信息导入机载飞行参数记录器（即俗称的黑匣子）。由于飞行参数记录器具有防坠毁保护功能，因而在发生飞行事故时可保证飞行员生理参数的完好无损。为飞行事故医学调查、医学保障和飞行训练提供人的因素分析客观证据。

（吕晓东 葛 宏）

fēixíngyuán shuìmián shēnglǐ jiǎncè fēnxī jìshù

飞行员睡眠生理检测分析技术（pilot sleep physiology detection and analysis technology）

以分区式设计的床垫为传感器，在不影响自然睡眠的条件下，对飞行员进行睡眠生理参数的检测和分析的技术。适用于飞行员飞行前夜睡眠质量客观评价和飞行把关。

理论基础 睡眠是机体作为整体的一个状态过程，各种生理活动在此过程中存在着一定的同步性，该技术发掘了心动周期、呼吸波和体动信号中与睡眠状态、睡眠事件等相对应的变化特征和规律，通过信息挖掘、知识工程等技术实现了睡眠结构状态信息和呼吸、体动等睡眠事件的表达。

基本技术 飞行员睡眠生理参数检测分析技术包括：①不影响自然睡眠的生理测量技术。②在无脑电记录的前提下获得睡眠结构。③在无附加测量装置的前提下检测睡眠呼吸事件、睡眠周期性腿动事件等。该技术由中国空军航空医学研究所俞梦孙于2000 年发明。

仪器系统由中央机和床垫终端构成，终端由具有测量功能的床垫和床旁采集盒组成。传感器功能部件为微动压力敏感传感器。床垫垫体与功能部件共同构成床垫式传感器，在不影响床垫舒适性的前提下，将其嵌入床垫垫体，可感应并提取压力变化信号中的心搏、呼吸、动作等不同信号。中央机可同时采集多台终端的数据，并具有集体分析功能，整个系统采用网络结构，方便航空医师在次晨获得所有被测飞行员的睡眠信息。专用软件还具备建立集体和个体睡眠数据库等功能，

便于动态了解飞行员睡眠质量。使用时将床垫以通常的方式铺设于飞行员宿舍，中央主机安装于航空医师办公室。

用途 该技术的航空卫生保障应用旨在丰富医学监督的手段，及时获取飞行员健康信息以及与飞行安全直接相关的信息，维护飞行安全。在使用中应注意消除飞行员的顾虑。由于睡眠分析内容比较丰富，航空医师在读取睡眠信息时，应遵循先后、主次、个性化的原则，如先关注当日有飞行任务者；时间不允许时主要看睡眠总时间、心率水平等；着重自身动态比较以评价个体的睡眠质量。

（杨 军）

fēixíngyuán gètǐ fánghù zhuāngbèi

飞行员个体防护装备（pilot personal protective equipment）

飞行员在飞行中个人穿戴，保护其免受各种飞行环境和有害因素影响与伤害的装具装备。飞行员个体防护装备是保证飞行员正常操作能力，保障飞行员生命安全的必备装备，对充分发挥飞机的战术技术性能具有十分重要的作用。

简史 飞行员个体防护装备的发展可追溯到载人热气球升空飞行。1874 年 3 月 22 日，人类第一次携带氧气袋乘热气球升空到达了 5500m 的高空。1903 年飞机问世，使人类活动范围进一步扩大，出现了飞行带氧和用氧装置的记载。以后，随着敞开式飞机飞行高度、速度和机动性的不断提高，飞行员面临的低气压、缺氧、过载、寒冷等作业环境越来越恶劣，为此研制了防风镜、飞行帽、防护头盔、氧气面罩、冬季飞行服、航空手套、冬季皮靴和电加热服装等一系列个体防护

装具。1932年，可充气腹带问世，成为最早的抗荷装备。第二次世界大战期间以及其以后的几十年，随着高空高速喷气式飞机的问世，航空生理与航空医学研究取得了一系列重大进展，提出了许多重要的防护原理或概念，密封增压座舱得到了广泛应用，高空代偿服、代偿背心、抗荷服、通风服、密闭头盔、加压供氧面罩等装备问世。20世纪70~80年代问世的第三代战斗机强调飞机的高机动性和长距离飞行等战术技术性能，防护项目也越来越多，促使个体防护装备朝着多功能一体化、综合化、模块化方向发展，在保证防护性能的同时进一步减轻生理负荷、改善舒适性和方便穿戴使用，出现了同时具备抗荷、代偿、通风、抗浸、防寒等多种功能的高空海上联合救生服。保护头盔从最初的防碰撞防穿透功能发展到具备防气流吹袭、有源降噪、通风降温、激光防护、防眩光等多种用途，与面罩、耳机、防化帽配套共同实现供氧、通信、防化等功能，并进一步发展成为夜视镜、瞄准具、信息显示系统的搭载平台，从先前的个体防护装备发展成为火控系统装备。美国第四代战斗机F-22的生命保障系统包括机载制氧系统、一体化供氧抗荷调节器、综合显示头盔、有源隔噪声装置、加压供氧面罩、代偿背心、全覆盖下体抗荷服、通风服、防生化/抗浸防寒一体服、防化镜、防化帽套及饮水和排尿装置等，具有高空、高速、高过载、生化武器、热负荷、冷水浸泡、高速弹射、激光、噪声和落水后防窒息/防溺亡等综合防护能力。

装备组成与功能用途　按功能用途可分为以下五类。

供氧防护装备　主要有加压头盔（又称密闭头盔）、供氧面罩、高空代偿服和代偿背心等。用于将机上氧气经供氧调节器自动调节后以一定的浓度和压力导入人体呼吸系统并形成微小气密空间，以及在12km以上座舱减压或弹射离机期间加压供氧时对人体体表施加对抗压力，使体内外压力保持平衡。它们与氧源和供氧调节器等装备共同组成供氧系统，主要功能是在飞行或弹射跳伞时向飞行员供氧，防止发生高空缺氧。此外，还具有防有毒气体吸入、防高速气流吹袭、防落水后窒息和防高空组织气肿等功能；也是实现抗荷防护功能的必要装备。

抗荷防护装备　主要有代偿背心、抗荷服等。用于将机上压缩空气经抗荷调压器按正加速度大小自动调压后充入服装气囊或侧管，对人体胸背部、腹部和下肢体表施加相应的机械压力，限制胸部扩张以及内脏向下移位，减轻上半身血液向腹部和下肢转移与淤积，从而使头部血压保持较高水平，防止发生意识丧失。与抗荷调压器、供氧调节器以及加压供氧面罩等装备共同组成抗荷系统和抗荷正压呼吸系统，实现抗荷功能和正压呼吸抗过载功能，以提高飞行员对抗正加速度的能力。抗荷气囊或侧管常固定在高空代偿服上组成代偿抗荷联合服。

冷热防护装备　主要有通风服、抗浸防寒服和液冷服等。通风服的主要功能是将飞机环控系统或地面通风车的冷气引入并均匀分布于体表，在人体和服装之间建立起适宜温度的微小气候，用气体降温的方法减轻飞行员的热负荷。通风导管或气囊常固定

在高空代偿服、代偿背心或抗浸防寒服内侧，制成代偿、抗荷、通风、抗浸、防寒等多功能一体化服装，以达到减少服装层次的目的。抗浸防寒服由外层的防水服和内层的保暖服构成。防水服由防水透湿材料制成，衣、裤连为一体，其衣面及颈、腕、踝处的橡胶密封圈和服装水密拉链能防止海水渗入衣内。保暖服由隔热性能好，质地柔软、轻而富有弹性的保温材料制成。常与特制的手套、靴子、帽子配套使用，主要功能是用于防止大量冷水进入衣内，避免跳伞落水的飞行员冷水浸泡时体热大量散失。液冷服由衣体和细小的塑料导管组成，与制冷装置配套使用，通过液体在衣内导管中循环流动，带走人体代谢产生的热量，达到降温的目的。

头部防护装备　主要有飞行保护头盔，由防护外壳、吸能部件、滤光镜、耳垫、通信装置、面罩挂戴机构、下颌带等组成，主要功能是防止或减轻头盔碰撞、穿透以及弹射跳伞时高速气流吹袭引起的头、面部损伤，同时还兼有防噪声、防眩光、防激光、通信联络等功能。在头盔上加装护目镜、夜视镜、瞄准具、显示器等不同功能的组件或装置后，可组成具有特定功能的头盔，如防核闪光头盔、夜视镜头盔、瞄准具头盔、综合瞄准显示头盔等。

生化防护装备　主要包括呼吸道防毒装备和皮肤防毒装备，用于保护飞行员免受化学战剂、生物战剂和放射性灰尘的伤害。呼吸道防毒装备由带护目镜的面罩——密封头套组件或密闭头盔和过滤鼓风装置组成，用于保护呼吸道、眼睛和面部不受伤害。皮肤防毒装备由防毒服、防毒手

套和防毒袜组成，用于保护全身皮肤不受伤害。

（刘保钢）

fēixíng bǎohù tóukuī

飞行保护头盔 （flight protective helmet）

飞行中保护飞行人员免受头部损伤的个人防护装备。头盔能提供飞行人员头部防碰撞、防气流吹袭、防噪声、防强光（如太阳眩光、激光、核闪光），以及与供氧、通信、瞄准显示、夜视等装置配合使用的多种用途，是飞行中必须佩戴的装具，对保护飞行人员安全具有重要作用。

简史 飞行保护头盔从无到有，经历了三次跨越，即皮飞行帽→保护头盔→综合显示头盔。1908 年发生首例因头外伤而死亡的飞行事故，头部防护受到重视。第二次世界大战期间，因战争急需而研制成装有通信和供氧装置的皮飞行帽。1948 年研制成硬壳体的保护头盔。20 世纪 80 年代末，航空发达国家开始研制带瞄准显示装置或夜视镜的综合显示头盔，以提高飞行员的战场感知能力和作战能力。

20 世纪 60 年代中期之前，中国飞行员以佩戴皮飞行帽为主。1966 年，中国航空工业部门自主设计研制了中国第一个型号的飞行保护头盔。该型头盔基本满足了第二代战机的作战训练需要。20 世纪 90 年代，为适应飞机性能的提高，飞行保护头盔也不断地进行改进，功能和性能不断完善。2000 年以来，为满足新型战机的发展要求，开展了综合显示头盔的设计研制。

基本原理 ①对头部碰撞的防护原理，一是分散碰撞载荷，二是吸收碰撞能量。②对气流吹袭的防护原理，一是通过头盔护目镜及供氧面罩直接阻挡高速气流对头面部的吹袭；二是通过头盔的气动设计（流线型），减小头盔的升力。③降噪原理，通过对头盔的结构尤其是耳罩结构的设计或采用有源降噪技术来增强头盔的隔噪声性能，保护听力，保证正常的通信。④对强光的防护原理，是通过改变头盔护目镜的光学特性如透光率等达到保护眼睛的目的。

头部集五官于一体，而且是人的神经中枢，保护头盔的重要性不言而喻。人体头部对冲击的耐受能力，以人头部受到的冲击加速度的大小和作用时间来定量。通常认为冲击加速度的峰值小于 400g，200g 的作用时间小于 2 毫秒，150g 的作用时间小于 4 毫秒，人体头部可不发生颅骨骨折或脑震荡。对高速气流吹袭、噪声和强光等的防护，均需满足飞行人员安全要求。

结构组成 飞行保护头盔通常由壳体、缓冲层、舒适衬垫、佩戴装置、护目镜、耳罩耳机、送话器（麦克风）、供氧或瞄准显示等装置的连接件组成（图 1）。

功能用途 飞行保护头盔要满足飞行员安全、有效、舒适地操纵飞机，用于保护飞行员眼睛不受强光的伤害，隔噪声，保证无线通信，保护飞行员头部防冲击和在紧急离机时不受高速气流的吹袭。能与供氧面罩配合使用；能与瞄准显示、夜视等装置配合使用。有些头盔，还要求有通风降温的功能。

由于头盔的结构、功能和配备机种的不同，其性能要求也存在较大差异。皮飞行帽，重量约 300g，无防护能力；一般保护头盔，重量 1.2～1.8kg，吸收碰撞能量 58～73J，最大弹射离机速度 1100km/h 或 1300km/h；综合显示头盔，重量 1.6～2.5kg，吸收碰撞能量 40～73J，最大弹射离机速度 1100km/h 或 1300km/h。

飞行保护头盔朝着轻型化、多功能方向发展，以满足不同机种、不同飞行任务背景下的防护和作战需求。一般保护头盔在保持原有防护性能的基础上不断改进优化以适应飞机的性能改进和飞行员对舒适性的要求，向两极展开。一极是轻型头盔，另一极是综合显示头盔。轻型保护头盔，重量约 1kg。综合显示头盔，头盔作为安装平台，安装瞄准显示装置、夜视镜等，集防护和信息显示于一体的综合系统（图 2）。

为了提高飞行保护头盔佩戴舒适性，满足长时间飞行的要求，头盔将进一步朝着轻型化小型化的方向发展。其中个性化定制技术将会得到更多的应用。个性化定制技术是采用人体三维扫描的

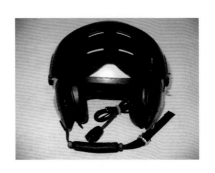

图 1 飞行保护头盔

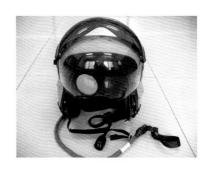

图 2 综合显示头盔

方法，获取飞行员头部的三维数据；按照三维人体测量数据，完成飞行保护头盔的设计和制造，实现按体配装和量身定制，达到佩戴适体、舒适的目的。

从长远看，随着军用飞机的发展，飞行保护头盔将会产生几个普遍适用的型号，以达到标准化、通用化的要求。

（吴明磊）

mìbì jiāyā tóukuī

密闭加压头盔 （sealed pressure helmet）

预防飞行人员头部受伤并具有加压供氧功能的个体头部防护装具。又称加压头盔。密闭加压头盔对整个头面部施加气体压力，与代偿服、供氧系统配套用于高空飞行时飞行员的个体防护。

简史 在 20 世纪 30 年代，为了确保人员在高空的生命安全，欧洲和美国相继研制了与加压服配套使用的加压头盔，随着科学技术的发展，加压头盔也在更新换代。中国在 20 世纪 60 年代进行了密闭加压头盔的研制生产，1970 年开始装备部队使用。

基本原理 当飞行员暴露在 12 000m 高度以上飞行时，由于大气环境压力非常低，呼吸纯氧时，肺泡内氧分压也比较低，会出现缺氧现象，因此要给飞行员进行连续加压供纯氧，提高肺泡内氧分压值，确保飞行员的生命安全。当飞行员吸气系统余压达 70~75mmHg 时，就必须对其头、颈部同时施加对抗压力。在这种情况下，密闭加压头盔就在飞行员的头部形成一个密闭环境，氧气系统通过供氧软管向头盔内进行连续加压供氧，并在头盔内建立起安全余压，保证飞行员的用氧需求。安全余压值由氧气系统和密闭加压头盔根据飞行高度进行自动调节。

结构组成 由盔体、呼气活门、观察面窗、小衬帽、滤光镜、密闭帽、防护帽、张紧装置、通信耳机、通话器和管路组件等组成。其外形如图 1 所示。

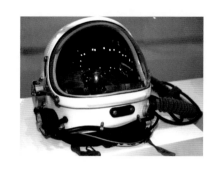

图 1　密闭加压头盔

密闭加压头盔按结构分为"固定面窗型"和"活动面窗型"两种形式。固定面窗型头盔不使用供氧面罩，应根据飞行科目的升限进行选配，在上飞机前先佩戴好，关闭透明面窗后再使用氧气系统。活动面窗型头盔中有一个供氧面罩，在座舱高度低于 12 000m 时，透明面窗开启，由供氧面罩进行一般供氧；当座舱高度超过 12 000m 时，面窗自动关闭，实施加压供氧。①盔体由外壳、衬垫密封管、密封接头等组成。衬垫用以减震，使飞行员免受冲击。加压供氧时，来自代偿服的氧气通过密封接头，进入密封管使其膨胀，以堵住观察面罩闭合后的间隙，使头盔密闭。②呼气活门用来排除头盔中的呼出气体，并在座舱高度超过 12 000m 时与供氧装备配套，保证盔内建立相应的余压。它由三个腔组成，依据三个腔的压力差工作，使在有余压和无余压时，呼气活门的气密性都得到增强，同时，也使呼气活门的阻力减小。③观察面窗由单层双曲面的航空有机玻璃制成，为消除蒙在观察面罩玻璃上的水气，玻璃内表面有用来加温的透明导电膜层。座舱内设有头盔加温调节旋钮和头盔快速加温按钮，用来调节加温温度。④小衬帽用来固定供氧面罩，将供氧面罩挂在调节带调节扣上，由调节带调节松紧度，通过下颌带将小衬帽固定在头部。⑤滤光镜用来保护眼睛免受阳光或探照灯的照射。其控制机构装于头盔左侧。向前扳动手柄时，滤光镜向下移动。⑥密闭帽用来在加压供氧时保证其颈套紧贴人体颈部，保证头盔中氧气不从颈部漏掉。⑦防护帽用来限制密闭帽的颈部充压后的膨胀过度。其后脑部开缝处有拉链，披肩与上防护片之间有调节网，以便飞行中戴上头盔后转动灵活。⑧张紧装置用来保护头部与头盔有正确的相对位置，并且使头部有一定的活动能力，在加压供氧时，防止头盔上移。⑨通信耳机和通话器用来让飞行员与外界进行通话联络。

功能用途 ①加压供氧：通过供氧软管给飞行员头部进行加压供氧，使吸气系统保持足够的氧气余压，保证飞行员的用氧安全。②防碰撞：在弹射跳伞时，还可防止头部与接触物的碰撞，保护飞行员头部。③防气流吹袭：在弹射跳伞时，还可防止迎面气流的冲击保护飞行员面部。④防体液沸腾：当飞行员暴露在 19 200m 以上高度时，与加压服装一起对其体表外部共同加压，防止了低气压条件下体液沸腾危险情况的发生。此外，密闭加压头盔还有防眩光、通信联系及降噪等功用。

使用要求 ①密闭加压头盔具有重量大、闷热、盔内二氧化碳积聚、面窗起雾和结霜（冰）、佩戴不方便等缺点，故在体液沸腾高度以下飞行时，没有特殊要求的情况下，不主张采用密闭加压头盔。②密闭加压头盔的盔体、小衬帽、防护帽、供氧面罩均有不同号码，不同头型飞行员按机务人员或航空医师的指导选择号码使用。

（吴铨臧斌）

fēiqìmì gòngyǎng miànzhào

非气密供氧面罩（non-sealed oxygen mask）

面罩腔与外界大气相通的口鼻型供氧装具。又称开式供氧面罩。

非气密供氧面罩与连续式供氧系统配套使用，将供氧系统输出的气体导入人体呼吸系统。打开氧气开关，供氧系统连续向面罩供氧，流入储气囊。当使用者吸气时，首先吸入储气囊内的高氧气体和供氧系统连续输入的氧气，如果使用者肺通气量较大，这些气体满足不了人体呼吸需求，可以经过通气孔补充外界空气。使用者呼气时，最初呼出的是面罩和呼吸道生理无效腔内的高氧气体，先充入储气囊，待储气囊充满后，呼气相后期呼出的含二氧化碳较多的气体通过通气孔排出（图1）。非气密供氧面罩主要由面罩主体、呼吸活门组件、气囊组件、管路组件及挂带系统等组成。非气密性供氧面罩具有通用性好、重量轻、使用方便舒适等特点，可以为飞行高度在11km以下的直升机、旅客机和运输机飞行员和乘员进行供氧。

（刘晓鹏）

qìmì gòngyǎng miànzhào

气密供氧面罩（sealed oxygen mask）

保持面罩腔内气体不泄漏的口鼻型供氧装具。又称密闭式供氧面罩。

气密供氧面罩与断续式供氧系统配套使用，将供氧系统输出的气体导入人体呼吸系统。当使用者吸气时，面罩腔内压力降低，在输氧软管腔与面罩腔之间形成压力差，吸气活门开启，呼气活门关闭，供氧系统提供的气体进入面罩腔供使用者呼吸。当使用者呼气时，面罩腔内压力升高，吸气活门关闭，供氧系统供气暂时中止，随着呼气过程的继续，面罩腔内与外界大气之间的压力差逐渐加大，克服呼气活门的弹簧力，使呼气活门打开，呼出气排出面罩腔外（图1）。

气密供氧面罩主要由面罩主体、防护外壳、通信装置、管路组件、呼气活门、吸气活门、插销、防窒息活门（可选组件）等零组部件组成，可以使人体的呼吸器官与外界大气分隔，以保证吸入气体的成分与比例不受外界环境的影响，最大使用高度为12 000m。一般根据面长和口宽分为3~4个号型，以适应不同的飞行员使用。当飞机座舱破裂或者弹射离机时，气密供氧面罩还可以起到保护飞行员面部，减轻气流吹袭的作用。

（刘晓鹏）

jiāyā gòngyǎng miànzhào

加压供氧面罩（pressure oxygen mask）

在面罩腔内建立一定余压实施加压供氧的口鼻型供氧装具。

加压供氧面罩主要由面罩主体、防护外壳、管路组件、补偿囊、呼气活门、吸气活门插销、防窒息活门、通信装置等部件组成，可以使人体的呼吸器官与外界大气分隔，以保证吸入气体的成分和比例不受外界环境的影响，最大使用高度为20 000m。一般根据面长和口宽分为3~4个号型，以适应不同的飞行员使用。

加压供氧面罩的最大特点是采用了特殊的补偿呼气活门。呼气活门下腔，又叫补偿腔，与供氧调节器的余压调节腔相通，通过增加加压供氧时的呼气阻力来保持面罩腔内的余压。在加压供氧状态下，当使用者吸气时，供氧系统提供一定压力的氧气通过输氧软管进入面罩腔，同时通过与供氧调节器余压调节腔相通的对抗压管，在呼气活门下腔也建立相应的压力，以此为呼气活门提供关闭力来保持面罩腔内的余压。当使用者呼气时，面罩腔内的压力升高，超过供氧调节器提供的氧气压力，吸气活门关闭，面罩腔内压力继续升高，超过呼

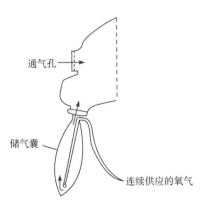

图1　非气密供氧面罩

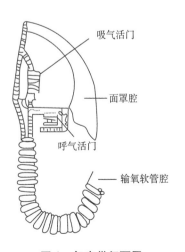

图1　气密供氧面罩

气活门下腔的对抗压力和呼气活门本身的弹簧阻力后，呼气活门打开，气体排出，从而将面罩腔内的余压保持在一定水平（图1）。

加压供氧面罩与头盔、加压供氧系统配套使用。当飞机座舱高度小于12 000m时，使用者吸气，将供氧系统输出的气体导入人体呼吸系统，供使用者呼吸。当使用者呼气时，供氧系统供气暂时中止，呼出气排出面罩腔外，此时加压供氧面罩相当于气密供氧面罩。当飞机座舱高度大于12 000m时，供氧系统持续向面罩腔供气，并将面罩腔内的压力始终保持在一定的高于外界压力水平（余压）；当飞机座舱破裂或者弹射离机时，加压供氧面罩还可以起到保护飞行员面部，减轻气流吹袭的作用。

（刘晓鹏）

kànghéfú

抗荷服（anti-G suit，AGS）

对飞行员腹部和下肢加压以提高其正加速度耐力的个体防护服装。又称抗G服。抗荷服是战斗机飞行员职业防护服，与抗荷调压器等组成抗荷装备，是提高飞行员正加速度耐力的最有效的防护装备，也是高性能战斗机飞行员对抗高过载综合防护措施的重要组成部分。

简史 随着战斗机机动性能的逐步提高，正加速度对飞行员身体影响的防护问题逐渐引起重视，人们开始研究对抗正加速度的方法。1932年，美国研制了一种可充气的腹带，以克服内脏静脉系统的血液淤积，但其防护效果并不满意。1938年，加拿大研制出一种围绕躯干和四肢内部充水的夹克，这是第一种应用于实战的抗荷服，但因其复杂笨重且感觉不适未能推广。1940年，澳大利亚成功研制出世界上第一种充气式抗荷服，包括两条独立的绑腿和一条短裤，短裤有2个囊，每条绑腿有4个囊。这种抗荷服并未用于实战，但充气囊原理被普遍接受。1942年，美国研制出了一种充气抗荷服，成为五囊气压式抗荷服的雏形。此后，由于发现分级加压并无优势，乃将结构改为5个互相连通的气囊，充气压力相同，衣面采用露空结构，穿在飞行服的外面。这种单一压力的五囊露空式抗荷服逐渐为世界各国所采用，成为飞行员首选的"标准抗荷服"，其基本概念和形式也成为以后出现的各种抗荷服的基础。1945年，美国曾研制过侧管式抗荷服，但是因结构复杂未被采用。20世纪60年代，美国与苏联都开展了侧管式抗荷服的研究，但是存在飞行员腹部不适问题，所以西方国家一直使用囊式抗荷服。

中国抗荷服的发展经历了引进、改进与自行研制阶段。20世纪50年代末起，对进口的抗荷服装进行国产化改进，先后发展为KH-1、KH-2、KH-3型抗荷服及DC-1、DC-2、DC-3、DC-4型高空代偿服。1976年，中国开始自行研制侧管式抗荷服，先后定型了KH-4、KH-5侧管式抗荷服，通过在腹囊与侧管间设置分压装置，解决了飞行员腹部不适问题。到20世纪90年代，中国又研制了KH-7抗荷服，其囊覆盖面积比KH-3型抗荷服有所扩大。21世纪初，随着苏-27、苏-30飞机的引进及国产化，中国对俄制抗荷服也进行了国产化改进，研制了KH-8抗荷服及DC-7高空代偿服，主要是改进了服装尺寸、材料，并扩大了囊覆盖面积。

基本原理 当飞机产生的正加速度超过1.75~2G时，由发动机压气机或其他气源引来的气体，经抗荷调压器按照一定的压力制度向抗荷服的气囊或拉力管充气，气囊或拉力管膨胀，直接或通过交叉小带拉紧衣面，进而对人体腹部和下肢施加压力。这种对抗压力能阻止正加速度作用下血液向下半身过多转移，限制心脏、膈肌等向下位移，从而提高心脏

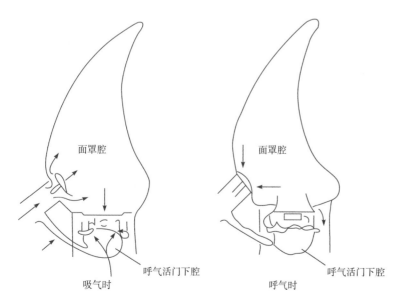

面罩腔

面罩腔

呼气活门下腔

呼气活门下腔

吸气时

呼气时

图1 加压供氧面罩

水平动脉压，保证脑部的循环血量，避免引起大脑缺血，增加对正加速度的承受能力。标准五囊式抗荷服可提高飞行员耐力1.0~1.5G。

结构组成 抗荷服按其结构原理分为囊式和侧管式两种类型。衣面材料为抗拉伸强度大、伸长率低耐磨性好的阻燃织物，气囊或拉力管由橡胶或涂敷织物制作。囊式抗荷服由腹囊、大腿囊及小腿囊共五个互相连通的气囊组成（图1）。侧管式抗荷服由腹囊和位于两侧的拉力管（代替大腿和小腿的气囊）组成，拉力管与服装之间由许多交叉小带连接（图2）。高空飞行时，可把抗荷囊固定在高空代偿服上，或将抗荷服拉力管与代偿服拉力管并列于同一袋内，组成代偿抗荷联合服。

功能用途 主要用于战斗机飞行员穿着使用，抗荷服与抗荷调压器配套，通过气囊或侧管充气对体表施加机械压力，防止在正加速度作用下血液向身体下部淤积导致脑部缺血而产生的黑视及意识丧失，提高飞行员的抗荷能力，减轻疲劳，保证飞行人员在机动飞行中能正常操作和飞行安全。

（张立辉 耿喜臣）

gāokōng dàichángfú

高空代偿服（high altitude compensating suit）

飞行员在高空飞行中座舱减压启动加压呼吸时，用来在体表施加对抗压力，以减轻对人体影响的防护服装。又称部分加压服。高空代偿服应当与氧气系统、密闭加压头盔等配套使用。

简史 在20世纪30年代，为了确保人员在高空的生命安全，欧洲和美国相继研制了加压服，又称高空飞行密闭服，高空代偿服就是在此基础上研制发展的。20世纪50年代，苏联研制了侧管式高空代偿服，英国研制了囊式部分加压服（加压背心＋抗荷裤）。1959年，中国在苏制高空代偿服的基础上，联合设计研制了中国高空代偿服，1960年开始装备部队使用。之后，又陆续研制了多种型号的高空代偿服，以满足飞机作战性能、飞行员防护救生及舒适性的要求。

基本原理 当飞行员暴露在12 000m以上高度飞行或跳伞离机时，由于大气环境压力非常低，即使呼吸纯氧时也会出现缺氧现象，因此要给飞行员进行连续加压供纯氧，来提高肺泡内的氧分压。加压呼吸会对人体造成一系列不利影响，因此需要对体表施加对抗压力，减轻肺内压增高对人体产生的影响。加压呼吸时，氧气调节器或跳伞供氧器通过供氧软管自动向代偿服和供氧面具内快速加压供氧，高空代偿服通过充气机构将服装拉紧，对人体表面施加一定的代偿压力。氧气调节器中的压力比调节机构按面具腔内余压值自动调节对体表施加的机械压力大小，并保持服装内余压与供氧面罩或密闭加压头盔内余压有一定的比例关系，以平衡人体内外压力，减轻胸肺过度膨胀，维持人的正常呼吸。

结构组成 根据对体表施加压力产生原理的不同，高空代偿服可分为"侧管式"和"囊式"两种。侧管式高空代偿服由受力衣面、张紧装置和调节绳等组成，见图1。受力衣面包绕躯干和四肢。张紧装置由拉力管、保护套、张紧带等组成，拉力管位于躯干和四肢的外侧，并用保护套包裹，张紧带呈"8"字形包在拉力管周围。调节绳在张紧装置周围，用来调节穿着高空代偿服的松紧度，以使机械压力能更好地作用到体表。囊式高空代偿服由受力衣面、充气胶囊和调节绳等组成，充气胶囊主要覆盖于胸、腹及大腿根部，充气胶囊与氧气调节器出口、面罩或头盔腔相连通。根据服装

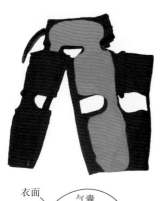

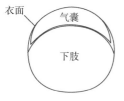

图1 五囊式抗荷服结构示意

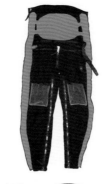

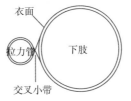

图2 侧管式抗荷服结构示意

黄色部分代表气囊覆盖部位和/或侧管位置

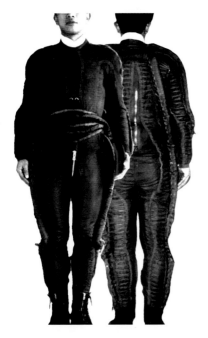

图1 侧管式高空代偿服

的结构形式，高空代偿服又分为连体式和分体式两种，分体式高空代偿服的上半身部分又称为代偿背心（外形为无领背心，前开襟，有一条金属拉锁），下半身部分称为代偿抗荷裤。

功能用途 高空代偿服用来在连续加压供氧时给飞行员体表施加机械压力，并保持服装内余压与供氧面罩或密闭加压头盔内余压成一定的比例关系，从而保证人体内外压力平衡，维持人体正常呼吸和有效循环血量，减轻加压呼吸的不良影响。侧管式代偿服与密闭加压头盔配套使用，可以满足22 000m高度的供氧防护要求。囊式代偿服则用于20 000m高度以下的防护。对于分体式代偿服，由于代偿背心只对躯干加压，只在一些使用高度较低，仅保证座舱减压后立即下降到安全高度的供氧系统中使用。

侧管式代偿服的优点是拉力管不充气时，肢体活动基本不受限制；而且拉力管位于身体两侧，

故服装通气性能较好。但这类服装有加压不均匀的缺点，如对腋窝、肩胛窝、腹股沟等部位无法加压；且加压效果又与服装是否合体及调带质量等有很大关系。

囊式代偿服的优点是加压均匀、呼吸功能的改善显著，座舱发生迅速减压时能自动提供胸部体表代偿压力保护肺部不致受到气压性损伤，氧气系统调节机构大为简化，穿脱较方便和对操纵动作影响较小。其缺点是透气性差、热负荷大，在炎热地区使用需有通风服装配套。

（臧 斌）

kàngjìnfú

抗浸服（immersion suit） 空勤人员在寒冷季节，因各种原因应急离机落入海（水）中，等待救援时为保证人体体温，延长生存时间穿着的特种个体防护装备。又称抗浸防寒服或抗暴露服。

简史 在第二次世界大战期间，英国最早研制、装备了抗浸服，用于延长落水人员在水中的存活时间。抗浸服防水层的材料最初为马皮，继而是氯丁橡胶，后来发展为涂有聚丙烯酸酯的织物。随着科技的发展，英美等国研制了多型抗浸服，比较经典的是英国的MK-10抗浸服，其下身采用遇水可以收缩的双层文泰尔（Ventile）布，该材料在着水时布孔收缩，可防水，在干燥时具有良好透气性。MK-10抗浸服配有防风防水头罩和防水手套，服装缝合处的内表面贴有密封胶条，防止漏水。美国的抗浸服多采用戈特克斯（Goretex）阻燃层压织物，该材料外层为芳香织物，中间层采用可透水汽的微孔聚四氟乙烯。抗浸服的保暖层通常采用丝绵、羽绒、羊绒絮片、抓绒等绝热性能好的材料制作。有的保

暖服带有便携微型热源。中国从20世纪60年代开始研发飞行员抗浸防寒服，已装备了多型抗浸服。

基本原理 抗浸服的主要功用是减缓冷水浸泡时人体热量的丧失，为营救争取时间。水的导热系数[14×10^{-4} cal/(cm·s·℃)]大约为空气导热系数[0.57×10^{-4} cal/(cm·s·℃)]的25倍，水的比热[1.001kcal/(kg·℃)]约为空气比热[0.24kcal/(kg·℃)]的4倍，人在冷水中浸泡比低气温暴露时的散热速率要大得多。以致在水温24℃时，依靠人体自身体温调节机制仍不能维持核心体温相对恒定，需要应用抗浸服来进行防护。可根据以下简化的热传递公式分析与冷水浸泡式体热散失有关的因素：

$$Q = \frac{K \cdot A \cdot t(T_h - T_c)}{d}$$

式中，Q为散失热量（kcal），A为材料的面积（m²），K为导热系数（kcal/m·h·℃），（$T_h - T_c$）为材料两边的温差，t为暴露在水中的时间（h），d为单层材料的厚度（m）。

由公式不难看出，可由4个方面减少浸水时热量的散失：①所选用的服装材料应尽可能地具有最大厚度（d）和最小的导热系数（K）。②在穿着后四肢仍可活动自如的前提下，抗浸服应尽量合身，不可过大。③尽可能地缩短营救时间（t），减少水中浸泡停留。④在冷水浸泡时，体力活动可促进身体周围冷水加速扰动，使身体散热速度加快，应尽量避免不必要的动作，以减少服装两边的温度梯度（$T_h - T_c$）。抗浸服的保暖量一般用克罗（clo）表示。

结构组成 抗浸服一般由防

水服、保暖服及其附属件组成（图1），从内部是否进水来分，一般可分为湿式抗浸服和干式抗浸服两种。湿式抗浸服是早期出现的，因为当时既没有透气而不透水的织物，也没有水密拉链，这种抗浸服允许服装内进水量较大，但进入服装内的水被体热所温暖，只要不发生水的进一步循环，仍能延长人在冷水中存活的时间。此种服装比较厚，通常由氯丁橡胶制成，内部配穿厚的保暖服，由于热负荷很大且舒适性较差，很快被淘汰。随着防水服装面料的发展，干式抗浸服应运而生，它要求在入水后服装内只能有很少量的进水，因此具有轻、薄，适体性、舒适性较好的特点。干式抗浸服外层为防水服，是由文泰尔、戈特克斯等防水面料制作的衣、裤、脚连为一体的服装，通常在前胸开口，开口处有水密拉链开合，颈部和袖口用弹性圈勒住，裤脚与防水袜相连。内侧为保暖层，一般采用丝绵、100%烯烃纤维、新雪丽等保暖材料，也可便携微型热源。保暖服分衣裤相连式和衣裤分开式。

依据穿着的方式不同，抗浸服可以分为外穿式抗浸服和内穿式抗浸服。外穿式抗浸服穿着于其他防护服装，如抗荷、代偿、通风等服装的最外侧，其隔热值较大，具有良好的抗浸和保暖性能，但由于抗浸服内侧服装较多，服装往往比较臃肿，适体性较差且穿脱不便。内穿式抗浸服通常穿着在代偿、抗荷服装的内侧，为了不影响代偿防护服装的性能，抗浸服内侧的保暖服通常不能太厚，因此内穿式抗浸服整体的隔热值会有所降低，但适体性和实用性较好。

针对海上救生的需要，设计制作抗浸服时应优先考虑以下因素：①水密性。水密性由抗浸服的材料及结构决定，最容易进水的部位是袖口、颈和拉链处。如果在0℃水温时2小时内能够得到营救，则衣内进水量允许达到100ml/m²左右。②保暖性。在气温低于0℃、水温低于10℃条件下，要求抗浸服的隔热值不应低于3clo。③衣服表面强度。在飞机高速飞行飞行员弹射离机过程中，抗浸服不应被气流吹破。④外形尺寸和重量。抗浸服不能设计制作得过于笨重和臃肿，不

能影响其他配套防护服装的性能，不能影响飞机操纵和弹射动作，中国规定全套抗浸服的重量不应大于4.8kg。

功能用途 抗浸服的主要功能就是防水和保暖，从而延缓落水人员体热丧失的速率。除应用于航空外，还广泛用于航海、海上石油勘采、捕鱼等行业。具体使用时一般会预先规定几种不同克罗（clo）值的服装配套状态，即选择不同的防水层、保暖层及常用服装，根据飞行区域地面气温、水温选择配穿。另外，飞行人员抗浸服还需满足能与飞行员其他防护救生装备配套使用要求。在实际使用过程中，由于抗浸服保暖量较大，在飞机座舱温度环境条件下易引起人体热应激反应，通常需与通风服装配套使用。

（薛利豪）

tōngfēngfú

通风服（ventilation garment）把低温空气送入特制的服装内以降低人体热负荷的特种个体防护装备。又称气冷服。主要用于军用飞机飞行人员，还可用于其他行业热环境防护。

简史 从1904年公认的"人体通风装置"专利开始，通风服已有100多年历史。从20世纪初到40年代末，为防止高温作业下的工人中暑，许多工矿企业采用简单的衣下吹风装置。通风装置的原型就是工人们的背部系一根皮管，用一台鼓风机供给多路皮管（多人）吹风。从第二次世界大战开始，通风服开始用于军用目的，澳大利亚研制了用于对抗车内高温的通风服和供气装置。1945年，美国发展了可使手、足及全身保暖的通风服，同时开始研制对抗高温的通风服。20世纪50年代及60年代初期，由于巨大

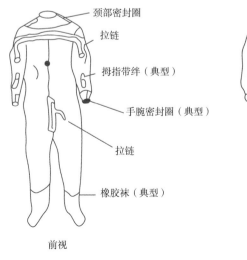
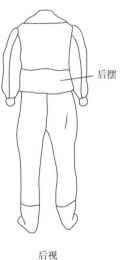

颈部密封圈
拉链
拇指带绊（典型）
手腕密封圈（典型）
拉链
橡胶袜（典型）
前视

后摆
后视

图1 抗浸服示意

气动力热和工作服的热负荷，给人体带来了严重的热应激，许多大国投入了大量人力、物力研究通风服。英国研制成功了 MK-1、MK-2、MK-3 等三种通风服。美国于 1950 年研制出 USAF A/P 22S-2 型半身式管道型通风服。从 20 世纪 60 年代至今，这一阶段主要是研究航天通风服，兼顾航空通风服的改进，后者的特点是将通风与其他防护功能联合应用，即常说的"多功能一体化"。例如，20 世纪 60 年代美国研制的 MC-3A 型通风背心，是集通风、代偿一体化的个体防护装备。中国从 20 世纪 50 年代末开始研制高温防护通风服，已有产品应用。

基本原理 通风服的降温原理是由地面或机上气源系统供给一定温度的气体，通过通风管路按照一定比例将气体输送至全身体表，通过气体在身体与服装间的流动带走汗液和热量，从而在人体表面与服装之间建立起适宜的微小气候，以维持人体热平衡。根据通风散热的原理不同，通风服可以分为蒸发型通风服和对流型通风服。①蒸发型通风服要求供给干燥的通风空气，使皮肤表面与通风空气之间具有水汽压梯度，利用汗液蒸发来散热。蒸发型通风服要求采用低湿空气进行通风，但对通风空气温度要求较低。据报道，当入口风温为 33℃，通风分量 350L/min 时，仍可以维持人体热平衡，但达不到舒适要求。②对流型通风服主要通过通风空气带走热量，要求入口风温较低。入口风温越低，可相应要求通风流量越小，但应避免因冷空气温度过低而引起的局部皮肤不适。

结构组成 通风服通常由通风管路和支架服组成。按覆盖部位分为全身通风服、半身通风服（通风背心）和通风帽。①全身通风服与人体接触面积较大，具有良好的通风降温效果。在航空中，全身通风服穿在抗荷服里面，从而起到通风降温的作用，见图 1。②半身通风服（通风背心）主要用于冷却躯干部或四肢近心端，通常做成背心样式，覆盖全身体表面积的 50%~60%，具有较好的通风降温效果。相比全身通风服，通风背心重量较轻，穿脱方便。此外，还可以将通风管路采用便于拆卸的设计方式固定于代偿背心内侧，称为通风-代偿一体化背心。③通风帽通常固定于飞行员保护头盔内侧，一般采用软塑料管或内衬弹簧的橡胶管制作成通风管，从额部向枕部并行排列，管上开有小侧孔，使冷空气吹向头颈部局部皮肤，从而达到冷却降温的目的。通风帽通常与全身通风服或通风背心配套使用。在航空中，通风服常与代偿、抗荷等防护服装结合做成具备通风、代偿、抗荷功能的一体化飞行员个体防护服装。

根据温度生理学要求，通风服应该按照以下原则进行设计：①从通风降温效果考虑，通风服覆盖体表面积应尽可能大，以便流经服装的气体能与更大面积体表接触，增加热量交换。②通风管路走向设计及气体流量分配应以人体体表区域生理学特点为依据，考虑局部血管分布、血液供应、神经支配、局部组织隔热值和汗腺分布，在满足舒适性要求的基础上，提高通风散热的效率。③头部通风散热问题应作特殊考虑。飞行保护头盔具有功能集成、综合防护的发展趋势，其配件的增多进一步阻碍了头颈部散热。人体头颈部血管丰富，具有很高的散热效率，头部皮肤温度在决定热舒适感和发汗率方面具有特殊作用。对头颈部进行通风降温不但可以带走大量热量，还可以使得人体脑组织温度接近正常，这对于保持工作效率、降低疲劳及改善体温调节功能具有重要作用。④在不影响代偿抗荷服装防护性能的前提下，作为降温目的，通风服应该尽量配穿在代偿防护服装内，使得通风空气尽可能在接近体表处释放。⑤为了取得更好的防护效果，充分利用气体动态隔热作用，应允许从通风风管内逸出的气体在服装间流动。⑥通风服在设计时应综合考虑飞行员配套着装情况、代谢水平和环境温度，应尽量轻便、穿着舒适、便于穿脱、耐用、易洗，若穿着在外时，其面料还应具有阻燃功能。⑦通风服采用的冷却介质为空气，其降温冷却能力有限，人体在热负荷很大时，通风服可能因降温能力有限而导致人体出现热蓄积。在人体热负荷很大的情况下，以水为冷却介质制成的液冷服降温效果更好。

功能用途 现代军用飞机座

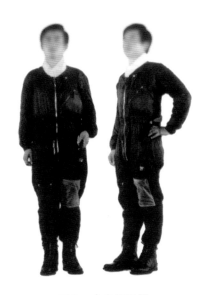

图 1 全身通风服

舱虽然已装备性能较好的环境控制系统，但在某些特殊条件下如炎热地区夏季低空飞行时，由于太阳光照射、座舱温室效应、气动力加热、电子设备产热等原因，座舱环境温度较高，加之作战训练配穿的各种特殊防护服装阻碍了人体正常的散热过程，使得人体遭受较大的热负荷，单独使用座舱空调已难以维持人体热平衡。此外，为了保证军用飞机具有先进的战术技术性能，机上不可能装载功率很大的环境控制系统，热负荷问题难以通过大幅提高座舱空调性能来解决。因此，通风服已逐渐成为歼击机飞行员个体防护装备中不可缺少的组成部分。通风服也常用于其他热环境中人体的热防护。现代的通风服具有降温和加温双重作用，在大部分情况下，送入通风服的空气温度低于平均皮肤温度，通风服的功能以冷却降温为主。如果送入通风服的空气温度高于平均皮肤温度，则通风服还可以起到对人体加热的作用，用于低温防护。

（薛利豪）

yètǐ tiáojiéfú

液体调节服（liquid cooled garment）

利用分布在人体体表管道内循环流动的液体来保持人体正常体温的特殊个体调温服装。简称液冷服或水冷服。

简史 英国在20世纪50年代开始研制液体调节服，世界上第一件液体调节服是由英国皇家空军于1962年设计研制，主要用于战斗机飞行员的热防护。20世纪60年代末，美国宇航局专门为"阿波罗"登月计划的宇航员研制了液体调节服，属于舱外航天服的一部分。在国外，无论是军事领域还是民用领域，液冷服已经应用于诸多严酷热环境。中国液体调节服的研制起步较晚，最早于20世纪80年代开始研制飞行员使用的液体调节服和液冷头盔。在航天飞行中，航天服系统已采用液体调节服来维持航天员在航天飞行中的热平衡。

基本原理 液体调节服主要利用液体与人体进行热交换从而实现人体降温的目的，制冷介质由制冷装置进行降温后，通过密闭的连接管路分布到人体体表，在与人体进行热交换后再回流至制冷装置内，如此循环流动达到人体降温的效果。制冷介质与人体体表的热交换是一个包括传导及对流的复杂过程，其热交换性能方程为：

$$H_e = q.c(T_s - T_{in})(1 - e^{-\frac{1}{c}\cdot\frac{1}{e}})$$

在一定范围内，当固定制冷介质（c 为比热）时，有效制冷量（H_e）的大小主要取决于液温（T_{in}）及流量（q）的变化（T_s 为皮肤温度）。H_e 与 T_{in} 为线性关系，H_e 与 q 呈指数曲线形式。液温对有效制冷量的确定起着主要作用，影响液温确定值的几个主要因素包括环境温度、代谢水平、液冷服的管道结构、流量变化等。

结构组成 液体调节服系统一般由液冷服、制冷装置和连接管路三部分组成。①制冷装置由蒸汽压缩制冷装置、控制器和水泵等组成，主要提供冷却水和水循环的动力，见图1。②液冷服根据覆盖体表部位不同，可以分为全身性液冷服和局部性液冷服。全身性液冷服主要覆盖除头、手和足外的身体各部位体表。而根据人体的生理特点，头颈部和躯干部的散热效率较高，因而局部性液冷服主要有液冷背心和液冷帽等，不仅简化了装备，使其不干扰肢体活动，而且穿脱方便，常用的是液冷背心，见图2。液冷服包括服装和固定在服装上的网状管路两部分，网状管路通常位于服装的内侧。还有一种液冷服是使用薄膜技术简化了缝制过程，采用了粘着技术将两层织物在适当的部位制成管状。③连接管路包括软管、绝热物、保护套、调节接头、液体快速断接器、调节器及旁路组件等。制冷介质为水，早期为了防止水结成冰，曾在水中按照一定比例掺入乙二醇，但使用过程中发现乙二醇对于管道内壁、泵和阀门有腐蚀作用，因此仍使用纯水作为冷却剂。

功能用途 液体调节服的主要用途是维持飞行员和航天员的正常体温。通过调节液体的温度，

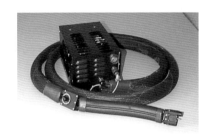

图1 制冷装置

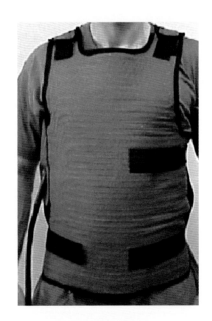

图2 液冷背心

液体调节服既可以为人体加热，也可以进行冷却降温，但在实际使用中液体调节服主要用于人体降温。通过几十年的发展，液体调节服的应用已由最初的航空航天领域扩展到航海、消防、冶金、核工业、生化、医疗和体育等诸多领域。与通风降温服相比，液体调节服具有以下主要优点：①单位体积的介质能带走更多的热量，具有较高的换热效率。②液体调节服以传导和对流散热为主，因而可以减少蒸发失水量，避免人体脱水和电解质损失，穿着舒适性较好。③液体调节服的供水系统不依赖于发动机，只要有电源即可独立工作，在地面和空中均可使用，特别适于用一等战备值班等飞机发动机未启动的状态下使用。④液体调节服作为一个闭合的循环系统，在化学战条件下也能使用。⑤使用不受飞行高度的影响。

（薛利豪）

mínyòng hángkōng yīxué
民用航空医学
（civil aviation medicine） 研究和解决民用航空活动中出现的各种医学问题，保障飞行安全、提高飞行劳动效率和维护乘员健康、舒适的综合性学科。民用航空医学是航空医学的重要分支，是医学科学在民用航空条件下的具体应用。主要研究民用航空活动特殊环境下，民用航空人员和旅客的生理、心理和飞行劳动负荷反应规律，探索健康与飞行之间的相互关系，通过有效的防护措施，达到人-航空器-环境-任务系统间的协调和统一，维护航空人员、旅客的健康和舒适，提高飞行劳动效率，确保飞行安全的目的。该学科对于保障飞行安全、推进民用航空事业发展等具有十分重要的作用。

简史 第一次世界大战之后，军用飞机纷纷转为民用，进行游乐特技表演和邮件航空运输，开展短途客运和货运。20世纪20年代末，民用航空复兴起来，荷兰、丹麦、英、美等国家相继成立了航空公司，出现了定期航班、专包机和专门为客运而制造的民用客机，开辟了国际航空运输等。民用航空医学顺应民用航空业的发展要求进入初创期。1926年，美国联邦航空局的前身美国民航管理局成立，内设航空医学办公室；同年，波音航空运输公司成立，退役军医路易斯·鲍尔（Louis H. Bauer）博士被任命为第一位航医（首任民航卫生处长），与库珀（Cooper）合作通过仪器检测创立了检验飞行员是否合格的标准，包括视力、听力、平衡功能及飞行实际测试；美国第一次规定民航飞行员在取得技术执照前必须通过体检，并且制定了飞行人员体检标准、建立了美国民用航空人员健康档案。1926~1930年，美国组织举办了12期航空体检医师训练班；1927年，美国在46个城市首批任命57名航空体检医师。1928年，泛美航空公司雇用私人医生开展飞行员的选拔和保健工作。1929年，成立美国航空航天医学协会，内设民用航空医学协会，每年春季召开国际性学术会议。1931年，首次报告了长距离飞行时人体生理节律的变化。1933年，美国商业航空局卫生处长罗伊·怀特黑德（Roy E. Whitehead）博士对使用座舱增压供气的供氧方法及飞行人员和旅客的供氧要求进行了探索。同年世界卫生组织在荷兰海牙召开会议，22国签订了《国际航空卫生公约》，提出飞机卫生和机场卫生管理准则和实践公约。

1935~1936年，英国、荷兰、法国、美国等国家的大航空公司正式成立航空医学部门，提出医学计划，开展飞行员体检和健康维护工作。1937年，肯尼思·多德（Kenneth Dowd）博士被任命为全加拿大航空公司的医学总监。1938年，建立了由韦德·米勒（Wade Miller）领导的医学科学站，研究飞行员疲劳、医学标准和组织缺氧问题。1940年，开始了航空港医学的研究。1944年9月3日航空公司医务主任协会成立；1944年12月7日，52个国家在美国芝加哥签署了《国际民用航空公约》，也称《芝加哥公约》。同年，成立了国际民用航空组织（International Civil Aviation Organization，ICAO），内设航空医学部门。此后，ICAO陆续以芝加哥公约附件的形式，制定、修订19个国际标准和建议措施。例如，1948年4月14日，制定颁发了附件1《人员执照的颁发》，规定了航空人员执照颁发的最低技术和医学标准等。此后，各缔约国依据ICAO规定和本国实际，制定了本国相关法规对航空卫生工作予以规范。1947年，美国在俄克拉荷马城建立了民用航空医学研究所。1948年，民用航空医学协会建立。20世纪40年代，民航客机普遍采用了密闭型增压座舱，克服了高空低气压、缺氧、寒冷、高速气流吹袭击等环境因素对飞行安全和机上人员健康的威胁。1953年，泛美航空公司医学保障的前驱罗斯·马兰（Ross Marland）博士出版了《航空运输中人的因素》。同年，美国医学会承认航空医学是一门专业科学，美国医学会和医院委员会授权美国预防医学委员会向具有航空医学合格资质的医师发放了专业认可证书，航空医学得到了医学界正式承认。1954 年，医学调查人员建立、应用飞行事故病理学检查方法，揭示了"彗星"号客机空中解体事故原因。此后，新飞机设计均有强度规范和疲劳试验要求。1955 年，国际航空航天医学协会成立。1959 年，美国联邦航空局首先提出了航线运输驾驶员 60 岁的年龄限制标准。1962 年，国际民航组织予以采纳并发布，2005 年修订为 65 岁，同时规定了相关限制条件。1973 年开始，对 299 万个城市之间的航班进行了宇宙辐射研究，结果空中旅行时的辐射剂量在辐射标准范围内。1974 年，国际民航组织出版了《民用航空医学手册》，为航空医师和航空体检医师的指导材料。

中国民用航空医学始于 20 世纪 50 年代初。1953 年天津飞行队设立医务室配备航空医师。此后，中国民航飞行单位普遍设有航医室或航空医学卫生中心等，负责空勤人员健康管理和航空器安全运行卫生保障工作。1956 年 6 月，中国民航局设立卫生处，负责管理全国民航的卫生工作。1958 年始民航地区管理局设立卫生部门，负责所辖地区的卫生行政事务。1956 年 10 月，建立中国民航空勤人员健康档案。1957 年 11 月，民航局建立第一个空勤体检组，2010 年将其改为民用航空人员体检鉴定所。1958 年 9 月，民航杭州空勤休养所建成开放。1959 年 8 月，成立首都机场门诊部，后改为医疗急救中心。各大中型民用运输机场也设立相应的应急救护机构，负责机场旅客和员工的医疗、卫生和应急救护工作，并定期组织应急救护演习和人员培训。1973 年，建立航空卫生人员的航空医学培训制度，要求航空

卫生人员必须通过航空医学基础和专业知识培训。在此时期，中国民航基本沿用中国空军航空卫生的管理模式和标准要求，民航飞行人员直接执行空军飞行人员体检标准，空中乘务员执行空降兵体检标准。1980 年 3 月，民航脱离军队建制，中国民航局改为国务院直属机构。1980 年 9 月，民航内部创办发行《民用航空医学资料》，1991 年更名为《民航医学》。1982 年 5 月，民航北京医院正式建立。此后，相继建立民航上海医院、民航兰州医院（后迁至西安，改为民航西安医院）等。1983 年，制定了中国民航空勤人员体检鉴定标准与规定。1984 年，建立了中国民用航空医学研究室，2010 年更名为民用航空医学研究所，先后开展了体检鉴定标准、高原和农（林）化飞行作业卫生保障、心理生理、飞行事故医学调查、航空毒理药理、航空食品卫生、航空环境卫生、民用航空器消毒及病媒生物防控技术等方面的专题研究。1986 年 9 月，实行了民用航空人员体检合格证制度。1988 年始，研究制订了中国民用航空卫生学标准体系，包括《飞机座舱卫生标准》《民用航空机场环境卫生标准》《航空食品及卫生操作规范》等。1991 年，民航局颁发第一部航空卫生工作规章《中国民用航空航空卫生工作规则》，此后，根据国际标准和中国实际，总结以往经验，逐步制定了内容覆盖民用航空人员体检合格证管理、民航体检鉴定机构和体检医师、航空器运行航空卫生保障、突发公共卫生事件民航应急控制、民用运输机场应急救护和民用航空器事故医学调查等各个方面的规章、技术标准，为民用航空医学工作提

供了法律依据和准则。2000 年，中国将民航体检鉴定机构和体检医师纳入法制化管理，民航局在全国范围内委任首批航空体检医师 145 名、体检鉴定机构 13 家。2008 年始，成立航空医学知识培训、民航临床医学进修和体检医师进修基地，开展了民用航空医学基础、专业、专题知识的课堂教学培训和民用航空临床医学、体检鉴定进修培训。同年，成立民用航空人员体检鉴定专家委员会。2009 年，成立民用机场应急救护工作委员会。2011 年起，民航编著出版了《中国民用航空体检医师体检操作规范》等民用航空医学系列丛书，作为航空卫生人员培训教材和工作指南。

研究内容 围绕民用航空人员、旅客-航空器-环境-飞行任务系统间的相互适应、相互协调，保障人员健康和飞行安全问题，将民用航空医学研究内容概括为以下几个方面：①研究民用航空活动中缺氧、低气压、高低温、辐射、毒物、振动、噪声等各种航空环境因素对人体的影响，提出相应防护措施，向飞机设计制造部门提出飞机座舱环境控制和防护的生理卫生学要求。②研究飞行人员、空中交通管制员生理心理选拔条件、医学标准和体检鉴定方法，评定航空人员生理功能、心理素质与飞行能力，达到保证安全的要求。③研究民航空勤人员和空中交通管制员的常见病、多发病、疑难病症，特别是引起突然失能的各种心理生理与病理状态发生情况及其影响因素，提出早期诊断方法、预防控制措施和鉴定原则。④研究民航飞行人员飞行劳动负荷特点，时差效应、飞行疲劳评定方法，提出航空生理、心理训练方案、工作时

限标准等有效防治措施，提高空中适应能力和飞行劳动效率。⑤研究提出运输飞行、通用航空和跨时区、高原、极地、夜间等各种飞行任务和不同运行环境下的飞行卫生保障措施；研究提出航空人员营养、作息、体育锻炼等卫生学要求和健康教育、健康促进方案，保障飞行安全和人员健康。⑥研究航空旅客健康适航性条件、突发医学事件应急救护和航空医疗运输办法；研究航空环境卫生、航空食品安全标准和病媒生物防制技术，维护旅客健康和生命安全。⑦研究民用航空活动过程中可能接触的有毒有害物质对人员的危害作用、作用机制、污染规律，提出相应的防护措施。⑧研究民用航空人机工效问题，使飞机的座舱布局、信息显示、操作控制系统和座椅、厕所设计、防护救生装备、客舱微小气候相关设施等能更好地满足人体生理、心理学要求。⑨研究民用航空器事故中有关"人的因素"，探索遇险人员致伤、致死的机制和人员逃生、救护的措施。⑩加强民用航空医学信息化建设，利用通信、计算机和网络等高新技术，建立具有信息收集、整理、研究分析、存储、反馈、服务等功能，集民用航空医学知识库、数据库、信息库、音像资料库和智力资源库为一体的网络化信息平台，更好地为民用航空医学业内外人员提供信息服务。

研究方法　随着现代生物技术和医学科学的发展，一些新技术、新方法和新理念被引入了民用航空医学领域，包括采用组学技术和生物信息学技术建立数学模型从分子水平深入研究民用航空活动中各种医学问题的发生机制和预测预防措施，运用循证医学的研究方法分析各类数据为航空人员体检鉴定标准、安全用药评估以及航空卫生保障措施的制定提供决策依据，通过飞行事故的医学调查探讨事故发生的原因并对人员的逃生救护措施进行研究。常用的研究方法有：①调查研究。利用现况调查、回顾追踪、文献调研等流行病学方法收集资料，运用统计学方法对资料进行定性分析和定量分析，揭示民用航空飞行活动和环境因素对航空人员和航空旅客等所致健康效应的规律性，以及工作负荷对航空人员所致的生理、心理反应规律和限值。②实验研究。在严格控制的模拟实验条件下，把实验细胞、实验动物或人置于缺氧、低压、高低温、噪声、振动、辐射、脑力与体力负荷等条件下或综合因素条件下，观察其生理、生化、心理、能力等指标变化的实验效应，试验研究防护救生装备的防护效能，为职业选拔、职业防护和卫生保障提供科学依据。③飞行实验研究。在航空飞行和空中交通管制的真实环境下，应用生物医学工程检测技术，观察人体生理指标、心理指标和操作能力的变化规律，验证职业选拔标准、体检鉴定标准、航空器设计工效和装备防护性能的研究结果。

与其他学科的关系　民用航空医学是航空医学的一个重要分支，同时是民用航空科技的重要组成部分。它涉及基础医学、临床医学、公共卫生与预防医学、心理学等医学科学的所有内容，还涉及航空工程、电子技术等，是多学科交叉的综合性学科。就其研究任务的重点来说，属于预防医学范畴，有人将其划归"职业医学"，也有人则作为"特殊环境医学"看待。民用航空医学可分为基础部分和应用部分。基础部分包涵了航空医学的所有基础学科，如航空生理学、航空生物动力学、航空毒理学、航空药理学、航空病理学、航空心理学等。应用部分可有航空港医学、民用航空体检鉴定学、民用航空临床医学、民用航空卫生学、航空流行病学、人机工效学、航空旅行医学和民用航空医疗运输、民航突发事件应对、民用航空器事故医学调查、民用航空生物医学工程等内容。随着民用航空科学技术和医学科学的深入发展，本学科范围将得以延伸发展、内容逐渐完善。

应用和有待解决的问题　民用航空医学自诞生以来，借鉴应用军事航空医学研究成果及防护原理的同时，随着民用航空技术发展要求，进行了民用航空人员体检鉴定标准、航空卫生保障措施、加压供氧和密封座舱防护装备、飞行时限、航空器事故医学调查、航空港医学等问题的研究，其研究成果通过持续不断的实际应用，极大地改善了人-机-环境-任务之间的协调性，提高了飞行人员职业素质和飞行劳动效率，维护了机上人员的健康，保障了飞行安全。

进入21世纪以来，民用航空迅速发展，航空技术取得新的突破，特别是超音速大型客机和超大型航空港出现，飞机性能提高，航行高度增加，速度增快，信息量成倍加大，续航时间延长，复杂条件下飞行任务增多，旅客运输量剧增，老弱病残旅客突发急症的概率增多，由此引起人体承受的负荷越来越大，影响航空人员、旅客健康和航空安全的因素越来越多，这给民用航空医学提出了更高的要求及新的任务。有待解决的问题，仍以航空发展为牵引，以保证飞行安全为根本，主要考虑的问题：①深化研究与民用航空活动有关的旅客和机组人员健康问题。包括飞行人员"生物-心理-社会"医学模式的鉴定标准和鉴定方法，飞行人员失能性疾病早期检测和预防，飞行用药（包含中草药）监控和安全评估方法，复杂条件下飞行的航空卫生保障措施，机场航站楼、航空器座舱公共卫生和病媒生物防控技术措施，旅客健康适航性条件和突发急病救护，航空医学知识宣传教育等。②民用航空飞行劳动特点、飞行劳动负荷、时差效应和飞行疲劳判定及预防措施，提出科学合理的飞行时限、作息制度，探索航班编排的最佳方案。③加强机组资源管理问题的研究，提出优化解决措施。④深入研究民用航空器事故和事故征候的医学因素和人员致死、致伤机制及医学调查方法，事故预防和人员逃生、救护的措施。⑤和航空技术部门合作，研究提出新型民用航空器科学的人机界面和座舱布局等人机工效学问题的建议，使人的因素处于最佳状态，达到减轻飞行员负担，保障飞行安全和人员健康舒适的目的。

（吴　坚）

mínyòng hángkōng wèishēng fǎguī

民用航空卫生法规（civil aviation laws and regulations）　根据国际民用航空公约和各缔约国相关法律法规，制定的规范民用航空卫生工作的法律、法规和规章。包括航空人员医学标准和体检合格证制度、民航体检医师和体检鉴定机构、航空公司运行合格审定和持续监督检查、航空器和机场卫生、突发公共卫生事件民用航空应急控制、民用运输机场应

急救护和民用航空器事故医学调查等内容。旨在保障航空人员和航空旅客的健康安全。

简史　20世纪20年代末，美、法等国家开展了民航飞行人员医学标准、飞机和机场卫生管理等方面卫生法规的研究制定。1926年，美国率先制定了第一部民用航空飞行人员的体检标准；1933年，荷兰海牙22国会议，签署了国际航空卫生公约，提出飞机卫生和机场航空卫生文件。1944年12月7日芝加哥国际民用航空会议，52个国家签署了《国际民用航空公约》，简称《芝加哥公约》，也被认为是"国际民航宪章"。公约对机组人员执照（包含体检合格证）、防止传染病通过航空途径传播和航空器事故调查等航空医学问题做出了规定。此后，国际民用航空组织理事会陆续制、修订了19个有关民用航空活动的国际标准和建议措施（International Standards and Recommended Practices，SARP），并以公约附件的形式发布，要求各缔约国予以遵守。宗旨是保证国际民用航空安全和有秩序的发展，满足世界人民对安全、正常、有效、经济的航空运输需要。19个SARP中直接与民用航空医学密切相关的有：附件1《人员执照的颁发》，规定了民航飞行人员体检标准、体检合格证和体检医师管理制度等；附件6《航空器的运行》，规定了机组人员精神活性物质的使用、机载医疗设备、飞行、值勤和休息时间及机组人员的健康状况要求等；附件9《简化手续》，规定了航空器灭虫、消毒和机场公共卫生措施和动植物检疫等；附件12《搜寻与救援》，规定了遇险民用航空器和人员的搜寻和援救；附件13《航空器事故

和事故征候调查》，规定了民用航空器事故和事故征候的医学调查；附件14《机场》，规定了机场应急救援计划和措施等；附件16《环境保护》；附件18《危险品的安全航空运输》等。

国际民航组织各缔约国参照公约附件的SARP，制定本国相应法规予以规范，如美国联邦航空条例——飞行人员医学执照的管理规定；1952年，日本航空法对航空人员体检合格证、身体检查标准、授权体检医师和航空体检机构的规定。1978年1月，法国民航局长签署了民用航空飞行人员的身体和精神检查条件等。1997年2月，欧洲联合航空局（33个成员国），颁发了联合航空条例《飞行人员执照——医学标准》（JAR-FCL3）等；2003年改为欧洲航空安全局，相应的飞行人员医学标准法规名称和编号也进行了相应的调整。

中国民用航空卫生工作，在1983年以前基本按中国空军的规定实施管理。1984年1月30日，中国民航局首次颁布了《中国民航空勤人员体检鉴定标准与规定》，1986年9月又颁发《民用航空人员体格检查合格证暂行规定》，至此，中国初步建立航空人员体检合格证制度。1991年9月5日，民航局颁发了第一部民用航空卫生规章，即《中国民用航空航空卫生工作规则》，规定了中国民用航空卫生工作任务、航空卫生机构和人员、飞行卫生保障、日常卫生保障、院校空勤学生的卫生保障、卫生防疫、体检鉴定、空勤人员的伤病治疗和疗养、航空器事故的人员救护和医学调查、科学研究等，使中国民航航空卫生工作有章可循。1995年，经国家技术监督局和民航总局批准，

制定、修订了民用航空飞行人员体格检查鉴定标准、民用航空招收飞行人员体格检查鉴定标准、民用航空空中交通管制员体格检查鉴定标准、民用航空空中乘务员体格检查鉴定标准等 4 个国家标准和民用航空飞行学生体格检查鉴定标准、民用航空空中安全员体格检查鉴定标准、民用航空飞行人员转机型、转专业体格检查鉴定标准等 3 个民用航空行业标准。1995 年 10 月 30 日，中国全国人民代表大会常务委员会发布了第一部规范民用航空活动的法律，即《中华人民共和国民用航空法》。2001 年以后，民航局根据国家有关法律法规的规定，参照国际标准和建议措施，制定、修订了民用航空人员体检合格证管理等一系列民用航空卫生规章。2009 年 4 月 1 日，国务院颁布了《民用机场管理条例》。

内容和功用　中国民用航空卫生相关法律、法规和规章的基本内容和作用分述如下。

法律　《中华人民共和国民用航空法》，内容覆盖行政规则、航空器、航空人员、空中交通管理、运行规则、运行合格审定、机场、经济与市场管理、航空安全信息与事故调查、航空安全保卫等民航业的所有领域。在民用航空卫生管理方面，从保障民用航空活动的安全出发，对航空人员的概念、取得资格的身体条件和程序；在执行飞行任务时，随身携带体格检查合格证，接受国务院民用航空主管部门查验；机组人员工作时限、工作能力；民用机场处理特殊情况的应急计划、相应的设施和人员要求以及民用航空器搜寻援救和事故调查等做出了规定。

法规　《民用机场管理条例》，规定了运输机场必须有处理突发事件的应急预案及相应的设施、设备；地方人民政府、民用航空管理部门应当制定运输机场突发事件的应急预案；机场管理机构应当根据运输机场突发事件应急预案组织运输机场应急救援的演练和人员培训、应当按照国家规定的标准配备医疗急救等设施、设备，并提供相应的服务，发生突发事件时按照应急预案及时、有效地开展应急救援；违反本条例规定的处罚等。

规章　航空人员体检合格证管理和航空人员选拔：主要规章有《民用航空人员体检合格证管理规则》（China Civil Aviation Regulations-67 Flight Standard, CCAR-67FS）。目的是为了保证从事民用航空活动的空勤人员和空中交通管制员身体状况符合履行职责和飞行安全的要求，根据《中华人民共和国民用航空法》第 39、40、41、42 条和国际民用航空公约附件 1《人员执照的颁发》而制定。主要内容有制定目的和依据、适用范围、管理机构和职责、体检合格证的要求、定义，体检鉴定，体检合格证类别及其适用人，各级体检合格证的医学标准和颁发程序，辅助检查项目和频度，体检合格证符合性要求和法律责任等。为了落实 CCAR-67FS 的规定，民航局航空卫生职能部门制定了民用航空人员体检合格证申请、审核和颁发程序等若干个规范性文件。

中国民航招收飞行学生的体检标准：《民用航空招收飞行学生体检鉴定规范》（MH/T 7013—2017），主要内容有适用范围、招飞体检鉴定标准、体格检查项目、方法和鉴定原则、辅助检查项目；规范性文件有民用航空招收飞行学生体格检查鉴定管理办法。管理办法旨在规范民航招收飞行学生体格检查鉴定工作，主要内容有招飞体检鉴定含义、体检机构和人员资质、体检鉴定的实施、招飞单位的权力、招飞单位标准的申请和核准、招飞体检计划报告和招飞体检监察、体检结果的报告、入校复查、对航空公司和对受检学生的要求、体检收费、责任等。

航空体检医师和体检鉴定机构管理：主要规章有《民用航空飞行标准委任代表和委任单位代表管理规定》（CCAR-183FS）。在航空卫生方面，规定了民用航空人员体检鉴定机构和航空体检医师的管理机构、定义、类别、委任程序、委任条件及其职责权限，监督措施。

航空公司运行合格审定和持续监督检查：主要规章有《大型飞机公共航空运输承运人运行合格审定规则》（CCAR-121）。目的是为了对大型飞机公共航空运输承运人进行运行合格审定和持续监督检查，保证其达到并保持规定的运行安全水平。在航空卫生方面的内容有：大型飞机公共航空运输承运人应当制定航空卫生分手册、机组成员应急生存训练、载运旅客飞机的应急医疗设备配备和训练、飞行中紧急医疗事件报告、体检鉴定和疾病治疗记录保存、航空人员运行的健康要求和健康变化限制、航空人员值勤期、飞行时间限制和休息要求、航空卫生保障及禁用药物和含酒精饮料的使用限制等。

突发公共卫生事件民航应急控制：《国内交通卫生检疫条例实施方案》规定了交通卫生检疫的启动和停止条件、实施交通卫生检疫期间各部门职责、检疫期间建立相应卫生检疫组织、临时交通卫生检疫站职责、航空卫生检疫措施、人员卫生查验、航空器卫生查验及货物卫生查验等。《中国民用航空应急管理规定》（CCAR-397），主要内容有目的依据、民航应急工作的责任和义务、管理体制与组织机构、预防与应急准备、预测与预警、应急处置、善后处理及法律责任和附则。《突发公共卫生事件民用航空应急控制预案》，规定了制定目的、适用范围、突发公共卫生事件的分级、民航应急组织机构及职责、突发公共卫生事件的预警、信息收集和报告时限、程序、报告内容、突发公共卫生事件民航应急控制措施及紧急运输和保障措施等。

民用运输机场应急救护：《民用运输机场突发事件应急救援管理规则》（CCAR-139），主要内容有运输机场突发事件应急救援工作的宗旨、基本原则、管理机构及职责、突发事件分类和应急救援响应等级、应急救援组织机构及其职责、机场医疗救护部门在机场应急救援工作中的主要职责、突发事件应急救援预案、机场医疗急救设备及医疗救护人员配备、应急救援的处置和基本要求、应急救援的日常管理和演练及法律责任等。《民用运输机场应急救护设施设备配备》（GB 18040—2019），规定了机场应急救护保障等级划分、机场应急救护机构和人员设置、机场应急救护仪器、器材、药品、物资、通信设备、救护车辆配备、机场应急救护房屋设施、标志与标识、应急救护服装的基本要求。

民用航空器事故医学调查：《民用航空器事故和飞行事故调查规定》（CCAR-395），主要内容有目的依据、定义、事故调查基本

原则，民航局和地区管理局负责组织调查的事故范围，调查设备和装备配备，调查组的组成、职责、权力，调查员委任、条件，通知，调查工作及调查报告等。

（吴 坚）

mínyòng hángkōng wèishēng gōngzuò jīgòu

民用航空卫生工作机构 （administration of civil aviation medicine）

民航系统内负责管理民用航空卫生事务或提供医疗卫生服务的医疗卫生部门或医疗卫生行政管理部门。包括民用航空卫生行政管理部门、民用航空人员体检鉴定机构、民用航空医学技术支持机构（部门）和民用航空卫生保障部门四大类。健全的民用航空卫生工作机构是完成民航系统卫生工作的组织保证。

民用航空卫生行政管理部门

一个国家及其地区承担民用航空卫生行政管理事务的行政部门，负责管理民用航空卫生行政事务，通常编制在国家民航局或地区民航管理局机构内，属于政府行业管理部门，工作性质为行业管理。1929 年美国成立了航空航天医学会，协助美国政府负责管理航空航天医疗卫生事务。1958 年 8 月，美国联邦航空法通过了成立联邦民航局机构的决定，并在民航联邦航空局机构内设立了民用航空医师办公室，负责管理美国飞行人员、空管人员医学执照等民用航空卫生工作。世界各国在民航局机构也陆续设立了管理民用航空卫生事务的部门。

中国民用航空局于 1949 年 11 月 2 日，在中国人民革命军事委员会建立。1956 年 6 月 20 日，民用航空局机关设立卫生处，负责管理全国民航的卫生工作。1958 年 12 月 13 日，民航西南、

华北、中南、华东和兰州 5 个管理处更名为管理局，并在机关内部编设卫生科，管理所辖地区的医疗卫生业务。1980 年之后，民航局在北京、上海、广州、成都、兰州、沈阳六个地区设立管理局，并在管理局机关设立卫生处。1987 年，民航地区管理局更名为民航华北、华东、中南、西南、西北和东北地区管理局，之后建立新疆地区管理局。当时各地区管理局卫生处除了管理所辖地区民航系统的卫生行政事务外，还负责管理民航系统内的医疗卫生业务。1989 年 11 月，民航总局机关内设机构进行调整，将卫生处更名为航空卫生处，编入飞行标准安全监察司（后更名为飞行标准司），其职能进行了调整，取消了管理民航系统医疗卫生业务的职能。随后，民航各地区管理局卫生处更名为航空卫生处，职责也相应作了调整。1996 年 11 月，民航局飞行标准司增设医政防疫处，负责民航系统医疗行政和卫生防疫管理工作。1998 年 6 月，民航总局飞行标准司航空卫生处和医政防疫处合并，成立民用航空卫生处，职责合并。地区管理局的职责也随之进行了调整。中国民用航空卫生行政管理部门按照国际民航组织公约，中国政府法律、法规和规章，以及民用航空行业管理的要求开展工作，依照的主要法律法规是《国际民航组织公约》《中华人民共和国民用航空法》《中华人民共和国行政许可法》等。

民用航空人员体检鉴定机构

美国等国家通常授权独立的执业医师负责飞行人员和空中交通管制员的体检鉴定工作。中国民用航空专业体检鉴定机构，承担空勤人员、空中交通管制员体检

鉴定和招收飞行学生体检鉴定任务。中国民航第一家体检机构始建于 1957 年，是从事民航空勤人员和空中交通管制员体检鉴定工作的医疗卫生机构。随着中国民航业的发展，体检鉴定机构的数量逐步增加。见民用航空人员体检鉴定机构。

民用航空医学技术支持机构（部门） 民航局直属事业单位编制机构，承担民用航空医学专业技术支持、教育、科研等任务。包括医疗卫生机构、医学培训机构和研究机构等。1950 年 8 月，中国民航局购置了一所教会医院，后更名为"民升医院"。1958 年 9 月 1 日，民航杭州休养所建成。1962 年，民航成都管理局和机械专科学校成立了休养所，作为民航职工疾病矫治和健康疗养的场所。1981 年 4 月，民航北京医院建立医训队，后更名为民航护校，为民航系统培养护理、药剂和 X 线检查等专业中级卫生人员。1982 年 5 月，民航北京医院建成。1990 年 6 月 29 日，民航局成立民航医学中心，下设民航北京医院、航空医学研究室、空勤体检队、中国民用航空卫生学校。1995 年 8 月 31 日，撤销民航医学中心，成立中国民用航空总医院。原中心航空医学研究室、空勤体检队由民航总医院代管。1996 年中国民用航空卫生学校停止招生，予以撤销。2005 年 6 月，民航总局在原航空医学研究室和空勤人员体检鉴定室的基础上再次组建民用航空医学中心，为民航总局直属副司局级事业单位。2010 年中国民用航空医学中心与民航总院合并运行，实行一个机构两块牌子。合并后机构名称为中国民用航空局民用航空医学中心（民航总院），下设临床医学部、民

用航空医学研究所、民用航空体检鉴定所、教学培训部等部门。1979 年 6 月 1 日，民航大连疗养院建院。1979 年 9 月，民航兰州医院建院，1999 年迁至西安市，更名为民航西安医院。1981 年 11 月，民航上海医院建成并开始收治患者。2008 年 2 月 22 日，民航管理干部学院和民用航空医学中心联合建立民用航空医学系，承担民用航空医学基础、专业以及专题课程的课堂教学任务，培训对象为民用航空卫生人员。2008 年 10 月 13 日，民航局批准民用航空医学中心建立民航临床医学进修基地，承担民用航空卫生人员的临床进修任务。2013 年 4 月 12 日，民航局批准民用航空医学中心建立"航空体检医师培训基地"，承担民航体检医师专业进修及业务培训任务。2013 年 11 月 4 日，民航局批准北京首都机场集团急救中心成立"民用机场应急救护培训基地"，承担民用机场应急救护专业培训任务。民用航空医学技术支持机构（部门）按照国家相关法规和规章等要求开展工作。

民用航空卫生保障部门 通常设在民航运输（通用）航空公司、民用运输机场或民航飞行院校，分别称作航空卫生中心、航医室或应急救护中心，承担航空器运输、通用或教学飞行作业的医疗卫生保障和民用运输机场旅客医疗服务以及突发事件应急医疗救护等工作。新中国成立后，为了保障民用航空运输安全，中国民航系统陆续在飞行任务较繁重的航空运输单位或航空公司、飞行院校建立航卫中心、航医室、门诊部或卫生所等医疗卫生机构，承担空勤人员或飞行学员的健康保健工作。最早的民用航空卫生

保障部门是 1956 年 5 月成立的民航第十四航校卫生所。1983 年 12 月，北京首都机场成立第一家抢救中心，之后更名为应急救护中心，主要承担机场地区航空器突发事件和航空旅客突发疾病的应急医疗救护任务。2000 年以后，伴随着中国各地区民用运输机场的建立，中型以上的民航运输机场陆续建立了机场应急救护中心、机场医院等医疗卫生机构。民用航空卫生保障部门按照国家相关法规、规章，以及企业或事业单位内部管理规范等要求开展工作。

（梅 亮）

zhōngguó mínyòng hángkōngjú
mínyòng hángkōng yīxué zhōngxīn

中国民用航空局民用航空医学中心（civil aviation medical center of CAAC）

从事临床医疗、民航体检鉴定、航空医学研究和教学培训的医学机构。简称民航医学中心，对社会又称民航总医院。中国民用航空局直属局级事业单位，民用航空卫生机构的重要组成部分，承担民航在京干部职工和北京市部分地区居民的医疗保健工作；是全国民航系统唯一的三级综合医院和三级航空人员体检鉴定机构，中国民用航空医学的主要研究机构和教育培训机构，中国民航局医学相关政策法规制定的技术支持和保障单位。

简史 民航医学中心（民航总医院）是随着民用航空医学在保障民航飞行安全方面的重要性日益突显而逐渐发展起来的。1974 年 4 月 28 日，民航北京医院开始筹建。1982 年 5 月 4 日，民航北京医院正式开院。1990 年 6 月 15 日，民航局成立中国民用航空医学卫生中心，下设民航北京医院、航空医学研究室、中国

民用航空卫生学校。1995年8月31日，民航总局撤销民航医学中心，成立中国民用航空总医院，航空医学研究室、空勤体检队由民航总医院代管。1996年中国民用航空卫生学校停止招生，予以撤销。2004年9月1日，民航总局成立中国民用航空总局民用航空医学中心，下设航空人员医学鉴定室和民用航空医学研究室。2010年4月27日，民用航空医学中心与民航总医院合并运行，实行一个机构两块牌子。合并后的机构名称为中国民用航空局民用航空医学中心（民航总医院），2013年10月当选国际航空航天医学会委员单位。

组织体系　民航医学中心（民航总医院）下设有临床医学部、民用航空医学研究所、民用航空人员体检鉴定所、教学培训部（图1）。

职能任务　依据中国民航局和北京市卫生局的要求，民航医学中心下设的临床医学部、民航医学研究所、航空人员体检鉴定所和教育培训班分别承担不同的职能任务。

临床医学部　对外名称民航总医院，是编制床位1045张的三级综合医院。设有22个病区，38个临床医技科室，配备3.0T和1.5T核磁、128排和64排CT、数字化减影血管造影机（DSA）、单光子发射计算机断层扫描（SPECT）、高低温高低压一体氧舱、层流手术室等大型医疗设备设施，具有冠心病支架置入、腔镜微创手术、关节置换、肿瘤冷冻治疗、高危妊娠诊治等技术特色。民航总医院1995年成为北京医科大学教学医院，承担北京医科大学本科生教学工作。2007年1月25日，与北京大学医学部签约共建北京大学民航临床医学院。2003～2015年，先后获批北京大学医学部心血管内科学、耳鼻咽喉头颈外科学、临床检验诊断学、影像医学与核医学、内分泌科学等5个专业的硕士生培养点。民航总医院还是北京市内科和外科住院医师规范化培训基地、北京市透析技术培训基地、朝阳区产科出血急救网络定点救治中心；并承担西藏、新疆、内蒙古、青海等边远地区的医疗援助以及北京市郊区两所医院和周边五所社区医院的对口支援工作。

民用航空医学研究所　下设航空毒理药理研究室、航空心理研究室、航空环境卫生研究室、数据中心和民航医学信息情报部门，其中航空毒理药理研究室、航空环境卫生研究室通过国家级实验室认证。民用航空医学研究所主要任务是研究民用运输和通用作业等航空环境对人类生理、心理的影响，以及航空环境卫生防护等问题。研究学科分民用航空医学基础学科和应用学科，研究方向包括航空生理及生物动力学、航空毒理药理学、航空病理学、航空工效学、航空环境卫生学等。负责对航空人员体检鉴定、突发公共卫生事件民用航空应急控制、机场应急救护、国内交通卫生检疫、航空器客舱卫生、航空人员使用违禁物质等监督管理工作提供技术支持；负责指导民用航空器以及相关场所传染病病媒生物控制消除及重点传染病防控知识宣传工作；负责航空人员职业保健计划制定的宣传和指导。

民用航空体检鉴定所　负责航空人员体检鉴定和特许颁发体检鉴定合格证的鉴定工作，负责航空人员体检合格证有关资料和数据的统计、分析和管理；负责特许飞行、超龄延飞、军转民、台湾及外籍首次申请、飞行学生入校复查等特殊体检鉴定工作，以及民航部分航空单位的招飞、招乘等体检鉴定工作。协助民航局航空卫生主管部门对航空人员体检委任单位代表和委任代表及认可体检机构和体检医师进行资格审查，并实施业务指导；承担局方监察员的航空医学教学、航空医学基础培训班的教学以及体检医师进修学习，对各地体检鉴定机构提供技术指导。

教学培训部　受民航局委托，建立民航航空医师基础培训基地、临床进修基地、体检鉴定培训基地，承担对全国航空医师的定期培训和考核工作。2008年与中国民航管理干部学院合作办学，成立航空医学系。2015年，航空医学系由民航医学中心独立承办；负责组织实施航空卫生管理、航空人员体检鉴定、航空卫生保障、应急救护、突发公共卫生事件应急处置等业务技术培训；负责收集掌握国际民航组织、外国政府

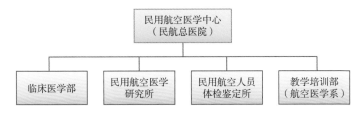

图1　民航医学中心组织机构

民航当局有关航空医学管理规章、标准、新技术等方面的信息，开展相关学术活动和国际技术交流。

(李松林　马秀利)

mínyòng hángkōng yīxué yánjiū jīgòu

民用航空医学研究机构 (civil aviation medicine institute)

研究民用航空活动中各种因素对人体的影响，保障乘员飞行安全、高效、舒适，以及研究选拔民航空勤人员有关医学问题的科研机构。此研究机构是为民航局航空卫生监管工作提供技术支持的研究部门。

简史　中国民用航空医学专业研究机构主要是民用航空医学研究所，前身是民航总医院民用航空医学研究室。1984 年，民用航空医学研究室成立。1990 年 6 月 15 日，民航局成立中国民用航空医学卫生中心，下设民航北京医院、民用航空医学研究室、中国民用航空卫生学校。2004 年 9 月 1 日，中国民用航空总局民用航空医学中心成立，下设民用航空医学研究室和航空人员医学鉴定室。2010 年 4 月 27 日，民航医学中心与民航总医院合并运行，成立中国民用航空局民用航空医学中心（民航总医院），下设临床医学部、民用航空医学研究所、民用航空人员体检鉴定所、教学培训部，航空医学研究室正式更名为民用航空医学研究所。

组织体系　民用航空医学研究所，归中国民用航空局民用航空医学中心管辖，下设航空毒理药理研究室、航空心理研究室、航空环境卫生研究室和数据管理室（图1）。

职能任务　民用航空医学研究所的主要任务为根据民航局航空卫生主管部门的委托，参与起草有关航空卫生管理规章和规范性文件，研究起草航空卫生技术标准；负责对突发公共卫生事件民用航空应急控制、机场应急救护、国内交通卫生检疫、航空器客舱卫生、航空人员使用违禁药物等监督管理工作提供技术支持；根据授权，参与航空卫生监督检查工作；负责航空人员体检合格证有关资料和数据的统计、分析和管理；承担民用航空医学基础学科和应用学科的研究，包括航空心理学、航空生理学、毒理学、航空卫生保障、民用航空环境卫生等的研究；负责航空人员心理选拔标准和程序的研究，承担航空人员心理选拔工作；参与突发事件的航空医学调查；根据民航局航空卫生主管部门的委托，承担航空卫生管理、航空卫生保障、应急救护、突发公共卫生事件应急处置等业务技术培训；负责突发公共卫生事件应急处置；负责

指导民用航空器以及相关场所传染病病媒生物控制消除以及重点传染病防控知识宣传工作；负责航空人员职业保健计划制订的宣传和指导；收集掌握国际民航组织、外国政府民航当局有关航空医学管理规章、标准、新技术等方面的信息，开展相关学术活动和国际技术交流等。

工作制度　民用航空医学研究所依据《民航科技项目管理办法》、中国民用航空局民用航空医学中心（民航总医院）管理制度进行工作。

(李清艳)

mínháng yīyuàn

民航医院 (civil aviation hospital)

主要向民用航空员工和所在地居民提供医疗服务的医疗机构。民用航空卫生机构的组成部分，中国民用航空局医学相关技术支持和保障单位，随着民用航空医学在保障民航飞行安全方面日益重要的作用而逐渐发展起来，承担民航干部职工和所在地区居民的医疗保健工作，并从事民航体检鉴定、航空医学研究和教学培训等工作。有民航总医院、民航西安医院、民航上海医院。

(马秀利　李松林)

mínháng yīyuàn kōngqínkē

民航医院空勤科 (aviation personnel department of civil aviation hospital)

专门收治因伤病住院空勤人员的临床科室。通常设在民航医院，配备专门的航空医学设备、受过民用航空医学训练的临床航空医师和护士。1988 年 6 月 1 日在民航总医院设立空勤科。职能任务主要是担负着空勤人员的住院体检、特许鉴定和航空疾病的治疗与科研工作。基本要求是面向民航，服务社会。

民航医院空勤科的工作制度

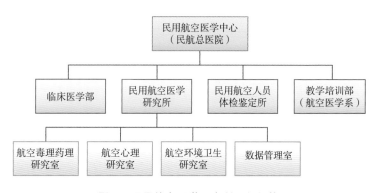

图 1　民用航空医学研究所组织机构

是为民航飞行安全、民航系统干部职工尤其空勤人员提供专业水平的医学保障，塑造既具有老年医学和干部保健特点，又富有临床航空医学特色的品牌科室，始终坚持民航总医院的规章制度，同时为本系统职工提供住院、治疗和体检鉴定的绿色通道。

（黄 鹏）

mínyòng hángkōng rényuán tǐjiǎn
jiàndìng zhuānjiā wěiyuánhuì
民用航空人员体检鉴定专家委员会（expert committee of physical examination and evaluation of civil aviation personnel）

民航空勤人员和空中交通管制员体检鉴定专业技术机构。此专家委员会是中国民航体检鉴定权威机构，由医学专家和相关航空专家组成。2008 年 5 月 5 日，第一届民用航空人员体检鉴定专家委员会成立。每届任期 3 年。专家委员会设主任委员、副主任委员。其内设机构有内科、外科、眼科、耳鼻咽喉科等专业鉴定组。专家委员会还设立飞行技术、心理检测、法律和道德伦理等专业顾问组，顾问组成员依据需要临时聘任。

专家委员会受民航局主管部门委托开展以下工作：①组织实施特许颁发Ⅰ、Ⅱ、Ⅲa 级《民用航空人员体检合格证》的特许体检鉴定。②组织民航空体检鉴定机构的专业技术指导和技术检查。③组织专家鉴定疑难或特殊病案，组织鉴定体检鉴定申诉案。④组织实施民用航空器飞行事故、事故症候和不安全事件的医学调查和对主要当事人的医学鉴定。⑤研究修订体检鉴定标准和鉴定原则，编制体检鉴定工作指南等技术指导文件。⑥组织开展学术和专业技术交流活动等。专家委员会按照民航局主管部门批准的《民用航空人员体检鉴定专家委员会章程》开展工作。专家委员的鉴定工作实行回避制度。

（梅 亮）

mínyòng hángkōng rényuán tǐjiǎn
jiàndìng jīgòu
民用航空人员体检鉴定机构（physical examination agency of civil aviation personnel）

从事民航空勤人员和空中交通管制员体检鉴定以及招收民航飞行学生体检鉴定的医疗机构。简称民航体检机构，又称航空人员体检委任单位代表。此机构是民用航空卫生工作机构的组成部分，是国务院民用航空主管部门依据《中华人民共和国民用航空法》和《国际民用航空公约》批准建立的专业医疗体检机构，主要任务是为民航空勤人员和空中交通管制员申请办理《民用航空人员体检合格证》实施体检鉴定，提供体检鉴定结论等健康资料。按照授权，二级和三级民航体检机构可以按照民航行业标准的要求，为航空公司和民航飞行院校招收飞行学生实施体检鉴定。

简史 早在 1917 年，美国在纽约州长岛创建了航空医学研究所，研究并制定了飞行人员体检标准。1958 年 8 月，美国联邦航空局成立后由其内设部门民用航空医学办公室开始委任有资质的医师为航空体检医师，从事飞行人员体检鉴定工作。中国民航第一个体检机构始建于 1957 年。1957 年 9 月，国务院民航局决定每年对民航的空勤人员进行一次体格检查。同年 11 月，民航局在局机关卫生处内设立"空勤人员体格检查组"，编制 14 人，主要任务是对全国民航系统的空勤人员实施年度体检任务和地升空人员体检任务（注：地升空人员指从民航系统地面各工种人员中选拔的飞行人员）。1960 年 8 月，民航第十四航校成立了兼职空勤人员体检组。1964 年，民航兰州和成都管理局分别成立了兼职空勤人员体检组。1966 年，民航成都管理局兼职空勤人员体检组转为专职，独立承担西南地区空勤人员年度体检任务。1976 年，民航局第一次在江苏招收飞行员，并首次实施了招飞体检鉴定工作。1980 年 10 月 6 日，民航杭州疗养院成立体检组。1986 年，民航局根据国际民航组织公约附件一的要求，决定对从事空中交通管制工作的空中交通管制员等进行体格检查。1986 年，民航总局颁发了《民用航空人员体格检查合格证暂行规定》（［86］民航局字第316 号），将空勤人员和空中交通管制员体格检查作为申请办理体检合格证的必需条件。2000 年11 月 27 日，民航总局第 94 号令发布规章《民用航空飞行标准委任代表和委任单位代表管理规定》（CCAR-183FS），规定符合条件的医疗机构，经批准委任为民航航空人员体检委任单位代表，即民航体检机构。委任的民航体检机构在授权范围内，承担民航空勤人员和空中交通管制员体检鉴定。2002 年 2 月 22 日，民航总局第一批批准委任了 10 家医学机构为民航体检机构，任期 4 年。同时，委任 58 名医师为航空人员体检委任代表，即体检医师。2008 年5 月 5 日，民航局主管部门批准成立了"民用航空人员体检鉴定专家委员会"，作为民航体检鉴定工作的专业技术权威组织机构。2013 年 7 月 31 日，民航局主管部门颁发管理文件《民用航空人员体检机构管理程序》（AP-183FS-004），规定了民航体检机构实施分级管理。2013年11月11日，民航局成立"第一届民用航空人员体检鉴定机构评审委员会"，开展了对民航体检机构的分级评审。同年12月31日，民航局主管部门根据评审结果批准委任5家一级民航体检机构、6家二级民航体检机构和1家三级民航体检机构。5月26日，批准委任了1家二级民航体检机构。

组织体系　中国民航体检机构根据机构规模和业务范围分为一级、二级和三级。民航局主管部门负责对民航体检机构进行资质评审、委任和监督管理；民航地区管理局负责对本地区的民航体检机构进行监督检查。民航航空人员体检鉴定专家委员会是民航体检机构的上级专业组织。民用航空人员体检鉴定机构评审委员会是民航局主管部门组织的临时机构，负责对申请成立民航体检机构的单位进行检查评审工作。组织机构见图1。

民航体检机构的业务科室有体检鉴定科室和辅助检查科室等。三级体检机构还设有心理学检测部门、教育培训部门和科研部门。体检鉴定科室有内科、外科、耳鼻咽喉科、眼科四个专科体检科室和一个主检科室；辅助检查科室有临床检验科、影像检查科等。

职能任务　体检机构按照授权范围承担的体检鉴定任务为：①空勤人员申请办理Ⅰ、Ⅱ、Ⅳa和Ⅳb级体检合格证的体检鉴定。②空中交通管制员申请办理Ⅲa和Ⅲb级体检合格证的体检鉴定。③航空公司或飞行院校招收飞行学生的体检鉴定。三级体检机构还承担专业培训任务和科研任务。

民用航空人员体检鉴定专家委员会承担：①申请特许颁发Ⅰ、Ⅱ、Ⅲ体检合格证的体检鉴定。②民航局组织的体检鉴定工作专项检查。③航空器事故、事故征候的医学调查。④疑难、特殊病例体检鉴定等任务。

民用航空人员体检鉴定机构评审委员会由民航局主管部门组织，负责民航体检机构资质检查评审和复审工作。

工作制度　民航体检机构按照民航局规章和规范性文件《民用航空人员体检机构管理程序》（AP-183FS-004）的规定，制定了《人员岗位责任制》《专业技术操作规程》《信息档案管理制度》《设施设备及医用耗材管理制度》《消毒隔离制度》《职工继续教育制度（含职业道德教育）》《教育培训管理制度》《科研管理制度》《行政管理制度》《医德医风管理制度》《财务管理制度》《安全保卫制度》等各项工作制度。民用航空人员体检鉴定专家委员会按照民航局主管部门批准的《民用航空人员体检鉴定专家委员会章程》开展工作。民用航空人员体检鉴定机构评审委员会由民航局主管部门制定工作制度。

（梅　亮）

mínyòng hángkōng wèishēng bǎozhàng jīgòu

民用航空卫生保障机构（civil aviation health assurance agency）

航空公司和飞行院校等飞行单位中组织与实施航空人员（学生）健康管理和安全运行航空卫生保障工作的医疗机构。民用航空卫生工作机构的组成部分。对于维护航空人员身心健康，提高飞行劳动效率，保障安全运行具有重要意义。

简史　20世纪30年代前期，航空公司一般雇用私人医生做飞行员的选拔、保健工作。1928年，美国泛美航空公司作为第一家航空公司雇用私人医生负责机组人员健康检查。美国东方航空公司早期，沿着航线在各城市以有偿服务的方式雇用医生，完成招工前检查和飞行检查，治疗乘客或者雇员的损伤或者疾病。1940年美国航空公司建立了第一个医学办公室。此后，英国、荷兰、法国、德国、美国等国家的大多数大型航空公司正式成立航空医学部门，如法国航空公司医务部、德国汉莎航空公司医学中心。日本航空（株）和全日本运输（株）健康管理局，主要职责是提出医学计划，组织实施本公司包括飞行员在内的所有雇员的体检、卫生保健、健康教育和机载应急医疗设备配备、人员培训、航空卫生防疫等工作。其余航空公司则利用与航空医师签订合同或其

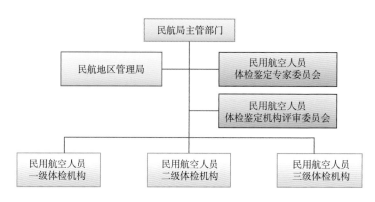

图1　中国民航体检组织机构

他的安排而获得医学支援。

中国民航航空卫生保障机构始建于20世纪50年代。1950年，5个民航办事处相继设立了医务室，1953年天津飞行队设立医务室配备航空医师。此后，民航各飞行单位相继设立了航医室、航空卫生医疗中心或医院等，主要负责民航空勤人员的医疗卫生保障工作。

职能任务 各国民航飞行单位的航空卫生保障机构的职责基本是一致的，主要是组织实施本公司所有雇员的体检、卫生保健、健康教育、航空卫生防疫和机载应急医疗设备配备和卫生知识技能培训等。中国民航飞行单位的航空卫生保障机构除以上职责外，还承担航空人员（学员）的伤病治疗，出勤前体检，飞行健康把关（确认机组成员的健康状况能否满足履行职责的需要），安全用药指导，医学观察，机组餐食卫生监督，为高原、极地、跨时区等特殊条件下飞行运行提供航空卫生保障，了解、记录航空人员日常身体健康状况和医疗就诊活动，管理航空人员健康档案等。

工作制度 民用航空卫生保障机构按照《国际民航公约》及各缔约国相关法律、法规和规章实施航空卫生保障工作。

（吴 坚）

mínyòng jīchǎng yìngjí jiùhù jīgòu
民用机场应急救护机构（the department of airport emergency medical service） 承担发生在机场及其紧邻地区的航空器、非航空器紧急事故或突发事件应急管理的组织机构。属民用机场管理机构的二级机构，又在机场区域内适当的位置设有机场医疗急救中心、航站楼急救站、航站楼急救室。必须取得当地人民政府卫生行政部门颁发的《医疗机构执业许可证》，方可履行机场应急救护职能。具有满足《民用运输机场应急救护设施配备》标准要求的设施、设备和应急救护人员。

背景 截至2019年7月，全国共有运输机场229个。机场是保证民用飞机起降及旅客出行安全的重要基地，发生航空器突发事件最多见于飞机起飞降落的5分钟内，偶发非航空事件及各类突发卫生事件，所以机场应急救护机构是一个十分重要的安全保障机构。机场应急救护机构是民航总局1994年根据全国各类民用机场应急救护设施设备配备水平参差不齐的实际情况，需要尽快制定一套既符合国情又适合各类机场应急救护需要的"机场应急救护设备配备标准"，经国家质量技术监督局审定为国家标准《民用航空运输机场应急救护设备配备》（GB 18040—2000）。1994年立项，1997年开始编写，2000年1月通过民航总局审查，并于同年4月经国家质量技术监督局审查批准作为国家标准颁布，2000年12月1日正式执行。机场应急救护机构在此标准附录A中已确定，2006年2月对此标准进行了二次修订，2008年6月实施。

功能任务 民用机场应急救护保障分为10级，应急救护保障等级在7级（含7级）以上机场，或为6级（含6级）以上且邻近区域主要医疗服务机构距离机场地面道路15km以外的机场，其机场管理机构必须设立机场应急救护机构。根据《民用运输机场应急救护设施设备配备》标准要求，设置航站楼急救站或急救室，一般在旅客集中区域，急救站最大间隔距离为600m；6级以上（含6级）的机场必须建立急救站或

急救室。机场医疗急救中心负责本机场区域内应急救护管理工作，机场应急救护机构的主要功能是统一协调和指挥各急救站、急救室的应急救护工作；航站楼急救站负责机场内所属航站楼与指定区域内的应急救护工作，协调指挥辖区各急救室应急救护工作；航站楼急救室负责实施指定区域内的应急救护工作。航站楼急救中心、急救站（室）的设置必须有利于医护人员快速到达航空器紧急事件事故现场，有利于医护人员快速到达各类医学紧急情况事发现场，有利于医疗设备和急救器材快速通过安全检查。

职责 承担制定机场应急救护工作各项制度、规章、应急救护预案及相关程序；明确人员分工和职责，为航空器运行提供医疗急救保障；实施机场紧急事件的应急救护；对机场应急救援人员实施相关的救护知识和技能的培训；定期组织应急救护综合、桌面、单项演练；为旅客和航站楼内工作人员提供应急医疗服务，负责与机场指挥中心和医疗指挥部门协调沟通信息。

机场应急救护机构是在机场管理机构领导下进行工作，发生各类突发事件由机场管理机构统一指挥并与地方卫生部门相互配合展开驰救。

要求 机场应急救护人员是具备救护知识和技能，掌握机场应急救护预案和程序，并取得相关的医疗急救资质及医疗许可证，在机场及其紧邻地区航空器、非航空器发生紧急事故或突发事件时进行现场紧急救护的人员，包括医护人员、救护车司机、行政管理和后勤保障人员。机场应急救护机构要根据《民用运输机场应急救护设施设备配备》（GB

18040—2019）要求设置医疗急救中心、急救站（室），储备一定量的应急救护仪器、器材、药品、物资、按中心、站（室）配备。

（张玉华）

民用航空医学教育培训机构

（education training institution of civil aviation medicine） 针对从事民用航空医学专业人员，开展航空医学相关专业知识和技能培训的机构。该机构是经过民用航空行政部门批准的且获得国家有关培训和教育资质的机构。民用航空医学专业主要指民用航空卫生管理、临床航空医学、航空卫生保障、航空人员体检鉴定、机场应急医疗救护和突发公共卫生事件应急处置等专业。该机构根据批准的培训或教学大纲，由批准且获得有关教学师资资格的教员使用已批准的教材和课件实施培训和教学。

简史 民用航空医学已形成了较为完整的临床、教学、科研体系，在航空医学基础性研究、应用性研究方面以及航空临床医学、航空动力学、航空生理学、航空心理学、公共卫生学、灾害医学等方面都取得了长足进步。同时，与欧美等民航发达国家的民用航空医学得到广泛的合作与交流。经批准建立的民用航空医学教育培训机构负责开展相关人员的初始培训、复训、更新培训和进修培训。经中国民用航空局批准建立的民用航空人员体检医师培训基地、民用航空医学临床进修培训基地、民用运输机场应急救护培训基地、民用航空医学系等，负责对民航从事航空医学管理和各类专业技术进行教学和培训。中国民用航空局主管部门按照有关规定对民用航空医学教育培训机构进行监督管理，制订教学和培训计划，评估教学和培训质量，审定培训和教学大纲、课程、教材和课件，对承担培训和教学任务的人员进行审核批准。

职能任务 民用航空医学系负责行业系统从事航空医学专业人员的初始教育，使入职人员对民用航空行业、民用航空器、民航飞行运行等方面有初步的了解，熟悉民航管理架构和体系，了解民航法律法规和规章，掌握民航卫生有关规章和规定，初步了解包括航空人员体检鉴定、航空卫生保障、机场应急救护和突发公共卫生事件应急处置工作。①民用航空人员体检医师培训基地，负责对从事民用航空人员体检鉴定工作的人员进行培训，包括各级别航空人员体检合格证相应医学标准及体检鉴定规范、民用航空行政部门关于体检鉴定相关规章和规定、现代医学理论在体检鉴定中应用、飞行运行环境及驾驶体验等。②民用航空医学临床进修培训基地，负责对从事民用航空人员体检鉴定工作、航空人员航空卫生保障工作的人员提供进修和培训，通过采取临床医学理论与实践相结合方式，让进修和培训的人员掌握当前临床医学的发展，提高临床医学实践水平，积累经验，加强重点疾病和常见疾病的诊断、治疗、康复和鉴定能力。③民用运输机场应急救护培训基地，负责对从事民用运输机场应急救护工作的人员进行培训，包括应急处置方面的规章、标准和规定、应急预案的制订、应急处置程序、设施设备配备、人员培训和演练等，逐步加强民航突发事件应急医疗处置能力。

（李 哲 高 丽）

民用航空卫生人员

（medical personnel in civil aviation） 在民用航空卫生机构从事民用航空政府行政管理、业务管理和医疗卫生技术工作人员的总称。简称航卫人员。包括中国民用航空监察员（安全监管类）、民用航空人员体检医师、航空医师、机场应急救护人员、卫生防疫人员、临床航空医师、航空心理咨询师、民用航空医学研究人员、民用航空医学教学人员等。民用航空卫生人员在民航系统各机构或部门从事专业工作前，除了具有相应专业资质外，还需要取得民用航空医学基础和专业知识培训合格证书。

简史 1949 年 11 月 2 日，中国民用航空局建立。建立之初在广州、天津、上海、重庆、武汉等地先后在民航办事处设立了医务室，配备了医疗卫生技术人员，又称医务人员。医务人员的主要来源于空军军医学校和解放军基层部队。1950 年 3 月，中国政府与苏联政府在莫斯科签订了《关于创办中苏民用航空股份公司的协定》。同年 7 月 1 日，中苏民用航空股份公司正式成立，当时公司内从事航空卫生工作的医务人员均为苏联人。1950 年 8 月，民航购置了一所教会医院，更名为民升医院，配有 40 张床位和相应的医务人员。1954 年 8 月，中国民航局陆续调遣医务人员进入中苏民航公司及各航站。1956 年 6 月 20 日，国务院批准民航局机关设立卫生处，配备卫生管理人员，负责管理全国民航的卫生工作。同年 10 月，民航局第一任卫生处长到职。1963 年之后，地方医学院校的本科、专科毕业生陆续进入民航系统工作。1977 年底，民航系统卫生专业人员已达 724 人。

随着中国民航业的发展，民用航空卫生人员队伍不断壮大，专业水平不断提高，已经成为保障民用航空安全、促进民航发展的重要专业技术力量。

分类及职责　民用航空卫生人员分政府行政管理人员、业务管理人员和医疗卫生技术人员三类。

政府行政管理人员　从事民用航空卫生行业管理的政府公务员，称为中国民用航空监察员（安全监管类），编制在民航局、民航地区管理局以及安全监督管理局，依据所在机构职责范围，管理民用航空卫生行政事务。

业务管理人员　在企业或民用航空卫生机构内从事医疗卫生业务管理的人员。

医疗卫生技术人员　在民用航空卫生工作机构从事医疗卫生专业技术工作的人员。按工作性质分为八类。①民用航空人员体检医师：又称航空人员体检委任代表。编制在民用航空人员体检鉴定机构，负责空勤人员和空中交通管制员申请办理《民用航空人员体检合格证》的体检鉴定，以及招收飞行学生的体检鉴定工作。②民用航空医师：简称航医。编制在运输或通用航空公司内设的医疗卫生机构，负责空勤人员的健康管理以及航空环境卫生的管理。③机场应急救护人员：一般为医师、护士等医务人员。编制在民用运输机场或大型通用航空作业机场内设的医疗卫生机构，主要负责实施航空器或非航空器事故的应急医疗救护和航空旅客的医疗服务等。④卫生防疫人员：编制在民用运输机场或运输航空公司内设的医疗卫生机构，职责与疾病控制中心的防疫医师相类似，主要负责防控传染病通过航空运输途径传播。⑤临床航空医师：一般编制在民航医院、疗养院或航空单位的医疗卫生机构，工作内容是治疗航空病或因航空环境因素导致的临床疾病。服务对象主要为空勤人员和航空旅客。⑥航空心理咨询师：主要工作是协助空勤人员和航空旅客解决在航空环境中形成的各种心理问题。研究方向是人类在民用航空环境中各种心理行为的特点及其活动规律。⑦民用航空医学研究人员：主要任务是研究民用运输和通用作业等航空环境对人类生理、心理的影响，以及航空环境卫生防护等问题。研究学科分民用航空医学基础学科和应用学科，研究方向包括航空生理及生物动力学、航空毒理药理学、航空病理学、航空工效学、航空环境卫生学等。⑧民用航空医学教学人员：从事民用航空医学基础、专业和专题课程教育以及专业实习、进修等教育工作的专兼职教员。编制在民用航空医学各培训部门，从事本专业课堂教学或带实习、进修生等教学任务。

（梅亮）

mínyòng hángkōng rényuán tǐjiǎn yīshī

民用航空人员体检医师（civil aviation medical examiner, AME）　从事民航空勤人员、空中交通管制员体检鉴定和招收飞行学生体检鉴定工作的医师。简称体检医师，又称航空人员体检委任代表。属于民航医疗卫生技术人员。体检医师分单科体检医师和主检医师两个等级。单科体检医师负责实施本专科的体检鉴定，主检医师综合各单科鉴定意见签署体检鉴定结论。美国、欧盟等国一般由政府民航主管部门委任独立执业的医师为体检医师，由该体检医师组织实施体检鉴定并签署鉴定结论。

简史　1944年11月1日~12月7日，在美国芝加哥召开了有52个国家参加的国际民航会议，签订了《国际民用航空公约》，又称《芝加哥公约》，并按国际民用航空临时协定设立了"临时国际民航组织"。1947年4月4日公约生效，"国际民航组织"正式成立。1948年4月14日，国际民航组织发布了《国际民用航空公约》附件1《人员执照的颁发》，要求各缔约国必须指定合格并持有行医执照的医师作为体检医师为飞行人员进行体格检查。1957年11月，中国民航第一个"空勤人员体格检查组"成立，1960年以后，民航第十四航校、兰州、成都、沈阳等管理局、民航杭州疗养院、民航上海医院等单位陆续成立了空勤人员体检组，配备体检医师，负责空勤人员年度体检和招飞体检工作。1986年，民航局根据国际民航组织公约附件1的要求，决定对从事空中交通管制工作的空中交通管制员等进行体格检查，体检医师的体检任务相应扩大。1986年，民航总局颁发了《民用航空人员体格检查合格证暂行规定》，将空勤人员和空中交通管制员体格检查作为申请办理体检合格证的必需条件。2000年11月27日，民航总局第94号令发布规章《民用航空飞行标准委任代表和委任单位代表管理规定》，规定了符合条件的医师可以经批准委任为航空人员体检委任代表（又称体检医师）。2001年3月1日，民航总局规定了体检医师条件和工作程序。2002年2月22日，民航局主管部门首次批准认可并委任了58名医师为民用航空人员体检委任代表（体检医师）。2013年7月31日，民航局主管部门颁发《民用航空人员体检医师管理程序》（AP-183FS-003），规定了体检医师的等级和专业。

分类职责 体检医师分为单科体检医师和主检医师2个等级。单科体检医师依据专业又分为内科体检医师、外科体检医师、耳鼻咽喉科体检医师和眼科体检医师等。①单科体检医师在执业的体检机构内实施委任专业单科体检鉴定工作，签署单科体检鉴定意见。②主检医师在执业的体检机构内综合各单科体检鉴定意见，签署体检鉴定结论。体检医师在体检鉴定工作中应当严格遵守技术操作规范，亲自进行医学诊查，如实记录体检鉴定结果，并对受检者进行健康教育，宣传卫生保健知识。

（梅 亮）

mínyòng hángkōng yīshī

民用航空医师（flight physician in civil aviation）

经过航空医学专业培训，在飞行单位直接为空勤人员实施航空卫生保障的医师。简称航医。基本要求：①执业医师或执业助理医师。②参加民用航空卫生保障工作满6个月以上。③执业地点为民用飞行单位所属的医疗机构，即通常意义上的航医室。

航空医师应当具备的基本要求和职责如下：①参加局方和医疗卫生机构的培训和进修，掌握运行手册有关航空卫生工作制度和规定，保持航空医学理论、航空临床医学实践和医学鉴定原则知识的持续更新和有效。②了解运行种类和模式，熟悉运行环境和特点，熟悉运行极地和驻外站点或过夜点的气候和环境特点、疫病传播和流行特点、环境对饮食起居的要求等。③掌握航空基础知识，了解飞行运行基本常识，

对飞行运行的环境和模式有感性认识，具有一定的实践经历。④掌握机组成员的健康状况和医疗信息，制订有针对性的航空卫生保障方案，落实健康管理及健康促进措施。重点是掌握机组成员（尤其是驾驶员）健康状况，包括生理和心理状态、体检鉴定结论及限制条件、疾病（尤其是心脑血管疾病）危险因素及其变化、患病及就诊情况、疾病治疗和用药安全；建立完整的机组成员健康档案。⑤结合运行情况，对执行飞行任务前的机组成员（尤其是驾驶员）作出健康评价。对能否持续履行职责提出意见和提供有针对性的航空卫生保障措施。航空医师可以利用飞行前准备阶段对机组成员进行诊查和评价；当条件不允许时，可利用其他形式（委托医疗机构或现代通信措施等）进行评估和判别，以保证机组成员健康状况能够满足履行职责的需要。

航空医师工作在航空卫生保障工作第一线，直接从事飞行的和飞行人员日常的各项保障工作，其根本任务是维护飞行人员身心健康，提高健康出勤率，增强飞行人员体质，延长飞行年限，从航空卫生保障方面保证飞行质量和飞行安全。航空医师业务范围很广，必须具备广博的知识。不仅要懂得临床医学的一般理论，而且要掌握一定的诊疗技术和技能。航空医师要向"全科医师"方向发展。

（周 炼）

mínyòng hángkōng kōngqín rényuán tǐjiǎn jiàndìng

民用航空空勤人员体检鉴定（physical examination evaluation of civil aviation personnel）

民航局飞行标准部门委任的民用航空人员体检鉴定机构依据《民用航空人员体检合格证管理规则》（CCAR-67FS）、《民用航空招收飞行学生体格检查鉴定规范》等规章从医学方面对航空人员的工作能力、健康状况是否适于所从事的工作做出正确的评定，以保证他们的健康和飞行安全的鉴定活动。包括招收飞行学生的医学选拔、各级航空人员的定期或不定期体检鉴定、民航接受原军队飞行人员的体检鉴定、参加中国飞行单位运行的外籍飞行人员体检鉴定和航空人员特许疑难体检鉴定等。

理论基础 民用航空空勤人员体检鉴定与临床医学健康体检的区别在于检查的目的不同，检查的对象不同，对检查者知识要求不同，有些检查项目的评定标准不同。在医院、健康体检中心等，对健康人、普通人群的一般体格检查属预防医学的范畴，常常被视为一项简单的工作，体检医师的工作主要是对各种检查结果、信息进行整合分析，并提出健康方面的指导意见和今后生活方式的建议。对于民用航空空勤人员，特别是其中的驾驶员，由于其职业的特殊性，能否评定为合格，是否适于继续飞行，作为航空体检医师，应考虑的重点是：①申请人的身体条件和精神状况（包括视力、听力、色觉、精神状态等）是否能够满足安全飞行的需要，并履行其职责。②在飞行过程中是否存在有影响飞行安全的突发性疾病，或是可以导致急性失能的疾病，如常见的泌尿系统结石、胆囊结石、气胸、心脑血管疾病等，可以无任何预兆发作，但可使驾驶员在发作数分钟内因难以忍受的疼痛、憋气、心脑血管意外导致急性失能。③航

空人员是否存在可能降低其安全履行飞行职责的慢性疾病，也即是慢性失能性疾病，如空腹血糖受损、糖耐量减低、临界高血压、肥胖、高血脂、视力不良等疾病。在疾病的早期，如航空人员加以重视，并积极治疗，并不影响其安全的履行执照权利，也不影响其正常的飞行工作，但这些疾病或是疾病的易患因素没有得到有效控制，逐步发展至糖尿病、高血压、冠心病、远近视力不足等时，即可危及飞行安全。空中交通管制员是从事特定空中交通管制工作的人员，一般分为塔台管制、进近管制、区调管制等，不同的工种，对视力、听力、色觉、呼吸系统、心脑血管系统等的要求不同，特别是塔台、进近管制员，常常面对的是多架飞机的起飞与降落，工作负荷远大于普通工作人员，甚至是驾驶员，正因为如此，空中交通管制员的身体要求与驾驶员同等重要。最终的是否予以申请人合格、可否颁发体检合格证，也即航空医学体检鉴定的结论，所侧重、关注的是航空安全方面的问题。

工作组织 民航局民用航空人员体检鉴定专家委员会主要承担空勤人员和空中交通管制员疑难或者特殊病例的体检鉴定、特许颁发体检合格证的体检鉴定，民航局飞行标准部门委任的民用航空人员体检鉴定机构根据民航局批准的业务范围承担申请办理体检合格证和招收飞行学生的体检鉴定，民用航空各地区管理局负责对本地区的体检鉴定工作实施监督检查。

工作内容 申请人在参加体检鉴定前应当向体检机构提出体检鉴定申请，出示身份证明，提供本人真实、完整的既往体检文书及医学资料，如实反映健康状况，不得隐瞒病史、病情。体检鉴定机构受理体检鉴定申请时，应当核对申请人身份，审查其申请材料，对申请材料符合要求的，应当受理体检鉴定申请，按照民航局颁发的有关体检鉴定程序和体检标准组织实施体检鉴定，并对检查结果、鉴定结论的准确性、真实性负责。国际民航组织、美国联邦航空管理局、欧洲航空安全局等的民用航空空勤人员体检鉴定由授权的体检医师独立完成，中国民航采用内科、外科、耳鼻咽喉科、眼科分科体检鉴定的方法，最终由体检鉴定机构的主检医师综合各科鉴定结论如实作出并签署体检鉴定总结论。体检鉴定流程见图1。

具体要求 体检机构应当在受理体检鉴定申请后 5 个工作日内作出体检鉴定结论。航空人员体检鉴定结论分为合格、暂时不合格和不合格三类。对体检鉴定结论为合格的，体检鉴定机构应在 3 个工作日书面通知申请人及其所在单位；对体检结论为暂时不合格的，体检鉴定机构应当对申请人提出补充医学资料、短期疾病治疗、医学观察等具体意见，同时签署《体检鉴定结论通知书》，在 24 小时内通知申请人及其所在单位，并报告所在地区管理局；对体检结论为不合格的，体检鉴定机构应当签署《体检鉴定结论通知书》，在 24 小时内通知申请人及其所在单位，同时报告所在地区管理局备案。

体检医师和体检机构的其他医务人员在对申请人实施体检鉴定和医学检查时，应当尊重申请人的人格和权力，不得恶意造成身体伤害，不得泄露和传播有关申请人的身体状况和体检鉴定信息，不得利用职权索取或收受申请人的财务。

（葛泽松）

mínyòng hángkōng rényuán yīxué biāozhǔn

民用航空人员医学标准

（medical standard for physical examination certificate of civil aviation personnel） 根据航空环境和职业特点，对空勤人员和空中交通管制员身体健康状况是否适合履行职责的医学要求。此类医学标准是体检鉴定的依据，由国际民航组织和国家政府的行业主管部门颁布。

简史 早期的飞行活动多是由飞机设计者自己驾驶飞机飞行，对飞行人员的健康状况没有特殊要求，但不久人们便认识到飞行工作不能等同于一般地面工作。第一次世界大战期间，参战国均没有飞行员的医学标准，使得当时因身体原因损失的飞行员数超过了死于炮火的飞行员数量。美国人意识到飞行员医学标准的重要性，在 1917 年率先起草了飞行员医学标准，尽管不完善，但从航空医学的角度强调了航空安全中医疗因素的重要性，因此也大大减少了飞行员非战斗减员。民航医学标准的历史可追溯到第一次世界大战结束，根据 1919 巴黎航空公约成立了国际空中导航委员会（International Commission on Air Navigation，ICAN），并组织制定了民用航空安全运行条例和规章。ICAN 的专门委员会制定了第一个非常严格的民航飞行人员的医学标准。成立于第二次世界大战后的国际民航组织于 1947 年颁布一系列标准与建议措施，其中附件 1《人员执照的颁发》包括了各种医学标准，为全世界的航空人员医疗监管、体检鉴定确立

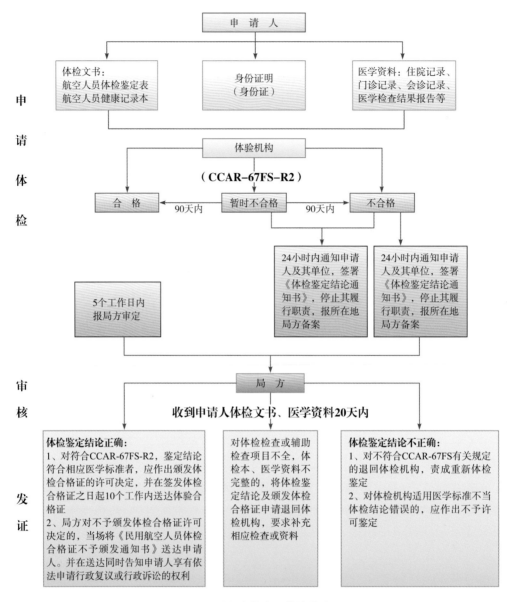

图 1 民用航空空勤人员体检鉴定流程

了框架。截至 2011 年 3 月，国际民航组织共对其进行了 170 次的修订。中国民航第一部飞行员医学标准诞生于 1951 年 9 月，此后历经多次修改，现使用的为《民用航空人员体检合格证管理规则》及《民用航空招收飞行学生体格检查鉴定规范》。

基本内容　随着航空事业的发展，飞机的性能趋向高空、高速、高性能的发展，要求飞行人员对飞行中可能出现的减压、噪声、振动、缺氧、低温等不良因素的影响有较强的耐受力。高技术、高负荷、高度认知的飞行活动要求飞行人员应具有良好的精神状态和心血管功能；完成飞行活动所需的外界信息，90% 以上是通过视觉通道获得，要求飞行人员必须具有良好的视觉功能，包括远视力、近视力、色觉、视野等；飞行中气压的变化，可以引起气压损伤性中耳炎、鼻窦炎，噪声和振动可以引起听觉器官损伤或功能障碍；飞行座舱内各种仪表、开关、电钮很多，在完成某一操纵活动时，要求双手功能正常，动作灵敏、精细、准确、有力；为保证有效的操纵活动，要求有足够的腿长和足够的力量，以保障飞行蹬舵有力；空中交通管制人员常常面对的是多架飞机的穿梭往来和起降，更加需要良好的视、听觉。不同的飞行活动，如航线运输飞行、商业飞行、军事飞行、观光游览飞行、私用驾驶员飞行等，所受到不良因素影响的程度有所不同；不同的工种，如航线运输驾驶员、空中交通管制员、乘务员、安全员，所承担的安全压力各不相同，针对不同的飞行活动、不同的工种、不同的工作职责，就要制订侧重点不同的医学标准。

基于此，根据空勤人员和空中交通管制员的工作性质，现行的民用航空人员体检合格证管理规则中，从一般条件、精神科、神经系统、循环系统、呼吸系统、消化系统、传染病、代谢免疫内分泌系统、血液系统、泌尿生殖系统、妊娠、骨骼肌肉系统、皮肤及其附属器、耳鼻咽喉口腔、听力、眼及其附属器、远视力、近视力等各个方面都明确规定了相应的医学标准。例如，对于申请Ⅰ级体检合格证的航线运输驾驶员，明确要求申请人不得有心理异常、精神障碍、物质滥用或物质依赖、冠心病、严重的心律失常、活动性肺结核、病毒性肝炎、肝硬化、使用胰岛素控制的糖尿病等可能影响安全履行职责的各系统疾病，无影响交流的言语功能障碍，应当无视野、色觉异常，远、近视力必须达到一定的标准等。民用航空人员的医学标准见表1。

表1 民用航空人员医学标准

医学标准	适用人员
民用航空人员体检合格证管理规则	航线运输驾驶员
	飞机和直升机商用驾驶员
	飞行学生
	私用驾驶员
	空中交通管制员
	乘务员
	安全员
民用航空招收飞行学生体格检查鉴定规范	招收民用航空飞行学生

（葛泽松）

mínyòng hángkōng kōngqín rényuán xīnlǐxué píngdìng

民用航空空勤人员心理学评定（psychological assessment of civil aviation flight personnel）

依据心理学理论，采用诸如观察法、访谈法、心理测验法、实验法等某种或多种心理学方法，围绕民用航空的空勤人员的智力、人格、动机、兴趣等心理特质及特定行为反应作全面、系统和深入的客观描述，进行综合评价的活动。

形成过程 民用航空领域心理评定最初应用于初始飞行学员的选拔，针对民用航空飞行员的工作任务和特点，采用科学的心理方法对初始飞行学员的应聘者进行心理评定，以筛选合适的飞行学员。心理评定贯穿民用航空空勤人员的职业生涯过程，在后续的飞行学员训练、飞行员的转机型训练、空勤人员危机心理干预过程中都要定期进行心理评定，以维护和促进空勤人员的身心健康，保障民用航空安全。中国民航在60周岁以上民用航空驾驶员的体检鉴定中有飞行员心理学认知功能鉴定，在飞行员特许体检鉴定及航空器事故与事故征候后进行飞行员心理评定。

工作组织 此工作由各民航航空医学机构、各民航医院、各民航院校、各航空公司及各机场等的航空医学研究部门、航空医学临床医院、航空卫生保障部门及航空应急救护机构组织实施，由具备国家认可资质的心理学工作者对空勤人员进行针对性的心理评定。

工作内容 民用航空领域由航空公司决定如何选拔其空勤人员，其采用的选拔程序和方法呈现其多样化。越来越多的航空公司在选拔空勤人员时采用心理学评价。最常用的心理学评价方法就是能力倾向测验和人格测验。根据不同的空勤人员岗位需求要求其应聘者具备相应的能力倾向。例如，德国某直升机救援公司在招聘时会请心理学工作者评价应聘者应对航空救援过程中具体任务时的潜在能力，而通用航空公司会自行决定其空勤人员选拔的方法与质量。空勤人员的心理学评价的工作内容与各航空公司的企业文化和员工政策等密切相关。空勤人员危机心理干预过程中，需要采用心理评定技术进行心理诊断，如采用创伤后应激障碍问卷法、访谈法等确定航空器事故或事故征候后航空人员的心理健康状况。

工作方法 心理评定的工作方法可分为两大类，一类是通过正式测验进行的心理测量学评价，能力倾向测验、人格测验等；第二类是通过访谈和行为的系统观察进行的行为评价，如情景模拟测验以及评价中心技术。主要方法有心理测验、访谈、自然情境或结构化情境下的行为观察及各种生理功能记录。

具体要求 根据民用航空人员体检合格证管理规则，要求民用航空人员无可能影响安全履行职责或可能因履行职责而加重的心理异常。飞行员选拔过程中心理学评价的具体要求根据工作任务和企业文化的不同由各航空公司确定。

（高丽）

mínyòng hángkōng yīxué fēixíng cèshì

民用航空医学飞行测试（civil aviation medical flight test） 基于航空医学的考虑，飞行活动中或模拟飞行条件下，对飞行人员飞行技术能力进行评价的活动。

此测试为民用航空人员体检鉴定机构无法确定飞行人员身体状况是否满足安全履行职责时应用的方法。目的是判断其健康状况、机体功能是否能够满足安全行使执照权利的需要，作为颁发或特许颁发体检合格证的依据。

工作内容 医学飞行测试进行评估的医学风险主要应用于飞行员可能存在的视觉功能损伤、听觉功能损伤、肢体功能损伤和活动能力受限等情况。

听力损失测试 主要评价内容包括通过无线电、声音和信号交流的能力；在引擎关闭和开启、在地面或空中、引擎在各种动力设置时理解正常交谈声音水平的能力；根据声音判断滑行速度的能力；根据速度相关的声音改变识别进近失速的能力；根据振动改变和仪表扫描判断引擎动力丧失或引擎失效的能力；根据航空器抖动和目视识别进近失速的能力等。

言语障碍（口吃）测试 主要评价内容包括无线电交谈时对方清晰理解的能力，必要时可给予其"不可在需要使用无线电的航空器飞行"的限制条件。

肢体残疾或丧失、肌力异常测试 主要评价内容包括是否可以有效触及并操作所有需要肢体操作的控制按钮，其完成上述动作的代偿姿势是否影响了视野或导致其他误操作；是否可以满意地完成各种紧急情况的既定处理程序和应急操作，如失速恢复、紧急下降、紧急复飞、单发飞行、大侧风起飞或着陆等；如果申请人有上肢假体并接受涡轮螺旋桨飞机医学测试，应判断其升起动力杆的能力；如果申请人有残疾或肢体丧失，应判定其是否限制于某种特殊型号的飞行器。

视功能障碍测试 主要针对色弱、视野缺陷、单眼视功能显著缺陷或单盲进行测试，主要评价内容包括飞行时阅读航图和准确快速阅读仪表盘（包括头顶仪表盘）、调节无线电的能力；是否可以在不熟悉地形时目视选择紧急着陆区域并模拟完成紧急着陆的能力，同时着陆姿态、下降速率、障碍物相对距离识别能力等；判断距离和识别地面标志距离和左右两侧物体靠近情况的能力；色弱还应当增加对航图、仪表、信号灯中多种颜色的识别和判断能力。

工作方法 根据被试者的实际情况，医学飞行测试一般由民航局委任的航空体检医师和飞行检查员共同设计检查内容，主要由飞行检查员实施并做出评估结论，可以在实际操作飞机的过程中或在飞行模拟机上实施，测试使用的模拟机型别等级应与飞行员申请的、其实际操作的航空器机型相一致，以判断其能否安全满足飞行需要。飞行检查员对于受检飞行员的飞行技术能力表现情况的评价和描述是评估结果的重要内容。

基本要求 ①对于诊断明确，且能够危及飞行安全的疾病，医学飞行测试方法不适用。②检查人员具有同机型的检查资质。

（王树明 杨 剑）

mínyòng hángkōng rényuán tīnglì bèilí cèshì

民用航空人员听力背离测试

（audition deviation test of civil aviation personnel） 在安静室内，受试者背向检查者，通过对话，判定受试者听觉功能的一种主观检查方法。

测试依据 根据《民用航空人员体检合格证管理规则》规定，取得Ⅰ、Ⅱ级体检合格证申请人，纯音听力计检查每耳在 500、1000 和 2000 赫兹（Hz）的任一频率上的听力损失不超过 35 分贝（dB）；在 3000Hz 频率上的听力损失不超过 50dB。如果申请人的听力损失超过上述值，同时满足下列条件时可合格：①在飞机驾驶舱噪声环境中（或模拟条件下）每耳能够听清谈话/通话和信标台信号声。②在安静室中背向检查人 2m 处，双耳能够听清通常强度的谈话声。

取得Ⅲa 级体检合格证申请人，纯音听力计检查每耳在 500、1000 和 2000Hz 的任一频率上的听力损失不超过 35dB；在 3000Hz 频率上的听力损失不超过 50dB。如果申请人的听力损失超过上述值，同时满足下列条件时可合格：①在工作环境背景噪声环境中（或模拟条件下）每耳能够听清谈话/通话和信标台信号声。②在安静室中背向检查人 2m 处，双耳能够听清通常强度的谈话声。

取得Ⅲb 级体检合格证申请人在安静室中背向检查人 2m 处，双耳能够听清通常强度的谈话声可合格。

《中国民用航空人员医学标准和体检合格证管理规则》条件中规定，纯音听阈测定时语言频率区域最大损失值参数限定在 35dB（HL，听力级）或 50dBL，属于中国听力损失评定标准的弗莱彻（Fletcher）指数听力分级法所定出的听力损失均值 41～55dBL，同时对照耶格尔（Jerger）等估计言语识别率得分指标与其社交够用指数 60%～75% 也是相符合的，即语言损失程度仅达到听小声谈话感困难，日常交谈能力没有受到明显影响，能够满足飞行活动的需要。当然损失程度增大超限时，从飞行安全考虑必须要测定安静环境和噪声环境中的语言交流能力，即标准中的实测和背离测试条件，后者则是满足相对安静环境中听觉性能和正常对话能力的测定。设计理由主要基于如下考虑：①测验的环境与临床不能等同，民用航空器驾驶舱空间和人员配备位置过于局限，即使在较大些的五人制驾驶舱中，飞行驾驶员间的距离变异为 0.6～1.2m，飞行驾驶员到机械员的距离为 0.6～1.8m，且驾驶员背对机械员而非面对面，因而决定了背离测验检查方法的特殊性（图 1、图 2）。②背离试验检查结果呈现的听力损失程度，为评估申请人能否满足噪声环境中理解各种通信能力提供判断依据。如果有着一定听力缺陷者具有在相对安静的驾驶舱空间里接受普通交谈的能力，那么即使在驾驶舱噪声环境中，依然可以凭借航空器的可控设备调节音量来平衡信噪比趋于正数水平，弥补相应的听力不足，显现如同正常人听力一样的理解各种通信能力。

基本方法 在安静房间内，受试者取坐位或站立位背对检查者，用双耳聆听在远离 2m 处的检查者发出的通常强度的谈话声（图 3）。

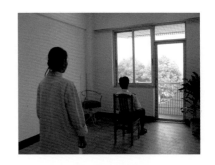

图 3 背离测试情景

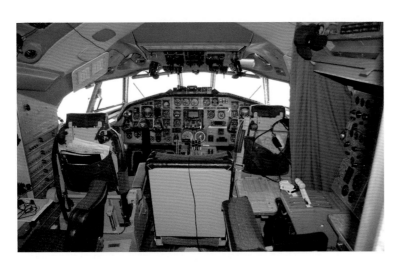

图 1 TUPOLEV 154 B-2 机型（五人制）

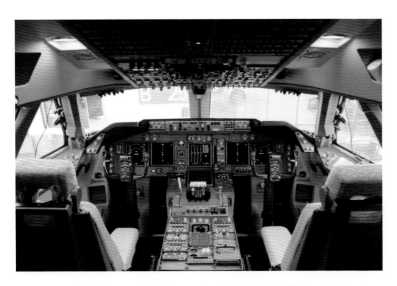

图 2 BOEING 747-400 机型（二人制）

测试环境 检查室相对安静，房间面积 10～15 ㎡为宜，背景噪声强度小于 50dB（A）。

检查者要求 ①谈话应采用普通话进行，若受试者听不懂时可用当地方言；吐词要清晰，语速不宜过快。②在输出点发出的谈话声音强度为 60～70dB。音量要保持恒定，不能因受试者听不清楚而提高音量。③选择的词汇或词语必须十分慎重，最好使用熟悉的双音节词汇或发音平衡的字词，如"飞机、学校、冰人、棒球"或者提问如"多少个歌唱家组成一个四重唱"等之类的问题，避免使用"是"或"不是"回答的问题；亦不应选择专用航空类型的问题，否则不熟悉的情况下可能发生错误的理解。

受试者要求 ①应明白测试要求，听从检查者口令并积极配合。②取坐位或站立位远离墙壁以避免产生混响，影响测试效果。③背向检查者以避免唇读（看口型）来理解对话内容。④不应有佩戴助听器或耳蜗植入。

结果判定 能听清并正确复诵所问及的词汇或问题为正常。

应用 背离测试检查应用范围比较局限，但却是民航体检鉴定中听力测定的重要环节。着重应用于Ⅰ、Ⅱ级体检合格证申请人（飞行驾驶员）和Ⅲa级体检合格证申请人（空中交通管制员）在不能满足纯音听阈测定条件时的辅助检查，以评定申请人在相对安静环境中听觉性能和正常对话能力。检查结果可以提供申请人听力损失程度以及能否满足噪声环境中理解各种通信能力的判断依据。

（杨学武）

mínyòng hángkōng rényuán tǐjiǎn hégézhèng

民用航空人员体检合格证

（physical examination certificate of civil aviation personnel） 表明持有人身体状况符合民用航空人员体检合格证管理规则中相应医学标准的证明文件。此合格证是民航空勤人员和空中交通管制员履行职责的必备文件，由民航局航空卫生主管部门或地区管理局航空卫生管理部门依据民航局规章颁发。

体检合格证申请人应当在取得民航局认可的体检机构出具的体检鉴定合格结论后15日内向所在地地区管理局提出颁发体检合格证的申请，并提交有关的体检文书和医学资料等。受理机关应当在受理申请人办证申请之日起20个工作日完成办证审查并作出处理决定，如果认为申请人体检文书和医学资料齐全、体检项目和辅助检查项目符合民航局规章要求、鉴定结论符合相应医学标准的，则应当作出体检合格证颁发许可决定并颁发相应级别的体检合格证。

依据《民用航空人员体检合格证管理规则》（CCAR-67FS-R4）颁发的民用航空人员体检合格证分四级（表1）。各级体检合格证的有效期、有效期期满日期的计算方法有明确要求。

局方工作人员在办理体检合格证、实施监督检查的过程中，不得违法乱纪、索取、收受他人财物或者谋取其他利益。任何人未持有、未随身携带有效体检合格证，不得行使各类执照所赋予的权利；任何人不得擅自涂改、伪造体检合格证；体检合格证持有人的身体状况发生变化不符合所持体检合格证的相应医学标准时，不得行使执照所赋予的权利。

根据体检合格证持有人所履行的职责，Ⅰ级体检合格证有效期为12个月，年龄60周岁及以上者为6个月，其中参加公共航空运输运行驾驶员年龄40周岁及以上者为6个月；Ⅱ级体检合格证的有效期为36个月，其中年龄40周岁及以上者为24个月，年龄50周岁及以上者为12个月；Ⅲa级体检合格证的有效期为24个月，其中年龄40周岁及以上者为12个月，Ⅲb级体检合格证有效期为24个月；Ⅳa和Ⅳb级体检合格证有效期为12个月。

体检合格证持有人可以在体检合格证有效期届满30日前申请更新体检合格证。

（葛泽松）

mínyòng hángkōng rényuán tǐjiǎn hégézhèng tèxǔ bānfā

民用航空人员体检合格证特许颁发

（concession of physical examination certificate civil aviation personnel） 对健康状况不符合医学标准的民用航空飞行人员、空中交通管制人员，经特许体检鉴定，在保证飞行安全的特定条件下，予以颁发民用航空人员体检合格证的制度。这项制度以保证飞行安全为前提。

特许颁发工作程序：①特许颁发申请。更新民用航空人员体检合格证的申请人，在体检鉴定中发现患有疾病或存在某种身体缺陷，不能满足医学标准，体检鉴定结论为"不合格"的，本人有意愿继续从事飞行职业，并有充分理由证明能够安全执行飞行任务，可以向民航卫生行政管理机构或民用航空人员体检鉴定专家委员会提出特许体检鉴定的申

表1 民用航空人员体检合格证

级别	适用人员
Ⅰ级	航线运输驾驶员 飞机和直升机商用驾驶员 学生驾驶员
Ⅱ级	领航员 飞行机械员飞行通信员初级飞机、滑翔机和轻于空气的航空器商用驾驶员 私用驾驶员
Ⅲa级	机场管制员 进近管制员区域管制员 进近雷达管制员 精密进近雷达管制员 区域雷达管制员
Ⅲb级	飞行服务管制员 运行监控管制员
Ⅳa级	乘务员
Ⅳb级	安全员

体检合格证有效期：体检合格证自颁发之日起生效。

请，并提交申请表、体检资料和临床专家会诊意见等。中国除以上程序外，民航局还要求申请人提交技术能力等证明文件。②特许颁发体检鉴定。专家委员会对申请人所提交的材料审查后，按照规章规定的医学标准和检查项目，进行特许颁证体检鉴定。必要时，可增加医学检查项目和进行医学飞行测试。全面评估申请人所患疾病的病情现状、疾病转归、治疗方案、疾病预后和履行职责的安全风险，评定申请人在满足相应限制条件下，能够安全履行职责，不会因为履行飞行职责导致健康状况恶化的，特许体检鉴定结论为合格。③特许颁发的结论审核与颁证。民航航空卫生行政管理机构综合考虑申请人的健康情况、操作经验、履行职责时承担的安全责任、可接受的履行职责所采用限制条件等因素，对特许颁发体检鉴定结论进行审核，做出准予和不准予特许颁发体检合格证的行政许可决定，对准予者颁发体检合格证。获得特许颁发民用航空人员体检合格证的持有人，在履行飞行职责时，必须遵守体检合格证上所载明的职责、飞行任务、飞行时间、安全履行职责所必需的医疗保障要求和限制。当身体状况下降，可能无法安全地履行职责时，不得履行飞行职责，同时报告航空卫生部门予以重新评定。在重新体检鉴定做出前，暂停其体检合格证的有效性。

（吴 坚）

yīxué fēixíng xiànzhì

医学飞行限制（medical flight limitation）

对身体健康状况或功能不能完全满足相应医学标准或不同类型飞机满负荷安全飞行需要的飞行员，有限条件发放体检合格证的措施。目的是合理控制飞行中的医学风险，保障飞行安全。医学飞行限制常与特许颁发体检合格证相结合，是合理控制飞行安全中医学风险的一个重要手段。

医学飞行限制分类：①运行类型限制。民航运行类型根据其飞机大小、乘员多少及任务不同可大致分为大型商业运输、小型商业运输、通用航空等。越是大型、重型航空器的运行，飞行员的劳动负荷就越大，安全阈度就越高，航空医学标准就越严格。对于身体条件无法达到大型航空器运行，但能够满足小型、轻型航空器的飞行员，民航局可根据实际情况对其体检合格证的运行类型进行限制。②飞行时间限制。飞行时间是体现空勤人员劳动负荷最直接的指标之一。为了保障飞行员的职业健康，国际民航组织和各国民航局均对空勤人员的飞行时间有严格、系统的限制。对于身体条件无法达到所申请运行类型完整劳动负荷，或者为了避免工作强度过大对其现有疾病或整体状况的负面影响，民航局航卫主管部门可根据实际情况对其一定周期内的飞行时间进行限制，一般以月为单位，如每月飞行时间不得超过60小时等。③飞行职责限制。商业运输机的在座机组都是双人制和机长负责制。在实际运行过程中当副驾驶发生突然失能或严重差错时，机长完全可以接管飞行，保证飞行安全；机长也承担着管理和保证飞机安全的重要责任。对于身体条件和心理条件难以保证完整履行机长职责的飞行员但能够在机长的指导和管理下，履行机组成员职责的飞行员，民航局航卫主管部门可根据实际情况对其职责进行限制，如不得履行机长职责等。④矫正身体缺陷限制。对于身体条件存在缺陷，但经过一定的医学设备矫正后，经航空体检医师鉴定评估其身体条件能够稳定符合相关规章、标准的要求，并且所使用的设备不影响其正常履行职责和航空器正常运行的情况下，民航局可根据实际情况要求其在履行职责时必须使用和佩戴或随身携带经过认可的设备。

（杨 剑 王树明）

fēixíng niánxiàn

飞行年限（pilot service span）

民用航空中的大型飞机公共航空运输飞行员的飞行年龄。一般为其所在国的正常退休历法年龄。近年来，延长飞行员的飞行年限成为各国民航的一个热点问题，其目的是保留经验丰富、身体条件合格的飞行员，节约民用航空人力资源。由于年龄对飞行员机体能力和健康状况的影响，类似于其他工种的退休年龄一样，民用航空领域对于操纵不同飞机类型、从事不同民航运行类型的飞行员具有相应的年龄限制。而随着医学科学的发展，人类自然寿命的延长，年龄对人体健康的影响程度逐渐能够得到控制，是否应该延长飞行员的飞行年限、如何延长也逐渐成为航空医学的热点问题。

简史 1919年，空中航行国际委员会将飞行员的年龄上限规定为45岁。1959年，美国颁布联邦航空局法令，正式规定60岁以上的飞行员不得参与大型商业运输飞行，简称"60岁法则"。该法则并不是完全建立在医学理论和安全理论之上的，而是源于劳资双方博弈的结果。因此，一直是放在飞行运行的规章中，而未纳入医学标准。1963年，国际民航组织要求各缔约国将60岁作为对机长的年龄限制，副驾驶的年龄限制建议为 60 岁，1978 年正式实施。20 世纪 80 年代开始，加拿大、日本、英国、澳大利亚、以色列及欧洲航空局先后尝试着放宽本国（区域）内的飞行员年龄上限至 63 岁或 65 岁。1994 年，国际民航组织航行委员会提议，将商业运输航空中多人制机组的飞行员，年龄上限放宽到 65 岁。2000 年 6 月，已有 20 余个缔约国将飞行员的年龄上限推迟到 60 岁之后。2006 年，国际民航组织在对附件 1 的第 167 次修订中，放宽了对飞行机组成员的年龄限制，建议所有缔约国允许国际商业运输的驾驶员在 65 周岁之前担任飞行机组的必需成员或机长。2008 年 7 月，中国民航局颁发《大型飞机公共航空运输承运人延长驾驶员飞行年限管理程序》（AP-121-FS-2008-03），规定了中国民用航空规章《大型飞机公共航空运输承运人运行合格审定规则》（CCAR-121 部）合格证持有人，可以聘用满足一定技术条件和身体条件的 60~65 岁驾驶员在所飞机型的飞机上担任飞行机组必需成员，其中 60~63 的驾驶员可担任机长；同时还规定了 60 岁以上的驾驶员月飞行时间不得超过 60 小时、年飞行时间不得超过 600 小时，以及同架飞机只允许安排一名 60 岁以上的飞行员作为飞行机组的必需成员。2017 年 10 月，中国民用航空规章《大型飞机公共航空运输承运人运行合格审定规则》第 5 次修订（CCAR-121R5），将在 121 部运行的飞机上担任飞行机组必需成员的驾驶员年龄由未满 60 周岁放宽至未满 63 周岁。2018 年 5 月，中国民航局修订了《大型飞机公共航空运输承运人延长驾驶员飞行年限管

理程序》（AP-121-FS-2018-03R1）规定，年满 60 周岁但未满 63 周岁的驾驶员不再有特殊要求，而年满 63 周岁但未满 65 周岁的驾驶员延长飞行年限工作仍可以在满足一定技术条件和身体条件的前提下，并且修订放宽了对具体岗位的限制，能担任机长、巡航机长或副驾驶。

理论基础 有研究表明，老龄飞行员在工作记忆、认知能力、视觉功能和听觉功能的改变可能影响其飞行绩效，突发失能的发生率也在增加。但也有研究认为，老龄飞行员丰富的飞行经验在航空相关的工作记忆上可弥补年龄造成的劣势。虽然缺乏直接的数据和测算、预算方法，但总的来说，还是认为增加的飞行经验并不足以改变认知能力随着年龄增长而下降的基本趋势。从飞行安全的角度来说，由于商业运输机的在座机组都是双人制的，直接危及飞行安全的人为因素主要为机组决策、判断及交流等产生的错误。因此，整体飞行风险也并非与单个飞行员年龄的增加成正比。从这个角度说，也不能直接否定老龄飞行员的飞行安全水平。

（王树明 杨 剑）

mínyòng hángkōng wèishēng bǎozhàng

民用航空卫生保障（civil aviation health security）

运用医疗技术措施和管理手段，对民航空勤人员实施的疾病防治、健康管理的保障活动。目的是维护民航空勤人员身心健康，保障民用航空飞行运行安全。

民用航空卫生保障的工作内容、方法及具体要求贯穿于民用航空的整个过程中，主要包括卫生防疫、体检鉴定、健康管理、航空卫生知识教育和疾病矫治与

疗养 5 个部分。

卫生防疫 依据《中华人民共和国传染病防治法》及民航局相关规章规定，主要包含疾病预防控制、卫生监督检测、基层防疫人员培训和卫生健康教育的业务技术指导，流行病防治、计划免疫、消杀灭、传染病防治、食品卫生、环境卫生、劳动卫生、放射卫生、健康教育、卫生检验、预防医学等内容。

机场航站楼、机场医疗点和医院、客舱、航食供应单位是卫生防疫工作的重点区域；乘客、空勤人员以及机场航站楼内人口密集场所的人群是卫生防疫工作的重点人群；饮用水卫生、食品卫生、客舱卫生、健康教育以及传染病监测预警控制是卫生防疫工作的重点环节。

体检鉴定 目的是充分了解航空人员的健康状况，合理控制航空人员执行飞行任务期间的医学风险，促进相关健康管理工作，以提高航空人员的健康水平和行业整体的安全水平。依据国际民航组织的相关规定，中国民航局航卫行政管理部门制订了民用航空人员的入职、在职医学健康标准，并要求进行定期的常规体检。体检项目由中国民航局以规章的形式发布，并在民航业内统一组织实施。体检鉴定必须由中国民航局授权委任的体检机构和体检医师完成，其结论方受中国民航局认可。中国民航局及其下属各地区管理局的航卫行政管理部门根据以上体检鉴定结论，颁发体检合格证或予以暂时停飞、停飞等相应处理。

除了常规体检鉴定以外，对于罹患疾病的而被予以停飞的飞行员还可向民航行政卫生管理机构及民航体检鉴定专家委员会申

请特许鉴定。体检鉴定档案按规定由体检机构统一备案保存。

健康管理 民用航空卫生保障各专业机构、部门依据民航局相关规定精神，以预防和控制疾病发生与发展，降低运行期间医学风险，提高健康水平为目的，针对航空人员个体及群体生活方式相关的健康危险因素，通过系统的检测、评估、干预等手段对其进行持续改善。民用航空健康管理主要由航空运营人在机构内部设置的航空卫生保障专业部门（航医室）来组织日常实施，并在其个人的体检档案中进行相应的健康档案记录，以供常规的体检鉴定参考。

民用航空健康管理的目的主要有：①帮助航空人员学会自我管理和日常保健的方法。②改变航空人员不合理的饮食习惯和不良的生活方式。③合理控制航空人员的用药情况，减少用药量。④降低慢性病风险因素，主要为降血脂、降血糖、降血压、降体重等。⑤合理改善航空人员的膳食结构和营养搭配。

航空卫生知识教育 有计划、有组织、有系统的卫生知识教育活动，使航空人员了解基本的行业医学卫生知识，自觉遵守和执行相关规章制度，采纳有益于健康的行为和生活方式，消除或减轻影响健康的危险因素，预防疾病、促进健康，提高民用航空运营过程中的医学安全水平以及其自身的健康水平和生活质量。航空卫生知识教育的核心是教育航空人员树立医疗卫生安全意识和自我健康意识，促使其严格遵守相关航空卫生规章，改变其不健康的行为生活方式，养成良好的工作方法和行为生活方式，以降低航空运营过程中的医疗卫生风

险因素和影响个体健康的危险因素。中国民航局航空卫生行政管理部门统一规范管理航空卫生知识教育工作，并组织对各航空卫生保障专业部门的再教育和政策落实监管。各航空卫生保障专业部门负责由组织实施对航空人员进行航空卫生知识教育的具体工作，主要包括入职前教育以及日常培训等形式。航空卫生知识教育的主要内容有民用航空医疗卫生的相关规章制度，高空环境、飞行活动对人体健康情况以及各种常见疾病的影响，基本的航空心理卫生常识，基础营养卫生知识，卫生防病知识，应急救护基本知识，民用航空流行病及传染病的相关政策法规及处理办法，等等。

疾病矫治与疗养 航空人员的疾病矫治由民用航空卫生保障专业机构组织实施，其主要原则是避免航空人员所罹患的疾病及其矫治过程影响其安全执行飞行任务。涉及其个人的医疗行为，包括疾病的诊断情况、各项检查结果以及治疗措施等详细情况均由其所属航空运营人的航空卫生保障专业部门（航医室）记录存档，并监督其严格履行医疗机构的治疗程序，且符合中国民航局的相关规章规定，保证所服用的药物和接受的治疗手段必须对飞行安全无不良影响；无法确认的情况应递交中国民航局授权委任的航空人员体检鉴定机构进行鉴定。航空人员体检鉴定机构对航空人员所罹患的疾病以及所接受的治疗过程进行鉴定，并给予在治疗期间以及疾病预后是否可以执行飞行任务的鉴定结论，记录在该航空人员的常规体检档案中，并上报主管的地区航空卫生保障行政部门备案。航空人员疗养的目的是消除疲劳、矫治慢性疾病、

增强体质，主要是凭借疗养地所拥有的特殊自然资源条件，先进或传统的医疗保健技艺，优越的设施，将休息度假与健身治病、结合起来的专项活动，分为健康疗养和康复疗养两种形式。由航空人员提出申请，其所属航空运营人的航空卫生保障专业部门（航医室）协调相关部门做好计划，并组织和联系疗养院落实。对于患有糖尿病、高血压等慢性疾病以及其他心理、生理亚健康状态的航空人员，航空运营人的航空卫生保障专业部门（航医室）应督促其积极申请并进行疗养。

（李松林 杨 剑）

kōngqín rényuán jiànkāng guǎnlǐ

空勤人员健康管理 （aircrew health management） 为达到预防和控制空勤人员疾病发生与发展、提升身心健康水平、防止空中失能、延长飞行年限、保障飞行安全的目的，航空医师通过对空勤人员开展健康宣教、制定个体及群体的健康分层管理计划、持续进行健康评估、监测干预等方法，实施健康促进的过程。

工作内容及方法：①空勤人员体检合格证符合性管理。根据空勤人员体检鉴定结论，对其飞行时间、航线种类、机组搭配等实施安全管理，确保其生理、心理状况符合体检合格证相应标准。②各类运行任务的健康评价。对空勤人员执行飞行任务前进行必要的健康询问及航前体检，对其能否持续履行职责提出建议和保障措施。③制订并监督实施慢性病及其危险因素矫（诊）治方案。对空勤人员开展健康教育，提升其自我保健意识；分析评估疾病情况，对心脑血管系统、中枢神经系统和代谢系统等疾病制订健康分层管理计划，持续实施健康

监测和干预。④空勤人员用药管理。指导空勤人员安全使用药物和实施健康保护，防止空勤人员值勤前和值勤中使用可能造成生理异常或影响正常履行职责的药物。⑤安全生产和职业健康管理。梳理排查航空环境中的职业健康危害因素，落实对振动、噪声、辐射等航空危害因素的监测和控制，防止职业性危害发生。⑥制定和实施突发公共卫生事件应急预案。普及传染病相关知识，指导空勤人员运行中的个人防护及操作程序，规范处置机上疑似病例，防止疾病经航空器传播扩散。⑦空勤人员心理关爱活动。通过心理健康教育和咨询等方式，让空勤人员掌握心理压力应对、异常情绪识别及心理危机干预等知识，维护和促进空勤人员心理健康，保障航空安全。

（董晓梅）

mínyòng hángkōng rényuán jiànkāng dàngàn

民用航空人员健康档案

（aircrew health records management）　民用航空人员健康管理过程中各种相关信息规范、科学的记录。以航空人员体检鉴定记录为主，包括招收体检、申请体检合格证体检鉴定、医学观察、疾病防治和航空卫生保障健康信息的多渠道动态收集和记录，贯穿于民用航空人员整个职业生涯。此健康档案是民用航空人员健康维护的重要资料，也是评估能否履行飞行或空中交通管制职责及飞行事故调查的重要依据，具有严肃的法律性。

档案内容及管理　主要由历次体检鉴定记录、疾病诊疗和医学观察等记录组成。体检鉴定记录包括个人基本信息、体检文书和医学资料。①个人基本信息：主要有姓名、性别、出生日期、出生地、国籍、民族、身份证号、婚姻状况、血型、过敏史、健康危险因素、既往疾病史、家族遗传病史、工种、总飞行时间、年飞行时间、工作单位、联系地址、联系方式等，由民用航空人员本人在申请体检鉴定时填写。②体检文书：内容包括民航招收飞行学生体格检查鉴定记录、民用航空人员申请体检合格证体检鉴定记录、体检鉴定结论通知等，由实施体检鉴定的航空体检医师记录；体检鉴定结论审核意见，由负责审核的民用航空卫生行政管理人员记录。③医学资料：在飞行队航医室的诊疗、出勤前体检、医学观察、药物监测记录，由责任航空医师记录；住院、门诊、疗养院的诊疗、疗养记录及医学检查结果报告及医学（数字）影像资料等，由民用航空人员本人将医学资料交由所在单位的航空医师记录。民用航空人员健康档案由民航当局规定的专业机构管理。民用航空人员健康档案有纸质、医学影像资料和电子信息等形式。

具体要求　民用航空人员健康档案记录必须真实，任何人不得擅自涂改、损毁和伪造。健康档案管理部门建立健康档案管理制度，妥善管理。对健康档案的收进、移出、销毁、管理、借阅利用等情况要进行登记，注意私密性。纸质档案存放要做到防盗、防水、防火、防潮、防尘、防鼠、防虫、防高温、防强光、防泄密。

（吴坚）

mínháng kōngqín rényuán xìnxī bàogào xìtǒng

民航空勤人员信息报告系统

（aircrew information reporting system）　空勤人员在地面或飞行中发生紧急医学事件时，所在单位通过恰当的途径及时上报所在地民航地区管理局航空卫生主管部门，地区管理局航空卫生主管部门及时报民航局航空卫生主管部门的报告制度。空勤人员紧急医学事件指空勤人员因身体原因造成飞行不正常和空中、地面突发失能性疾病、重症疾病、严重外伤、死亡等。

为了保障民用航空人员的健康，保证飞行安全，加强航空人员的健康管理，民航局于1996年8月制定了《航空人员航空卫生安全信息报告制度的暂行规定》，2011年3月修订《大型飞机公共航空运输航空卫生工作要求》时进一步完善了空勤人员信息报告制度。民航局规定，空勤人员在地面或飞行中发生紧急医学事件时，航空人员所在单位航空医师应填写《机组成员航空卫生安全信息报告表》，具体内容包括空勤人员个人信息、体检合格证信息、既往史、本次伤病基本情况、检查情况、诊疗和处置情况，航空医师签名后48小时内报所在地民航地区管理局航空卫生主管部门，并根据情况变化进一步续报。民航地区管理局航空卫生主管部门收到报告表后注明收到时间，签名后及时报民航局航空卫生主管部门。民航局航空卫生主管部门定期发布航空人员航空卫生安全信息通告。

（徐秀艳）

jīzǔ zīyuán guǎnlǐ

机组资源管理

（crew resource management，CRM）　充分、有效、合理利用一切资源达到安全有效飞行运行目的的管理活动。

形成过程　CRM是由驾驶舱资源管理演变而来，见诸文献已有20年历史了。管理对象包括软件（如文件资料管理等）、硬件

（如飞机、设备等）、环境和人等4个方面及其相互关系。涉及的人员除飞行机组外，还包括日常与飞行组一起工作的所有人群，这些人群与决断飞机营运有关。这些人群包括但不限于飞行乘务员、空警（航空安全员）、飞行签派员、机务维修人员及空中交通管制员等。CRM目的是安全和效率，围绕这个目的进行管理，CRM训练内容包括了飞行中人-机-环境-任务系统的各种因素，以人的因素为主。C：crew（组），意为飞行组、乘务组及维护组等，扩展到整个公司。R：resource（资源），人力资源、设备资源等硬件资源，操作手册等软件资源，油料、精力、时间等易耗资源。M：management（管理），协调地运用人-机-环境-任务中可能的一切资源来达到目标。

基本构成　CRM由处境意识、信息交流与决策构成。

飞行处境意识　CRM技能的主要内容。飞行处境意识是飞行机组在特定的时段内和特定的情境中对影响飞机和机组的各种因素、各种条件的准确知觉。包括飞行人员、飞机、环境、操作构成的一组情境，是每一位机组人员和整个机组的感觉和知觉的整合。处境意识有个体处境意识和机组处境意识之分。它们之间既有密切的联系，也存在一定的区别。个人处境意识水平受个人的知识结构、认知能力、生理心理状况以及社会等方面的影响，存在很大的差异。机组处境意识水平与机组的搭配和机长的领导艺术有关。机组的整体工作由机组成员分工、协同、配合来共同完成，每个机组成员素质好，体现出的整体处境意识水平就高。

信息交流技能　CRM训练的核心内容。交流是指在信息传递者和接收者之间的交换过程。有效地利用驾驶舱内外信息资源，是提高机组的处境水平的关键，交流包括人-机信息交流和人-人的信息沟通，因此必须理解信息加工的原理和学会人际沟通的技巧。①交流多的机组人员通常具有比交流少的机组人员完成任务更好的倾向。②当传递更多的有关飞行状态的信息时，相关系统操作的差错较少。③经常进行简述、质询和观察的机组人员出差错较少。

飞行员决策　在判断的基础上，从众多的可选方案中选择唯一方案，并导向行动的过程。飞行员获取的大量信息来自视、听、触及前庭觉通道。每一种感觉通道都有可能输入错误的信息，使飞行员作出错误的判断和决策。即使各种感觉通道输入的信息是正确的，在分析、加工和处理信息的过程中，大脑也可能会因使用错误的或质量低劣的经验使飞行员的判断和决策失误，故在CRM中，把决策列为基本技能。

具体要求　CRM着眼于人的因素研究和团队群体训练，其目标是提高航空安全水平和工作效绩。从国外经验看，通过CRM训练，提高了机组的集体表现，减少了飞行中人为失误，已为航空安全做出了重要贡献。CRM不仅仅是飞行员的技能训练，而且发展成航空公司不可或缺的安全文化，其影响还在于向社会其他领域延伸，向企业文化扩展，逐步形成一个有发展潜力的学科。

CRM的初始阶段有多种称谓，驾驶舱（cookpit）是飞行操作人员的空间，而机组（crew）不仅包括驾驶舱内的飞行组和旅客舱内的乘务组，还包括机务维修，空中交通管制和地面其他有关人员，"crew"的广义已扩展到整个航空公司。飞行员的技能，从传统的"杆和舵"专门技术发展到现代化飞机自动驾驶仪的管理技能，CRM开发了一切可以利用的资源，采取有效的管理手段，引入认知心理学、社会心理学、组织管理心理学原理，以处境意识、交流和决策为主，在个人的熟练技术基础上，在人-机-环系统中实现机组整体协作的全新技能训练。这使CRM的原理得到普遍的赞成，CRM的目标正在实现，因其理论基础深厚，应用目的明确，实践方法也在不断地发展和完善之中。

中国的CRM训练则是刚刚孕育起步。中国民航逐步引入CRM训练项目，各航空公司已经开始了CRM训练，在民航飞行学院开设CRM课程。目前航空市场老一代飞机和现代飞机并存。现代飞机设计和飞行管理中的自动化，对飞行员的技术要求和机组飞行过程中的行为都发生了改变，飞行训练管理部门重视飞行员的技术和机组技能训练，航卫管理部门更重视飞行员的生理心理变化和行为表现。CRM训练的目的是飞行安全，航空医学保障的目的也是飞行安全，可谓殊途同归。为了同一目的，航空医学部门应该与训练管理部门一道参与CRM训练。CRM对于航空医学是一个新的内容，学习CRM，研究CRM，开发CRM，发展和完善CRM的项目与方法，应重点理解其基本原理，将医学和心理学融入其中以现代生物-心理-社会医学模式探讨CRM理论和方法，以人为本，以安全和效益为目标，引入与创新相结合，建立具有中华民族文化特色的CRM课程，

CRM 必将拓展航空心理学的研究领域，给航空医学提出新的课题。

（周 炼 高 丽）

fēixíng píláo

飞行疲劳（pilot fatigue）

飞行员在飞行运行过程中，连续长时间工作、睡眠不足以及工作时间与自身生物节律不相符所致倦怠状态。

简史 飞行疲劳严重威胁飞行活动，是导致事故征候和事故发生的重要直接或间接原因。但疲劳涉及人体生理学和心理学的改变，是一个极为复杂的状态，而关于疲劳程度的判断的可应用的一致性成果较为有限，所以在早期民用航空历史上鲜有确定疲劳对飞行员安全履行职责影响情况的研究或报道。民用航空历史上第一起确认为飞行员疲劳所致飞行事故，是 1993 年美国 DC-8 在古巴关塔那摩机场距机场跑道起点 1/4 处撞地坠毁，据美国交通安全委员会调查，当事机组已经持续工作了 19~23 小时，又排除了可能导致飞机事故的一切机械、电子和人为的原因，最后将主要事故原因定为机组疲劳。此后，随着世界经济以及民用航空业的迅速发展，疲劳也日渐成为备受关注的公共安全问题与时时刻刻伴随飞行人员的安全问题和健康问题。2010 年以来，国际民航组织和美国联邦航空局先后发布了相关文件和咨询通告，建议缔约国和民用航空运营人应用疲劳风险管理体系管理飞行疲劳风险。中国民航从 2007 年开展飞行疲劳管理的相关研究，2010 年起分别在《大型飞机公共航空运输承运人运行合格审定规则》（CCAR-121-R4、R5）中逐步提出及细化了对疲劳管理的要求，以及对飞行执勤时间、工作时间及休息时间的具体规定，加强了对飞行疲劳风险的管理。

成因及风险 飞行是一项高脑力负荷的工作，而且飞行员与很多远程交通运输工具的驾驶员一样，经常需要承受持续长达 10 小时以上的劳动时间。与其他交通工具不同，飞机能够在较短时间内跨越数个时区，这也导致飞行员除了忍受长时间工作对正常睡眠的影响以外，还经常要受到时差效应的影响。这些工作特点都使得疲劳成为可能影响飞行员安全履行职责的一个重要危险因素。飞行疲劳风险中的疲劳定义主要是指睡眠缺失、持续觉醒、生物周期因素或工作负荷（生理或心理上）等因素综合作用导致的生理或心理工作能力降低的一种复杂的状态。其通常表现为多种能力的变化，如反应时间延长、注意力下降、认知速度下降、情景意识减弱、认知能力下降，以及主动性和积极性降低。并且机组成员个体感知的疲劳程度往往要比自身实际的疲劳程度要轻。因此疲劳是影响机组成员的警醒度和安全操作航空器或履行安全职责的能力的一个重要危险因素。

分类 疲劳分为急性疲劳和慢性疲劳。急性疲劳主要与最近 24 小时内睡眠情况，持续觉醒时间，以及人体当时所处的生物节律时间等因素密切相关。若人体在近 24 小时内睡眠不足 8 个小时，觉醒时间超过 17 个小时，且所处时间段在午夜至早上 6 时，可出现急性疲劳。一般人平均每天需要 8 小时睡眠，若其连续多日每天的睡眠时间均低于个体实际所需时间，则将出现慢性的累积疲劳。出现慢性疲劳时，人体的工作能力将会下降且其恢复过程较正常时减缓。人体可通过连续几日内将睡眠时间延长至超出平时所需来加快慢性疲劳的恢复过程。

管理 国际民航组织较为认可的用于管理飞行疲劳、保障飞行安全的方式主要有两类：一是航空公共运输的承运人必须遵守缔约国制定的飞行执勤的相关时间规定，并将疲劳风险纳入自身风险管理体系进行管理；二是基于工作绩效管理，实施经过缔约国批准的疲劳风险管理体系。

（李松林 杨 剑）

mínyòng hángkōng rényuán xīnlǐ zīxún

民用航空人员心理咨询（civil aviation psychological counseling）

根据民用航空人员特殊的职业特点和工作生活环境，针对航空心理活动规律和机制，运用心理学的知识、理论和技术，由受过专门训练的心理咨询师协助航空人员与旅客解决各类心理问题的活动。目的是促进航空人员的身心健康，预防心理障碍，保障航空活动安全，延长民用航空人员的服务年限。

形成过程 民用航空领域的心理咨询工作源自 20 世纪初的职业指导运动、精神卫生运动和心理测验运动。其发展初期的对象是特定的航空人员，如航空器事故或事故征候后的应激障碍与适应障碍，强调航空人员的精神卫生、提供问题解决方法，其方式是咨询者和来访者直接面谈。发展至今，针对民用航空业的实际需要，其对象已扩展到家庭、机组、航空公司等，其过程更强调预防及教育作用，如机组资源管理训练等。心理咨询对象的扩展不仅有助于民用航空器事故或事故征候的调查，而且有助于事故或事故征候后航空人员健康的心理康复。

工作组织 民用航空心理咨询工作由各民航航空医学机构、各民航医院、各民航院校、各航空公司及各机场等的航空医学研究部门、航空医学临床医院、航空卫生保障部门及航空应急救护机构组织实施，由具备国家认可的心理咨询师指导民用航空人员或旅客自助。

工作内容 民用航空心理咨询工作内容涉及航空人员或旅客可能会向咨询师寻求帮助的各类行为问题。尽管航空人员经过严格的职业选拔与培训，但因为民用航空业的职业特点，航空人员个体在工作压力下也可能无法保持情绪的稳定性。所导致的行为问题将会直接影响航空人员的工作程序和机组配合，进而影响民用航空的正常运行，可能会引发抑郁、焦虑障碍、自杀倾向，以及药物、酒精和毒品的依赖与滥用等，同样会影响其社交关系和家庭关系，严重的将会产生心身疾病或生理疾病。为保持或恢复健康，保持工作绩效和个人的身心健康，这类航空人员需要由受过临床训练的心理学工作者为其进行心理咨询。具有资质的心理咨询工作者受过心理测验及其应用的专门培训，使用经授权的科学心理测验，根据国际疾病分类（ICD-10）诊断并进行结果解释。

根据服务对象的不同，民用航空心理咨询可分为飞行员（飞行学员）的心理咨询、乘务员的心理咨询、空管人员的心理咨询、机务人员的心理咨询以及旅客的心理咨询。具体工作内容主要包括航空人员心理与行为取向的选拔、评价；航空人员与旅客的心理健康维护与促进，如开展机组资源管理、冲突管理与压力管理等预防性培训；危机后的心理与行为干预，如航空人员应激障碍的处置，适应障碍的诊断、缓解及预防等。

工作方法 民用航空领域常采用的心理咨询方法有个体心理咨询和团体心理咨询。个体心理咨询有系统脱敏法、冲击疗法、厌恶疗法、模仿法、生物反馈法等。团体心理咨询的常用技术包括身体运动、接触训练、纸笔练习、媒体应用、音乐治疗与讨论技术等。飞行员创伤后应激障碍的处置可采用心理测量、观察、访谈等方式进行心理诊断，并进行相应地心理干预。

具体要求 按照民用航空人员的身心健康标准，做好航空人员心理健康状况的日常监测与评估、航空人员和旅客的个体心理咨询或团体心理咨询、航空人员创伤后应激后适应障碍的处置，以及航空人员的心理健康促进等工作。

（高 丽）

kuàshíqū fēixíng wèishēng bǎozhàng

跨时区飞行卫生保障 （flight health support across time zones） 针对空勤人员驾驶航空器高速跨越 2 个或 2 个以上时差区域而采取的一系列的医学和卫生管理措施。

跨时区飞行的医学问题 跨时区飞行可能带来的航空医学方面的主要问题为飞行时差综合征，尤其是在跨越地球子午线后出现的可能性更大和表现得更为明显。飞行时差综合征是在进行跨越子午线的喷气机飞越多个时区后，经常经历的一种精神疲惫的综合征，主要表现为睡眠障碍、疲劳加重、注意力下降、失眠以及一定程度的胃肠功能紊乱。实际上是一种乘坐飞机高速飞行引起的生理节奏失调，尤其是在连续几

次航行后出现疲惫不堪和时差感，故又称飞行时差反应。

地球上的所有生命都有一种生理机制叫生物钟，也就是从白天到夜晚的一个 24 小时循环节律，如一个光-暗的周期，与地球自转一次吻合。生物钟是受大脑的下丘脑视交叉上核控制。昼夜节律的睡眠、清醒和饮食行为都归因于生物时钟作用。这种昼夜节律不仅在睡眠和饮食可以看到，而且在大多数情况下的体温、血压、心率，以及内分泌也是受生物钟控制的。时差综合征的患者由于昼夜节律紊乱，会出现夜晚失眠而白天却又昏昏欲睡、头晕脑胀而痛苦不堪，严重的患者可能出现头痛、耳鸣、心悸、恶心、腹痛、腹泻，以及判断力和注意力下降等。见时差综合征。

保障措施 为克服和减轻时差效应，跨时区卫生保障的主要内容有：①制度保证。严格执行空勤人员值勤期限制、飞行时间限制与休息要求制度，合理安排飞行计划与作息时间。②增加机组人数。增加机组人数可以使飞行员能轮换休息，缓解疲劳。飞行中的休息和小睡有助于安全完成飞行任务。③调整作息。飞行前若有可能，在飞行前可采取一定"预适应"措施，每天将起床、用餐、入睡时间向新时区方向移动 1~2 小时；飞行中按照飞行方向改变自己的睡眠-觉醒周期：向西飞行途中不要入睡；向东飞行途中争取能在机上入睡，或者抵达后立即小睡；抵达后立即严格按照当地的时间作息，如白日坚持不入睡，且尽量参加外界活动。④膳食安排：飞行后按照当地用餐时间进食，早餐进食高蛋白食物，午餐进食低蛋白、高糖食物并适时饮茶和咖啡等，可以加速

生物节律相位转移。⑤其他运行方式，更快的运输方式如超音速飞行当日返回可避免昼夜节律的失调。

（周 炼）

shíchā zōnghézhēng

时差综合征 (jet lag syndrome)

乘飞行器快速连续跨越多个时区后，外部环境时间急剧改变，导致人体内在生物节律与目的地外部环境时间节律脱节，产生波及多个系统的一系列、一过性不适应症状。又称时差效应。所导致的睡眠障碍属于似昼夜节律睡眠障碍的类型之一。

病因及发病机制 人体的多种生理心理功能，如睡眠-觉醒，体温，血压，生长激素、褪黑激素及肾上腺皮质激素等激素分泌，认知功能，警觉度，短期记忆等均随昼夜呈周期性变化，与外部环境时间保持同步。当去除外界环境的各种授时因子后，上述生理心理功能仍以接近24小时的周期波动，具内源自激性，被称为似昼夜节律。人体有100种以上的生理功能具有似昼夜节律性。新近确定的似昼夜节律周期为24.2~24.5小时，稍短于先前认为的接近25小时。控制似昼夜节律的"生物钟"位于下丘脑的视交叉上核，通过视网膜下丘脑束接受视网膜信号输入，同时，通过与松果体（分泌褪黑激素）之间的联系通路，与松果体相互影响。外部光线的明暗变化是最重要的授时因子，生物钟对外界光照刺激产生反应，控制各生理功能与外部时间保持同步，呈24小时昼夜周期性变化；同时，各生理功能节律相互之间亦呈现稳定的相位关系，从而保障了生命功能的稳态与有序。似昼夜节律有一定惯性，调整较缓慢，当快速

跨越多个时区后，会导致身体时钟与外部时钟二者的时相出现差异，造成失同步。在新目的地外界授时因子作用下，先前出现的时相差异会慢慢缩小，逐步再同步。但各种生理心理功能的再同步速率并不一致，导致再同步过程中，各生理心理功能之间出现互不同步。所以，上述人体节律与外界环境之间的外不同步，再加上人体各生理心理功能之间的内不同步，造成原有的人体功能的有序稳态被破坏，从而导致时差综合征的发生。因人体固有的似昼夜节律长于24小时，向西飞行使环境时间延长，与似昼夜节律周期趋于一致，易于再同步，而向东飞行则正好相反。

影响因素 多种因素均可影响时差综合征的严重程度及持续时间。①跨越的时区数：是最基本的影响因素。跨越3个或3个以上的时区才会导致时差综合征。跨越的时区数越多，症状越重，持续时间也越长。②飞行方向：向西飞行后，再同步化速率为相位每天延后92分钟，而向东飞行后的再同步化速率则为相位每天提前57分钟，向东飞行后时差效应持续时间更长，亦更为严重。③在目的地停留时间：只有在目的地停留时间超过24小时，才会导致时差效应。④飞行途中睡眠：飞行途中避免睡眠缺失可有效减少时差综合征中的疲劳成分，但如果睡眠时间与出发地保持一致则有可能减缓再同步化速率。⑤与目的地授时因子接触程度：到达目的地后，接触当地的各种授时因子的程度决定着再同步化速率，包括自然光照、室外环境、社交活动等，其中自然光照是最重要的节律再同步因子。但是，暴露于授时因子的时间是否正确

是保证节律相位能否按正确方向移动的关键因素，如果暴露时间不正确，相位移动效果可能正好适得其反。到达目的地的时间决定了接受当地光照的时间相位及光照强度，故而可影响时差效应的强弱。⑥个体差异：时差效应的个体差异较大。生活规律者与内倾性格者适应较慢，相反者则适应较快。⑦年龄：随着年龄增大，再同步速率下降。

临床表现 时差综合征对人体功能的影响较为广泛，表现也多种多样，主要有：①睡眠-觉醒障碍，如夜间入睡困难、早醒、睡眠质量下降及睡眠多次中断；白天困倦、嗜睡、疲惫、缺乏活力。②心理功能下降，如难于集中注意力、心算能力下降、反应时延长及决断力减弱。③生理功能紊乱，可波及诸如体温、心血管、代谢、内分泌、消化系统等。其中，消化系统功能紊乱最突出，表现为食欲不佳、便秘、腹泻及腹部不适等。④精神及情绪障碍，表现为烦躁不安、易激惹、精神抑郁。

时差综合征通常表现轻微并呈自限性，但少数情况下可导致工作绩效降低，对于如商业谈判、运动比赛及飞行安全等均可造成不利影响。时差综合征常常与飞行疲劳混杂存在，而后者的发生常常是长途飞行中存在的长时间少动、睡眠缺失、饮食不规律、脱水等因素综合作用的结果，即使未跨越时区也是如此。充足的睡眠及规律饮食可使飞行疲劳于1~2天内好转，但时差综合征则直到完成似昼夜节律的再同步后方可得到缓解。时差综合征的发生率尚无从知晓，但考虑到民航业的飞速发展及乘机远途旅行的人数迅猛增长，受累人数巨大也

应是合理推断。时差综合征并不因多次暴露而习服，相反地，在频繁暴露人群中，可反复发作甚至呈慢性化。反复暴露可能引致远期效应，包括认知受损、胃肠道问题、肿瘤风险增加，不孕不育以及心脏疾病。

检查与诊断　检查分主观自评及客观检查。这些检查多用于相关研究，尚未系统用于临床实践。①问卷调查：用于评价被试似昼夜节律的相位及时差效应的严重程度。通常采用的问卷方法有早晨型-夜晚型人格问卷，用于评价被试似昼夜节律的相位，即属于晨鸟型或猫头鹰型，前者表现为早睡早起，周期短，后者则晚睡晚起，且周期长；哥伦布（Columbian）时差效应量表，用于评价时差效应的严重程度。②多导睡眠记录：可测得睡眠时相、睡眠深度、觉醒次数及入眠时间等指标，用于评估睡眠障碍程度，及评价治疗效果。③节律相位标记检测：用于确定似昼夜节律的相位。可用的标记指标包括体表温度、体核温度、褪黑激素（血浆、唾液、尿）、肾上腺皮质激素（血浆、唾液、尿）、生长激素（血浆）等。其中体核温度与褪黑激素最为常用。体核温度通常在傍晚接近高峰，凌晨觉醒前约2小时达最低点。此刻最难保持觉醒，对工作绩效的影响也最严重。光照抑制褪黑激素分泌，故褪黑激素的分泌节律与体核温度节律大致相反，即从傍晚开始分泌，午夜达到高峰，之后缓慢下降，分泌期为10~12小时。由于体核温度易受睡眠、摄食及活动等影响，所以褪黑激素作为节律相位标记更稳定，因而也更常用。④工作绩效评价：对特殊职业人群，如飞行人员及运动员等，可进行相应的体能、智能、情绪、操作能力等方面的评价检测，以确定时差效应对工作绩效的影响，并评估干预效果。

治疗　保证充足睡眠对缓解时差效应最为重要。绝大多数表现轻微者，无须其他特殊治疗。反应较重者，可采取以下措施，以加快人体节律与环境节律的再同步，缓解时差症状，提高工作绩效。如果在新时区停留时间少于48小时，建议尽可能按出发地时间安排日常生活及工作，而不是适应目的地的时间节律；并尽可能保证睡眠，必要时可应用短效安眠药物。

似昼夜节律相位调整　光照、外源性褪黑激素及其他授时因子等均可促进似昼夜节律相位移动，所以，抵达目的地后，争取按照当地时间安排作息，并尽量多参与社会活动，促进似昼夜节律相位的调整。其中，光照与外源性褪黑激素引起似昼夜节律相位调整的生理基础目前认为是视交叉上核分别与视网膜及松果体之间的神经通路。上述两种方法的相位移动效果亦呈现昼夜周期性变化，根据其在不同时间的相位移动效应强度所绘制的曲线被称为各自方法的相位-效应曲线（phase response curve，PRC）。这两条相位-效应曲线间的相位差约180°，即相位接近相反，也即时相差约12小时（图1）。学者们公认光照时机是最重要的促节律再同步化因子。①定时光照：接近体核温度最低点前后，光照的相位移动效果最强；在体核温度最低点前接受光照可导致节律相位延后，而在最低点后接受光照则导致相位前移，故应根据飞行方向选择相应的光照时机。因为使节律相位延后更为容易，所以目前推荐将向东飞行超过8~10小时按向西飞行处理，但清晨型人格者除外。在接受光照的同时，要做好避光，因为在错误时机接受光照，不仅不利于及时调整节律相位，甚至会有相反效果，如果避光很难实施，可以佩戴低透光率的太阳镜。若向东飞行少于

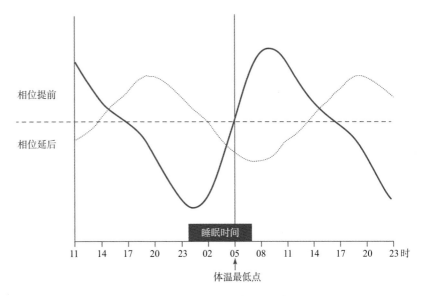

实线代表光照，虚线代表褪黑激素。
图1　相位-效应曲线

8 小时者，应在清晨接受光照，在傍晚避免光照；向西飞行及向东飞行超过 8 小时者，应在傍晚接受光照，在清晨避免光照。接受光照的时机应随着抵达目的地的天数而变化，根据飞行方向的不同，一般每天提前或延后 2 小时。②定时褪黑激素应用：根据褪黑激素的相位-效应曲线，在夜里（内源性褪黑激素开始分泌前）服用褪黑激素，可导致节律相位前移，而在上午（内源性褪黑激素水平降低后）服用，则可导致节律相位延后。外源性褪黑激素的服用时机应在接受光照后 12 小时，但简单实用的方法是每晚 10~12 时服用。除了具有相位调整作用外，褪黑激素还具有催眠效果。

药物治疗　主要用于对症治疗失眠及白天嗜睡。①安眠药物：包括苯二氮䓬类及非苯二氮䓬类，如替马西泮、三唑仑、唑吡坦等。飞行中应用安眠药物可有助于解决机舱空间狭小及半卧姿势造成的入睡困难，短效药物更佳，但需考虑防止出现安眠药物应用后活动减少所导致的深静脉血栓。安眠药物多数具有副作用，部分具有残留效应，所以只能用于症状较重者，且不可长期使用，以防依赖。安眠药物需经过评估并得到许可后方可应用于飞行人员等特殊职业群体，因其可能降低工作绩效。②咖啡因：可用来对抗昼间嗜睡，但可能加重夜间失眠。

饮食安排　理论上，碳水化合物含有 5-羟色胺的前体色氨酸，所以可能增加困倦感；而蛋白饮食可增加去甲肾上腺素底物酪氨酸水平，提高白天警觉水平。但学者们认为，进餐时间比进餐品类更关键。

其他措施　小睡可有效减轻昼间嗜睡，但时机同样重要，下午的小睡可能使节律相位固定在出发地时区，应避免。同样重要的是，每次小睡不超过 20~30 分钟，以免影响夜间睡眠。

预防措施　可采取以下多种措施减轻或避免时差效应的发生。其中，飞行前将自身节律逐步调适至与目的地时间一致，是唯一可完全避免时差效应的切实可靠之法。①飞行前逐天将就寝、起床及就餐时间向目的地时区靠近 1~2 小时（向东飞行少于 8 小时者提前，向东飞行大于 8 小时或向西飞行者延后），同时根据节律调适方向接受定时光照（向前调适者在清晨，向后调适者在傍晚），并根据将跨越的时区数，决定实施上述预适应措施的天数。鉴于向前调适更为困难，所以光照、避光措施及其时机更需严格掌握，调适期间避免在傍晚参加社会活动，并避免在飞行前最后一晚整理行李。②飞行前保证足够睡眠，飞行中保持舒适，乘坐高等级的舱位，多喝水或果汁，避免饮用茶、咖啡及酒精饮料以防止脱水，轻度活动等措施均可有效减轻时差综合征中的飞行疲劳成分。③飞行中就餐时机同样重要，位于自身生物节律周期的夜间时段的就餐应尽可能避免，因其可增加心脏病风险。④飞行中可按目的地时间安排机上睡眠，即向西飞行尽量不入睡，而向东飞行争取能入睡。

对于飞行人员而言，工作绩效及航空安全是重中之重。故时差效应的预防更是需要特别关注，可采取如下措施。①注重个体差异，做好检测及评估，选拔适应力强的飞行人员来完成远程航线飞行。②加强培训，使飞行人员

掌握相关知识，了解处理措施，学会自我管理。③严格遵守相应法规规定，增加机组数量，保证不超过法定的工作负荷。④应按照国际民航组织的规定，根据出发和抵达时间，跨越时区数目，夜航次数等，确定作息时间，保证足够睡眠。⑤加强飞行人员驻外期间的管理，切实保证贯彻执行严格的作息制度，以尽快完成节律相位的调整。⑥科学排班，使航班运行时间最优，以使机组人员时差效应最轻。⑦注意影响飞行安全药物，如安眠药的管理，保障航空安全。⑧飞行人员在接受节律相位调整时，应考虑到前次飞行对身体节律的影响，准确判断节律相位，以相应采取正确的处理措施。⑨应加强健康疗养，及早采取预防措施，避免时差效应在飞行人员中的慢性化，并预防远期效应的产生。

（丰廷宗）

mínyòng hángkōng gāoyuán fēixíng wèishēng bǎozhàng

民用航空高原飞行卫生保障

(civil aviation health security for plateau flight)　对执行高原飞行任务的空勤人员实施的伤病防治、健康维护的保障活动。目的在于维护空勤人员的身心健康，提高飞行效率，保障飞行安全。

高原飞行的医学问题　高原飞行对空勤人员的影响：①低氧、低气压。民用高原机场按海拔高度分为一般高原机场和高高原机场两类，一般高原机场指海拔在 1524~2438m 的机场，高高原机场指海拔在 2438m 以上的机场。中国最高的民用高高原机场海拔为 4411m。高原环境随着海拔增高，大气压和氧分压会逐步降低。海拔 5000m 高原的空气中氧分压约为海平面的 53%。吸入气氧分压

的降低导致人体的低氧血症，在病理生理学上属于低张性缺氧。缺氧可引起头痛、头晕、心悸、胸闷气短、恶心、呕吐、失眠等症状，即"急性高原反应"，严重者甚至发生高原肺水肿、高原脑水肿而危及生命。高原低氧也会导致认知力、记忆力、判断力、注意力等心理功能下降，影响高原人群的工作效率。长期高原低氧可以导致慢性高原病。②辐射强。高原地势高耸，大气稀薄，日照时间长，辐射透射率高。宇宙射线量和日光紫外线强度均显著高于海平面；若再加上高原积雪面的反射，人体所受紫外线辐射量更高。过多的紫外线可引起日光性皮炎、雪盲等疾病。③寒冷干燥。高原地区气温偏低，空气干燥。另外，高原多在午后刮大风，大风又有降低大气温度、加速机体表面水分蒸发的作用，从而进一步加重寒冷干燥，易引起鼻出血、咽炎和皮肤皲裂等疾病。

保障措施 包括空勤人员进驻高原前卫生保障措施和进驻高原后卫生保障措施，以及飞行前、飞行中、飞行后三阶段卫生保障措施。

进驻高原前卫生保障措施 ①物质准备：空勤人员个人物质准备，按季节带足衣服，着装宽松舒适、防寒保暖；携带遮阳帽、护目镜、防晒霜、唇膏等防护用品。高原飞行机载医疗物质准备，高原飞行医疗专用箱配备呋塞米、硝苯地平、氨茶碱、对乙酰氨基酚、红景天、泼尼松、乙酰唑胺等药品。机场医疗部门物质准备，根据高原机场的环境、气候，以及空勤人员进驻高原时间长短、人数、个人情况，配备充足的应急药品、医疗设备（特别是供氧设备）等，并应定期进行调整、更新。高高原机场应酌情建立弥散式供氧室（富氧室）以供空勤人员休息、睡眠。②心理健康教育：航空医师应加强空勤人员的心理健康教育，明确高原飞行可能遇到的各种困难，以有助于空勤人员克服恐惧心理和自负心理，树立战胜困难的信心，以平和心态去主动适应高原、战胜高原。③适应性体育锻炼：是预防急性高原病、提高高原习服能力的有效方法；它能改善心肺功能、增强体质、提高对缺氧环境的耐受力。适应性体育锻炼的原则是因人而异、结合实际、全面锻炼、循序渐进、持之以恒。对那些平常疏于锻炼的人，建议至少提前1个月进行适应性体育锻炼，应以有氧运动为主。④体格检查：高原飞行对空勤人员尤其是飞行机组成员身体和心理健康水平的要求较高。航空医师应严格落实空勤人员执行高原飞行任务前的健康询问、医学观察和监督，以及必要的体格检查。⑤知识培训：依据中国民用航空局发布的《高原机场运行》（咨询通告）和《关于航空单位高原机场飞行运行航空卫生保障工作要求的通知》，高原机场飞行运行机组成员航空医学知识培训计划包括"高高原机场飞行运行机组成员健康放行标准"、高空低气压对人体的影响、高空缺氧对人体的影响、高原疾病预防以及视力防护、鼠疫防控处置预案等五项内容。客舱乘务员理论训练包括高原运行政策及要求、高原航路飞行的特点、高原运行机上特殊应急设备、高原飞行客舱安全、高原救生及救援常识、高原疾病特征及一般处置等六项内容；实际操作训练包括高原紧急释压处置、高原急救（外伤急救、心肺复苏、氧气瓶的使用）两项内容。⑥抗缺氧（抗高原反应）药物使用：药用植物包括红景天等。临床药品包括诺迪康胶囊（圣地红景天）、复方党参片、银杏叶片、乙酰唑胺等，另外还有众多保健品。空勤人员可按航空医师医嘱，在进驻高原前3~5天至进驻高原后3天服用红景天等药物。应首选不良反应小的药用植物和临床药品，尽量不选用保健品。复方成分不明的临床药品或保健品不可使用。

进驻高原后卫生保障措施 ①日常作息管理：保证睡眠，睡前不宜饮用兴奋性饮料。避免激烈运动。进驻高原当天如要洗澡，注意水温适宜，洗澡时间不要太长，以免受寒或体力消耗过多。注意防寒保暖，积极预防和治疗上呼吸道感染。长时间户外活动应戴遮阳帽、戴护目镜、穿长袖衣服、皮肤涂抹防晒霜。禁止饮酒、控制吸烟。②饮食营养：进入高原后，人体的基础代谢、休息及活动的热量消耗都高于平原，应增加每日热能供给量。饮食中碳水化合物供给量应增加，蛋白质供给量充足，脂肪供给量适宜。高原空气干燥，应多饮水，多吃水果。应保证充足的维生素和铁供给量。高原地区水沸点低，应使用高压锅烹调食物，保证煮烂熟透。初入高原，食欲普遍下降，应注意改进烹调方法，保持食物多样化。③高原供氧：常用高原供氧方法包括鼻导管/鼻塞供氧、面罩供氧、弥散式供氧室、高压氧等。飞行机组成员在海拔超过3000m的高高原机场停留时必须使用氧气。④高原地区疾病防治：急性高原病包括急性高原反应、高原肺水肿、高原脑水肿。航空医师应掌握这些疾病的致病因素、临床表现和防治措施，做到早发现、早诊断、早治疗。

飞行前卫生保障措施 严格执行"高高原机场飞行运行机组成员健康放行标准"。同时，对当日执行高高原机场飞行运行机组成员进行体格检查，重点检查心血管系统和呼吸系统，签发医学证明。

飞行中卫生保障措施 机载氧气系统的供氧能力应符合高原飞行的补充用氧要求。飞机着陆高原机场时飞行机组成员应杜绝畏惧心理或自负心理。

飞行后卫生保障措施 空勤人员身体如有不适症状，要及时报告、就医。航空医师应加强对空勤人员的医学巡视观察。着陆高原机场后，应由航空医师决定机组成员是否需要使用氧气以及具体使用方法。

具体要求 《关于航空单位高原机场飞行运行航空卫生保障工作要求的通知》中，设定了高高原机场飞行运行机组成员健康放行标准：①无心血管疾病、冠状动脉硬化。②无持续性心律失常，心率不小于 50 次/分，不大于 100 次/分。③血压：收缩压不持续 ≥140mmHg 或 <90mmHg，舒张压不持续 ≥ 90mmHg 或 <60mmHg；且无心、脑、肾损害征象。④无贫血。⑤无空腹血糖、糖耐量异常。⑥无胸肺疾病及其后遗症。⑦无头痛。⑧无上呼吸道感染、发热，无急、慢性呼吸道疾患。⑨无耳气压功能不良、咽鼓管通气不良。⑩无睡眠不良、睡眠障碍。⑪无负性情绪。⑫飞行前 24 小时内禁止饮用含酒精饮料，避免劳累或过量无氧运动，且有足够的睡眠。⑬无其他影响高原飞行运行的疾病或身体不适。另外，《高原机场运行》（咨询通告）规定，实施高高原机场运行的机长年龄不得超过 60 周岁。

（王国忠）

jídì fēixíng wèishēng bǎozhàng

极地飞行卫生保障（flight health support in the polar） 针对空勤人员驾驶航空器穿越极地区域航路飞行而采取的一系列医学和卫生管理措施。自 1993 年以来，世界上共开辟了 4 条跨越极地的航路。

极地飞行的医学问题 极地航线飞行的航空医学问题主要包括低温和宇宙辐射对飞行人员的影响。①低温影响：北极的年平均气温为-12℃左右。其中最冷的 1 月份平均气温为 - 40 ～ - 20℃。最暖的 8 月份平均气温只有-8℃。若航空器降落在北极圈，飞行人员要面临低温的考验。②宇宙辐射：由太阳电磁辐射和太阳粒子辐射组成。太阳电磁辐射在进入大气层后，除一小部分可以透过大气层直接达到地表外，其余大部分通过大气介质的散射、反射和吸收作用后，将辐射能转化为化学能、热能或电能等其他形式的能量。太阳粒子辐射则是来自银河系的高能粒子在进入地球大气层时和大气中的各种原子碰撞，产生次级辐射，主要由质子、中子、电子和光子组成。粒子辐射大部分来源于"银河宇宙线"和"太阳宇宙线"。周期为 11 年的太阳活动是导致宇宙辐射强度增长的主要原因。辐射损伤，包括对材料和人员的损伤，总辐射损害指各种辐射长期积累的总效应。通过电离作用和原子位移作用，使材料的分子结构产生缺陷。高能电磁辐射或粒子辐射穿入人体细胞，使细胞的分子电离，损害了细胞的正常功能。对细胞最严重的危害是其 DNA 受到损伤。

不同辐射剂量当量水平对人体的影响：0.02mSv，相当于 X 线体检；1000mSv 会患辐射病，2500mSv 将导致女性不育，3500 mSv 将导致男性不育，4000mSv 将有致命损害。1992 ～ 1995 年，中国民用航空医学研究室对国内 19 条航线和国际 2 条航线进行了辐射剂量的测定，结果表明辐射剂量随飞行高度、飞行时间和地磁纬度的增加而增加。国内航线为 2.85 ～ 3.11mSv/1000 小时，国际长航线最高剂量达 12.22mSv/1000 小时。2007 年，中国民航研究课题《极地航线宇宙辐射监测及安全性评估》的数据显示，极地航线飞行员组的千小时有效剂量为（3.43±0.16）mSv，极地航线客舱乘务员组的千小时有效剂量为（2.94±0.28mSv）。

保障措施 极地飞行卫生保障的主要内容：①健康宣教。加强极地飞行医学卫生知识的健康教育，增强自我防护意识。②配备防寒服。防止航空器迫降极寒地区造成低温伤害。③建立辐射个人剂量档案。实施极地航线宇宙辐射个人剂量监测，检测年宇宙辐射累积剂量。④控制飞行量。科学制定飞行计划，减少个人超量执行极地航线任务。⑤血液系统问题的飞行人员禁飞极地航线。凡贫血、外周白细胞减少症、免疫功能低下者，不安排其参加飞行任务。⑥避免在太阳黑子活动剧烈时飞行。当太阳耀斑引起短时间内宇宙辐射强度急剧增加时，及时降低飞行高度，避开强的辐射窗口时间。⑦提高个人抗辐射能力。加强锻炼，规律作息，合理膳食，增强体质。⑧空中餐食的配备。选择高营养、高蛋白饮食，以及具有抗辐射效应的食物。

（周炼）

hángkōng rényuán ānquán yòngyào yuánzé

航空人员安全用药原则

（principles of safe medication for aircrew） 航空人员使用药物必须遵守的准则。安全用药原则是航空安全管理中一项重要规则。目的是预防或降低航空人员因不合理使用药物导致工作能力受损及毒副作用，确保飞行安全。

形成原因 航空作业属于高度复杂心理运动活动，对航空人员的认知功能、感知觉功能以及心理运动功能要求高，航空人员用药与普通人群不同，用药选择不仅考虑药物的疗效，更应考虑药物对工作能力不良影响。药物是影响航空安全的危险因素，飞行员不合理用药可导致飞行能力下降，甚至空中失能而威胁飞行安全。澳大利亚民航局对 1957～2006 年 8302 起飞行事故/事件原因的分析结果显示，有 36 起事故/事件与飞行员服用药物或酒精有直接关联。

主要内容 世界各国航空安全管理机构均制定相应的法律法规，对航空人员用药进行严格管理，航空人员用药通常遵循以下原则：①行政许可原则。航空人员用药实行行政许可批准制度。政府定期发布航空人员准许服用或禁止服用的药物清单，并提出相应的安全监控措施。航空人员服用的药物必须是航空医学行政部门经过安全评价并批准认可药物。②报告原则。航空人员服用药物，必须如实向主管航空医师和体检鉴定机构报告，在航空医师指导下用药。研究证实，许多非处方药副作用对飞行员的飞行能力具有损害作用，因此加强非处方药物管理非常重要。③地面观察原则。首次服药飞行员必须在地面观察一段时间，确认治疗效果稳定、对飞行能力无不良影响，经体检医师医学鉴定合格后方可飞行；更换药物类型或增加药物剂量，也须经过地面观察评价；短期临时使用可能损及飞行能力药物的飞行员，应根据药物代谢动力学特征，经 5～6 个半衰期地面观察后才能飞行。④"1 年规则"。此规则指国家食品药品行政机构批准上市的新药，必须在普通临床中应用至少 1 年以上，并确认安全，方可应用到飞行员群体。⑤低剂量原则。根据国际航空医学实践经验，"低剂量用药"是众多安全用药措施中确保飞行安全最为重要、最为核心的原则。飞行员服用药物的最大剂量不得超过推荐剂量的中上限，最好服用推荐剂量的中低限，当药效不佳时，可改用其他药物或联合用药。⑥使用长作用制剂原则。有些药物尽量选用长效制剂，保证用药的时效性。⑦不良反应监测。飞行员服药过程中出现不良反应，应当及时报告航空医师，考虑更换药物。同时根据具体服用药的潜在副作用进行医学监测，例如服用利尿剂，可能会导致体内的电解质和酸碱失衡，尤其低血钾对飞行安全的影响，需定期监测血液电解质指标。

（周毓瑾　张　烨）

kōngqín rényuán jiǔjīng hé dúpǐn jiǎncè

空勤人员酒精和毒品检测

（alcohol and drug testing for aircrew） 按照法律法规，对空勤人员进行酒精和毒品检测的活动。

工作组织 根据检测目的和检测时机的不同，主要分为七种类型。①随机检测：依据随机抽查的原则，未预先告知按照一定比例对空勤人员进行的检测。②定期检测：定期公开进行的酒精和毒品检测，如在空勤人员的年度体检期间进行的检测。③事故后检测：发生航空器事故/事故征候后，相关空勤人员都应接受的检测。④入职前检测：对申请或申请调至空勤岗位的人员进行的检测。⑤质疑性检测：接到举报或有充分理由质疑空勤人员违反酒精或/和毒品使用的规定而进行的检测。⑥复职检测/随访检测：在随机检测、定期检测、事故后检测或质疑性检测中检测阳性，或因其他情况被暂停岗位工作、纠正了错误行为重回岗位前或之后对空勤人员进行的检测。⑦自愿检测：空勤人员或申请者主动接受的检测。

工作内容及方法 根据民航法规和相应的实施条件选择适合的方法和流程，对空勤人员进行酒精和毒品检测，毒品检测的主要项目包括大麻、可卡因、苯丙胺、吗啡类及苯环己哌啶等五类违禁毒品及药物。

酒精检测 根据检测的生物样本不同，可分为血液、呼出气、尿液、唾液、胆汁、晶状体等酒精检测法，血液检测和呼吸检测是常用的检测方法。①血液检测：直接测定血液中的酒精浓度。主要检测方法有湿化学法、酶法和气相色谱法等。血液检测法能够多次重复精确检测，但成本较高，采样过程有创伤性，需要专业的分析检测人员。②呼吸检测：通过测量从肺部血液中排出并释放至呼气中的酒精，间接测定血液中的酒精浓度。呼出气中酒精含量检测的方法有湿化学法、气相色谱法、红外光谱法、半导体传感器法和电化学分析法等。呼吸检测法流程简单、造价低廉且可立即得到检测结果，但易受到受试者生理因素和环境因素的影响。

毒品检测 可用于体内毒品检测的生物样本包括尿液、血液、毛发、唾液和汗液及各种组织样本，尿液检测最为常用。检测程序分为标本收集、筛查检测和确认检测3个环节（图1）。筛查检测时，通过免疫方法定性检测样本中是否含有毒品成分，常用检测方法有胶体金法和放射免疫法。确认检测时，通过色谱方法定量测定样本中的毒品成分，主要检测方法有用气相色谱法、气相色谱-质谱联用法、液相色谱法和液相色谱-质谱联用法。

具体要求： 对于检测方案的制定，应结合法律、伦理、实际和成本效益以及要达到的目标等因素综合考虑；同时需配有详细的操作指南，说明检测方案的目标和检测种类、方法、程序、结果判定和质量控制等细节问题。

（祁妍敏）

nǚxìng kōngqín rényuán shēnglǐ wèishēng

女性空勤人员生理卫生

（ physical health of female aircrew ） 根据女性生理特点与变化规律，针对航空作业环境有害因素采取的使女性空勤人员免受或减轻影响与伤害的医学预防措施。目的是保障女性空勤人员的身体健康，满足职业要求。

航空环境对女性的生理影响 主要表现为：①月经失调。长时间飞行、工作时间不规律、跨时区飞行、飞机噪声、颠簸、空中辐射及温度变化等因素，可能导致性激素分泌的失平衡状态而致月经紊乱。月经期盆腔器官充血，子宫内膜血管破裂、开放，加大腹压时会使子宫壁受到压迫，子宫内膜不易修复，导致月经量增加，月经期延长。②痛经。乘务员在客舱内要来回工作，身体活动多，从事站立工作时间长，盆腔静脉压力持续性增高导致盆腔淤血，相应的会引起下腹部坠胀，可出现痛经。③妊娠影响。飞机噪声、振动、宇宙辐射等可能增加女性空勤人员早期妊娠流产率、早产率、低体重儿率，也可对胎儿造成损伤，增加胎儿畸形的风险。

预防保障措施 ①加强宣教：定期举办保健知识讲座，使得女性空勤人员能够了解自身的生理特点，加强自我保健。②预防月经失调：注意养成良好的生活方式，形成有规律的生活习惯，保证充分的营养与睡眠，多吃谷物和新鲜水果蔬菜等高蛋白与维生素食物，减少钠盐和咖啡的摄入，避免烟酒；避免过度劳累与激动，保持精神愉快，以免不良情绪影响内分泌系统导致月经紊乱。③预防痛经：对于痛经人员嘱其在每次月经来潮之前的1周开始服用养血调经类的中成药，能起到活血化瘀，利气镇痛作用，到经期来临时能有效地缓解痛经。同时，要督促她们进行一些增强体力和摄氧能力的锻炼，以增进盆腔肌张力及促进气血循环，缓解压力，放松肌肉，让经血顺畅流出，缓解经期不适症状。针对那些提前服药后效果不理想，仍影响工作的人员临时停飞，地面休息治疗。④女性空勤人员妊娠期间的保障：饮食要均衡。五谷杂粮、蔬菜水果、鱼肉禽蛋，搭配食用，还要多饮水，少吃辛辣食物等。女性空勤人员一旦妊娠应终止飞行。⑤要认真落实航空卫生工作规则和体检鉴定标准中的有关规定，每年对女性空勤人员进行一次妇科疾病的普查普治，基层单位一定要保证"正规妇科体检"即提供专业设施、由专业医师完成的妇女病普查，目的在于早发现、早诊断、早治疗。必须抓紧早期治疗者，如恶性肿瘤、可疑恶变、符合手术指征的疾病，应及早送住院或观察。对于已确诊慢性疾病者，航医根据其是否能正常执行空中服务任务，做临时停飞治疗或带药飞行观察处理。

（赵 旭）

mínyòng hángkōngqì wèishēng

民用航空器卫生

（ civil aircraft hygiene ） 用公共卫生的理论和技术旨在预防疾病、保障航空器乘员健康所进行的医学预防活动。民用航空器须满足公共卫生方面和检验检疫等卫生学方面的要求。主要内容包括环境卫生、饮食食品卫生、病媒生物的防治、废弃物处理等。

主要内容 包括：①航空器

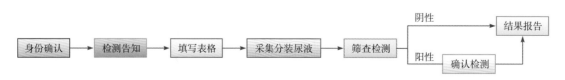

图1 毒品尿液检测流程

客舱应当符合公共交通工具卫生标准，保持清洁、卫生，并按照有关规定进行定期卫生检测。②航空器客舱内旅客使用的物品和用具应当安全、卫生、无害。③机上盥洗设施、设备应当满足相应卫生标准；马桶内应当投放化粪剂及消毒剂。④航空器内应当定期消毒和杀灭鼠、蚊、蝇、蟑螂及其他病媒有害生物。从事消毒和杀虫的人员应当具有专业资质或通过专业培训。航空器使用的消毒、杀虫药剂应当通过适航审定且无毒无害。⑤机上垃圾、废弃物应当随时清除，密闭存放，不外溢、泄漏。对于机上成员的呕吐物或可疑传染病患者的废弃物应当使用《大型飞机公共航空运输机载应急医疗设备配备和训练》（AC-121-102）规定的卫生防疫包进行处理。⑥来自或途经公布的传染病疫区或可能载有可疑传染病人的航空器，应当根据当地卫生行政管理部门或疾病控制部门的意见，送交专业机构实施专业消毒或终末消毒。

航空器消毒 主要有常规消毒与特殊情况消毒。

常规消毒 伤员或其他人员在运输飞行中未发生医疗情况时，对航空器进行的预防性消毒，不必进行空气消毒。①消毒范围：客舱地面、座椅板（扶手）、行李架和厕所。②消毒方法：伤员和机组等人员离机后，按航空器消毒规范进行（表1）。③注意事项：消毒剂的使用浓度和作用时间应以使用说明为准。若使用规定以外的其他药物和消毒方法，需特别谨慎，所用药物需经过适航审定合格或符合国际民用航空组织推荐的飞机使用消毒剂（航空卫生指南）。

特殊情况消毒 若航空器客舱被血液、呕吐物、粪便、尿液等污染，应当进行特殊情况消毒：①首先使用含氯消毒吸附剂将污染物覆盖，然后将污染物清除至医用废物袋中密封。②用1000mg/L含氯消毒剂溶液擦拭污染区域，作用30~60分钟后用清水或温水擦拭三遍。③若得知所运人员患有疑似传染病，应请当地卫生防疫部门协助进行针对性的消毒处理。

（周 炼）

hángkōngqì huánjìng wèishēng

航空器环境卫生（aircraft environmental hygiene）

旨在保护机组和旅客在飞行中免受航空环境有害因素侵害而采取的预防对策。包括在法律、技术、设备、组织制度和教育等方面所采取的相应措施和卫生监督。

航空器环境卫生的内容有以下几个方面：①座舱空气质量控制。②座舱压力制度。③机上饮用水卫生。④航空器清洁消毒和病媒生物控制。⑤微小气候（温度、湿度、风速）、采光、照明。⑥噪声、振动、宇宙辐射等有害物理因素控制。⑦机上垃圾卫生处理、机上公共用品卫生及卫生设施卫生。

航空器环境卫生对于预防疾病、保护人体健康十分重要。国家颁布《公共场所卫生条例》《公共场所卫生条例实施细则》及中华人民共和国国家标准《公共场所卫生标准》对航空器环境卫生实施严格管理，中国民航局制定行业法规《大型飞机公共航空运输承运人运行合格审定规则》（CCAR-121-R6），对飞机座舱空气微生物、一氧化碳、二氧化碳、臭氧、新风量等提出控制标准。根据国家和民航有关航空器环境卫生管理要求，航空运输承运人根据需要，聘请专业技术机构定期监测客舱和驾驶舱环境卫生学指标，确保符合卫生学要求。

（周 炼 王晓琳）

chuánrǎnbìng hángkōng chuánbō fángkòng

传染病航空传播防控（infection spread aviation prevention and control）

通过管理、控制传染源，切断传染病的航空传播途径，防控传染病通过航空途径传播的活动。对保护易感人群、防止传染病扩散具有重要意义。

工作组织 民航局负责组织领导和监督传染病疫情民用航空应急控制工作。民航地区管理局负责组织领导和监督本地区传染病疫情民用航空应急控制工作。民用航空运输企业和机场按照所在地人民政府和民航局、地区管

表1 航空器消毒规范

消毒场所	消毒方式	用量	消毒时间	备注
客舱地面	5%新洁尔灭（稀释至0.1%或稀释45倍）喷洒	500ml/m²	30~60分钟	
座椅、行李架	5%新洁尔灭（稀释至0.1%或稀释45倍）擦拭，或50~500mg/L含氯消毒剂擦拭	擦拭一遍或300ml/m²	30~60分钟	按b项消毒后，立即使用清水或温水清洗三遍，清除药渍
厕所便器	500~1000mg/L的含氯消毒剂	擦拭一遍或1000ml/m²	30~60分钟	消毒后使用清水或温水清洗三遍

理局突发公共卫生事件应急控制指挥机构的要求，根据本单位的实际情况，制订应对传染病疫情应急预案和应急工作程序，具体实施各类应急控制措施，建立协调机制，负责信息报告，维护航空运输的安全畅通。建立了国家、民航局、机场（航空公司）三级预案和组织体系。

工作内容及方法　主要包括制定法律法规和预防控制程序。

制定法律法规　①《国际民用航空公约》第14条规定，缔约各国同意采取有效措施防止经由空中航行传播霍乱、斑疹伤寒（流行性）、天花、黄热病、鼠疫，以及缔约各国随时确定的其他传染病。《国际卫生条例》针对公共卫生风险，制定了预防、抵御和控制疾病国际传播的公共卫生应对措施。②中国为有效预防传染病经航空运输途径传播，颁布了《中华人民共和国国境卫生检疫法》《国内交通卫生检疫条例》《突发公共卫生事件应急条例》《国家突发公共卫生事件应急预案》等法规。2005年，国家颁布了《加强预防控制传染病境外传入和通过交通工具传播的措施》，民航局下发了《突发公共卫生事件民用航空应急控制预案》，重点对组织管理、工作职责、应急措施、指挥协调、信息报告和定期演练等做出规定。

预防控制程序　①在运行途中的航空器上发现传染病患者、疑似患者时，机长应当立即通过空中交通管制部门，向民用航空行政主管部门报告以下内容：航空器所属公司、型号、机号、航班号；始发机场、经停机场、目的地机场；机组及乘客人数；患者的主要症状、体征、发病人数等。②机长应当组织人员实施下列临时交通卫生检疫措施：立即控制传染病患者、疑似患者所在舱位，禁止各机舱间人员流动；控制机组人员进出驾驶舱；对传染病患者、疑似患者采取就地隔离、采样等医学措施。③对污染或可能被污染的环境和患者的分泌物、排泄物进行消毒处理。④民用航空行政主管部门接到疫情报告后，根据要求及民航有关规定，指定该航空器降落机场和临时停靠点。⑤航空器降落后，机场临时交通卫生检疫站应当组织有关人员实施下列应急卫生检疫措施：对传染病患者、疑似患者就地隔离，并实施应急医学措施；航空器上其他人员应视为密切接触者，进行详细登记，做好检诊，投服预防药物；将传染病患者、疑似患者移交当地县级以上地方人民政府卫生行政部门指定的医疗机构，密切接触者移交临时交通卫生检疫留验站；如航空器上发生传染病患者、疑似患者死亡，其尸体应经消毒处理后，移交当地县级以上地方人民政府卫生行政部门指定的医疗机构；对污染或者可能被污染的物资实施消毒。固体废弃物必须进行焚烧处理；对航空器实施终末消毒、灭蚤、灭鼠等卫生处理，经检疫合格，签发检疫合格证明后，方可继续投入运营。

具体要求　①加强领导，密切配合，建立完善防控措施联动机制。②建立疫情通报制度。③实行健康告知制度。④建立旅客健康巡查制度。⑤建立传染病人交接制度。⑥完善医疗卫生机构与设施，建立传染病定点医疗制度。⑦加强人员培训和健康教育。⑧完善预案和应急程序。⑨加强监督检查。

（王立军）

hángkōng shípǐn wèishēng

航空食品卫生（aviation food hygiene）　航空运输特定环境下的食用品和饮用品所要达到的卫生学以及监测要求。航空食品一般通过地面航空食品制作单位向旅客和机组成员配送。航空食品具有特殊性，必须满足如下要求：①卫生标准。航空食品应当符合《中华人民共和国食品安全法》《中华人民共和国食品安全法实施条例》的有关规定，并满足航空器运行环境对食品卫生的要求。原料和辅料应符合国家相应食品卫生标准；进口食品（含饮料）应符合国家进口食品卫生质量管理的规定。机上餐食微生物限量标准应符合相关国家标准和《食品安全国家标准 航空食品卫生规范》（GB 31641—2016）的规定。定型包装食品应当符合国家相关卫生标准；快餐盒饭等需要加工的食品，应当采用适于储运的无害化简易包装，并保证安全、卫生。②监测方法。感官和理化指标监测按《中华人民共和国食品安全法》和GB 31641—2016规定执行；微生物学指标采用《食品安全国家标准 食品卫生微生物学检验》（GB 4789）规定的方法。③航空承运人建立监督制度，确保航空食品经营、加工单位持有有效"卫生许可证"。所有的航空食品制作人员和工作人员应该依据《食品安全法》的要求定期进行体检和卫生知识培训。④航空器配餐间要求，清洁、整齐、卫生；餐食、饮料和餐茶、酒具分类存放，确保安全、卫生。

（周　炼）

jīshàng yǐnyòngshuǐ wèishēng

机上饮用水卫生（drinking water hygiene on board）　航空器所搭载的供旅客和机组成员饮用

的生活用水的卫生学及监测要求。承运人执行航班任务时,机上饮用水由非航空食品制作单位配送。机上饮用水应满足:①卫生标准。水质符合所在国饮用水标准,国内符合《生活饮用水卫生标准》(GB 5749—2006)的标准。②饮用水容器及系统要求。机上水箱卫生要求,水箱内壁和排水口应光滑、清洁、无污染、无腐蚀,排水后不易残留沉淀。剩余水应在当日航班结束后排净。工程技术部门按照该机型维护手册的要求定期对飞机饮用水容器及系统清洗消毒,消毒药液浓度和用量应执行该机型制造厂商规定的标准。饮用水供水车卫生要求,水箱内壁应光滑、清洁、无污染、无腐蚀,排水后不易残留沉淀。输水管应光滑、清洁、无异味、无渗漏。水箱每日使用过后应将水排净,不得残留剩水。供水车水箱及附属设施应定期清洗消毒。③机上饮用水系统水质检测,供水车的水质检测方法按照《生活饮用水标准检验方法》(GB/T 5750—2006)的规定执行。承运代理人提供的饮用水应满足承运人的要求。

(周 炼)

hángkōng yǐnyòngshuǐ wèishēng jiānguǎn

航空饮用水卫生监管 (hygienic supervision of drinking water in aviation) 为持续确保航空器饮用水(特指航空器本身的饮用水系统)在供应链的每一环节、水的处理程序以及水处理设备的维护更新等方面达到卫生安全的各项监督管理工作。航空器上的水被动物或人类排泄物的潜在微生物污染,是威胁机上乘员安全的航空风险之一。这种污染可以源自水源,或者水在运送操作中

或当水被储存在航空器上时发生。因此,饮用水进行消毒和水处理机构遵循世界卫生组织或当地更严格的管理机构所建立的卫生要求是必要的。

简史 进入20世纪90年代以来,随着微量分析和生物检测技术的进步,以及流行病学数据的统计积累,人们对水中微生物的致病风险和致癌有机物、无机物对健康的危害认识不断深化,世界卫生组织(WHO)和世界各国相关机构纷纷修改原有的或制订新的水质标准。全世界具有国际权威性、代表性的饮用水水质标准有三部,即WHO的《饮用水水质准则》、欧盟(EC)的《饮用水水质指令》以及美国环保局(USEPA)的《国家饮用水水质标准》。

1983~1984年,WHO出版了《饮用水水质准则》(第一版),涵盖指标31项,并对这些指标均给出了指导值;另有12项指标提出了感官推荐阈值,以保证水质感官性状良好。1993~1997年,WHO分三卷出版了《饮用水水质准则》(第二版),又于1998年、1999年和2002年分别出版了附录部分;此外还出版了《水中的毒性蓝藻》,并针对一些关键性问题编写了专家综述。第二版中涵盖指标135项。2004年,鉴于在微生物危险性评价及与之有关的风险管理方面所取得的重大进展,WHO出版了《饮用水水质准则》(第三版),此版大幅度修订了确保微生物安全性的方法。第三版中包括水源性疾病病原体27项(细菌12项,病毒6项,原虫7项,寄生虫2项),具有健康意义的化学指标148项,放射性指标3项。另有28项指标提出了感官推荐阈值。

1980年,欧盟发布了《饮用水水质指令》(80/778/EC),指标比较完整,要求也比较高,检测项目包括微生物指标、毒性指标、一般理化指标、感官指标等,绝大部分项目既设定了指导值,又制定了最大允许浓度;1998年11月又通过了新指令98/83/EC。与80/778/EC相比,98/83/EC作了较大修订,新增指标19项,删减36项,17项指标的标准值发生变化。新指令更加强调指标值的科学性和与WHO《饮用水水质准则》中规定的准则值的一致性。

1914年,美国颁布《公共卫生署饮用水水质标准》,后来分别于1925年、1942年、1946年和1962年被修订和重新颁布。严格来说,美国早期的这些水质标准对自来水厂等一些供水行业并不具有全国性的法律约束力,该标准强制实施的程度,取决于各州当地的法律规定。1974年,美国国会通过《安全饮用水法》(SDWA)。根据《安全饮用水法》,USEPA于1975年3月提出了具有强制性的《国家饮用水一级标准》,除了与健康有关的强制标准以外,美国环保局1979年还提出了具有非强制性的《国家饮用水二级标准》;现行的美国饮用水水质标准颁布于2006年,标准中包括强制执行的一级饮用水规程指标98项,其中有机物63项,无机物22项,微生物8项,放射性5项;作为非强制性的二级饮水规程指标15项,主要是指水中会对人体容貌(皮肤,牙齿),或对水体感官(如色、嗅、味)产生影响的污染物。

其他国家或地区的饮用水标准大都以这三种标准为基础或重要参考,来制定本国国家标准。

1999年英国港口卫生当局协

会（APHA）开展研究，检查了取自英国 13 个机场内输水管道、水槽车和机场水源中的 850 份样本。铜绿假单胞菌在 27% 的样本中被检出，大肠菌群在 7.8% 的样本中被检出，大肠埃希菌在 0.4% 的样本中被检出，肠球菌在 1.2% 的样本中被检出，亚硫酸盐还原梭菌在 0.4% 的样本中被检出。在被大肠埃希菌污染的所有样本中，有 7.9% 显示出了被粪便污染的迹象，而未被大肠埃希菌污染的所有样本中，仅有 1.3% 显示出被粪便污染的迹象。

2004 年 USEPA 开展的一项研究中，随机抽检了同时提供国内和国际航线服务的 12 家机场的 327 名乘客。USEPA 分析了航空器上厨房和盥洗室的饮用水样本的大肠菌群（在对总大肠菌群呈阳性反应的情况中，测试了样本的大肠埃希菌/粪大肠菌群情况）、残余氯总量、异养细菌，以及总氮和亚硝酸盐情况。至于微生物的存在，在一个或多个采样地点检测的航空器中，有 15.0%（49/327）对总大肠菌群呈阳性反应；对总大肠菌群呈阳性反应的这些航空器中有 4.1%（2/49）对大肠埃希菌/粪大肠菌群也呈阳性反应。检测的航空器中有 21.0% 有无法检测出的余氯。

2006 年 6 月加拿大卫生署对航空器上水的随机检测发现，检测的航空器上的水中有 15.1% 对总大肠菌群呈阳性反应，有 1.2% 对大肠埃希菌呈阳性反应。绝大多数污染物是在盥洗室水龙头或阀门的水内发现的，这表明可能发生了局部污染而非全面水污染。

理论基础 介水传染性疾病在世界上众多的地方发生，它包括霍乱、伤寒、细菌性痢疾和阿米巴痢疾，以及其他肠道感染。

旅行会推动传染病的传播。旅行人数和速度会对疾病产生国际性的影响力。这对于航空运输尤为如此，由于 21 世纪将有数百万人在全球范围内进行航空旅行，航空器运营商会遇到将人和物资运入和运出具有不同的、有时甚至不健全的卫生和卫生设施标准的疾病感染区域等问题。然而，如果不连续执行适当的程序和卫生习惯以确保所使用的饮用水和食品加工和制备的水的安全，任何状况都会处于危险之中。

2004 年 WHO 发布的《饮用水水质准则》（GDWQ）提供了全面的指导来确保饮用水的水质和安全性，确定了能在饮用水供给中达到有害浓度的大量污染物，包括微生物、无机和人造有机化学制品、消毒副产物和放射性核素，描述了风险管理的系统研究方法。根据一般的定义，GDWQ 定义的安全饮用水，不仅仅表示在毕生的用水期间对健康产生的任何重大风险，还包括生命阶段之间可能发生的不同敏感性。

重大微生物风险与饮用被人类和动物排泄物污染的水相关，尽管通过制作食物接触和人类直接接触可能对微生物疾病风险有着更为重要的影响。微生物风险是主要关注问题，尽管也存在与剧毒化学物质相关的一些风险。由于接触条件的短期性和有限性，而不是长期的或终身的，绝大多数航空器上饮用水安全相关问题关注的是因在机场运输水期间，通过传输点或在航空器上时可能发生的污染而造成的急性风险。并且航空器的移动性、储水系统维修保养的特殊性以及加水区域的安保的高度敏感性，决定了其二次供水流程又不能完全遵循普通的生活饮用水规范或标准。例

如，《生活饮用水卫生标准》（GB 5749—2006）要求"末梢水中余量游离性余氯不少于 0.05mg/L"，但这一要求却忽略了航空器长时间运行后，储水的余氯的衰减量可观，导致残留水无余氯保护，不足以防范输水过程中可能存在的粪源性再污染，水质受微生物重复污染的风险大大增加。

除了微生物外，一些无机化学物质，如硝酸盐和亚硝酸盐（会通过农业活动，污水流入，或管道系统的污水交叉污染进入水源中）和铜（可能会通过铜管道渗入饮用水中）等，也可能是需关注的健康问题，因为过度的短期接触也会使部分人群（如患有慢性病的人群）面临健康威胁。例如，除其他因素外，高铁血红蛋白血症可能是因婴儿暂时接触硝酸盐或亚硝酸盐造成的；胃受刺激可能是因短期接触铜引起的。重复性短期接触化学危险品可能带来的重大累积效应是不能被忽视的，因为它们可能会导致长期后果。

《国际卫生条例》（2005）的附录 1B1（d）中，要求国家明确指定的每个机场在有限的时间内都要有使用航空器场设施提供安全的饮用水供给的能力；根据第 24（c）条，所有国家都需要采取所有可行措施来确保国际运输运营商保持其运输工具没有污染和感染源，而这应该包括饮用水。每位航空器运营商应负责确保航空器上没有感染和污染源，包括水系统。基于这一目的，在航空器上，对在地面供水水源处取得水的水质，以及航空器上水质维护的这些标准给予支持非常重要；根据第 22（b）条，对所有国家来说，主管部门需要尽可能地确保所有国际机场的设施达到良好

的卫生条件，无感染和污染源。这包括从经主管部门批准的未受污染的水源处提供饮用水。

GDWQ 描述了保护消费者健康的最低安全实践要求，引出了水的主要成分或水质指标的数值标准。最低安全实践要求或数值标准都不是强制性的限制，而是引导国家当局建立其自己的强制性标准的、以卫生保健为基础的指南。为了定义这种限制，需要在当地或国家环境、社会、经济和文化条件下考虑 GDWQ 的适用性。但是，考虑到空中旅行的全球性，以及需要从具有不同的、有时甚至不健全的卫生和卫生设施标准的疾病感染区域将水运到航空器上，GDWQ 或国家标准需得到遵循，以更为严格的标准为准。这种方法会为乘客和机务人员提供持续的可靠保护，使其免于面临因饮用水受污染而造成的潜在风险。

工作组织 建立航空饮用水卫生管理体系，并辅之以相应的措施（如航空器供水系统的设计、建构、操作和维护），确保水质在航空器上能得到维持，并且涵盖从接收水到运输直至到航空器上的水，是持续确保饮用水供给安全性的最为有效的管理方法。航空饮用水卫生管理体系有三大组成，这三大组成以卫生保健目标为指导，通过饮用水供应链监管来监督。

系统评估 包括通过对供水系统的描述，从而确定作为一个整体的饮用水供应链能否传送满足卫生保健目标的水；危害识别和风险评估；确定控制措施，风险的再评估和优先次序；改进方案的制定、执行和维护。

运行监测 包括控制危险和风险的控制措施的识别，以及确定系统是否满足卫生保健目标的验证。

管理和沟通 包括管理程序的编制，制订支持性方案来管理人员和流程（包括升级和改进）。

工作内容 航空饮用水卫生管理体系在机场的水源水、机场取水点、水的传输、航空器上等每一个环节都有相应的卫生管理措施。这些措施包括：①深入了解该系统，以及其供应满足卫生保健目标的水的能力。②识别可能的污染源，以及控制方式。③验证用来控制危害的控制措施。④在水系统内实现一个监控控制措施的系统。⑤及时采取整改措施来确保持续供应安全的饮用水。⑥验证饮用水水质从而确保航空饮用水卫生管理体系得到正确的落实，且达到了满足相关国家、地区和当地水质标准或目标所需的性能水平。⑦为涉及安装、维护、操作和监控航空饮用水卫生管理体系中确定的水供给和供应链的所有环节的所有人员提供适当的培训（必要时，包括开发、评估和全面管理）。

工作方法 航空水质监管是识别和评估与机场和航空器上饮用水使用和饮用相关的潜在健康危险而采取的一项持续不断的调查活动。对整个供水系统从源头到航空器上厨房和盥洗室的水龙头进行定期微生物监管应是一个关键重点。验证与供水标准的合规性应从源头开始，贯彻到整个配水系统中。每个水源，配水系统中的传输点/关键点和终点都应得到监控。如果这个无法实现，那么最低要求是终点需得到监控，但是如果发现了不合规的结果时，要能追溯。

监控机场的水龙头 以确保为机场服务人员提供安全的水质。在传输点入口处需监控的建议指标是大肠埃希菌或耐热（粪便）大肠菌群，消毒剂残留物，具有急性效应的化学物质，腐蚀性污染物，浊度和感官指标。

监控传输点 以确保航空器上水的安全性。在航空器（包括水槽车、水车、软管、可再装容器）传输点处需监控的建议指标是大肠埃希菌或耐热（粪便）大肠菌群，消毒剂残留物，以及浊度（如有需要）。

监控航空器 以确保向航空器上的人提供安全的水质。建议监控具有代表性的水龙头（如厨房、盥洗室、饮水器）处的大肠埃希菌或耐热（粪便）大肠菌群。除常规的大肠埃希菌点检外，还需监控各主要服务点。若有感官指标（气味/颜色/口感）方面的抱怨，需对水质做出进一步的调查，调查可能表明需要监控浊度。还需监控的指标包括具有急性效应的化学物质和腐蚀性污染物。在航空器经消毒和冲洗后还需测量消毒剂残留物。

监控的频率 以充分的频率来监控所有关键指标以确保水的安全性。

具体要求 除符合 GDWQ 或适用于水供应链特定环节的国家标准外，还就针对各节点有不同的要求。

机场 水供应商应向机场提供最安全的水。提供给机场的市政给水水源的条件应是已知的、可控的。传输至机场的管道供水应从符合 GDWQ 或主管当局监控的国家标准的良好操作、维护的系统处获得。如果向机场提供的水不符合 GDWQ 或国家要求，机场需要使用质量更高的水源，或提供水处理以满足这些质量目标。若供应给机场的水发生污染，机场应完成整改措施，立即告知负责将水输送至航空器上的相关方，从而使其能采取减缓措施或制止污染水被运上航空器。需保持监控文件（记录），使发生事故时能进行分析。按照《生活饮用水卫生标准》（GB 5749—2006）中的要求，定期取样监测相关的指标项目。

机场可能会从市政/公共或私营给水单位处获得饮用水，或者机场运营商自身就是负责自产自用的供水方。饮用水通过机场的配水系统被传送到饮用水柜、水车、加水站和机场大楼处。管理不当的饮用水，与市政给水中一样，也可以在机场传播传染病。要么是水源处提供的水被污染，要么是因配水系统中的交叉连接而造成污染。水源性疾病疫情的另一个可能原因是机场配水系统内的交叉污染。机场应通过操作监控确保机场内的水是可饮用的，应执行严格的计划来控制装水，配水和水处理过程中的交叉污染（如制定交叉连接和防止回流计划）。除常规的水质测量外，还需定期进行自审或检验［按《生活饮用水卫生标准》（GB 5749—2006）中的要求］；如果显示出有污染，或如果怀疑有不当操作，应建立和落实整改措施或规程。若如发生这种情况，需将其传达给公共卫生部门和其他受影响人员，如机场的工作人员，或对水传输点负有责任的人员。

传输点　传输水的常用设备包括但不限于管道、软管、饮用水柜、水槽车、水箱、加水站，可再装缸和壶，以及消防栓（包括水龙头/阀门）。设备需用经认证的适当材料（如防腐蚀材料）制成，需适当设计、运行、标记和维护，且其不得用于会对水质

产生不利影响的其他应用中。设备每个组件的制造商规范需要得到验证以确保设备的有效性。关于管道的性能，它需能随时维持正压从而降低回流风险。饮用水系统和其他管道系统之间需没有连接。还需通过正确安装管道、防回流装置和水管系统来防止污染水回流到饮用水中。航空器上饮用和烹调用的水不得从洗手间、卫生间或其他可能存在或产生污染危险的地方取得。柱式或壁式消防栓是首选，但是必要时落地式消防栓也是可接受的。如果用软管来将饮用水装上航空器，消防栓出水口应具有一种能实现软管快速连接和拆卸的偶合装置。对于永久性连接到消防栓出水口处的软管，螺纹管件是可以接受的。所有消防栓出水口的封端应以向下方向，或通过鹅颈管来实施，除了落地式消防栓可以水平排水。当消防栓是落地式时，或消防栓位于一个坑中时，在建造传输点时需注意确保消防栓区域和消防栓箱的排水系统足以防止洪水。在新的维修区域中，不建议使用带有疏水孔的消防栓。消防栓需具有平滑的内表面，无裂缝，足够牢固能经得起剧烈使用。建造软管端上的喷嘴时，要使其能与航空器的注水接头紧密接合，且其尺寸应与航空器上任何废水接头的尺寸不同。所有软管接头应是快速接头型的，除非软管是永久性连接到水车或消防栓上的。水管喷嘴和软管端头应不接触地面或任何污染材料，如地面上的水池。软管防护系统以多种形式来设计。还应提供保护软管端口不受污染的防护装置，垫片、球或其他装置，且进行适当维护。位于此种软管注水端处的阀门不得位于垫片或保护装置的喷嘴端

上。软管应良好保存，远离废水处理设备，保存在特殊的卷盘上，或不作其他用途的柜子中。喷嘴，管件和联动机构应遮盖以避免污染。软管在使用前应彻底冲洗，定期消毒；在观察到地面操作带来任何污染后，应立即消毒。应制订传输程序以确保避免与地面和其他污染表面的接触。

设计水箱时，应使水箱能被消毒和冲洗，且应提供一个能使水箱的水被全部排出的排水系统。水箱应贴上"饮用水专用"。水箱进水口和出水口的封端应以向下方向，或通过鹅颈管来实施，还应提供装有智能锁的盖子或塞子来防止被污染。进水口和出水口还应装有一种能实现软管的快速、轻松连接和拆卸的耦合装置。当用水车来运输软管时，水车上应当提供贮存设施来保护软管免受污染。

用可再装缸或壶提供的，在机场水源和航空器上贮存、配水系统之间的水传输点处使用的饮用水需满足相关的国际标准。在这种情况下，注水区域需是专用的，需没有食品制造废物和副产物，没有一般废弃物和清洁剂，应根据卫生条例来建立和维护。

要强调对在传输点处理水的员工的个人卫生，饮用水传输的职责也应被视为是专人履行的，与废水处理分隔开的，从而避免交叉污染。在任何情况下，员工都不得同时承担废水处理和饮用水传输两项责任。需考虑的其他问题包括制订确保软管喷嘴与地面和其他污染表面不会接触的传输规程，以及制订水车不会直接停靠在污水处理设备附近的规程。

定期自审或检验应实施，它们能对常规的水质测量进行补充，检验包括取样后按照《生活饮用

水卫生标准》（GB 5749—2006）中的指标要求进行检测和对照，但对于消毒剂残留物（余氯或二氧化氯等）的指标浓度，必须达到国际航空运输协会航空饮用水质量审计联盟的安全标准，即饮用水在输送到航空器时，余氯在 0.3~0.8mg/L，过氧化物（如二氧化氯）在 0.1~0.3mg/L，如不能达到此水平，则必须在水中加入相应的消毒剂，起到控制细菌和病毒的作用；如显示出污染迹象或怀疑有不当操作，应建立和落实整改措施或规程。如发生这种情况，需将其传达给公共卫生部门和其他受影响人员，如机场的工作人员，或对水传输点负有责任的人员。

航空器　如果提供给航空器的水无法满足 GDWQ 或国家要求，那么航空器运营商应采取措施以确保航空器上水的安全性。

航空器供水系统包括水勤务面板，航空器出水贮水箱的接管嘴，以及所有出水贮水箱、可再装容器/瓮、管道，以及航空器内为乘客或机务人员提供水的污水处理设备和管道装置。在现代航空器中，水一般存储在水箱中。水箱需用焊接不锈钢或强化玻璃纤维制成。他们借助于压力或重力为航空器所有出水口输送水（即洗手池、厨房水龙头、饮水器和热水器）。水箱的设计需要能将水排空。如果航空器只有一个水箱，或如果几个水箱被放在一起，那么需有一个注水/溢出点；另一方面，如果水箱位于航空器的不同地点，那么每个水箱都需有其自己的注水点。在所有情况中，注水点需与盥洗室维修面板分隔开以避免交叉污染。饮用水供应点应位于盥洗室外。在适当情况下，水应穿过自动冷却器来冷却。

供水系统中的所有组件应是耐腐蚀的，适用于高氯化水的。在某些航空器上，出于口感考量，净化过滤器被用来中和水龙头处饮用水中的氯，净化过滤器是可以有清除、灭活或杀死饮用水内微生物的功能的。在某些航空器中，因为被污染的风险很高，不提倡用装缸或壶中的方式储存饮用水，或用烧瓶再另装一些水从而对航空器水箱供给进行补充。

应验证制造商规范以及设备每个组件的适当使用指南从而确保设备的有效性。需定期进行自审或检验，按照《生活饮用水卫生标准》（GB 5749—2006）中的要求，它们可与常规的水质测量互相补充；这些自审或检验与对传输点或航空器实施的审查在复杂度上可能有所不同。如果显示出有污染，或如果怀疑有不当操作，应建立和落实整改措施或规程。若发生这种情况，需将其传达给公共卫生部门和其他受影响人员，如机场的工作人员，或对水传输点负有责任的人员。

应根据飞机制造商规范定期对飞机的饮用水系统进行消毒和冲洗，消毒和冲洗后消毒剂残留物应使用与消毒剂配套的测试工具来测量，按照制造商规范来使用。消毒剂残留物中的氯（最常见的消毒剂）不得少于 0.2mg/L，不得多于 5mg/L。应在厨房的冷水龙头，饮水机和一些盥洗室检测消毒剂的残留物。应记录结果。若消毒剂残留物大于 5mg/L，应重复冲洗过程，重新测量和记录消毒剂残留物。需注意，对盥洗室内的水进行监控可能会检测出来自周边环境而非水本身的污染。

监控频率　定期监控每个指标是维持水质安全所必需的，保管监控文件（记录），使发生事故

时能进行分析。在某些情况下，为了确定适当的整改措施，确保测量指标已经回归到安全水平，需提高监控频率。需增强监控的情境示例有对大肠埃希菌或耐热（粪便）大肠菌群呈阳性反应；过于潮湿的环境；影响水源水质的自然灾害期间或之后，或可能影响水质的维护活动后。感官指标（如气味、颜色或口感）一般通过客户的反馈来"测量"，这是一个主观参数，因为每个人都有不同的敏感度。

出于运作或法规原因，除 GDWQ 和中国的《生活饮用水卫生标准》（GB 5749—2006）要求的这些指标外，一些国家在其管辖范围内可能还要求对其他参数进行监控。机场、运水商和航空器运营商应与其当地主管当局核实是否还需要其他监控，在这些国家的管辖范围内主管当局需要的参数有哪些。

整改措施　应包括当供水系统中发生任何监测指标超出标准的机械、操作或规程缺陷，或怀疑有其他不当操作时，做出整改。若发生机械缺陷，补救措施应包括设施的维护、升级或维修。若是操作缺陷，措施应包括供应和设备的变更。若是规程缺陷，如操作规程不当，应评估和变更标准操作规程和培训方案，对人员进行再培训。若有证据显示发生污染，应立即采取适当措施以消除此种污染带来的公共健康威胁。适当措施可能包括传输设备或飞机水箱的其他处理、冲洗或消毒。此外，可能需要采取应急措施，比如说从其他水源处提供水。需提供监督以确保整改措施已按书面规程落实，且其落实足够迅速能尽量减少乘客、员工、访客等的接触。在采取整改措施期间，

建议加强监控和验证，验证步骤应充分，能确保水质已恢复到安全水平。

独立监管　航空水质监管是识别和评估与机场和飞机上饮用水使用和饮用相关的潜在健康危险而采取的一项持续不断的调查活动。通过促进饮用水供应系统质量、水量、可利用性和持续性的改进的监管，加强了公共卫生的保护。饮用水卫生安全性的独立监管由主管当局实施。在大多数情况下，监管主要包括基于机场、传输点或航空器的卫生检查。卫生检查是确定供水基础设施状态、识别实际或潜在故障的工具，应定期实施。监管机构应有权实施独立的检查，核实供应商信息的可靠性。这一般不需要像航空公司实施的持续控制那么频繁。监管应由公共卫生部门的授权和培训人员完成，或可使用合格的独立审核员和检查员的服务。应建立检查员资质规范，检查员应得到适当的培训，包括定期更新培训和换发新证。独立审核员和检查员，需与卫生安全部门的人员一样满足相同的要求。机管局、运水商（传输点）和航空公司需提供航空饮用水卫生管理体系，与航空饮用水卫生管理体系相关的所有文件都需得到审核。航空饮用水卫生管理体系的独立审核应包括一个系统研究法，立足于航空饮用水卫生管理体系的各个组成，通过外聘人员审核文件，落实和监控关键控制点来实现。独立审核包括通过演示员工遵守规程的情况来检查员工个人卫生，检查设备检验记录和环境状况，从而确保专用设备得以使用、储存在卫生良好的条件中，以及采水样供现场或实验室测试。由于受污染的饮用水中病原体会对健康带来急性风险，因而对整个供水系统从源头到飞机上厨房和盥洗室的水龙头进行定期微生物监管应是一个关键重点。验证与供水标准的符合性应从源头开始，贯彻到整个配水系统中。每个水源、配水系统中的传输点/关键点和终点都应得到监控。如果这个无法实现，那么最低要求是终点需得到监控，但是如果发现了不合规的结果时，要能追溯。规程或控制系统的检查需足以保证水供应链中的负责方能及时落实整改措施。需审核支持性方案以确保管理规程和培训足以确保供水的安全性。还应审核水供应商、机管局、运水商（传输点）、航空公司和参与民众的风险沟通流程。需建立一个将所有相关方融入水供应和传输链中的通知系统。主管当局应通过与报告者、负责方以及其他受影响人员进行访谈；通过现场检查和其他方式，独立验证水质和相关过程指标（维护检查表、培训记录等）来调查报告或事件。主管当局应配合负责方，将适当整改措施（修改饮水安全、管理、培训和维护计划、通知受影响人员等）告知负责方，确保整改措施方案是有效的，已得到落实，且完成验证。

（梁朝晖）

hángkōng yīliáo yùnshū

航空医疗运输（aviation medical transport，AMT）

用航空器运送伤病员并在空中进行医疗护理的活动。对提高伤病员运送速度和救治工作质量具有重要意义。

航空器内包括生命救助设施及受过专业培训的医护人员，使得伤病员在航空器内得到一个初步有效的处置后，利用航空器快速机动能力，转运伤病员到地面医疗机构做进一步处置，为伤病员的救治赢得时间。这种具备运输转运伤病员的航空器与地面救护车功用类似，亦称卫生飞机，堪称"空中救护车"，所提供的医疗服务形象地称之为"空中120"。航空器内，各种医疗设备包括心电图监护仪器、呼吸机、担架等，还有专业重症监护设备、自备供电设施和氧气传输系统。空中救护车不受地理条件的限制，不仅可以进行地区性的转运，而且可以进行国际的空中医疗救护转运，商业航班可以承担伤病旅客的转运。

病员或伤员的安全航空医疗运送，在运送前需要精确的病情评估和患者病情的稳定。应有适当的运送计划和最适用的通信。安全运送需要调度配有基本设备且经过适当培训的运送人员，以及在提交后送、运送和接受人员之间的有效联络。

AMT分为初级、第二级、第三级和搜索及救援反应。每次运送都需要制订计划、决定适当的时机、方式、医疗人员和所需的医疗设备。商业航班和救护飞机上的救护设备和医疗人员应有最低标准。在航空器现有医疗条件下，防止并发症和减轻飞行应激对患者、医疗人员和设备的影响。在航空医疗运送过程中，医疗组给予的救治的水准应是最低维持或改善患者的现状。

（周　炼）

mínyòng hángkōngqì shìgù yīxué diàochá

民用航空器事故医学调查（medical investigation of civil aircraft accident）

运用医学、生物学及相关科学的知识和技术，对航空器事故中有关人的因素进行调查分析，获取与事故有关的医学信息和证据的过程。医学调查是航空器事故调查重要组成部分，在航空器事故调查中发挥独特而重要的作用，为查明事故原因，识别影响飞行安全的医学原因和危险因素，预防事故提供科学依据。

调查任务 ①查明事故中的医学原因和因素，确定机组成员健康状况与事故发生发展的关系，识别影响飞行安全的医学原因和危险因素，为预防事故提供依据。②确定遇难者伤亡原因和机制，研究事故生存因素，为探讨救生措施，提高事故生存率提供依据。③验证事故征象，提供事故原因线索和佐证。④事故专题科学研究，为发展航空医学积累科学数据。

调查组织 为确保调查公正客观，重大飞行事故调查由国家授权的独立机构组织实施，如美国安全运输委员会、法国航空事故调查机构、英国航空事故调查局。中国则由国务院安全生产监督管理总局负责组织调查。调查人员采取委任制度。医学调查组一般由法医、航空医师、航空病理学、毒理药理学和心理学专家组成，为事故调查提供专业技术支持。

调查程序与方法 主要围绕可能导致飞行事故的病理、生理、环境、药物、心理等因素及其他方面（如生存因素）开展调查取证。采用的调查技术涉及多学科方法，包括医学、航空病理学、法医学、毒理学、药理学、生物化学、心理学、航空工程学、分子生物学、社会学等。事故医学调查程序归纳为现场调查、实验室检查、验证调查/验证试验、医学分析与结论、调查报告与安全建议（图1），常规调查内容与方法有以下几种。

事故现场调查 主要任务是发现、收集可能导致事故的各种医学证据和物证，为事故进一步调查提供线索和证据。现场调查内容：①现场勘察飞机残骸情况、尸体分布和损伤情况、座舱火情、飞行员失能证据（如驾驶舱中药品、呕吐物）、座舱环境、飞机增压系统、通风空调设备等情况，拍摄现场照片，绘制现场图。②收集并冷冻遇难尸体，对座舱内医学痕迹和其他物证进行采样保存。③对目击证人、遇难者同事和家属进行调查访谈，了解事故发生经过和遇难飞行员情况；调查飞行员失事前72小时生活史，了解飞行人员精神状况、饮食睡眠、起居作息以及疾病、服药、吸烟、饮酒、生活事件和飞行工作负荷。④事故飞行人员健康状况调查。查阅失事飞行人员的医学病历档案、体检鉴定资料和体检合格证，重点调查既往病史、体检资料、合格证有效期和限制条件（如带镜飞行、飞行时间限制）、用药情况（种类、时间、剂量）。

遇难者身份识别 对事故遇难者进行个体身份识别查清死者身份是事故调查国际惯例。空难个人识别常采用技术方法有：①直接辨认法。通过直接观察、辨认尸体、随身物品以及飞机座位等确认死者身源。辨认依据主要为年龄、性别、身高、头发、营养发育、面貌、肤色、衣着服饰、个人随身物品及其他明显的个人生理、病理特征如体毛、胎记、手术瘢痕、义齿、妊娠、疾病、先天畸形、残疾状态。②法医物证学方法。通过运用法医血清学、牙科学、人类学的检测技术和方法检验遇难者血液、血痕、组织块、毛发、牙齿、骨骼等生物学检材的血型、DNA多态性、牙齿特征等个人遗传特征和生物学特征，并与其生前相应信息比较分析，确认死者身源。③亲子鉴定技术。通过检测遇难者及其有血缘关系亲属（父母）的生物检材的遗传标志，依据孟德尔遗传规律来判断，间接确认尸体身源。

航空病理学检查 对遇难飞行员进行死亡原因鉴定、死亡方式鉴定、死亡时间推断、失能性疾病鉴定及其与事故因果关系的判定、伤情分析与鉴定、操纵飞

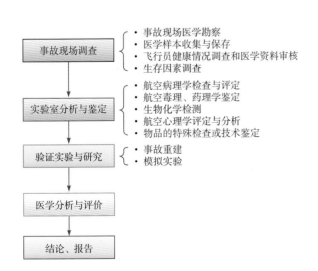

图1 事故调查程序

机者身份识别与鉴定。必要时，对旅客进行相关检测。航空病理学检查结果是分析事故发生发展过程、确定或排除事故中是否存在飞行员失能、评估事故生存因素等方面的重要客观依据和佐证。

航空药物毒理学检测 对事故相关航空人员血液、尿液和组织实施药物毒理学鉴定检测及与事故因果关系评价，确定或排除事故中的药物、毒理学和环境因素。常规鉴定项目有酒精、违禁药、可能影响飞行安全的药物及其代谢产物、座舱环境污染物（一氧化碳、氮氧化物、氰化物及其他座舱热解物质、农药化学物等）的定性定量分析。

生物化学检测 利用多种生化测试可为判明导致事故的生理因素和环境因素提供依据和佐证，如血糖、乳酸、碳氧血红蛋白、胆碱酯酶活性等。

放射影像学检查 对驾驶舱内遇难人员进行整体和特殊创伤部位（头颅、脊椎、四肢及重要骨折）放射影像学检查，结合尸体身份识别结果，可为判定失事时谁在操作飞机提供重要证据。此外还可为遇难飞行员伤情分析、评价坠机作用力大小和方向等方面提供辅证。

航空心理学分析与评价 涉及人为操作错误的飞行事故，均应对飞行员操纵能力变化的心理行为及其原因进行深入调查分析与评价。

幸存飞行人员的检查 对事故中幸存的飞行人员进行系统的医学和心理学检查，可为分析确定飞行员的身体和心理功能与飞行事故关联程度、评定事故对飞行员机体的影响提供依据。常规的检查内容包括询问、全面体格检查、心理学评定以及必要的实验室检查。

生存因素调查 统计事故伤亡人数，并进行事故伤情分析。对事故中防护救生设备的使用情况、应急离机程序的实施、机场应急救援等进行调查，判定是否存在加重事故程度的因素。

特殊技术检测 根据事故的性质和需要，对事故现场医学痕迹、救护装备以及相关物品进行特殊的技术鉴定和检测分析。例如，为排除或确定鸟击事故，需对飞机残骸中不明性质组织碎片或血痕进行血清学检查。通过驾驶舱舱音记录器和飞行数据记录器资料分析，可获得飞行员失能的证据。医学调查中还引入许多新的技术方法，如利用飞行员舱音频谱分析，可为评价飞行疲劳、饮酒服药飞行提供佐证；利用分子生物学技术，研究建立飞行疲劳、环境、药物、病理因素导致飞行员认知能力下降或失能的生物标志物。

验证实验研究 当事故性质复杂，对事故现象无法解释和判断时或调查分析推断的结果证据不足，难以判断其可靠性时，应进行专项试验进行验证和分析。通常方法有事故重建和模拟事故再现实验。

医学结论 对调查取证资料（包括其他专业组调查结果）进行综合分析，确定所有可能造成（或促成）事故发生、发展的医学因素，并对其与事故的因果关系进行评价和判定，做出医学调查结论。

医学调查设备 调查设备的配置取决于事故性质、失事飞机机型及其运载货物、事故现场地理位置特征等因素。医学调查设备分：①现场调查设备，包括交通工具、通信设备、现场勘察与特殊测量仪器设备、生物样本采集和保存运输设备、个体防护和急救装备以及调查技术资料等。②实验室检查设备和特殊检测仪器。

（周毓瑾）

mínyòng yùnshū jīchǎng yìngjí jiùhù
民用运输机场应急救护（civil transport airport emergency medical service） 机场管理机构组织机场应急救护机构和机场应急救护人员在机场及其邻近区域，对机场突发事件采取的应急医疗救护应对。机场应急救护是机场应急救援的组成部分。

简史 中国民用航空总局2000年4月3日发布《民用运输机场应急救援规则》，以及在2016年5月21日实施的交通运输部令2016年第45号《民用运输机场突发事件应急救援管理规则》中规定了机场医疗部门在应急救援中的主要职责，明确了机场应急救护是机场应急救援体系中的重要组成部分。国家质量技术监督局2000年4月5日发布了《民用航空运输机场应急救护设备配备》，对民用机场应急救护设备配备做了规定。中国民用航空总局2001年6月发布了《民用运输机场应急救护管理规范》，对机场应急救护分级管理、监督考核、情况通报等做了明确规定。2008年4月7日，中华人民共和国国家质量监督检验检疫总局、中国国家标准化委员会修订发布了《民用运输机场应急救护设施配备》，新增了机场应急设置机构、人员规范性要求。2008年6月25日中国民用航空局飞行标准司下发了《民用运输机场应急救护工作规范》，规范了全国机场的应急救护工作。2009年7月1日，中国颁布实施《中国民用机场管理条例》，明确了机场应急救援的主体责任，把应急救援体系建设列为机场运营许可条件，为旅客提供医疗服务作为机场基本服务职能。2019 年 7 月 29 日国家市场监督管理总局和中国国际标准化管理委员会联合发布了《民用运输机场应急救护设施设备配备》（GB 18040—2019），对民用机场应急救护设施设备配备做了最新规定，标准中全部技术内容规定为强制性。修改了适用范围、设施设备等要求，修改了应急救护保障等级的确定方法，增加了行业标志、区域标识等，增加了对高高原机场应急救护的要求等。2019 年 8 月 12 日中国民用航空局发布了《民用运输机场应急救护工作规范》（民航规〔2019〕44 号），对机场应急救护组织分工、应急救护程序、信息传递程序、应急救护培训和演练、应急救护支援单位等进行了明确规定。《运输机场使用许可规定》（CCAR-139CA-R2）规定，机场使用许可证载明的包括机场应急救护等级等事项发生变化的，机场管理机构应当按照本规定申请变更。

1999 年 11 月 6 日《中国民用航空协会机场管理委员会现代医学航空救援专业组》在京成立，挂靠北京首都国际机场。2007 年 2 月 25 日民航协会纳入中国民用机场协会定名为《中国民用机场协会应急救援委员会医学航空救援专业组》。2010 年 7 月 19 日中国民用机场协会下达机场协会函〔2010〕5 号文件，更名为《中国民用机场协会应急救援专业委员会》。2015 年更名为医疗救援专业委员会。2010 年，中国民用航空局飞行标准司成立了"民用机场应急救护工作委员会"，督导、协调全国机场应急救护、突发公共卫生事件等紧急事件处置能力建设的日常工作管理。

基本原则 中国民用运输机场应急救相关法律法规分为 4 个层次：①《中华人民共和国民用航空法》。②民航运输相关行政法规，部分由国务院颁布。③交通运输部颁布的规章。④中国民航局颁布的规范性文件。

救援工作应遵循的基本原则是"最大限度地抢救人员生命和减少财产损失，预案完善、准备充分、救援及时、处置有效的原则"。突发事件现场应急救护应遵循依法、安全、迅速、科学、有序、高效、协同的原则，采取确保救护人员安全、进行检伤分类、先期救护原则和及时转送处置程序和行动。

工作范围 应急救护机构和应急救护人员在机场及其邻近区域对下列情况采取的应急医疗救护措施，为机场应急救援的组成部分：①航空器突发事件、非航空器突发事件。②突发公共（卫生）事件。③航空旅客和民航工作人员发生的紧急医疗事件等。机场及其邻近区域是指机场围界以内以及距机场每条跑道中心点 8 公里范围内的区域。

工作职责 机场医疗救护部门在机场应急救援工作中的主要职责：①进行伤亡人员的检伤分类、现场应急医疗救治和伤员后送工作，记录伤亡人员的伤情和后送信息。②协调地方医疗救护部门的应急支援工作。③进行现场医学处置及传染病防控。④负责医学突发事件处置的组织实施。

工作方法 机场应急救护机构或承担应急救护工作医疗机构在机场突发事件应急救护的主要操作技术有止血、包扎、固定、搬运、通气五大技术，以及心肺复苏、检伤分类等主要项目。基础知识包括应急救援（救护）法律、法规、规章和标准，灾害救援知识，救援现场急救知识，突发公共卫生事件医疗紧急处置，安全防护知识、危险物品污染的医疗紧急处置措施以及本机场的应急救援（救护）预案以及应急救护工作规范和工作程序等。

组织指挥 机场管理机构应当按照国家、地方人民政府的有关规定和规范的要求，制订机场应急救护预案，并负责机场应急救护工作的统筹协调和管理。确保机场持续具有满足运行规模的应急救护能力，其能力应满足 GB 18040—2019 相应应急救护保障等级的要求。包括预防与应急准备、监测与预警、应急处置与救援、事后恢复与重建等多个环节。

机场突发事件现场应急救护分三级指挥：一级指挥，机场应急救护值班人员担任机场突发事件现场医疗指挥官。二级指挥，机场应急救护机构主要负责人或机场应急救护保障协调员担任，或者由机场管理机构指派人员担任机场突发事件现场医疗指挥官。三级指挥，民航地区管理局或卫生行政管理部门人员担任机场突发事件现场医疗指挥官。

机场突发事件现场应急救护指挥权在上级医疗指挥官到达后逐级移交。上级医疗指挥官可以授权下级医疗指挥官继续承担指挥权。

机场突发事件分类 根据 CCAR-139-II-R1 规定机场突发事件分为航空器突发事件和非航空器突发事件。①航空器突发事件：包括航空器失事；航空器空中遇险，包括故障、遭遇危险天气、危险品泄漏等；航空器受到非法干扰，包括劫持、爆炸物威胁等；航空器与航空器地面相撞或与障碍物相撞，导致人员伤亡或燃油泄漏等；航空器跑道事件，包括跑道外接地、冲出、偏出跑道；航空器火警；涉及航空器的其他突发事件。②非航空器突发事件：包括对机场设施的爆炸物威胁；机场设施失火；机场危险化学品泄漏；自然灾害；医学突发事件；不涉及航空器的其他突发事件。

应急救护响应等级 ①原地待命：接到原地待命指令后，首批医护人员、应急救护首车以及必要的设备、器材、药品应立即处于待命状态，做好随时出动准备，并确保各应急通信渠道持续畅通。根据应急救援需要，其他应急救护人员、车辆、设备、器材、药品应以最短时间处于待命状态。②集结待命：接到集结待命指令后，应当确保各应急通信渠道持续畅通，首批医护人员应携带必要的设备、器材、药品在2分钟内出动，乘坐应急救护首车或以其他方式，在保障安全的前提下，以最短时间到达集结地点。根据应急救援需要，后续应急救护人员、车辆、设备、器材、药品应当以最短时间到达集结地点。③紧急出动：接到紧急出动指令后，应当确保各应急通信渠道持续畅通，首批医疗人员应携带必要的设备、器材、药品在2分钟内出动，乘坐应急救护首车或以其他方式，在保障安全的前提下，以最短时间到达事故救援地点。根据应急救援需要，后续应急救护人员、车辆、设备、器材、药品应当以最短时间到达事故救援地点。

资源要求 机场应急救护人员应当具备本岗位任职资格，具有民用机场应急救护专业培训经历，熟悉机场应急救援（救护）法律、法规、规章和标准，掌握机场应急救护预案、程序、救护知识及技能。包括：应急救护指挥（管理）人员、应急救护保障协调员、应急救护医疗专业人员、救护车司机等。机场管理机构应当按照《民用运输机场应急救护设施配备》的要求配备机场医疗急救设备、医疗器材及药品、医疗救护人员，并确保机场医疗急救设备、医疗器材及药品在机场运行期间始终处于适用状态和使用有效期内。

（刘兆祺　曾赴云）

mínyòng yùnshū jīchǎng yìngjí jiùhù bǎozhàng děngjí

民用运输机场应急救护保障等级（civil transport airport emergency medical service guarantee level）　2019年7月29日民航局修订并开始实施的《民用运输机场应急救护设施设备配备》（GB 18040—2019）对民用机场的应急救护等级做了详细划分。机场管理机构应当按相应标准配备，保持与机场运行相匹配的应急救护能力。

一般原则 机场应急救护保障等级划分为10级。根据机场运行的种类分为客运运行应急救护保障等级和货运运行应急救护保障等级。机场应适用客运运行应急救护保障等级和货运运行应急救护保障等级中的较高应急救护保障等级。机场应急救护保障等级不应低于1级。

客运运行应急救护保障等级 根据机场运行的最大机型飞机机身长度，按照表1选定客运运行应急救护保障等级。

运行的最大机型飞机机身宽度大于表1中所列机身宽度或运行全双层客舱飞机的机场，其客运运行应急救护保障等级应提高1级。机型指客运机型。

运行的最大等级机型飞机全年运行架次不大于3000架次的机场，其客运运行应急救护保障等级可降低一级。一次起飞或一次着陆构成运行一架次。

在机场设计、建设、初步审定阶段，应采用飞行区等级指标结合机场拟运行的最大等级机型确定机场客运运行应急救护保障等级。

货运运行应急救护保障等级 运行的最大机型飞机机身长度不大于40m的机场，其货运运行应急救护保障等级为2级；运行

表1　机场客运运行应急救护保障等级

机场客运运行应急救护保障等级	飞机机身长度/m	飞机机身宽度/m	飞行区等级
1	<9	2	1C、1B、1A
2	9~<12	2	2C、2B、2A
3	12~<18	3	3A、3B
4	18~<24	4	3C、3D
5	24~<28	4	3C、3D、4C、4D
6	28~<40	4	3D、4C、4D、4E
7	40~<49	5	4C、4D、4E、4F
8	49~<61	7	4D、4E、4F
9	61~<76	7	4E、4F
10	>76	8	4F

的最大机型飞机机身长度大于40m的机场，其货运运行应急救护保障等级为4级。机型指货运机型。

工作方法 机场管理机构按照上述应急救护保障等级标准，配置相应的应急救护设施设备，并保证在用状态。各地方管理局定期检查民用运输机场配备的应急救护人员和物资。有效保证机场的应急救护能力，保障旅客出行安全。

机场应急救护机构的设置见表2。

机场应急救护物资库储备要求见表3。

应急救护人员的配备标准 机场应急救护人员包括应急救护指挥（管理）人员、医疗专业人员、救护车司机等。

应急救护指挥（管理）人员应不少于1人。应急救护保障等级7级（含）以上机场所配备的应急救护指挥（管理）人员中具有医学专业资质的人员不少于50%。

机场应急救护机构应配备执业医师、执业护士等医疗专业人员，具体要求如下：①每个急救室执勤期间医疗专业人员每班总数应不少于2人，其中医师人数不少于50%。②每个急救站执勤期间医疗专业人员每班总数应不少于4人，其中医师人数不少于50%。③应急救护中心医疗专业人员人数应结合应急救护特点，按照国家有关医疗机构的规定设置。④旅客年运输量超过1000万人次的机场，每增加200万人次，医疗专业人员总人数应增加1人。

机场按照应急救护保障等级需要配备救护车司机，配备人数为每辆救护车执勤期间每班应不少于1人。

（曾赴云）

mínyòng hángkōng kōngqín xuéshēng jiànkāng jiàoyù

民用航空空勤学生健康教育

（health education for civil aviation aircrew students） 民用航空空勤学生学习和掌握航空生理卫生、航空心理卫生、航空营养卫生、健康保健、民用航空卫生法规以及紧急医疗救护知识或技能的培训活动。民用航空空勤学生健康教育除了完成中国普通高校大学生健康教育培训内容外，还要完成与航空活动有关的医学知识和民用航空卫生法规知识的培训。

工作组织 根据民用航空空勤学生不同的专业和学习阶段，健康教育由不同的机构和人员组织实施。①在理论学习阶段，对飞行技术和空中乘务（空中保卫）专业学生按照教学大纲和教学计划进行课堂理论教学，并对空中乘务（空中保卫）学生进行紧急医疗救护的实习操作教学。教学工作由院校或外聘取得相应资质的教学人员来具体实施。②在飞行训练阶段，对飞行技术专业学生进行定期和不定期的讲座教育，并对个别需要单独辅导的学生进行单独辅导。具体工作由各训练单位的专兼职教员主要为航空医师来负责实施。

工作内容 不同专业和学习阶段的空勤学生，健康教育的工作内容和侧重点有所不同。①民用航空医学教育：包括航空生理卫生、航空心理卫生、航空营养卫生、良好生活习惯的养成、常见慢性病和传染病的预防、民用航空卫生法规方面的教育。针对包括大型公共运输飞行技术、通用航空飞行技术、私人驾驶和空中乘务（空中保卫）等所有专业的空勤学生。②民用航空一般应急医学事件处置训练：结合飞机的型别、运行种类和特点等设定的一般应急医疗知识和技能，以及机组成员的协调配合的训练。具体内容有紧急医学事件时机组成员之间协调配合；机载应急医疗设备的位置；箱内医疗用品和药品、防疫物品的功能，使用方法，应用范围以及基本操作技能；传染（污染）源和可疑传染病的防护；客舱内血液、尿液、呕吐物和排泄物消毒处置和隔离方法；突发公共卫生事件或者实施交通

表2 机场应急救护机构设置

类别	数量			
	应急救护保障等级			
	1~4级	5~6级	7~8级	9~10级
应急救护中心	—	—	0~1个	1个
急救站	—	0~1个	1个	1~2条跑道至少设1个 3~4条跑道至少设2个 5条跑道（含）以上至少设3个
急救室	0~1个	1个		>1 7级（含）以上机场航站楼面积超过120 000m²，每增加120 000m²增设1个急救室

7级（含）以上机场航站楼旅客集中区域急救室、急救站等应急救护机构的最大间隔距离应不超过1000m，超过的应补充增设急救室、急救站

表3 机场应急救护物资储备要求

序号	品类	单位	各应急救护保障等级机场物资储备				
			1~3级	4级	5~6级	7~8级	9~10级
1	急救箱	个	—	1	10	20	40
2	担架	个	2	2	15	40	100
3	铲式担架	个	—	—	1	2	5
4	固定夹板（四肢夹板等）	套	—	—	10	20	40
5	脊柱固定板、头部固定器	套	—	—	3	8	20
6	颈托	套	2	2	20	20	40
7	三角巾	条	—	—	40	60	150
8	绷带（三列/卷）	卷	5	5	40	60	150
9	止血带	条	2	2	10	30	100
10	人体保温用品	条	—	—	20	30	100
11	一次性烧伤单	条	—	2	10	20	50
12	尸体袋	条	—	2	30	40	150
13	应急照明灯	个	—	1	5	5	15
14	防疫消毒药械（环境消毒）	套	—	1	2	2	3
15	个人防护装备（传染病）	套	—	—	2	10	20
16	区域分隔警示带	m	—	—	若干	若干	若干
17	应急救护现场标识	套	—	—	1	1	1
18	伤情识别标签	张	—	—	100	300	800
19	应急救护、疾病治疗记录册	本	若干	若干	若干	若干	若干

卫生检疫的应急反应程序等。针对大型公共运输飞行技术和空中乘务及空中保卫专业学生。其中，客舱内血液、尿液、呕吐物和排泄物消毒处置和隔离方法的培训只针对空中乘务及空中保卫专业学生。③民用航空特殊紧急医学事件处置训练：针对旅客、机组成员突发医学急症或意外受伤的应急处置，以及机载应急医疗设备相关知识和技能的训练。具体内容有创伤止血、现场包扎、骨折固定、搬运护送、心肺复苏、妊娠及分娩处置等。大型公共运输飞行技术和空中乘务及空中保卫专业学生均应掌握在旅客或者机组成员医学急症或意外受伤时的基本处置方法，并可以主动配合医学专业技术人员使用机载应急医疗设备实施现场医疗急救。

空中乘务学生及空中保卫还需要重点掌握心肺复苏等知识和技能，以便在必要时为机上乘客提供直接的紧急医疗救助服务。④民用航空空勤学生有针对性的健康教育：包括刚下分院时良好生活习惯养成的教育，根据季节和传染病流行趋势进行的传染病防治的健康教育，定期体检鉴定中发现的高血压、高血脂、高尿酸血症、肥胖和脂肪肝等空勤学生常见医学问题的健康咨询。针对飞行训练阶段的飞行技术专业学生。

具体要求 按照教学大纲的要求，民用航空空勤学生健康教育作为民用航空空勤学生的必选课，在结业时要进行考试，考试不及格者要进行补考，补考不及格者要进行重修。民用航空空勤学生健康教育考试题库还是民用

航空飞行技术专业学生执照资格考试题库的组成部分，其学习掌握情况将直接影响到学生飞行执照的取得。

（刘 平）

lǚkè shìhángxìng

旅客适航性（fitness to flight for passenger） 国家和航空公司为保障公共健康与航空安全，对乘机旅客的健康状态、行为能力及携带医疗设备等方面做出的限制条件和管理要求。飞行中存在各种航空环境因素，对伤病旅客是一种生理应激与生理负荷，具有潜在不良影响，甚至成为诱发疾病急性发作或加重病情的潜在危险因素。旅客一旦在空中突发疾病，因空中医疗资源有限，生命安全将受到严重威胁。据报道，英国民航旅客每年在飞行中

突发医学事件死亡率约为 $1000/10^6$，加拿大 $3000/10^6$，美国为 $40000/10^6$，远高于地面救治死亡率。此外，航空运输在安全、技术和运行各方面要求严格，对旅客身体行为能力以及行李都有特殊的限制和要求。因此，基于对旅客身体健康、生命安全及飞行安全的考虑，世界各国政府和航空公司对有健康问题、残障或佩戴医疗装置的旅客实行适航性评价制度和管理。

简史 1944 年 12 月，52 个国家在芝加哥国际民用航空会议上签署《国际民用航空公约》，首次提出旅客适航性管理条款。根据这一条款，1949 年国际民航组织制定了国际标准和建议措施，赋予航空承运人和机长对威胁公共健康和安全的旅客具有劝阻登机或拒载的权力和责任。世界各国从国家法律层面，对威胁公共健康和安全的旅客实行强制适航性管理。中国民航局于 1996 年颁布《中国民用航空旅客、行李国内运输规则》，其中规定："无成人陪伴儿童、病残旅客、孕妇、盲人、聋人或犯人等特殊旅客，只有在符合承运人规定的条件下经承运人预先同意并在必要时做出安排后方予载运。传染病患者、精神病患者或健康情况可能危及自身或影响其他旅客安全的旅客，承运人不予承运。"各航空公司要求旅客登机或购票前，查看并遵守相关规定，患有传染病、精神病和严重疾病旅客须持有医疗单位出具适于乘机的证明，并经承运人或其代理人同意，方可购票和乘机。

1985 年，美国航空航天医学会出版《航线旅客医学指南》，阐明伤病旅客在飞行中可能受到不良影响，并根据医学科学的发展进行多次修订再版。2018 年国际航空运输协会（International Air Transport Association，IATA）出版《航空医学手册》，建议航空公司建立旅客适航性管理程序和制度，对有健康问题、残障或佩戴医疗装置的旅客进行飞行前医学评价，实行医学证明制度和医学告知制度。2004 年英国医学会研究出版《飞行对旅客健康的影响》，为职业医师对伤病旅客乘机适航性医学评价提供技术指南。

理论基础 飞行中存在各种航空环境因素的影响，对伤病旅客具有潜在不良影响，存在诱发疾病急性发作或加重病情的潜在风险。主要影响有以下几方面。

低氧分压影响 民航飞机巡航时，座舱高度为 1525～2438m（5000～8000ft），氧分压约为 120mmHg（16.0kPa），相当于海平面水平 160mmHg（21.3kPa）氧分压的 75%。在此低氧分压环境条件下，人体肺泡中氧分压降低约 32%，动脉血氧分压从正常的 95mmHg 降低至 53～64mmHg，血氧饱和度从海平面时的 97% 降低至 85%～91%（图 1）。健康人体对轻度缺氧具有生理代偿能力和耐受性，几乎不受轻度缺氧因素的不良影响。但对于患有心脑血管疾病、呼吸系统疾病、贫血或血红蛋白含量异常的患者，因疾病本身在氧气摄入、运输和释放功能已受损，处于组织缺氧状态，座舱缺氧因素势必加重组织缺氧程度，并存在加重病情或诱发疾病急性发作的潜在风险。

低气压影响 飞机处于最大巡航高度时，座舱大气压力下降 25%，仅为海平面的 75%。在这种减压环境下，人体体内积存的气体将膨胀，体积比正常大气压时约增加 30%，由此可导致一系列气压性损伤和不良影响。近期进行外科手术、外伤或进行某些特殊临床诊断检查的患者，可能因手术、创伤或检查时在体腔（腹腔、胸腔、眼、中耳）中积存气体，此时乘机，在座舱低气压环境下，体腔中气体将膨胀，导致不良影响。例如，眼部穿透性创伤或眼部手术后，积存在眼内的气体膨胀可导致虹膜剥离脱落；气胸能引起纵隔向胸膜健康侧位移；大面积开放性创口在减压环境中存在大出血的可能性。

其他因素影响 飞行中还存在各种环境因素，诸如飞机噪声、

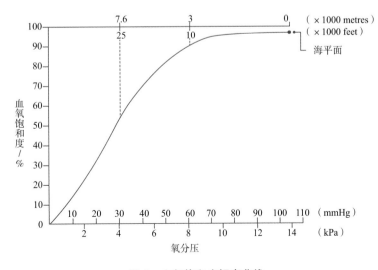

图 1 血氧饱和度解离曲线

振动、颠簸、强制固定体位、长时间飞行旅途劳顿和时差等影响，可能成为诱发疾病急性发作或加重病情的潜在危险因素。

基本方法 主要从以下 4 个方面对旅客是否适航进行评估和管理。

评估乘机对伤病乘客健康的影响 从保障伤病旅客自身健康与安全的角度，评估飞行环境因素对其身体的潜在不良影响，确保伤病旅客避免因乘机导致的不必要的健康风险。在评估时，主要考虑低气压、缺氧及其他航空环境因素对伤病旅客的综合影响，患有以下病情的旅客，乘坐飞机存在诱发疾病急性发作或加重病情的风险：①易受高空缺氧影响的疾患，如患有心脑血管疾病、呼吸系统疾病和贫血患者。②易受低气压影响而导致体腔内气体膨胀的疾患，如近期进行外科手术、特殊临床诊断检查或外伤的患者。③易受强制固定体位影响的疾患。④患严重疾病或病情不稳定，易受乘机体力负荷和精神负荷影响的疾患和健康状态。

评估伤病旅客对飞行安全的影响 从航空安全的角度，评估旅客乘机是否危及飞机安全或影响正常飞行计划。航空运输在安全、技术和运行各方面要求严格，许多伤病乘机时因身体、行为能力或需佩戴医疗装置等因素对飞行安全或飞行计划可能构成不良

影响。例如，自行携带的氧气瓶存在危及飞机安全的可能；妊娠晚期在空中发生早产概率高，由此造成航班延误、备降、返航等。为确保飞行安全，国际对下述情况有严格的限制：①妊娠晚期，妊娠超过 36 周、有并发症妊娠超 32 周、先兆流产（活动性出血）的不容许乘机。②特殊设备，不允许旅客自带氧气瓶、担架、轮椅等特殊设备，需佩戴医疗装置的旅客，必须预先填写医学信息表，由航空公司专门提供。③严格限制携带干扰无线通信的电子医疗设备和使用外电源设备。④残障旅客因携带设备和行动不便，在飞机应急情况下可能影响自身或其他旅客的紧急撤离逃生，多数航空公司根据航班座位数，对载运无人陪伴、需他人协助的残疾旅客比例有所限制。常规限制标准，座位数 51~100 个的航班，载运残疾旅客不超过 2 名；座位数为 101~200 个的航班，不超过 4 名；座位数为 201~400 个的航班，不超过 6 名；航班座位数 400 个以上时，不超过 8 名。

评估伤病旅客对公众健康与安全的影响 从保护公共健康与安全的角度，评估乘机旅客是否对机上其他旅客的身体健康和安全构成伤害。航空旅客因身体或行为能力等原因，对同机其他旅客的身体健康、安全和舒适性可能构成伤害。例如，传染病患者

在国家规定的隔离期内乘机，同机旅客受到传染的风险增大；精神病急性发病期（如躁狂症、精神分裂症、药物性精神病）、醉酒乘客，在乘机过程中可能危及其他旅客身体健康和安全。犯人等特殊旅客可能对其他乘客的健康和安全构成威胁。因此，根据国际惯例，上述旅客均列为航空公司和国家有关法律限制乘机的范畴。

应用 世界各国航空公司均建立旅客适航性管理程序和制度，对有健康问题、残障或佩戴医疗装置的旅客进行飞行前医学评价，实行医学证明制度和医学告知制度。乘机前需进行医学评价的对象包括：①近期患有严重疾病或病情不稳定、外伤、住院或外科手术的旅客。②不能自理或飞行中需使用特殊医疗设备和治疗的，如吸氧、担架、注射。③精神行为异常（如精神失常、酗酒、吸毒）。④妊娠晚期（预产期 4 周内或有先兆流产征）。⑤乘坐飞机进行转院治疗的患者。⑥传染病处于隔离期内。

IATA 提出对各类疾病适航性评价的指南性标准（表1），根据具体病情分为 3 个级别：①不适宜乘机（不适航）。②需临床医师进行个体评价后做判断。③需经航空医师评价做出判断。具体病情存在个体差异，因此个体评价尤为重要。

（周毓瑾）

表1 IATA 各类疾病适航性评价指南

诊断	乘机禁忌证	需临床医师进行个体评价后做判断的病症	需经航空医师评价做出判断的病症	备注
心血管系统				
心绞痛	不稳定型心绞痛		可药物控制，静息状态下无发作	
心肌梗死	合并并发症 4~6 周内 无并发症 7 天内		7 天后无并发症。有并发症者则 从并发症缓解时算起	

诊断	乘机禁忌证	需临床医师进行个体评价后做判断的病症	需经航空医师评价做出判断的病症	备注
心力衰竭	失代偿性充血性心力衰竭		心衰可以控制和病情稳定	必要时需医师随机护送
脑血管事件	发作 10 天内			
心脏手术	术后 9 天内	近期心脏置换术、房间隔缺损术、室间隔缺损术后	术后 10~21 天（旁路移植和瓣膜手术）	
冠状动脉造影	术后 24 小时以内		24 小时以上	
经皮冠状动脉介入治疗（血管成形术与支架置入术）	术后 5 天内		术后 5 天以上	
肺深静脉血栓	发作 4 天以内		5 天以上抗凝药可稳定且 PAO$_2$ 正常	
血液系统				
贫血	非慢性病引起的 Hb<85g/L	供氧时低血红蛋白	Hb>85g/L	
镰状细胞贫血	9 天内出现镰状细胞危象			
呼吸系统				
气胸（外伤或自发性的胸膜腔积气）血气胸（胸膜腔积血和气）	肺复张后 6 天内		气胸肺复张后 7~14 天内或携带闭式引流和医师护送	
胸部手术	术后 13 天以内		术后 14 天以上无并发症的恢复期	如肺叶切除、胸膜切除、开胸活检
肺炎	有症状		完全缓解或 X 线与症状不一致	
慢性阻塞性肺疾病、哮喘、肺纤维化、急性肺水肿、胸腔积液（胸膜腔内积液）和血胸（胸膜腔内积血）等	地面供氧状态下仍发绀；近期病情恶化	供氧状态和稳定状态下 PO$_2$<55mmHg	运动耐量>50m 不伴有呼吸困难和附加供氧	可以要求飞行中供氧，一般认为步行 50m 不伴有气喘并且不需要供氧则不需要飞行中供氧
中枢神经系统				
短暂性脑缺血发作	2 天内		一旦药物治疗稳定可以飞行	
脑血管意外（中风）	4 天内		稳定 5~10 天或有护士护送。发作后 2 周内乘机需要供氧	无并发症的恢复期不需要护士护送
癫痫大发作	<24 小时		完全控制 24 小时以上	
颅脑手术	9 天以内	个别病例根据手术判断		
消化系统				
消化道出血	24 小时内	饮酒导致的出血	10 天以上。1~9 天内如果明确出血原因且出血停止可以飞行。Hb 标准同贫血	内镜证实或明确证据（如 Hb 持续升高证明出血停止）的痊愈在 10 天内需要向航空公司确认
腹部大手术	术后 9 天以内	术后 10 天以上无并发症	术后 10 天以上无并发症的恢复期	如肠切除、开放式子宫切除、肾脏手术等
阑尾切除术	术后 4 天以内		术后 5 天以上无并发症的恢复期	

续　表

诊断	乘机禁忌证	需临床医师进行个体评价后做判断的病症	需经航空医师评价做出判断的病症	备注
腹腔镜手术（微创）	术后 4 天以内		术后 5 天以上无并发症的恢复期	如胆囊切除、输卵管手术
腹腔镜检查	术后 24 小时以内		术后 24 小时以上气体已经吸收	
耳、鼻和咽喉				
中耳炎	咽鼓管功能障碍的急性病			
中耳手术	术后 9 天以内	镫骨足板切除术	术后 10 天以上	
扁桃体切除术	术后 6 天以内		术后 7 天以上	
颌骨骨折（经金属丝固定夹）	无随机护送		有护送（带切割器）或可自行快速拆解金属丝线	
精神疾病				
急性精神病（如躁狂症、精神分裂症、药物性精神病）	发作期内，病情不稳定	转院—7 天内不稳定	稳定 7 天有医师或精神科护士护送的转院或有能力的成年人随同	
眼科				
穿透性眼球损伤	6 天以内		7 天以上	眼球内气体必须已经吸收
内眼手术	术后 6 天以内		术后 7 天以上	眼球内气体必须已经吸收 6 个星期，根据气体情况，有专科医师书写证明
白内障手术	术后 24 小时内		术后 24 小时以上	
角膜激光手术	术后 24 小时内		术后 24 小时以上	
妊娠				
单胎妊娠无并发症	超过 36 周（根据预产期计算）		28 周后（根据预产期计算）	
多胎妊娠无并发症	超过 32 周（根据预产期计算）		28 周后（根据预产期计算）	
有并发症		个体评价		
流产（先兆或完全）	有活动性出血		一旦稳定，至少 24 小时无出血和疼痛	
新生儿				
新生儿	48 小时以内	需保温箱或空调箱的新生儿病例		健康的婴儿可在出生 48 小时后飞行，但是最好在 7 天后
外伤				
完全石膏固定（飞行 2 小时内）	损伤后 24 小时内		24 小时以上，两瓣型的石膏可以小于 24 小时（如果损伤治疗超过 24 小时，但是近期行石膏固定术者，不适用此规则）	股骨/骨盆骨折时贫血的标准遵照贫血的规则
完全石膏固定（飞行 2 小时以上）	损伤后 48 小时内		48 小时以上，两瓣型的石膏可以小于 48 小时（如果损伤治疗超过 48 小时，但是近期行石膏固定术者，不适用此规则）	股骨/骨盆骨折时贫血的标准遵照贫血的规则（如 Hb>85g/L）
烧伤	仍然休克或伴广泛感染		药物控制稳定并且其他方面良好	
穿孔		严重病例需要航空医疗部门讨论决定	仅具有穿孔的长期的稳定病例	

续　表

诊断	乘机禁忌证	需临床医师进行个体评价后做判断的病症	需经航空医师评价做出判断的病症	备注
混杂病例				
感染性疾病	传染期内（国家隔离期内）			
晚期疾病（对于飞行的预后是不良的）		个别判定		
减压病	无并发症的溺水时间小于 24 小时的水肺未处理的有症状的病例（屈肢症、减压眩晕等）9 天以内		无并发症的水肺后 24 小时以上单独的屈肢症治疗 3 天后或神经科症状治疗 7 天后	

fēixíngzhōng jǐnjí yīxué shíjiàn

飞行中紧急医学事件 （ in-flight emergency medical event）

在民用航空飞行活动中发生的人员伤病、死亡和突发公共卫生事件等情况。陆惠良于 2009 年的美航线飞行员飞行中的医学失能和损伤的研究中统计，飞行中紧急医学事件发生率为 22.6 例/百万旅客，其中，死亡率为（0.1~0.8）例/百万旅客。虽然飞行中紧急医学事件发生率低，但可能会导致严重后果。

飞行中旅客突发急诊包括突发心脑血管疾病、急性呼吸道梗阻、意识丧失、急性腹痛、抽搐、女性乘客分娩等凶险急症或突发意外外伤。客舱乘务员通过广播寻找医务人员或者利用自身掌握的急救技能对其进行急救处置。旅客空中急救是空勤人员处置飞行中紧急医学事件中实施具体过程的环节，是作为非医务人员为旅客提供的应急服务。旅客空中

现场急救的原则是科学处置，保全生命，避免二次伤害，为后续的抢救赢得时间。包括：①广播找人。通过广播寻找医务人员，寻求机上医务人员的帮助。②判断环境。对发生损伤的场所环境进行判断有所了解，要避免可能会威胁到伤员和救伤者的现场危险因素。③伤情处理。对患者的伤情处理要分清先后顺序，先救命后救伤，首先是保持呼吸道的通畅和维持呼吸，其次是维持血液循环，然后是止血、处理休克和固定骨折，最后处理伤口。④联系地面专业救治。在处理患者的同时，通过无线电同目的地交通管理部门保持联系，通知机场急救部门或当地 120 在机场等候，落地后及时转运送医院进一步处理。

机上应急医疗设备包括"两箱一包"（应急医疗箱、急救箱和卫生防疫包），是空勤人员处理可能出现的紧急医学事件的设施、

设备，备有听诊器、血压计、解剖刀、止血钳、压舌板等简单医疗器械以及一些常用的急救药品。为妥善、有效处置可能发生在飞行中的各种紧急医学事件，航空公司对于空勤人员要进行必要的紧急医学事件处置的培训。培训包括空勤初始培训及每 2 年的复训。培训的内容有旅客或机组成员生病、受伤等非正常情况的处置；常见病症的应急处置；心肺复苏及除颤器的使用；外伤包扎及机上急救设备的使用。

空勤人员需要及时处置并上报飞行中发生的紧急医学事件。一旦航班上发生紧急医学事件，本次航班机长授权乘务长指定专人记录飞行中发生的紧急医学事件。紧急医学事件记录信息应当包括事件发生的时间、航班航段、人数和处置过程等。紧急医学事件应当及时报告民航管理部门。记录应当保存 24 个月。

（周　炼）

索 引

条 目 标 题 汉 字 笔 画 索 引

说　明

一、本索引供读者按条目标题的汉字笔画查检条目。

二、条目标题按第一字的笔画由少到多的顺序排列，按画数和起笔笔形横（一）、竖（丨）、撇（丿）、点（丶）、折（乛，包括丁乚𠃌等）的顺序排列。笔画数和起笔笔形相同的字，按字形结构排列，先左右形字，再上下形字，后整体字。第一字相同的，依次按后面各字的笔画数和起笔笔形顺序排列。

三、以拉丁字母、希腊字母和阿拉伯数字、罗马数字开头的条目标题，依次排在汉字条目标题的后面。

十一　画

十二　画

条 目 外 文 标 题 索 引

内 容 索 引

说 明

一、本索引是本卷条目和条目内容的主题分析索引。索引款目按汉语拼音字母顺序并辅以汉字笔画、起笔笔形顺序排列。同音时，按汉字笔画由少到多的顺序排列，笔画数相同的按起笔笔形横（一）、竖（丨）、撇（丿）、点（丶）、折（乛，包括丁乚く等）的顺序排列。第一字相同时，按第二字，余类推。索引标目中夹有拉丁字母、希腊字母、阿拉伯数字和罗马数字的，依次排在相应的汉字索引款目之后。标点符号不作为排序单元。

二、设有条目的款目用黑体字，未设条目的款目用宋体字。

三、不同概念（含人物）具有同一标目名称时，分别设置索引款目；未设条目的同名索引标目后括注简单说明或所属类别，以利检索。

四、索引标目之后的阿拉伯数字是标目内容所在的页码，数字之后的小写拉丁字母表示索引内容所在的版面区域。本书正文的版面区域划分如右图。

a	c	e
b	d	f

本卷主要编辑、出版人员

执行总编　谢　阳

编　　审　陈永生

责任编辑　王　霞　左　谦

索引编辑　王小红

名词术语编辑　王晓霞

汉语拼音编辑　潘博闻

外文编辑　顾　颖

参见编辑　周艳华

绘　　图　北京全心合文化有限公司

责任校对　苏　沁

责任印制　陈　楠

装帧设计　雅昌设计中心·北京